人生如药，

做人、做药都是一个道理。

求真，恶假，重道德。

治病救人的事情，

可不敢马虎。

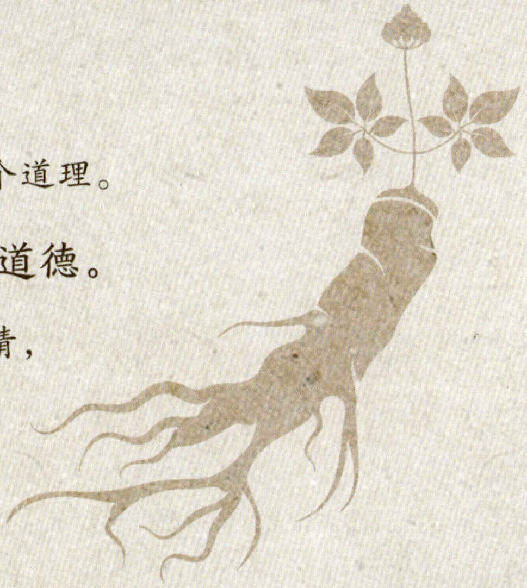

国医大师金世元中药验收经验

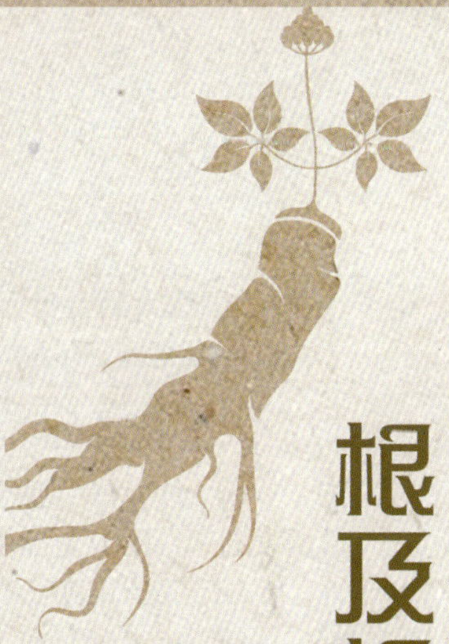

根及根茎类

顾　问： 吕玉波　史俏蓉

主　审： 金世元

主　编： 林　华　张忠德

副主编： 邓广海　龚又明　金　艳　赖志坚　覃　军

编　委（以姓氏笔画为序）：

马　春　王春生　车锦祥　邓广海　邓艳玲
叶锡龙　丘亮日　朱　晨　朱志明　伍世恒
刘振华　刘海燕　李京生　李培红　杨晓彬
邱志江　何　杰　张火儒　张忠德　张津津
陈文良　陈立宇　陈志杰　陈艳红　林　华
林润坚　罗　容　罗　锐　罗明超　罗景斌
金　艳　郑显辉　赵奎君　胡　黎　郭桂明
黄　勇　龚又明　梁伟杰　覃　军　谢鸣坤
赖志坚　翟胜利

摄　影： 罗明超

人民卫生出版社

·北　京·

图书在版编目（CIP）数据

国医大师金世元中药验收经验. 根及根茎类 / 林华，张忠德主编. -- 北京 ：人民卫生出版社，2025. 11.
ISBN 978-7-117-38891-7

Ⅰ. R282.5

中国国家版本馆 CIP 数据核字第 2025HM7477 号

人卫智网	www.ipmph.com	医学教育、学术、考试、健康，购书智慧智能综合服务平台
人卫官网	www.pmph.com	人卫官方资讯发布平台

国医大师金世元中药验收经验——根及根茎类
Guoyidashi Jin Shiyuan Zhongyao Yanshou Jingyan
——Gen ji Genjing Lei

主　　编：林　华　张忠德
出版发行：人民卫生出版社（中继线 010-59780011）
地　　址：北京市朝阳区潘家园南里 19 号
邮　　编：100021
E - mail：pmph @ pmph.com
购书热线：010-59787592　010-59787584　010-65264830
印　　刷：北京华联印刷有限公司
经　　销：新华书店
开　　本：787 × 1092　1/16　　印张：22
字　　数：508 千字
版　　次：2025 年 11 月第 1 版
印　　次：2026 年 1 月第 1 次印刷
标准书号：ISBN 978-7-117-38891-7
定　　价：198.00 元

打击盗版举报电话：010-59787491　E-mail：WQ @ pmph.com
质量问题联系电话：010-59787234　E-mail：zhiliang @ pmph.com
数字融合服务电话：4001118166　E-mail：zengzhi @ pmph.com

金 序

过去有句老话："活到老，学到老""干一行，爱一行"。中药这行，我干了八十多年，爱了八十多年，这是我深感自豪的事情。

2015年，我与广东省中医院林华和覃军有缘结为师徒，成为他俩的导师。由于我常年在北京，为了方便交流，特此在广东省中医院成立了金世元学术经验传承工作室。在揭牌仪式上，我写了"薪火相传，药道致诚"八个字，这幅字一直挂在工作室里，我希望岐黄后学们要将"药道致诚"的学术思想不断传承下去，这也是吾辈们的一个心愿。工作室成立之后，林华和覃军两位弟子一直致力于本人学术思想挖掘与传承，做了很多中药特色和炮制技术方面的传承工作，培养了一批中药优才，使我们祖宗留下来的中医药瑰宝得到传承与发展。这本书是林华团队整合了一线验收经验和工作室传承思想，花费大量人力物力所编，是一本很有实用和指导价值的专业书籍。刚听到他们的编书计划，当时我就非常支持，因为这些经验对我们行业来说很宝贵，如何把它传递出去呢？编书是一种很好的形式。

中药人不容易，一定要耐得住寂寞，要潜心学习。很多人夸赞我说"博学""基本功扎实"，还有人说我练就了一双鉴药的"火眼金睛"。要知道，人没有天生就懂的，特别是中药这个行业很苦，我在这个行业深耕几十年了，大部分时间在全国各地药材产区跑，慢慢地积累了一些经验。我过去走过很多地方，以前交通条件有限，不少地方只能靠两条腿走着去，经常背着水壶和干粮跋山涉水，北到黑龙江，南至海南，从青藏高原到东南沿海地区我都去过。每到一个地方，我都会观察药材的生长情况，虚心向药农请教，我见到了无数药材是如何从幼苗长到成材的。在我走遍大江南北中药材主产区的过程中，我对"道地药材"的了解自然而然地越来越多，越来越深。哪个省产的药材是什么，各产地的药材哪儿的更好，什么样的药是好药，哪种药疗效更好，我心中都有数。我说这些，是想告诉大家一件事情：实践出真知，光听别人怎么说，还不够，毛主席也曾教导我们"没有调查，没有发言权"，所谓"耳闻不如目睹"，技艺真传离不开自身的感悟。每当我讲解药材的性状特征时，就自己通过眼看、鼻闻、手摸等强化记忆，药材的真谛就此深埋心中。这是我的经验之谈。

药材必须经过加工才能变成饮片，中药炮制发挥着关键作用，这是中医临床用药的一个特点，也是中医药学的一大特色，里面的门道很深。别看是简单的切片，也是个技术活，其中的学问不少，如越坚硬越要切薄，反之，疏松的药切成厚片，这些都是老祖宗的经验结晶。药材切制前首先需润洗软化，切片好不好，润工很关键，正所谓“三分刀工，七分润工”，但是怎么润、润多久、是否大小分档等等都有讲究，润得不好影响切制，时间掌握不好则会导致药效流失。有些药材的炮制还需要添加辅料，选择何种辅料以及炮制时间等都有诀窍和方法，不能违背中医药理论，因为药材最终都是以治疗疾病为目的的，以天南星为例，需经漂洗磨成细粉，与等量牛胆汁拌匀，待胆汁完全吸收晒至半干后切成小块。中药炮制去除的是毒性，增加的是药效，这就是里面的“核心技术”。

当今许多行内从业人员对中药鉴定和炮制知之甚少，有的传统中药鉴别技术甚至处于濒临失传的境地。过去我们常说的“道地药材”现在正逐渐减少，且不说加工的问题，原材料的来源也是至关重要的。现在我们看到的是，人工大规模的种植、技术的革新、产地的变迁以及环境的变化等等都对药材质量有较大的影响，中药行业的制假掺假使假、染色增重等现象还是时有发生，所以传统鉴别经验也要与时俱进，并加快经验的总结，再不总结整理恐怕就晚了。

虽然发展不能背离根本，但我们应当尊重古代智慧而不拘泥于旧法。一切事物的创新都是在继承前人经验的基础上进行的，中药也不例外。继承是基础，不建立在继承基础上的创新，是无源之水、无本之木。对于有文献记载的药材，应结合历史情况，采取去芜存菁的方法加以继承。对于现在濒临失传的一些传统操作规程，如产地加工、饮片炮制、中药调剂等，亦应做好继承。总之，中药的创新应以提高药材质量、保证临床疗效为前提，在吸取前人理论和实践的基础上，再行发展生产、提高产量，这是唯一的创新途径。

人生如药，做人、做药都是一个道理——求真、恶假、重道德。我带徒弟，不光教他们知识，还教他们药道，作为中药人的职业道德。治病救人的事情，可不敢马虎。以此为鉴，与诸君共勉。

是为序。

金世元

承神农之志
传岐黄之术

乙巳年春
金世元

王 序

我与金世元教授相识数十年，其从事中药事业80余年，被学界誉为“国医大师”“药学泰斗”。

金老常说，中药行业“三分理论，七分实践”“听过不如见过，见过不如干过”，实践在中药行业中起着非常重要的作用。多年来，他深入走访了全国药材产地，考察了大量的中药资源。广闻博见，丰富的实践体验使之在药材的产地、性状、规格、质量等方面掌握了一系列的鉴别本领，积累了丰富的中药鉴别与炮制经验，并常年带徒授课，是一位具有真才实学的中医药学家和教育家。

金老始终强调，中药以治病救人为目的，无论是采收、产地加工还是炮制等一系列过程，最终都要服务于临床。在这一思想的指导下，金老在中药鉴别、炮制、中成药使用等诸多领域，多有医和药有机融合的独到见解。他不仅对中药生产加工环节的每一个步骤都了如指掌，更能站在临床治疗的角度，分析这些步骤有益于临证使用的实际意义，真正做到了“知其然，更知其所以然”，这种宝贵的精神应该让我们所有医者都有所启发。

金老桃李满天下，广东省中医院弟子团队在其宏富经验与学术思想指导下，对中药材及中药饮片的验收工作进行了系统的整理，编撰成书。该书注重实际，从验收角度详细阐述和说明质量是控制链中的关键环节，把原药材、中药饮片与炮制加工工艺流程紧密结合，做到更加全面丰富地展现。我想起了二十年前广东省中医院时任院长吕玉波所说的“医生是战争中战术的制定者，而中药饮片相当于战争中的子弹，没有好的武器，再好的战斗思维也没办法实施。”这句话可以作为本书最好的注解，中药质量是中医临床疗效的保证，该书编撰的目的正是指导中药验收人员为临床源源不断提供精良的“枪支弹药”。

本书是金老广东省中医院弟子团队“药道致诚”学术思想的实践体现，望中医药后辈学习之，使之弘扬，生生不息。谨志数语乐观厥成。

中央文史研究馆馆员
中国科协荣誉委员
中国工程院院士　　王永炎

2025年2月

前 言

金世元是著名的国医大师和中药学专家，早在 1940 年，14 岁的他就在北京复有药庄入行学徒，至今已从业 80 余年。金老的足迹见证了中医药道路的发展历程，他的个人品格与学识也在岁月的沉淀中愈发历久弥新，为人所称道。他崇尚医德、恪守药道，几十年全心投入在中医药事业上；他治学严谨、勤勉好学，对各种中医药典籍如数家珍、信手拈来；加上他风趣幽默、胸怀豁达，知无不言言无不尽，与之交流使人如沐春风。

广东省中医院早在 30 年前就提出了“名医名药”的理念，“名药”释义为饮片质量上乘，为了更好地把控中药饮片的质量，药学部林华和覃军两位主任 10 年前拜师金老，受其谆谆教诲，屡有疑问多次向其请教，受益良多。金老对中药材质量与疗效的关系十分看重，曾经在他的著作《金世元中药材传统鉴别经验》自序中说道：“中医中药同是祖国的文化瑰宝，二者是一个理论体系，有着不可分割的唇齿相依关系。中医治病通过‘四诊八纲’正确辨证后，最后开的‘药’就是克病疗疾的重要武器。所以‘医靠药治，药为医用’，二者必须密切结合，这样才能形成战胜疾病的有机整体。如果药材质量低劣或误用了假冒药，即使医生诊断再正确，处方遣药再对证也难以达到治疗的目的，甚至可误病伤人。”明代李时珍云：“一物有谬，便生命及之。”可见，中药材的真、伪、优、劣与临床疗效和用药安全有着最直接的关系。

早在 20 多年前，时任广东省中医院院长的吕玉波也曾说过，医生是战争中战术的制定者，而中药饮片相当于战争中的子弹，没有好的武器，再好的战斗思维也没办法实施。广东省中医院以“中医水平站在前沿，现代医学跟踪得上，管理能力匹配到位，为患者提供最佳的诊疗方案，探索构建人类完美的医学”为办院理念，而“中医水平站在前沿”就意味着同时提出了一个新的要求：中药水平也必须站在前沿。所以为临床源源不断提供精良的“枪支弹药”就成了一项责任与意义并重的任务。

但是我们知道，中药又是十分复杂的。这种复杂性体现在它历史悠久、品种繁多、来源广泛、产区分散等特点，由于我国幅员辽阔，地域广大，各地气候、土壤、光照等有很大差异，不同药材的生长都具有一定的地域性，许多植物药材的生长年限、采收季节、产地加工等都有严格的要求。要真正搞懂一种中药恐非易事，更别说仅仅是常用中药就有好几百种，根茎类、全草类、花类、果实种子类、矿物类……每种中药都有它验收的“点”，加起来背后的信息量巨大。随着中药用量的逐年增长，很多以前被称为“道地药材”的中药品种已经渐渐不能满足市场的需求。例如我们常说的“春砂仁”，实际上在阳春（广东）地区产量已经很少了，现在多数药材都来自云南；又如著名“浙八味”之一的麦冬，是被人津津乐道的道地药材，现在市场上麦冬 90% 以上都是“川麦冬”。诸如此类，不胜枚举。虽然现在中药种植技术越来越先进，但是在药材野生变家种或异地引种的过程中，有些品种仍然存在问题，有的产地盲目引种，有的生长年限缩短，有的采收季节提前，有的产地加工粗糙，有的化肥使用过多等等，造成了药材在性状、颜色、气味等均有较大的变化，给中药验收人员带来种种考验。

中药质量的验收水准，与中药鉴别能力是密切关联的。判断一个药是否“好”，怎么好，好在哪里，这些都需要丰富的中药鉴定学知识以及长期累积的实践经验。为此，我们于 2020 年编写了《广东省中医院中药饮片验收要求》，确保我院中药饮片的等级质量。前面也说到，同一种中药会因为基源、产地、采收以及炮制工艺水平的不同而导致质量参差不齐。广东省中医院每天饮片用药量约 18 吨，仅每天验收入库的中药饮片就多达两三百种，这也是中药质量验收组的“战场”，需要验收人员细致入微、“斤斤计较”地通过手摸、口尝、眼看、鼻闻等传统经验进行鉴别，或是借助刀片、镊子、显微镜等手段进一步甄别，并不是来货就入库这么简单，需要专业药师来质量把关，工作量其实挺大的。中药饮片常有走油、变色、生虫、发霉等质量问题出现，有时还会有掺杂甚至掺伪、炮制不到位、等级不达标等情况。我们在日常工作中也遇到过诸多质量问题，例如砸开坚硬的肉豆蔻发现里面发霉了，白茅根里掺杂了不少地上茎，黑乎乎的淡豆豉里发现了几只小到几乎看不见的爬虫，生川乌里找到一段外观颜色很相似的苍术……每一次退货，都必须有理有据，以理服人，这也是作为中药验收人员的基本职业素养。

国家对药品的质量监管日益严格，但仍有不法行为发生。为此，广东省中医院实行“驻厂药师监督员”制度，从源头保证药材质量，加强采购、炮制和分装环节的管理。该制度有效连接了医院和药企，确保了药材质量，使医院能更好地管控饮片情况。所以，我们在编写此书的过程中吸取了大量的药企生产经验，把原药材、中药饮片与炮制加工工艺流程紧密结合，做到更加全面地展现，丰富了中药验收知识，相信对同行也能起到一定的启发作用。

本书的特点主要体现在以下三方面：一是全书图片均为高清原图，由我院专业摄影师（罗明超药师）拍摄，图片种类齐全，囊括原药材、饮片和部分混淆品，鉴别特征详实明了，不管是初学者还是专业人员都一目了然；二是语言平实“接地气”，该书结合了实际工作，把验收工作中遇到的各种情况呈现在大家眼前，我们对《中华人民共和国药典》、地方标准的摘录进行了完整还原，并在后面的补充说明中采用通俗易懂的语言，便于大家理解，这种风格也参考了王满恩教授主编的《饮片验收经验》，在此向王老致以崇高的敬意；三是内容覆盖全面，适用人群广，我们对标准摘录、来源、药材验收、饮片生产、饮片验收等质量把控链进行详细阐述和说明，为一线验收人员量身定做，同时也适合非专业人群。

古语有云"修合无人见，存心有天知"，药品质量问题自古以来就事关重大。只有确保药品质量，才能不辜负医生的医术，才能对得起患者的信任。"厚朴待人，君子怀远志；苁蓉处事，智仁兼备"，我们深知肩上的责任，把好验收关口就是保障中药质量、确保患者用药安全的重要一步。正所谓苍生有意，芳草含情，我们将在这条路上不断前行。

本书是我们多年工作经验的总结，感谢金老的教诲与指导，以及金老传承工作室的支持。虽经努力编撰，仍恐有所疏漏，望广大读者特别是同行们提出宝贵意见，以便再版时进行修订提高。

全体编者

2025 年 1 月

国医大师
金世元
中药验收经验

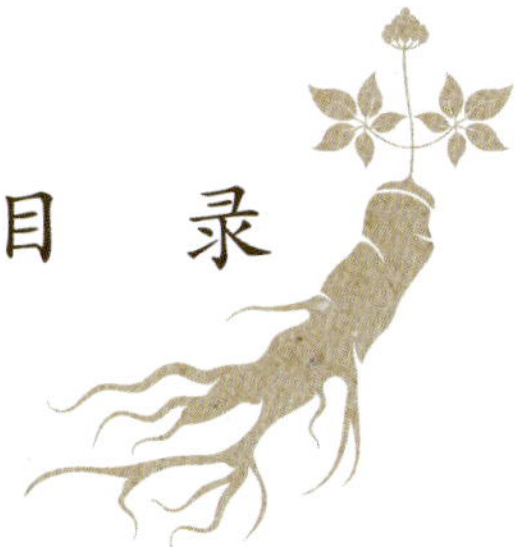

目　录

国医大师

金世元

中药验收经验

1. 巴戟天（附盐巴戟天）

摘录自《中华人民共和国药典》(2025 年版)

【来源】 本品为茜草科植物巴戟天 *Morinda officinalis* How 的干燥根。全年均可采挖，洗净，除去须根，晒至六七成干，轻轻捶扁，晒干。分布于广东、海南、广西、福建、江西等地。

【说明】 传统认为广东德庆、高要、郁南出产较佳。

【药材验收】 **性状：** 本品为扁圆柱形，略弯曲，长短不等，直径 0.5~2cm。①表面灰黄色或暗灰色，具纵纹和横裂纹，有的皮部横向断离露出木部；②质韧，断面皮部厚，紫色或淡紫色，易与木部剥离；③木部坚硬，黄棕色或黄白色，直径 1~5mm；④气微，味甘而微涩。

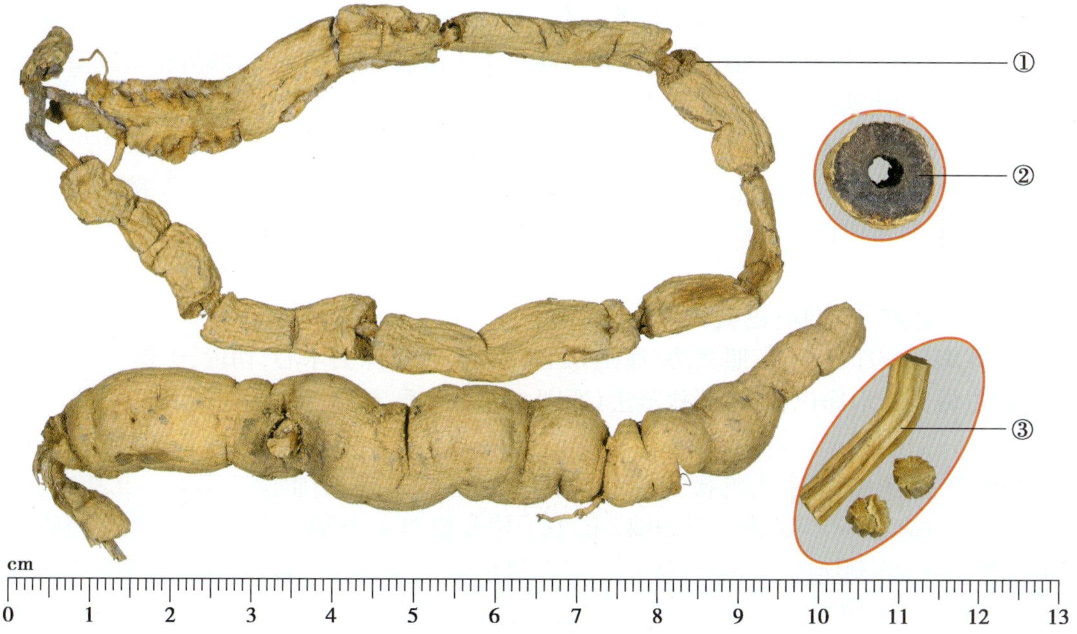

巴戟天原药材

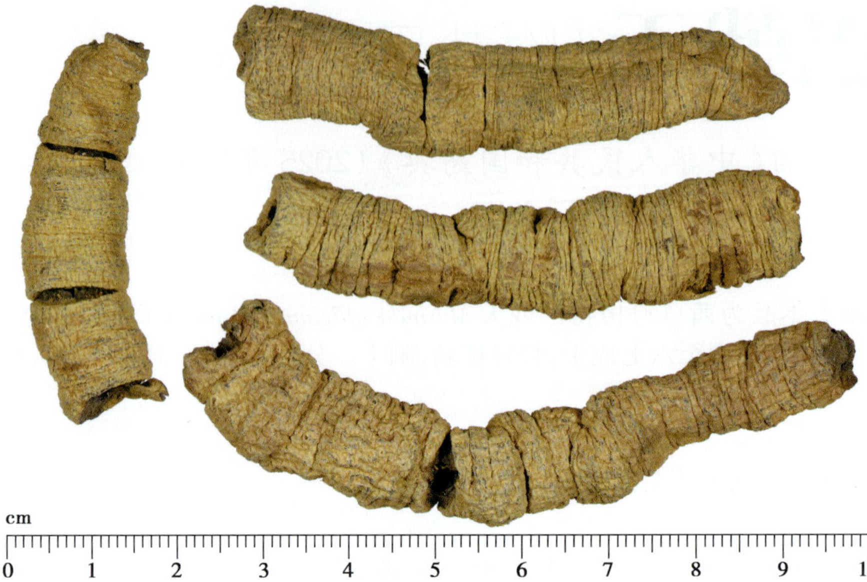

巴戟天原药材（抽去木心）

【药材验收说明】(1) 巴戟天常见混淆品有茜草科植物羊角藤 *Morinda umbellata* subsp. *obovata* Y. Z. Ruan、木兰科植物铁箍散 *Schisandra propinqua* subsp. *sinensis*（Oliv.）R. M. K. Saunders 的根。鉴别点为：巴戟天断面木部边缘浅齿裂，而羊角藤木部齿轮状或星状裂，具蜂窝状小孔，铁箍散木质部占直径 30%~50%。

(2) 巴戟天以条粗、肉肥厚而色紫、味甜者为佳。

(3) 验收时以下情况应拒收：①大小直径不符；②未去须根；③裂隙处发霉；④断面皮部颜色异常，呈灰白色或灰黄色。

【饮片生产】炮制：**巴戟天** 除去杂质。

巴戟肉 取净巴戟天，照蒸法（通则 0213）蒸透，趁热除去木心，切段，干燥。

盐巴戟天 取净巴戟天，照盐蒸法（通则 0213）蒸透，趁热除去木心，切段，干燥。

【生产注意事项】①巴戟天炮制时需将色差片和其他杂质挑选出来。②盐巴戟天炮制前，需与盐水拌匀，蒸透。每 100kg 巴戟天用食盐 2kg，蒸制温度 100~120℃，蒸制时间 240~300 分钟，蒸制压力 0.08~0.12MPa。③蒸好的盐巴戟天自然晾晒，铺药厚度不宜超过 5cm，晾晒至合格干度，便于药物贮存。④盐巴戟天精选需将色差片、未蒸透部分及杂质等挑出。

【饮片验收】性状：**巴戟天** 性状同药材。

巴戟肉 本品呈扁圆柱形短段或不规则块。①表面灰黄色或暗灰色，具纵纹和横裂纹；②切面皮部厚，紫色或淡紫色，中空；③气微，味甘而微涩。

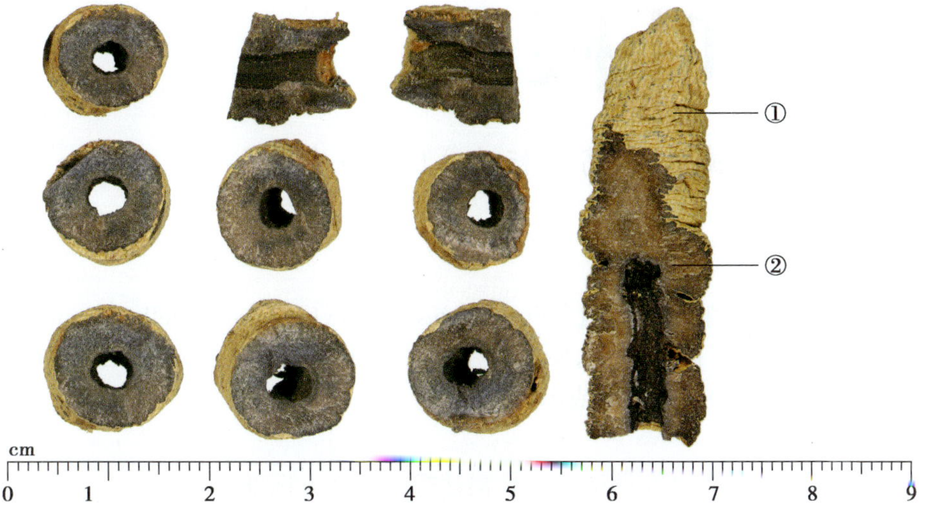

巴戟天饮片(巴戟肉)

盐巴戟天 本品呈扁圆柱形短段或不规则块。①表面灰黄色或暗灰色,具纵纹和横裂纹;②切面皮部厚,紫色或淡紫色,中空;③气微,味甘、咸而微涩。

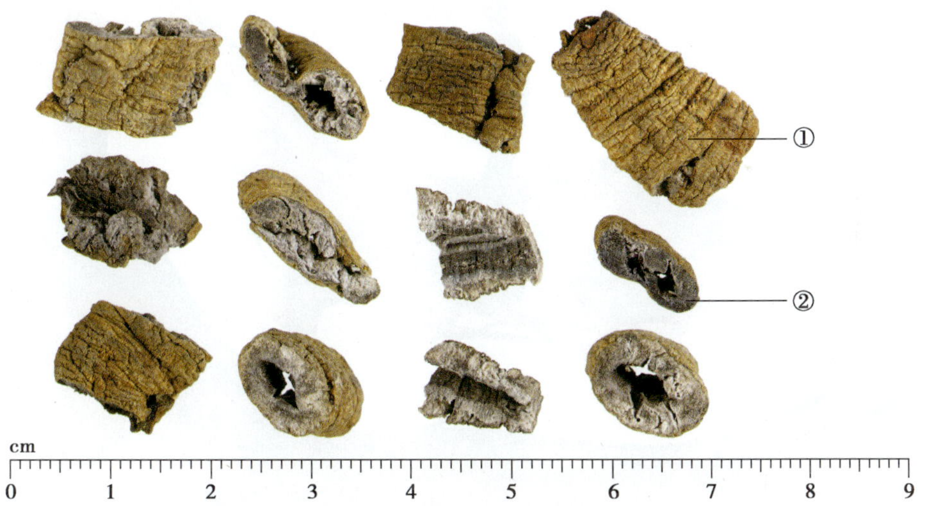

巴戟天饮片(盐巴戟天)

【饮片验收说明】①抽去木心的巴戟肉内部容易发霉,黑、白、灰色均有,系产地抽心后未及时干燥导致,验收时应注意检查抽心后的空洞。偶尔发现空洞中存在类似毛絮样物质,经高倍放大镜下观察仅为结晶样,并非菌丝。据产地种植加工者说法,应是抽心时刮伤后类似析晶现象,此说法有待考证。②盐巴戟天口尝虽带少许咸味,但应以味甜微涩为主。

2. 白背叶根

摘录自《湖南省中药材标准》(2009 年版)

【来源】本品为大戟科植物白背叶 *Mallotus apelta* (Loureiro) Müeller Argoviensis 的干燥根及根茎。全年可采,除去杂质,晒干。主要分布于云南、广西、湖南、江西、福建、广东等地,生于海拔 30~1 000m 的山坡或山谷灌丛中。

【说明】白背叶根收录在湖南、广西、福建等地的地方标准中。

【药材验收】性状:①本品根茎稍粗大,直径 1~6cm。表面黑褐色或棕褐色,具细纵裂纹,刮去栓皮呈棕红色。根呈长圆锥形,弯曲,有小分支。②木质部细密,花纹不明显。③皮部纤维性。④无臭,味苦微涩。

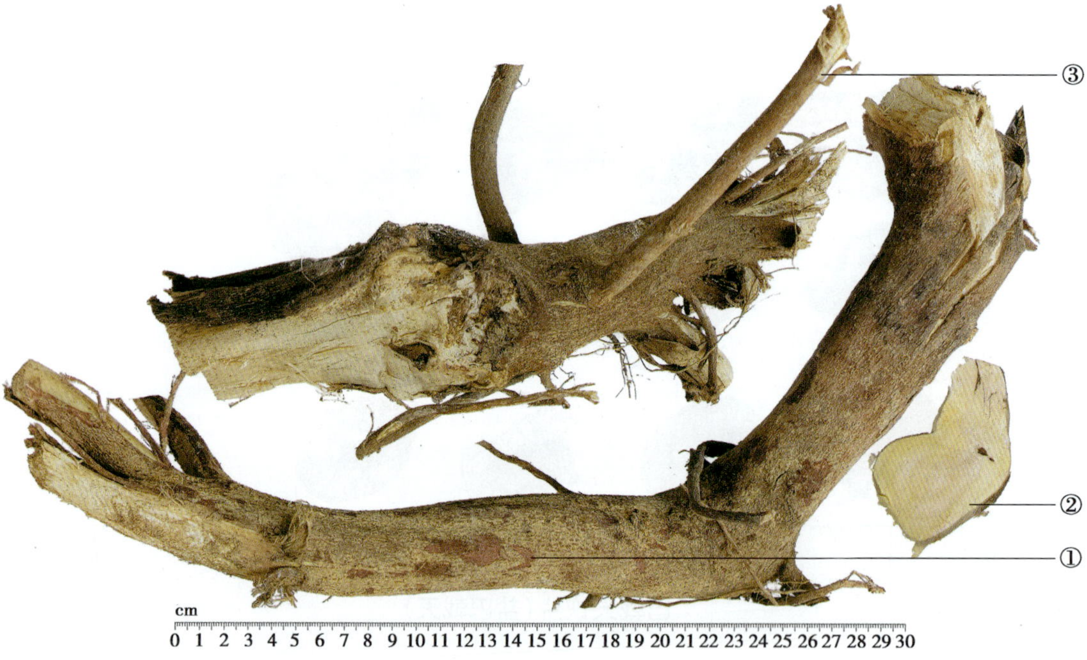

白背叶根原药材

【药材验收说明】(1) 白背叶根以根茎粗大、质实、无臭者为佳。

(2) 白背叶根验收时有以下情况应拒收:①直径不符合标准;②表面有霉斑;③茎未除去。

【饮片生产】**炮制**:除去杂质,洗净,润透,切片,干燥。

【生产注意事项】①白背叶根质坚实,润药前需大小分档,通常将直径≥ 3cm 定为大档,直径<3cm 定为小档;②大档需浸润 16~20 小时,小档需浸润 14~17 小时,浸润至透心方可切制;③需切成 2~4mm 的厚片;④切制后应及时干燥,自然晾干时铺药厚度不宜超过 5cm,晾晒至干度合格,便于药物贮存;⑤精选过程需将异形片、杂质挑选出来。

【饮片验收】**性状**:本品为不规则片状的厚片,直径 1~6cm,大小不一。①表面黑褐色或棕褐色,具细纵裂纹;②切面黄白色,木部宽广细密,同心环纹理不明显,皮部纤维性;③无臭,味苦、微涩。

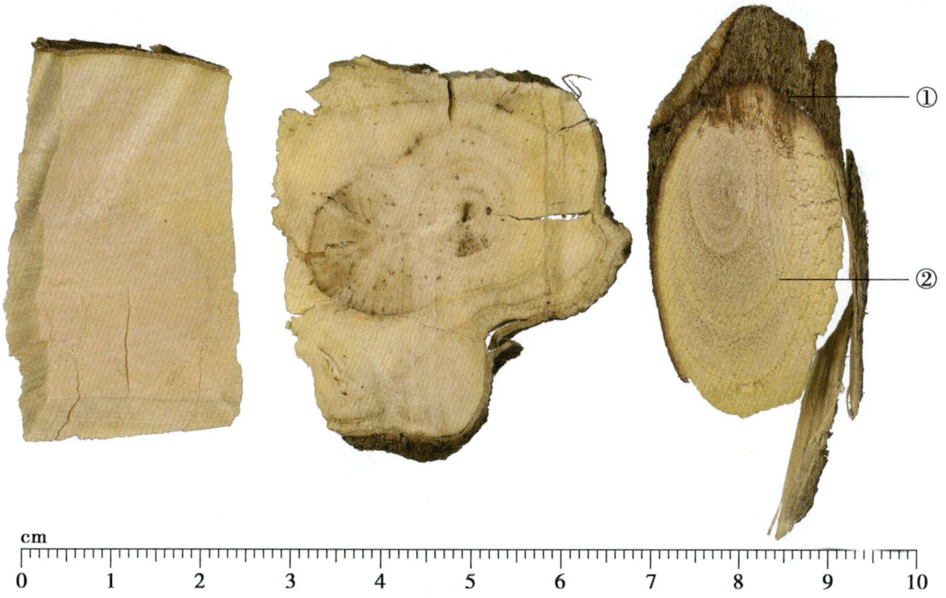

白背叶根饮片

【饮片验收说明】《湖南省中药材标准》(2009 年版)收载的药用部位是根及根茎,但传统认为药用部位为根者较优。常发现混有地上茎部分,验收时需要注意区分。

3. 白及

摘录自《中华人民共和国药典》(2025 年版)

【来源】本品为兰科植物白及 *Bletilla striata*(Thunb.) Reichb. f. 的干燥块茎。夏、秋二季采挖,除去须根,洗净,置沸水中煮或蒸至无白心,晒至半干,除去外皮,晒干。主要分布于陕西南部、甘肃东南部、江苏、安徽、浙江等地。

【说明】贵州安龙、安顺、兴义、都匀,四川乐山、内江,陕西渭南、汉中,湖南桑植,湖北咸宁、鹤峰,安徽池州、安庆,河南灵宝,浙江临海等地被认为是适宜产区。贵州安龙、兴义被认为是最适宜产区。

【药材验收】性状:①本品呈不规则扁圆形,多有 2~3 个爪状分枝,少数具有 4~5 个爪状分枝,长 1.5~6cm,厚 0.5~3cm;②表面灰白色至灰棕色,或黄白色,有数圈同心环节和棕色点状须根痕;③上面有突起的茎痕,下面有连接另一块茎的痕迹;④质坚硬,不易折断,断面类白色,角质样;⑤气微,味苦,嚼之有黏性。

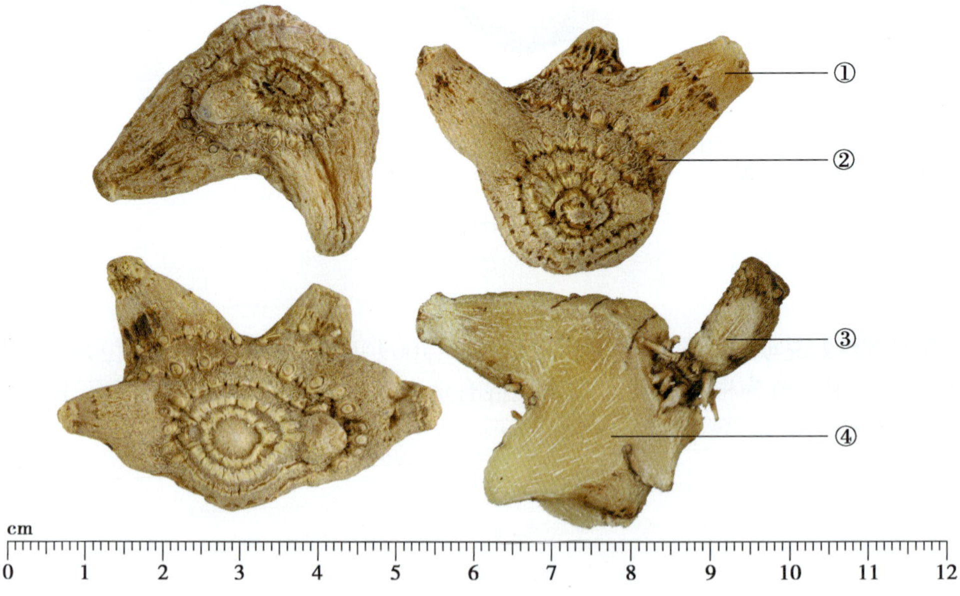

白及原药材

【药材验收说明】(1) 白及以身干、个大、色白明亮、质坚实、无须根外皮者为佳，习称“明白及”。

(2) 白及的混淆品少。验收时出现以下情况应拒收：①表面呈棕褐色，或断面呈棕色；②未除去须根和外皮；③熏硫，整体颜色偏白。

【饮片生产】**炮制：**洗净，润透，切薄片，晒干。

【生产注意事项】①白及洗净后，一般需浸润 16~24 小时至透心，方可切制；②切成 1~2mm 的薄片；③切制后应及时干燥，自然晾晒时注意铺药厚度不宜超过 5cm，晾晒至合格干度，便于药物贮存；④精选过程需将异形片、色差片挑选出来。

【饮片验收】**性状：**本品呈不规则的薄片。①外表皮灰白色至灰棕色，或黄白色；②切面类白色至黄白色，角质样，半透明，维管束小点状，散生；③质脆；④气微，味苦，嚼之有黏性。

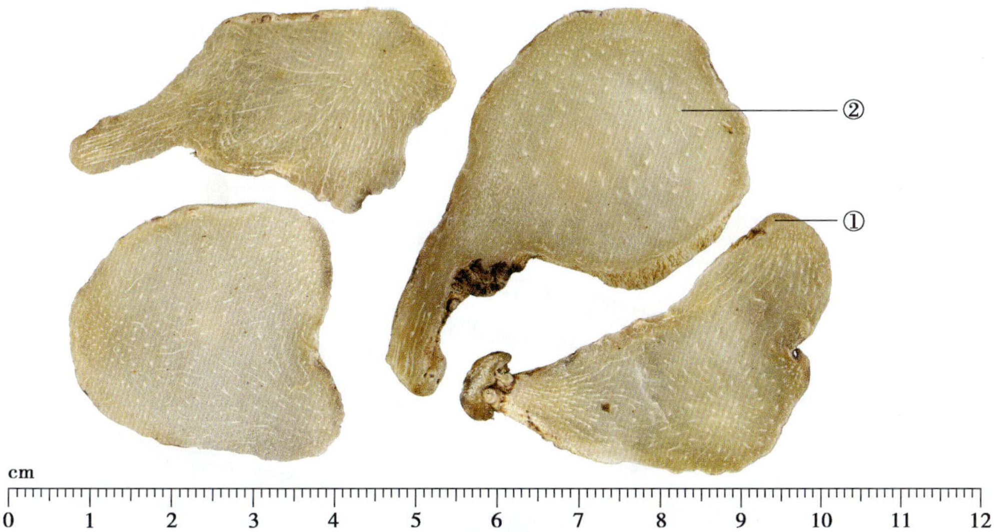

白及饮片

【饮片验收说明】白及因“其根白色，连及而生”而得名。验收时主要关注：①是否有爪，每个白及多有 2~3 个爪状分支，多数饮片可观察到。如发现无爪饮片，须凭其他性状细辨真伪。②表面纹理，如细浅皱纹、环纹、茎痕、根痕等特点，在饮片外皮上应能发现到部分特征，若无以上特点或与正品个子药材不同的，再验质和味。③白及质地十分坚硬，无论原药材或饮片均牙咬无痕，难以掰断。如牙咬可碎或轻折即断，非假即劣。④味应苦，嚼之应黏，甚至粘于牙上，此为白及最主要特点。凡不苦、微苦，或甜、不黏，或微黏的，均不予收货。

4. 白茅根

摘录自《中华人民共和国药典》(2025 年版)

【来源】本品为禾本科植物白茅 *Imperata cylindrica* Beauv. var. *major*(Nees)C. E. Hubb. 的干燥根茎。春、秋二季采挖,洗净,晒干,除去须根和膜质叶鞘,捆成小把。分布于我国东北、华北、西北、西南等地。

【说明】关于白茅原植物学名,学者意见不一,有主张采用 *Imperata koenigii*(Retz.) Beauv. 者,也有主张采用 *I. cylindrica* var. *koenigi*(Retz.)Durnd et Sching 者。

【药材验收】性状:本品呈长圆柱形,长 30~60cm,直径 0.2~0.4cm。①表面黄白色或淡黄色,微有光泽,具纵皱纹,节明显,稍突起,节间长短不等,通常长 1.5~3cm;②体轻,质略脆,断面皮部白色,多有裂隙,放射状排列,中柱淡黄色,易与皮部剥离;③气微,味微甜。

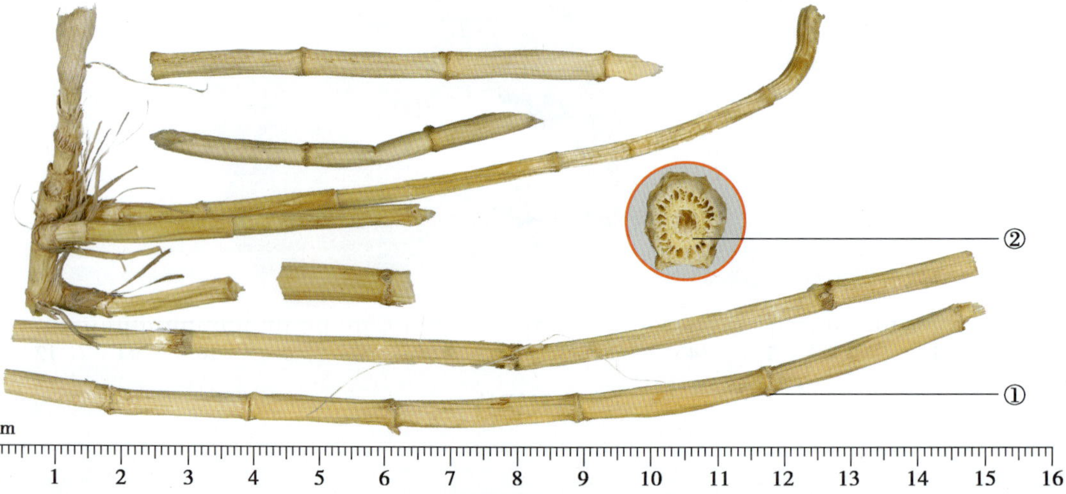

白茅根原药材

【药材验收说明】(1) 白茅根常见混淆品有同科植物白草 *Pennisetum flaccidum* Griseb. 的干燥根茎。两者鉴别要点为:①白茅根皮层多裂隙,易与中柱剥离,而白草的根茎皮层无裂隙,不易与中柱剥离;②白茅根无髓,而白草的根茎有白色髓。

(2) 白茅根以条粗、色白、味甜者为佳。

（3）验收时以下情况应拒收：①长度、直径不符；②发霉，特别是尾端切口处；③未除去须根与膜质叶鞘。

【饮片生产】炮制：洗净，微润，切段，干燥，除去碎屑。

【生产注意事项】①需用水洗至表面无泥沙；②需切成 10~15mm 的长段；③切制后应及时干燥，自然晾干时铺药厚度不宜超过 5cm，晾晒至干度合格，便于药物贮存；④精选过程需将异形片、杂质等挑选出来。

【饮片验收】性状：本品呈圆柱形的段。①外表皮黄白色或淡黄色，微有光泽，具纵皱纹，有的可见稍隆起的节。②切面皮部白色，多有裂隙。放射状排列，中柱淡黄色或中空，易与皮部剥离。③气微，味微甜。

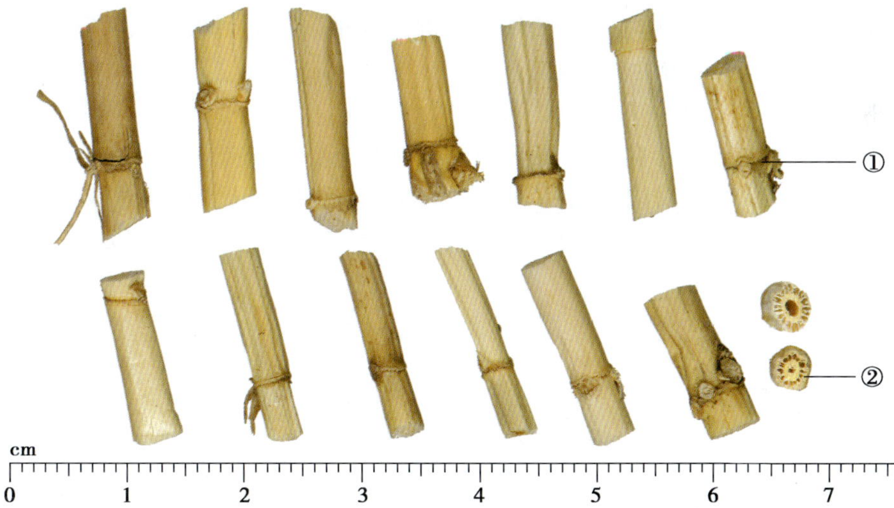

白茅根饮片

【饮片验收说明】白茅根应该同时具备以下两点特征：①切面放射状排列似车轮状，中柱淡黄色或中空；②味微甜。

5. 白前

摘录自《中华人民共和国药典》(2025 年版)

【来源】本品为萝藦科植物柳叶白前 *Cynanchum stauntonii*(Decne.)Schltr. ex Lévl. 或芫花叶白前 *Cynanchum glaucescens*(Decne.)Hand.-Mazz. 的干燥根茎和根。秋季采挖,洗净,晒干。柳叶白前生长于低海拔的山谷湿地、水边,主要分布于甘肃、安徽、江苏、浙江、湖南等地;芫花叶白前生于海拔 100~300m 的江边河岸及沙石间,主要分布于江苏、浙江、福建、江西、湖南等地。

【说明】白前根茎断面中空,将白前根茎节部的须根除去而留根茎入药则为“鹅管白前”;如以全株洗净晒干入药者为“草白前”。

【药材验收】性状:柳叶白前　根茎呈细长圆柱形,有分枝,稍弯曲,长 4~15cm,直径 1.5~4mm。①表面黄白色或黄棕色,节明显,节间长 1.5~4.5cm;②顶端有残茎;③质脆,断面中空;④节处簇生纤细弯曲的根,长可达 10cm,直径不及 1mm,有多次分枝呈毛须状,常盘曲成团;⑤气微,味微甜。

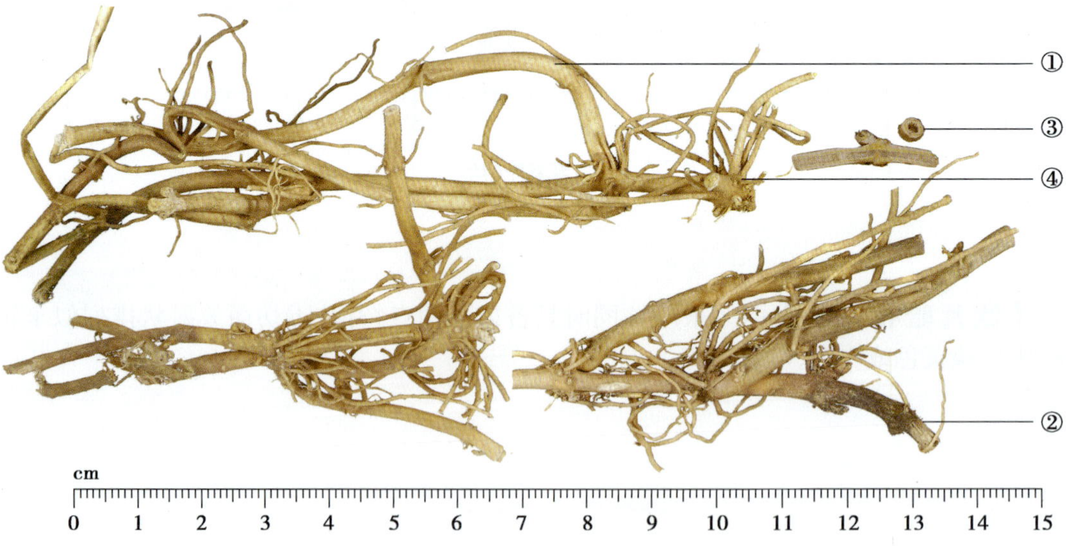

白前原药材(柳叶白前)

芫花叶白前　①根茎较短小或略呈块状；表面灰绿色或灰黄色，节间长1~2cm。②质较硬。③根稍弯曲，直径约1mm，分枝少。

【药材验收说明】（1）白前常见混淆品有百合科植物龙须菜 *Asparagus schoberioides* Kunth、鸢尾科植物野鸢尾 *Iris dichotoma* Pall. 的根及根茎。鉴别点为：①根茎断面，白前空心，而龙须菜与野鸢尾根茎实心；②根表面，白前光滑，无皱纹，而龙须菜根表面不光滑，具绒毛，野鸢尾根表面有明显纵皱纹和横纹。

（2）白前以根茎粗长，无泥土、杂质者为佳。柳叶白前较芫花叶白前质优。

（3）验收时以下情况应拒收：①地上茎超标；②泥土等杂质未除去；③发霉，有霉味。

【饮片生产】炮制：除去杂质，洗净，润透，切段，干燥。

【生产注意事项】①用水将白前洗至表面无泥沙，润2~3小时至透心，方可切制；②需切成10~15mm的长段；③切制后应及时干燥，如自然晾干，铺药厚度不宜超过5cm，晾晒至合格干度，便于药物贮存；④精选需将异形片、杂质挑选出来。

【饮片验收】性状：柳叶白前　根茎呈细圆柱形的段，直径1.5~4mm。①表面黄白色或黄棕色，节明显。②质脆，断面中空。有时节处簇生纤细的根或根痕，根直径不及1mm。③气微，味微甜。

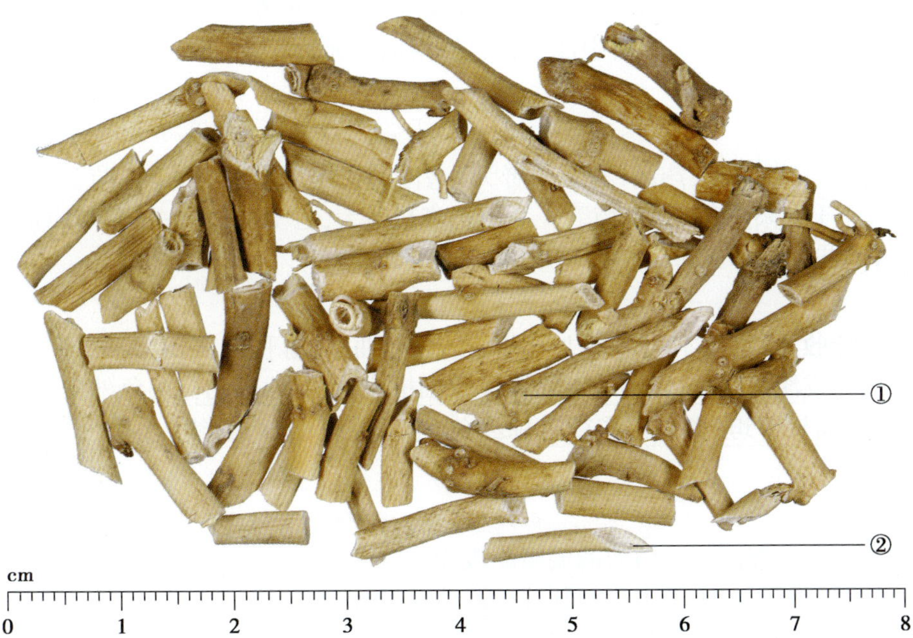

白前饮片（柳叶白前）

芫花叶白前 根茎呈细圆柱形的段，表面灰绿色或灰黄色。质较硬。根直径约1mm。

【饮片验收说明】①传统认为，“鹅管白前”无须根，全为根茎，质优。验收时注意要以空心的根茎为主，须根细但不宜太多者为优。《中华人民共和国药典》记载“味微甜”，实际验收中有时是味淡的，可能是切制时水处理时间过长所致。②有的白前段很短，甚至不足1cm，要注意是否掺杂。市场上有用麦冬细根掺杂，麦冬细根的外皮易搓掉，露出木心，味甘后微苦，与白前细根不同。

6. 白芍（附酒白芍）

摘录自《中华人民共和国药典》（2025年版）

【来源】本品为毛茛科植物芍药 *Paeonia lactiflora* Pall. 的干燥根。夏、秋二季采挖，洗净，除去头尾和细根，置沸水中煮后除去外皮或去皮后再煮，晒干。主要分布在安徽亳州市郊（十九里镇、大寺镇），四川中江、渠县（原渠河），浙江东阳（千祥镇、马宅镇）、磐安（新渥街道、冷水镇）。

【说明】白芍有三大产区，安徽产者为“亳白芍”，四川产者为“川白芍”、浙江产者为“杭白芍”（产于东阳者又称“东芍”）。亳白芍产量最大，占全国70%；杭白芍质量最优，为著名的“道地药材”。

【药材验收】**性状：**本品呈圆柱形，平直或稍弯曲，两端平截，长5~18cm，直径1~2.5cm。①表面类白色或淡棕红色，光洁或有纵皱纹及细根痕，偶有残存的棕褐色外皮；②质坚实，不易折断，断面较平坦，类白色或微带棕红色，形成层环明显，射线放射状；③气微，味微苦、酸。

【药材验收说明】(1) 白芍的混淆品极少。

(2) 白芍以条粗匀、质坚实、断面白色、粉性较足、皮色整洁、无白心或裂隙为佳。

(3) 白芍验收时以下情况应拒收：①表面色差，有紫色或黑色斑点；②未去头尾，存在根茎；③未煮至透心；④未除去外皮；⑤表面挖伤等因素造成的开裂；⑥熏硫，整体颜色偏白；⑦表面发霉。

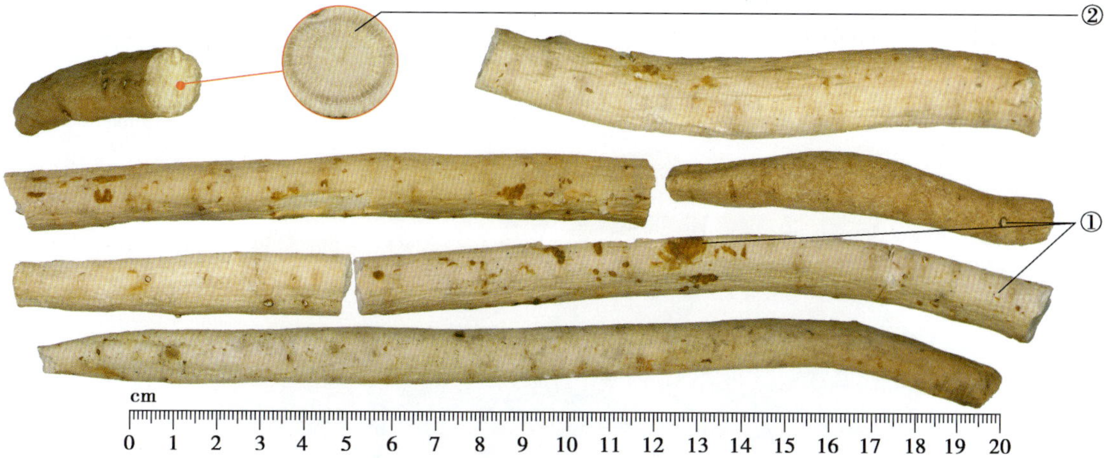

白芍原药材

【饮片生产】炮制：白芍 洗净，润透，切薄片，干燥。

酒白芍 取净白芍片，照酒炙法（通则0213）炒至微黄色。

【生产注意事项】①白芍软化前，需大小分档，通常将直径≥2cm定为大档，直径在1.5~2cm之间定为中档，直径<1.5cm定为小档。大档需浸泡8~9小时，中档需浸泡7~8小时，小档需浸泡6~7小时，再润12~24小时至透，方可切制。②需切成1~2mm的薄片。③切制后应及时干燥，自然晾晒时注意铺药厚度不宜超过5cm，晾晒至合格干度，便于药物贮存。④酒白芍炒制前，需将白芍与黄酒拌匀，闷润2~4小时，再置于炒药机，炒制温度控制在220~260℃，炒26~30分钟至药物表面呈微黄色时，取出，放凉。⑤白芍和酒白芍精选过程需将异形片、色差片和其他杂质挑出。

【饮片验收】性状：白芍 ①本品呈类圆形的薄片。表面淡棕红色或类白色。②切面微带棕红色或类白色，形成层环明显，可见稍隆起的筋脉纹呈放射状排列。③气微，味微苦、酸。

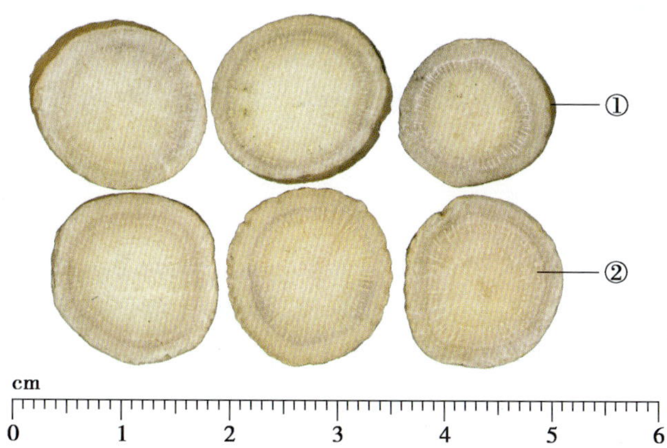

白芍饮片

酒白芍 本品形如白芍片。①表面微黄色或淡棕黄色,有的可见焦斑;②微有酒香气。

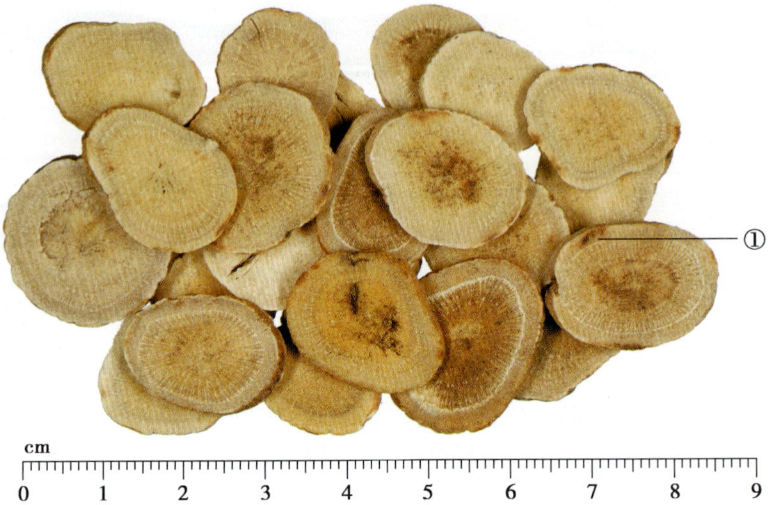

白芍饮片(酒白芍)

【饮片验收说明】①验收时注意饮片大小,直径最好在1.2~2cm为佳;②注意不得有黑心、炸心片;③酒白芍验收时注意直径是否符合要求,曾有供货商用小片来炮制酒白芍。

7. 白薇

摘录自《中华人民共和国药典》(2025年版)

【来源】本品为萝藦科植物白薇 *Cynanchum atratum* Bge. 或蔓生白薇 *Cynanchum versicolor* Bge. 的干燥根和根茎。春、秋二季采挖,洗净,干燥。白薇主要分布于黑龙江、吉林、辽宁、山东、河北等地;蔓生白薇主要分布于吉林、辽宁、河北、河南、四川等地。

【说明】白前与白薇自古即有混淆错用的情况,现在商品情况则更为复杂。江苏苏州、安徽滁州仍存在白薇与白前颠倒错用的问题,但全国大部分地区已纠正。甘肃部分地

区以竹灵消 *C. inamoenum* 的根及根茎作白薇使用。宁夏有以老瓜头 *C. komarovii* 根及根茎作白薇使用的。江西部分地区习惯以芫花叶白前 *C. glaucesens* 和柳叶白前 *C. stauntonii* 的全草作白薇使用。紫花合掌消 *C. amplexicaule* var. *castaneum* 的根及根茎在湖北部分地区用作白薇。海南习惯以菊科植物毛大丁草 *Piloselloides hirsuta* (Forsk.) C. Jeffrey 的带根全草作白薇，又称“白眉”。

【药材验收】性状：①本品根茎粗短，有结节，多弯曲；②上面有圆形的茎痕，下面及两侧簇生多数细长的根，根长 10~25cm，直径 0.1~0.2cm。表面棕黄色；③质脆，易折断，断面皮部黄白色，木部黄色；④气微，味微苦。

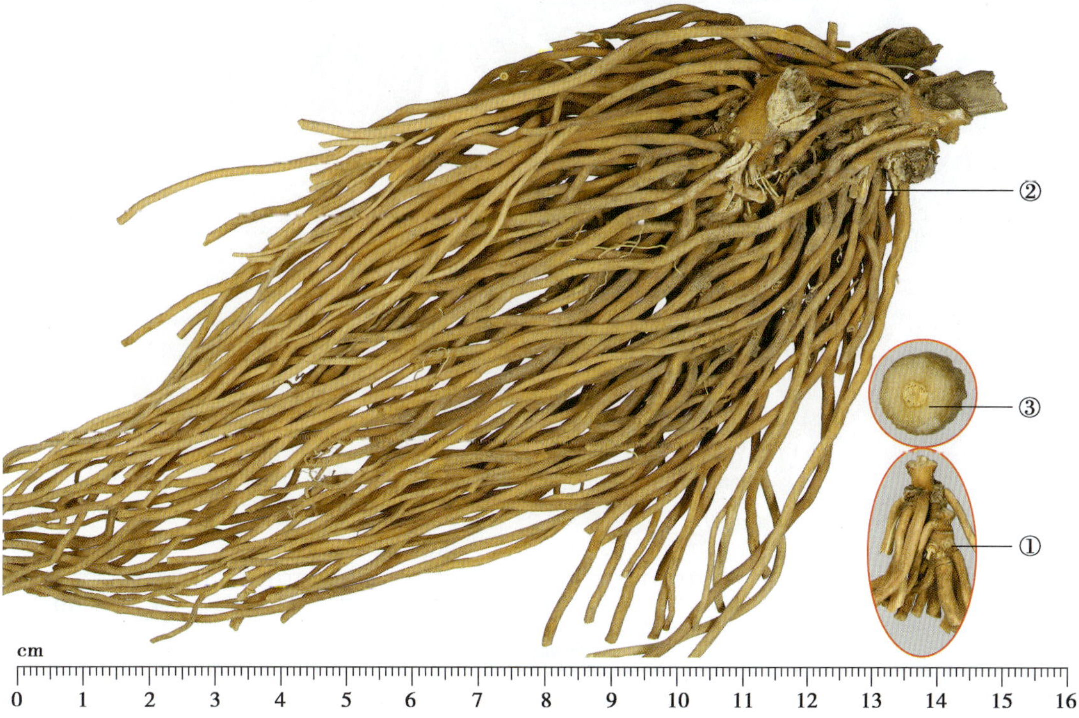

白薇原药材

【药材验收说明】(1) 白薇常见混淆品有萝藦科植物徐长卿 *Cynanchum paniculatum* (Bge.) Kitag. 和萝藦科植物竹灵消 *Cynanchum inamoenum* (Maxim.) Loes. 的根及根茎。鉴别点为：①白薇根断面皮部黄白色，木部黄色，而竹灵消木部细小；②气味，白薇气微，味微苦，而徐长卿有浓厚的丹皮香气，味辛，竹灵消气微臭，味淡、微辛。

(2) 白薇以身干、根粗壮、无泥土杂质为佳。

(3) 验收时以下情况应拒收：①地上茎超标；②泥土等杂质未除净；③发霉，有霉味。

【饮片生产】炮制：除去杂质，洗净，润透，切段，干燥。

【生产注意事项】①用水将白薇洗至表面无泥沙,润 2~3 小时至透后,方可切制;②需切成 10~15mm 的长段;③切制后应及时干燥,如自然晾干,铺药厚度不宜超过 5cm,晾晒至合格干度,便于药物贮存;④精选需将异形片、杂质挑选出来。

【饮片验收】性状:本品呈不规则的段。根茎不规则形。①可见圆形凹陷的茎痕,结节处残存多数簇生的根。②根细,直径小于 0.2cm,表面棕黄色。③切面皮部类白色或黄白色,木部较皮部窄小,黄色。④质脆。气微,味微苦。

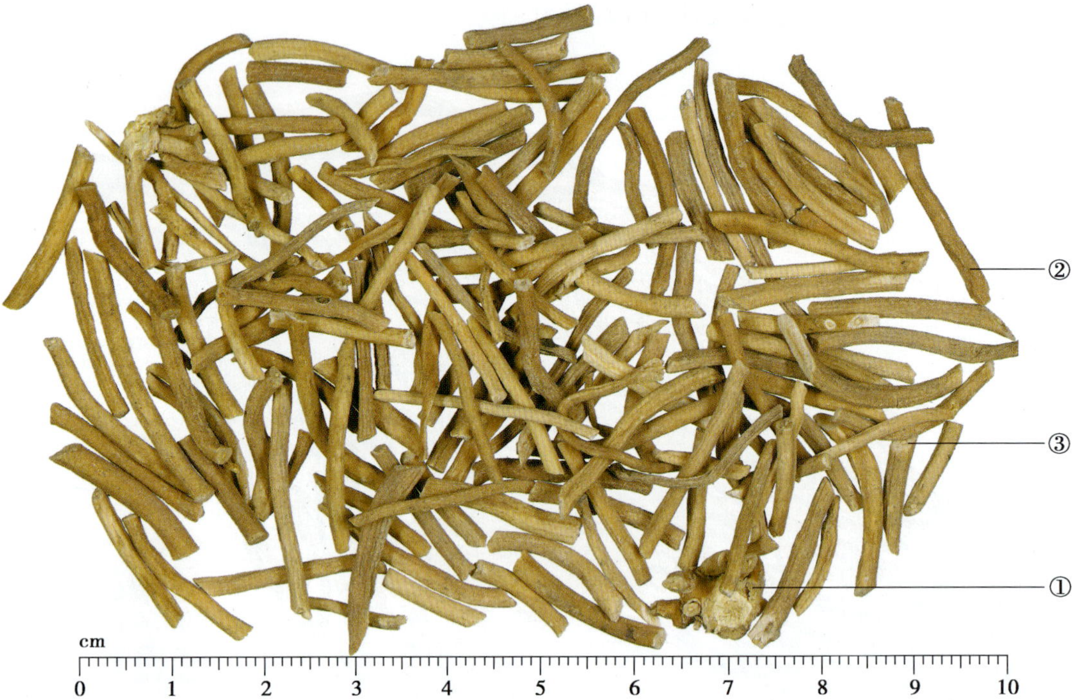

白薇饮片

【饮片验收说明】(1) 有的地区认为"空白前,实白薇""鹅管白前,龙胆白薇"或"软白前,硬白薇"。而有的地区则正相反,认为"实白前,空白薇""鹅管白薇,龙胆白前""软白薇,硬白前"。由于经验和术语不同,各地所用白前与白薇常相颠倒。大家在实际工作中应给予识别纠正。

(2) 白薇伪品很多,白薇根鉴别要点如下:①为标准的圆柱形,细浅纵纹要用放大镜方可看到;②直径 1~2mm(伪品如白前根直径不足 1mm);③气微(伪品如徐长卿有特殊香气);④味微苦(伪品如白前微甘,徐长卿苦而麻舌)。

8. 白芷

摘录自《中华人民共和国药典》(2025 年版)

【来源】本品为伞形科植物白芷*Angelica dahurica*(Fisch. ex Hoffm.) Benth.et Hook. f.或杭白芷 *Angelica dahurica* (Fisch. ex Hoffm.) Benth. et Hook. f. var. *formosana* (Boiss.) Shan et Yuan 的干燥根。夏、秋间叶黄时采挖,除去须根和泥沙,晒干或低温干燥。白芷栽培品主要分布在四川、浙江、湖南、湖北、江西等南方地区,以及河南禹州、长葛与河北安国等北方地区。

【说明】①四川遂宁与浙江杭州被认为是最适宜产区。②由于产地与栽培条件不同,商品名也不同,河南禹州、长葛产者称禹白芷、会白芷;河北安国、定州产者名祁白芷;安徽亳州产者叫亳白芷;浙江杭州栽培品通称杭白芷;重庆南川自杭州引种栽培者称川白芷;云南昆明栽培者称吴白芷。

【药材验收】性状:本品呈长圆锥形,长 10~25cm,直径 1.5~2.5cm。①表面灰棕色或黄棕色;②根头部钝四棱形或近圆形,具纵皱纹、支根痕及皮孔样的横向突起,有的排列成四纵行;③顶端有凹陷的茎痕;④质坚实,断面白色或灰白色,粉性,形成层环棕色,近方形或近圆形;⑤皮部散有多数棕色油点;⑥气芳香,味辛、微苦。

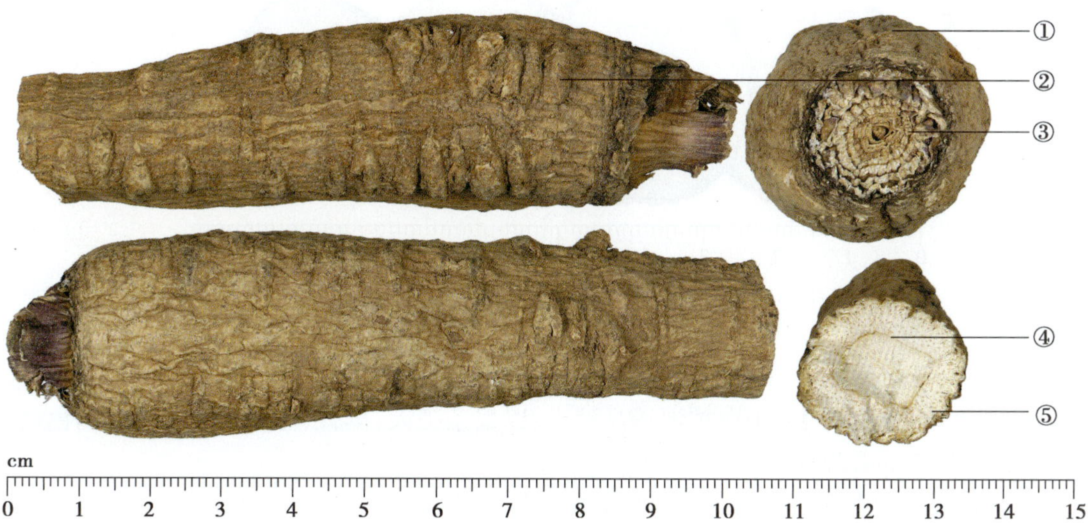

白芷原药材

【药材验收说明】(1) 白芷传统分为杭白芷与白芷,外观性状区别明显,如杭白芷"疙瘩丁"明显,但随着选育或栽培因素的影响,两者特征逐渐趋同。

(2) 白芷以根条肥大、体重坚实、粉性足、香气浓郁者为佳。

(3) 白芷的混淆品极少,验收时以下情况应拒收:①香气淡;②含硫超标,整体颜色偏白,断面油点不明显,显粉性,且口尝或鼻闻有酸味;③走油,断面浅灰棕色,褐色形成环扩散;④抽芯,断面有间隙。

【饮片生产】炮制:除去杂质,大小分开,略浸,润透,切厚片,干燥。

【生产注意事项】①白芷质坚实,药典要求直径 1.5~2.5cm,浸润前需大小分档,通常将直径≥2cm 定为大档,直径<2cm 定为小档,根据大小档不同,一般需浸润 1~2 天至透心,方可切制;②切成 2~4mm 的厚片;③精选过程需将异形片、色差片、走油片及杂质挑选出。

【饮片验收】性状:本品呈类圆形的厚片。外表皮灰棕色或黄棕色。①切面白色或灰白色,具粉性;②形成层环棕色,近方形或近圆形;③皮部散有多数棕色油点;④气芳香,味辛、微苦。

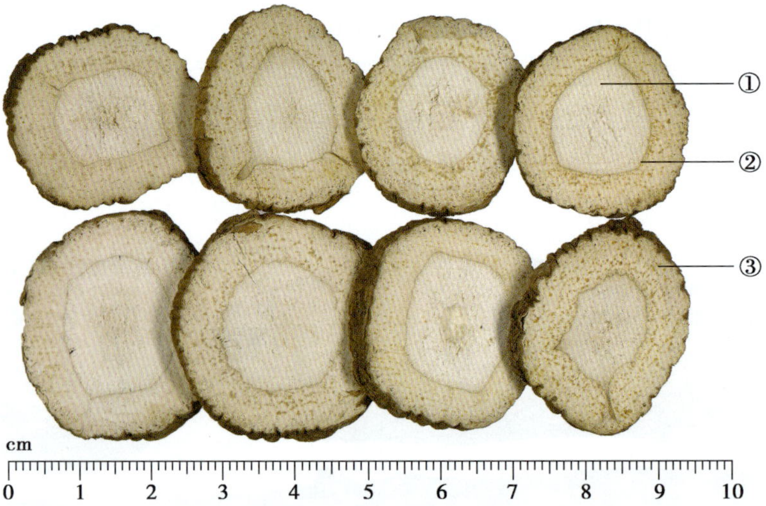

白芷饮片

【饮片验收说明】(1) 白芷混淆品较少,以根条肥大、挺直、体坚实、外皮细、内色白、粉性足、香气浓郁者为佳。

(2) 曾见中间木部与形成层之间有菱形裂隙,某些还带有明显空洞,收货时需注意。

9. 白术（附土白术）

摘录自《中华人民共和国药典》(2025 年版)与《广东省中药饮片炮制规范：第一册》

【来源】本品为菊科植物白术 *Atractylodes macrocephala* Koidz. 的干燥根茎。冬季下部叶枯黄、上部叶变脆时采挖，除去泥沙，烘干或晒干，再除去须根。栽培品主要分布于江苏、浙江、福建、江西、安徽等地，浙江主产地为临安、磐安；安徽主产地为太和、宁国、亳州；江西主产地为安福、铜鼓；江苏主产地为南通、滨海。

【说明】①浙江临安、仙居、天台被认为是最适宜产区。②于术，指产于浙江于潜县(现划归临安县)天目山土名“牛角尖”一带，全为野生品，产量极少。中华人民共和国成立以前，湖南平江术农曾选取形似于术的嫩白术，经特殊加工整形，充作于术出售，商品称“天生术”。现浙江、安徽亦以此方法生产出人工栽培的“于术”。验收时应注意甄别。

【药材验收】性状：本品为不规则的肥厚团块，长 3~13cm，直径 1.5~7cm。①表面灰黄色或灰棕色，有瘤状突起及断续的纵皱和沟纹，并有须根痕；②顶端有残留茎基和芽痕；③质坚硬不易折断，断面不平坦，黄白色至淡棕色，有棕黄色的点状油室散在；④烘干者断

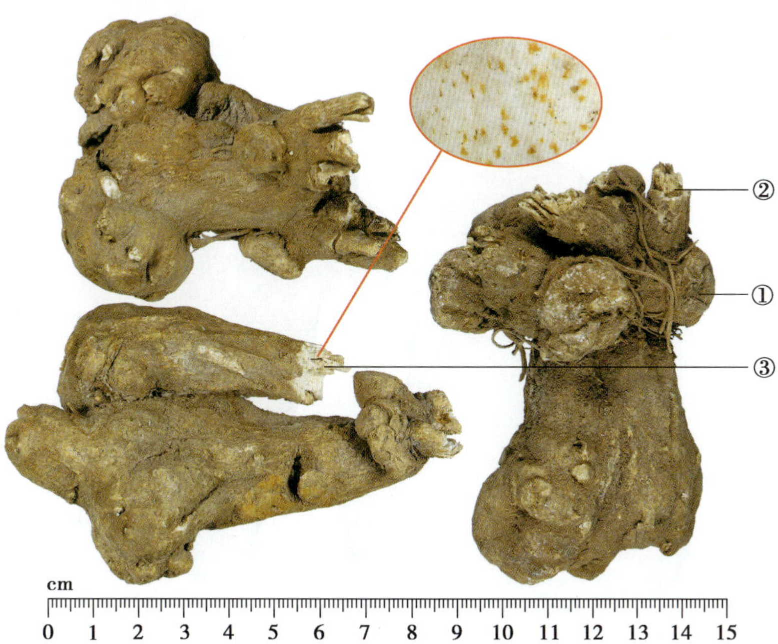

白术原药材

面角质样，色较深或有裂隙；⑤气清香，味甘、微辛，嚼之略带黏性。

【药材验收说明】(1) 白术的混淆品少见。

(2) 白术以个大、质坚实、断面黄白色、香气浓者为佳。注意个大体轻、表面光滑无皱纹者质次。

(3) 白术验收时以下情况应拒收：①走油、变色，呈深棕色至黑棕色；②未除去地上部分；③表面发霉；④干度不够，质软；⑤表面泥土未去；⑥熏硫，整体颜色偏白。

【饮片生产】炮制：白术 除去杂质，洗净，润透，切厚片，干燥。

土白术 取赤石脂粉用中火加热至滑利，倒入净白术片，拌炒至表面挂有土色，有香气逸出时，取出，筛去多余的土粉。(每 100kg 白术，用赤石脂粉 20kg。)(摘录自《广东省中药饮片炮制规范：第一册》)

【生产注意事项】白术：①白术要求直径为 1.5~7cm，浸润前需大小分档，通常将直径≥5cm 定为大档，直径<5cm 定为小档，一般大档白术浸泡 20~24 小时至透心，小档白术浸泡 18~22 小时至透心，方可切制；②需切成 2~4mm 的厚片；③切制后应及时干燥，自然晾干时铺药厚度不宜超过 5cm，晾晒至合格干度，便于药物贮存；④精选过程需将异形片、杂质挑选出来。

土白术：①土白术炒制温度为 280~300℃，炒制时间 4~7 分钟，至表面挂有土色、有香气逸出时取出；②精选过程需将色差片及杂质挑出。

【饮片验收】性状：白术 本品呈不规则的厚片。外表皮灰黄色或灰棕色。①切面黄白色至淡棕色，散生棕黄色的点状油室，木部具放射状纹理；②烘干者切面角质样，色较深或有裂隙；③气清香，味甘、微辛，嚼之略带黏性。

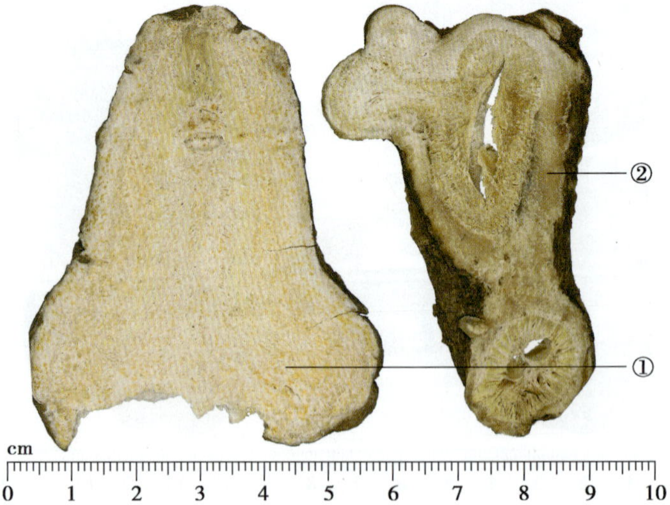

白术饮片

土白术　本品呈不规则厚片。①外表皮灰黄或灰棕色；②切面土黄色至黄褐色，附有细土末，粗糙不平，具放射性纹理或棕色小点及裂隙；③质坚实而脆，易折断；④气清香，味甘、微辛。

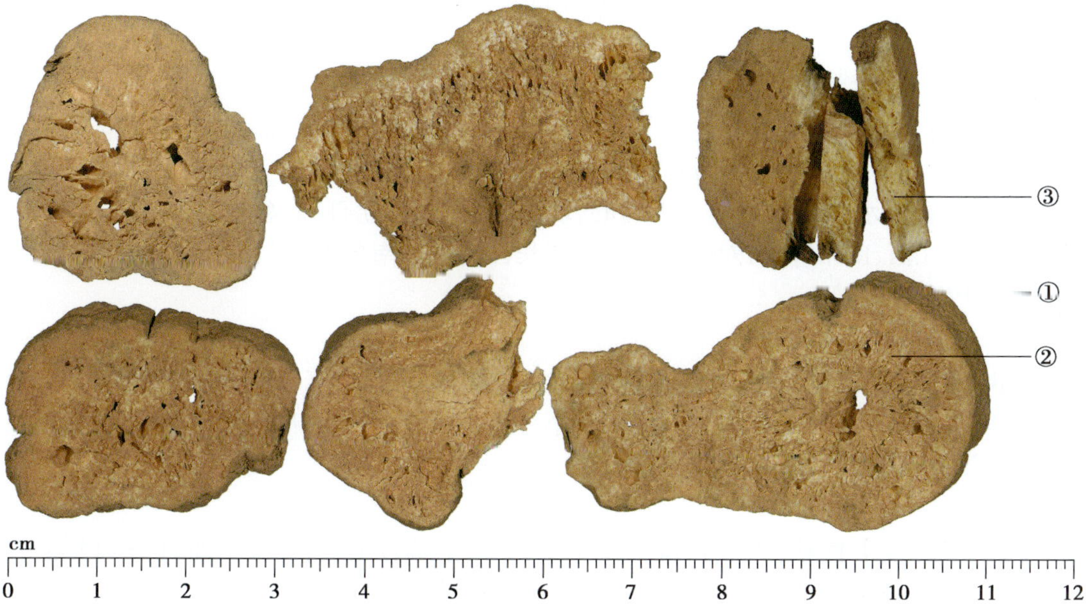

白术饮片（土白术）

【饮片验收说明】(1) 白术饮片鉴别特征：①切面的孔隙。白术饮片切面均有许多大小不一的孔隙，多数孔隙两头尖、中间大，像眼睛形状，也有短线状。孔隙分布在木部。此为白术的独特性状。②嗅、尝。白术香气特殊，不难闻，初嚼味淡，久嚼微甘，偶尔辛辣（若咬于油点，即使初嚼亦为辛辣味）。需特别注意白术的粘牙感，因为伪品不粘牙。

(2) 白术饮片常见劣品：①带残留茎基片。白术上部细长，与根茎颜色相同但不空心，属地下部分。上面连着色浅且空心的地上茎残基，习称“术腿”，属杂质。②木部木质化。多是留种植株的根茎。③掺增重粉。正品白术片中央指甲能掐动，可刮下粉末，轻掰即断。加了增重粉的饮片（麸炒）特别硬，掐不动，掰时需咬牙使劲，体视显微镜下可见白色小结晶。

(3) 土白术的传统炒制工艺选用伏龙肝粉作炒制辅料，但伏龙肝（灶心土）很少流通于市场，在实际生产中，一般以赤石脂粉代替。

10. 百部（附蜜百部）

摘录自《中华人民共和国药典》(2025 年版)

【来源】本品为百部科植物直立百部 *Stemona sessilifolia*（Miq.）Miq.、蔓生百部 *Stemona japonica*（Bl.）Miq. 或对叶百部 *Stemona tuberosa* Lour. 的干燥块根。春、秋二季采挖，除去须根，洗净，置沸水中略烫或蒸至无白心，取出，晒干。直立百部、蔓生百部主产于浙江、江苏、安徽、江西、山东等地，对叶百部主产于长江流域以南各省（区、市），如四川、重庆、贵州、湖北、广东等地。

【说明】百部来源有 3 种，其中蔓生百部、直立百部，其味厚，较苦，称为“小百部”；对叶百部肉质柔软，条粗大，称为“大百部”。小百部全国均销，大百部主销广东、广西、云南、贵州，以及湖南、湖北、四川部分地区。

【药材验收】性状：直立百部　①呈纺锤形，上端较细长，皱缩弯曲，长 5~12cm，直径 0.5~1cm；②表面黄白色或淡棕黄色，有不规则深纵沟，间或有横皱纹；③质脆，易折断，断面平坦，角质样，淡黄棕色或黄白色，皮部较宽，中柱扁缩；④气微，味甘、苦。

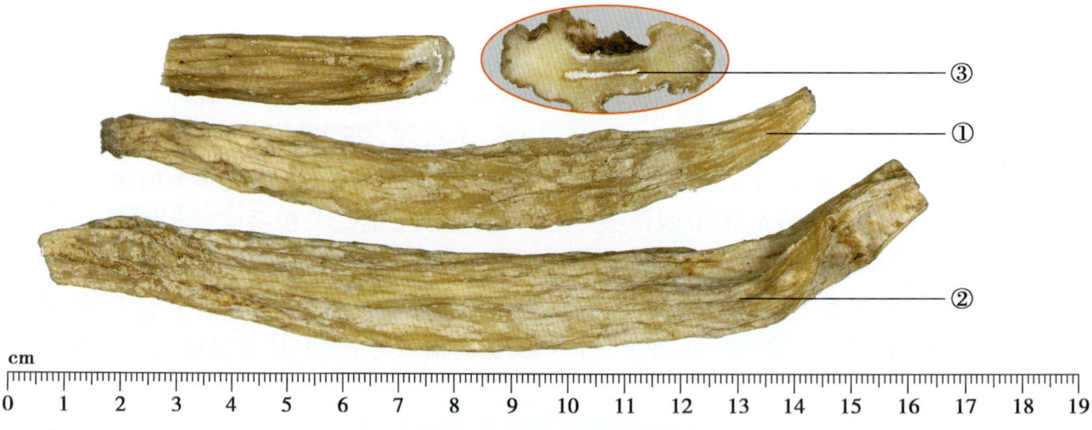

百部原药材（直立百部）

蔓生百部　两端稍狭细，表面多不规则皱褶和横皱纹。

对叶百部　呈长纺锤形或长条形，长 8~24cm，直径 0.8~2cm。①表面浅黄棕色至灰棕色，具浅纵皱纹或不规则纵槽；②质坚实，断面黄白色至暗棕色，中柱较大，髓部类白色。

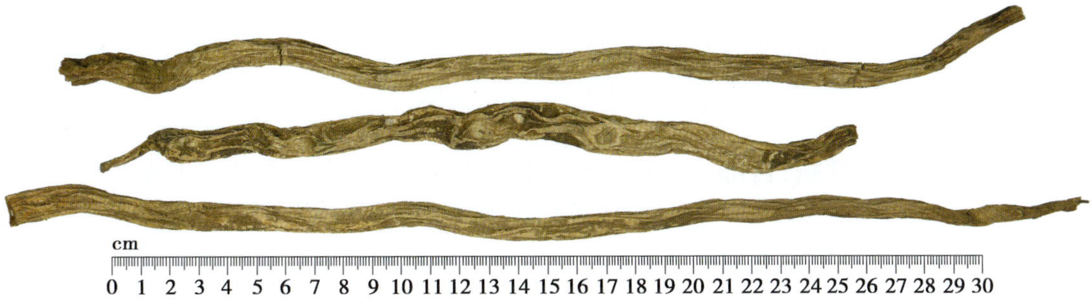

百部原药材（蔓生百部）

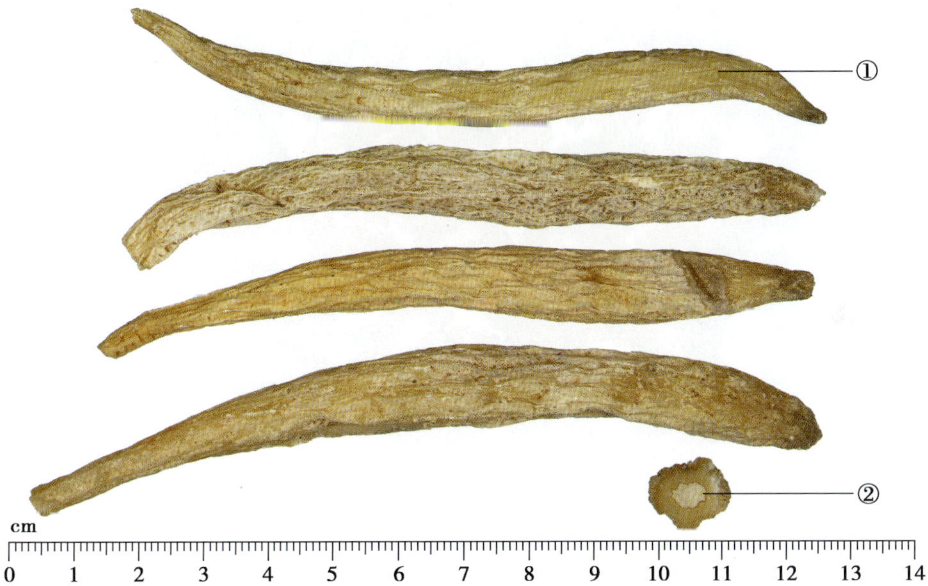

百部原药材（对叶百部）

【药材验收说明】(1) 百部常见混淆品有天门冬科植物羊齿天门冬 *Asparagus filicinus* D. Don 的根。两者鉴别点为：①百部块根呈纺锤形或长条形，而羊齿天门冬根多丛生，细小；②百部味苦，而羊齿天门冬味带麻。

(2) 百部以条粗壮、质坚实为佳。

(3) 验收时以下情况应拒收：①走油变色，切面呈棕褐色或灰褐色；②未除去须根；③表面发霉；④干度不够，质软。

【饮片生产】炮制：百部 除去杂质，洗净，润透，切厚片，干燥。

蜜百部 取百部片，照蜜炙法（通则 0213）炒至不粘手。（每 100kg 百部，用炼蜜 12.5kg。）

【生产注意事项】百部：①百部常需润 6~10 小时至透心，方可切制；②需切成 2~4mm 的厚片；③切制后应及时干燥，如用自然晾干，注意铺药厚度不宜超过 5cm，晾晒至合格干度，便于药物贮存；④精选过程需将异形片、杂质挑选出来。

蜜百部：①炒制温度为320~340℃，炒制时间为28~32分钟，炒至不粘手；②精选过程需将色差片及杂质挑出。

【饮片验收】性状：百部 本品呈不规则厚片或不规则条形斜片。①表面灰白色、棕黄色，有深纵皱纹。②切面灰白色、淡黄棕色或黄白色，角质样；皮部较厚，中柱扁缩。③质韧软。④气微，味甘、苦。

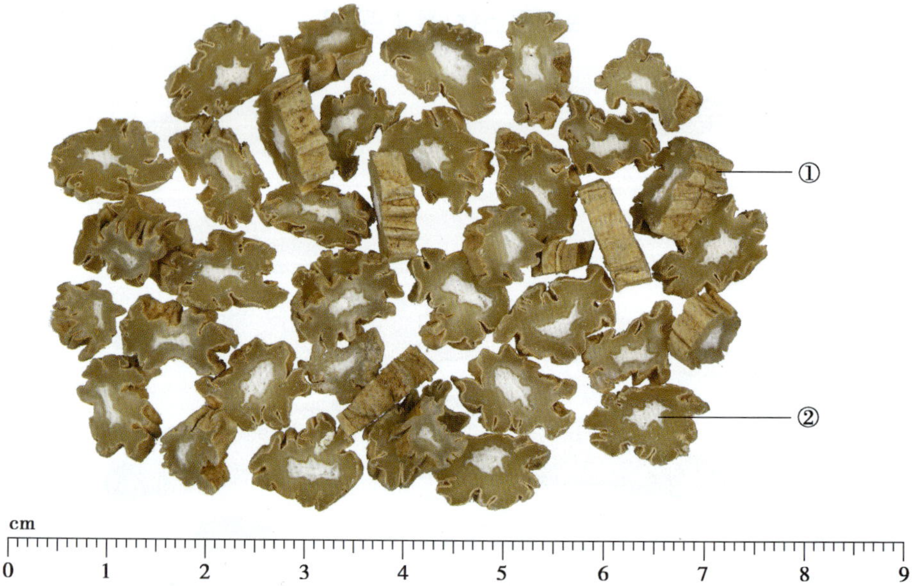

百部饮片

蜜百部 本品形同百部饮片。①表面棕黄色或褐棕色，略带焦斑，稍有黏性；②味甜。

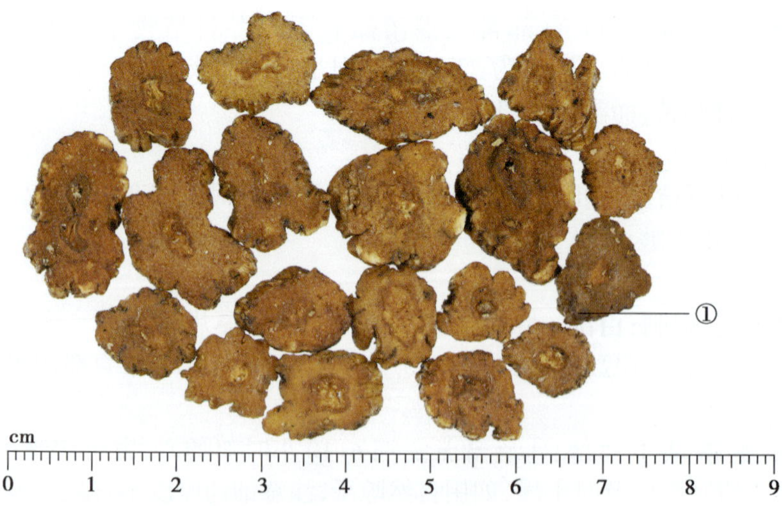

百部饮片（蜜百部）

【饮片验收说明】百部以肉质饱满柔软，切面淡棕黄色或黄白色，不带根茎，无走油者为佳。曾见有切面发黑者，系走油严重所致，验收时应注意。

11. 百合

摘录自《中华人民共和国药典》(2025年版)

【来源】本品为百合科植物卷丹 *Lilium lancifolium* Thunb.、百合 *Lilium brownii* F. E. Brown var. *viridulum* Baker 或细叶百合 *Lilium pumilum* DC. 的干燥肉质鳞叶。秋季采挖，洗净，剥取鳞叶，置沸水中略烫，干燥。百合分布很广，野生、家种都有，野生品主要有卷丹、细叶百合两种，产量极少，且瓣小，味苦，市场少见。市场供应主要为栽培品，当今以江苏宜兴、浙江湖州、湖南邵阳、甘肃兰州栽培历史悠久，为全国四大百合产区。

【说明】①百合以湖南所产品质最好；江浙产量最大，销往全国各地并大量出口。②百合加工时在沸水中烫的时间不宜过长或过短，1~2分钟为宜，时间过长，因淀粉散失而粘连；时间过短，瓣卷曲，干燥时颜色易变黑。③百合为药食同源品种，药用品种有3种，其中卷丹为药用百合的主流品种，栽培广，产量较大；百合和卷丹均可药食两用；细叶百合又名山丹，市场上比较少见，因其味较苦，不作食用。食用百合最常见的是兰州百合，俗称"甜百合"，主产于甘肃兰州，在兰州栽培历史悠久，已被《甘肃省中药材标准》收录。

【药材验收】性状：①本品呈长椭圆形，长2~5cm，宽1~2cm，中部厚1.3~4mm；②表面黄白色至淡棕黄色，有的微带紫色；③有数条纵直平行的白色维管束；④顶端稍尖，基部较宽；⑤边缘薄，微波状，略向内弯曲；⑥质硬而脆，断面较平坦，角质样；⑦气微，味微苦。

【药材验收说明】(1) 百合常见混淆品为川百合(菜百合) *Lilium dauidii* Duch. 的干燥肉质鳞叶。两者鉴别要点为：百合初嚼味淡后微苦，而菜百合始终味淡或后味微甜。

(2) 百合以瓣匀肉厚，色黄白，硬，脆，无黑片、油片者为佳。

(3) 验收时以下情况应拒收：①有色差，表面带有棕色斑或黑色斑；②含硫超标，整体颜色偏白，口尝或鼻闻有酸味；③碎、小片多。

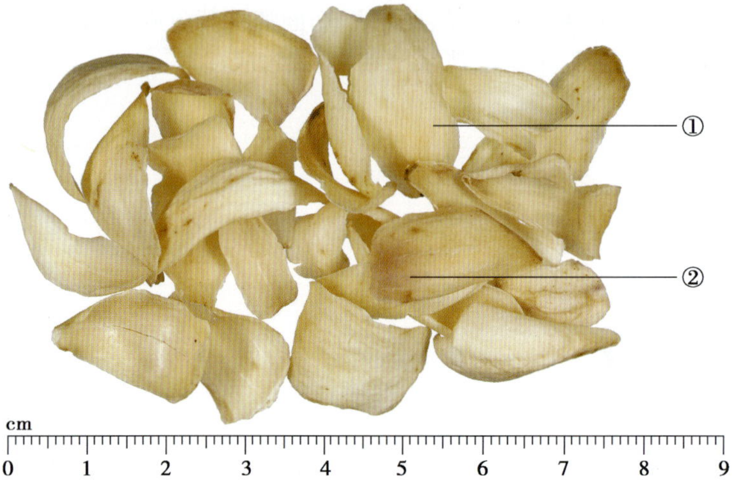

百合饮片 1

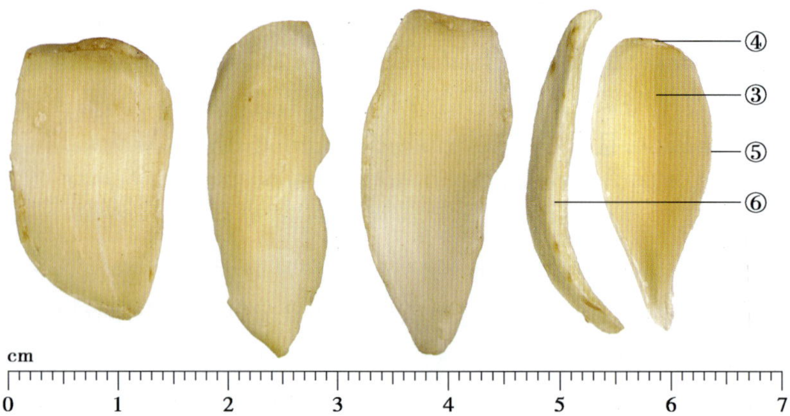

百合饮片 2

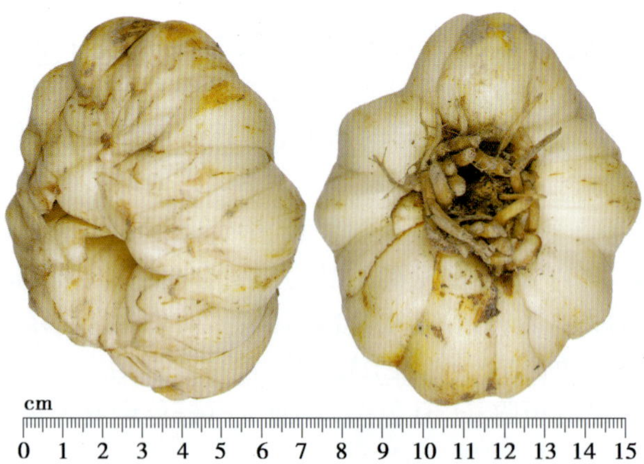

鲜百合

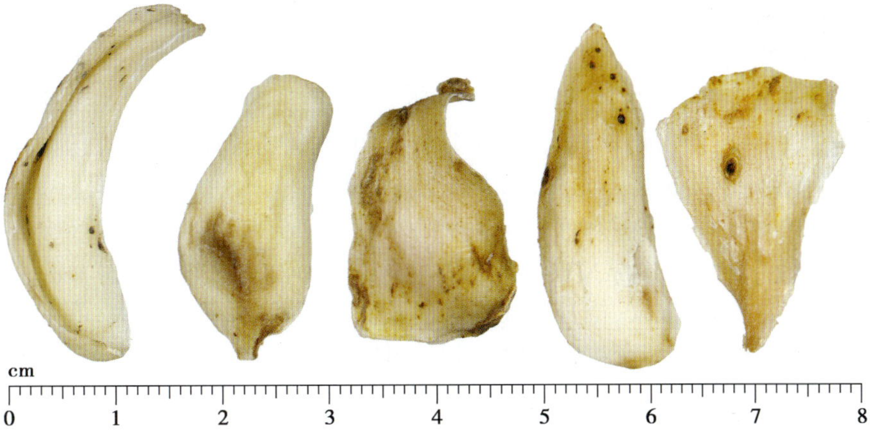

百合劣品（黑片）

【饮片生产】**炮制**:除去杂质。

【生产注意事项】精选过程需将色差片和其他杂质挑选出来。

【饮片验收】**性状**:同药材。

【饮片验收说明】①百合验收时一定要尝其味。初嚼味淡,后味微苦的药用;始终味淡或味微甜的,与药典描述不符,不作药用。②百合的颜色应为黄白色或淡棕黄色,若来货颜色深暗,应为陈货,质劣,拒收。过去百合加工时会用硫黄熏,因此验收时要注意颜色发白,有酸味的,疑似硫熏,可对其进行含硫量检测。③药典收载的三种百合性状的主要区别:百合窄小而略厚;卷丹较宽而片薄;细叶百合粗大色暗,脉纹不太明显。

12. 板蓝根

摘录自《中华人民共和国药典》(2025 年版)

【来源】本品为十字花科植物菘蓝 *Isatis indigotica* Fort. 的干燥根。秋季采挖,除去泥沙,晒干。主产于河北、江苏、山东、安徽、辽宁等地。

【说明】①板蓝根又名“菘蓝”或“北板蓝根”，全国大多数地区习用；南方部分地区则习用爵床科植物马蓝的根及根茎，名“马蓝”或“南板蓝根”。②板蓝根在中华人民共和国成立前用量不大，只有少数地区种植，如江苏宿迁、南通，安徽亳州、太和，河北安国、定州等地，后又扩展到陕西彬州、岐山，湖北鄂州、黄冈，内蒙古赤峰等地。目前，种植面积最大的属甘肃张掖地区；其次是黑龙江，以大庆为中心地区。

【药材验收】**性状：**本品呈圆柱形，稍扭曲，长 10~20cm，直径 0.5~1cm。①表面淡灰黄色或淡棕黄色，有纵皱纹、横长皮孔样突起及支根痕；②根头略膨大，可见暗绿色或暗棕色轮状排列的叶柄残基和密集的疣状突起；③体实，质略软；④断面皮部黄白色，木部黄色；⑤气微，味微甜后苦涩。

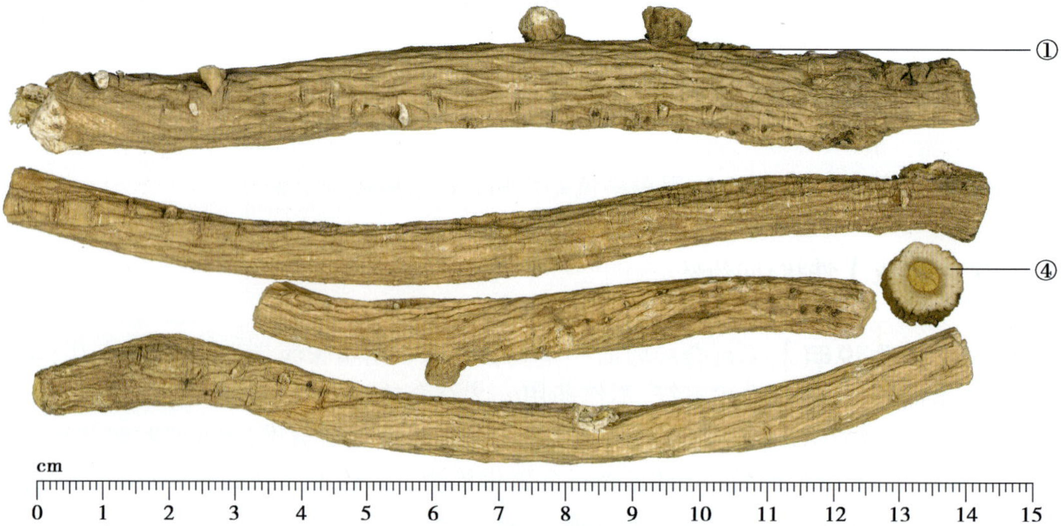

板蓝根原药材

【药材验收说明】(1) 板蓝根常见的混淆品为大青，其来源是马鞭草科植物大青 *Clerodendrum cyrtophyllum* Turcz. 的根。两者主要鉴别点为：①板蓝根根头略膨大，而大青不明显；②板蓝根断面无髓，而大青具髓。

(2) 板蓝根以条粗长、色黄白、有粉性者为佳，多以河北所产为佳。

(3) 板蓝根验收时以下情况应拒收：①整体直径或长度不符合标准规定；②断面走油，皮部灰棕色或棕褐色，木部灰褐色；③根头未除去；④含硫超标，整体颜色偏白；⑤抽薹，木质化。

【饮片生产】**炮制：**除去杂质，洗净，润透，切厚片，干燥。

【生产注意事项】①板蓝根浸润前需大小分档，通常将直径≥0.8cm 定为大档，直径<0.8cm 定为小档；②大档需润 6~8 小时至透心，小档需润 4~7 小时至透心，方可切制；③需切成 2~4mm 的厚片；④切制后应及时干燥，如用自然晾干法，铺药厚度不宜超过 5cm，晾晒至干度合格，便于药物贮存；⑤精选过程需将异形片、色差片和杂质挑选出来。

【饮片验收】性状：本品呈圆形的厚片。①外表皮淡灰黄色至淡棕黄色，有纵皱纹；②切面皮部黄白色，木部黄色；③气微，味微甜后苦涩。

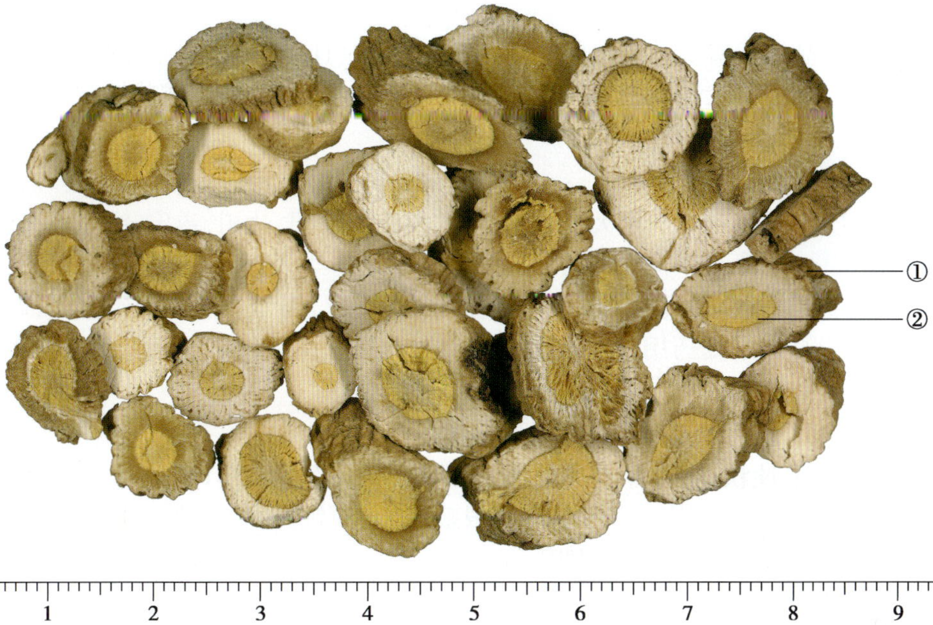

板蓝根饮片

【饮片验收说明】①板蓝根饮片以断面皮部淡黄白色、木部黄色、粉性足者为佳。在实际验收工作中，基本上每次来货的板蓝根皮部都有棕色，也有黄白色的，且棕色者粉性较差，我们曾找来一些原料药材，发现棕色者多为主根或根上部，黄白色者多为支根或主根下部。但皮部棕色者药典没有描述，比例不宜过多。②板蓝根的气味也是其重要的鉴别特征，验收时可口尝，正品入口微甜，嚼后带苦涩味。③南板蓝根是根及根茎入药，以根茎为主，断面不平坦，皮部蓝灰色，木部灰蓝色至淡黄褐色，中央有类白色或灰蓝色海绵状的髓。气微，味淡。

13. 半夏（附法半夏、姜半夏、清半夏）

摘录自《中华人民共和国药典》（2025 年版）

【来源】本品为天南星科植物半夏 *Pinellia ternata*（Thunb.）Breit. 的干燥块茎。夏、秋二季采挖，洗净，除去外皮和须根，晒干。全国大部分地区均产，野生或栽培；主产四川、湖北、安徽、江苏、河南、浙江等地。

【说明】①半夏以四川产量大，质量好。尤以四川绵阳、达川、遂宁、南充及云南昭通所产质量好。②水半夏与半夏是同科不同属的植物，《中华人民共和国药典》（1977 年版）曾收载水半夏。20 世纪 60 年代后期，正品半夏供不应求，由于水半夏繁殖力强，产量大，不少地方将水半夏作半夏药用。但水半夏在功效上只有燥湿化痰而无降逆止呕作用，故不可完全替代半夏使用。

【药材验收】性状：①本品呈类球形，有的稍偏斜，直径 0.7~1.6cm；②表面白色或浅黄色，顶端有凹陷的茎痕，周围密布麻点状根痕；③下面钝圆，较光滑；④质坚实，断面洁白，富粉性；⑤气微，味辛辣、麻舌而刺喉。

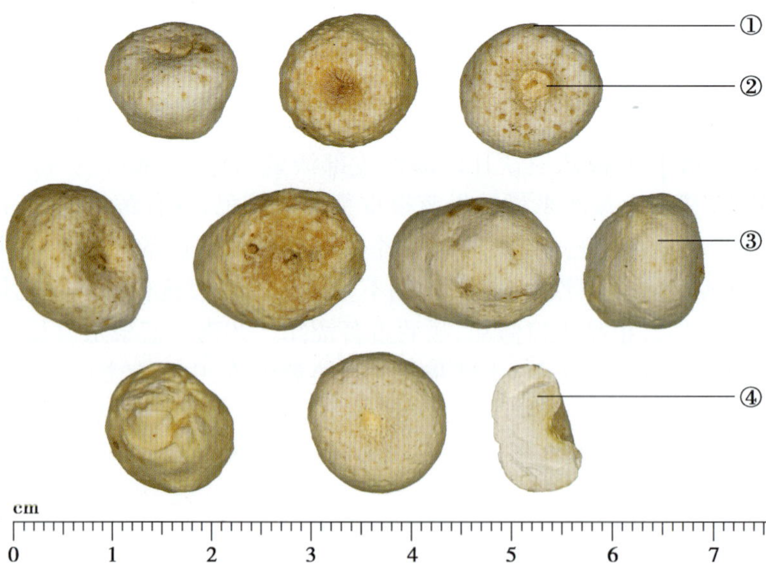

生半夏原药材

【药材验收说明】(1) 半夏常见伪品为天南星科植物鞭檐犁头尖(水半夏)*Typhonium flagelliforme* (Lodd.) Blume 的块茎。两者主要鉴别点为:①半夏形状类球形,而水半夏呈椭圆形、圆锥形或半圆形;②半夏表面顶端有凹陷的茎痕,周围密布麻点状根痕,而水半夏表面顶端常呈偏斜,有凸起的叶茎或芽痕,根痕不显著。

(2) 半夏以个大、质坚、粒圆、个匀、色白、粉性足为佳。

(3) 半夏验收时出现以下情况应拒收:①大小直径不符;②未去外皮和须根;③生虫;④断面角质比例多。

【饮片生产】**炮制:生半夏** 用时捣碎。

法半夏 取半夏,大小分开,用水浸泡至内无干心,取出;另取甘草适量,加水煎煮两次,合并煎液,倒入用适量水制成的石灰液中,搅匀,加入上述已浸透的半夏,浸泡,每日搅拌 1~2 次,并保持浸液 pH 在 12 以上,至剖面黄色均匀,口尝微有麻舌感时,取出,洗净,阴干或烘干,即得。(每 100kg 净半夏,用甘草 15kg、生石灰 10kg。)

姜半夏 取净半夏,大小分开,用水浸泡至内无干心时,取出;另取生姜切片煎汤,加白矾与半夏共煮透,取出,晾干,或晾至半干,干燥;或切薄片,干燥。(每 100kg 净半夏,用生姜 25kg、白矾 12.5kg。)

清半夏 取净半夏,大小分开,用 8% 白矾溶液浸泡或煮至内无干心,口尝微有麻舌感,取出,洗净,切厚片,干燥。(每 100kg 净半夏,煮法用白矾 12.5kg,浸泡法用白矾 20kg。)

【生产注意事项】**法半夏:**①法半夏需用甘草水和石灰液浸泡至剖面黄色,色泽均匀,防止甘草水温度或干燥温度高导致溏心;②法半夏自然晾晒时注意铺药厚度不宜超过 5cm,晾晒至合格干度,便于药物贮存;③精选过程中需将色差片、异形片及杂质挑出。

姜半夏:①需切成 1~2mm 的薄片;②切制后的姜半夏应及时干燥,自然晾晒时注意铺药厚度不宜超过 5cm,晾晒至合格干度,便于药物贮存;③精选过程中需将色差片、异形片及杂质挑出。

清半夏:①清半夏需切成 2~4mm 的厚片;②切制后的清半夏需及时干燥,自然晾晒时,注意铺药厚度不宜超过 5cm,晾晒至合格干度,便于药物贮存;③精选过程中需将色差片、异形片及杂质挑出。

【饮片验收】**性状:生半夏** 本品性状同药材。

法半夏 本品①呈类球形或破碎成不规则颗粒状;②表面淡黄白色、黄色或棕黄色;③质较松脆或硬脆,断面黄色或淡黄色,颗粒者质稍硬脆;④气微,味淡略甘、微有麻舌感。

姜半夏 本品①呈片状、不规则颗粒状或类球形;②表面棕色至棕褐色;③质硬脆,断面淡黄棕色,常具角质样光泽;④气微香,味淡、微有麻舌感,嚼之略粘牙。

清半夏 本品①呈椭圆形、类圆形或不规则的片;②切面淡灰色至灰白色或黄白色至黄棕色,可见灰白色点状或短线状维管束迹,有的残留栓皮处下方显淡紫红色斑纹;③质脆,易折断,断面略呈粉性或角质样;④气微,味微涩、微有麻舌感。

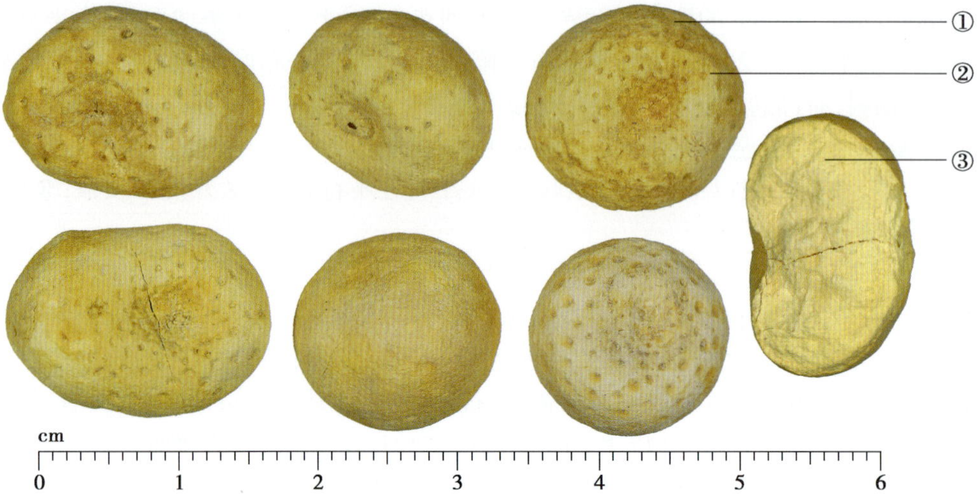

半夏饮片(法半夏)

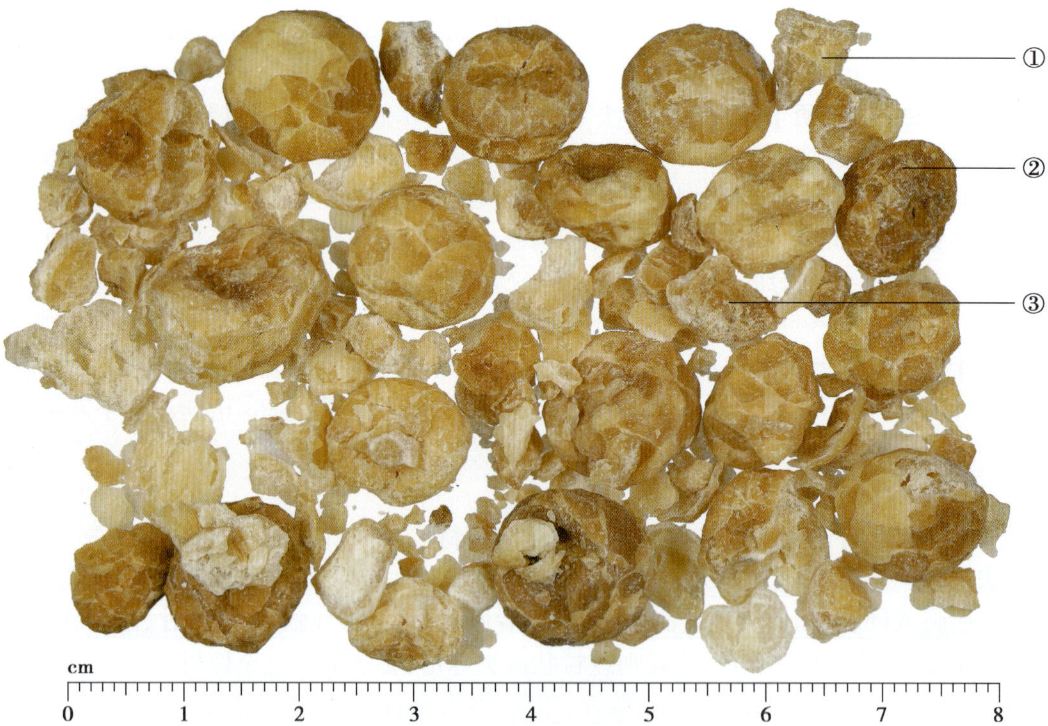

半夏饮片(姜半夏)

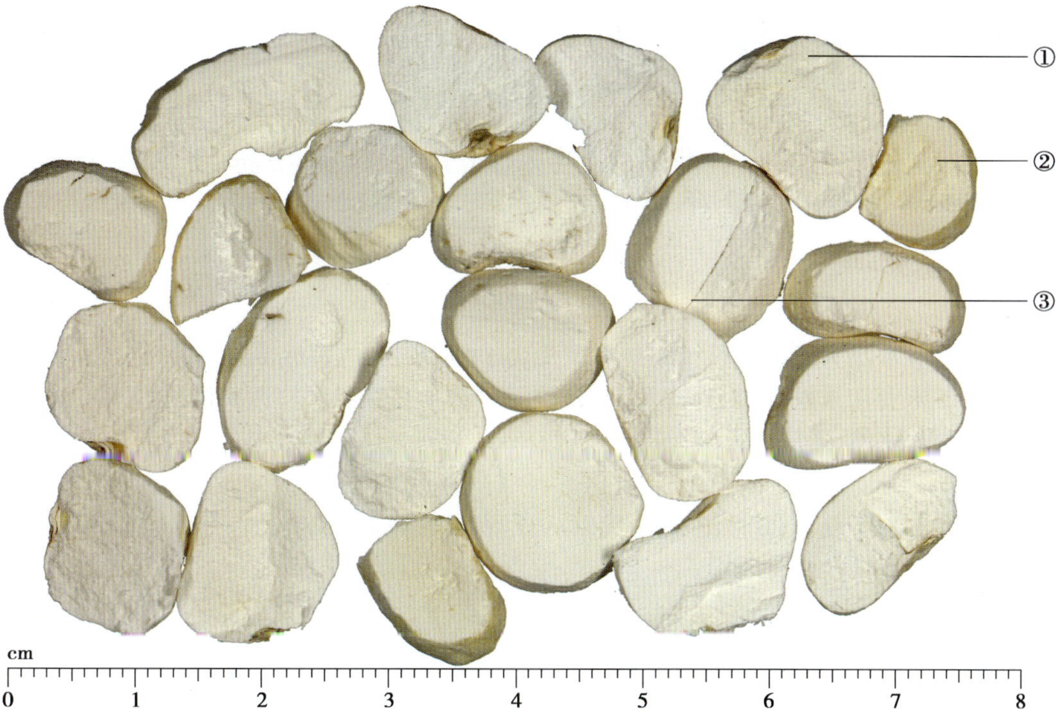

半夏饮片(清半夏)

【饮片验收说明】①半夏验收时注意直径大小、颜色均匀性,直径在1~1.6cm为佳。②半夏的伪品主要有虎掌南星,为天南星科植物虎掌(掌叶半夏)*Pinellia pedatisecta* Schott的干燥块茎。有不良药商会挑选个小未长侧芽的或切掉侧芽作生半夏出售,个大的切片后充半夏用或作炮制半夏的原料。栽培半夏茎痕多偏心性,部分也长有侧芽。半夏与虎掌南星的区别在于:半夏侧芽易掰下,且侧芽与茎痕不在一个平面上;虎掌南星侧芽多,不易掰下,侧芽与茎痕在一个平面上。③常见伪品还有小天南星,为天南星科植物天南星 *Arisaema erubescens* (Wall.) Schott、异叶天南星 *Arisaema heterophyllum* Bl. 或东北天南星 *Arisaema amurense* Maxim. 的干燥块茎。与半夏大小相似,区别在于:小天南星扁,茎痕凹窝大,约占上部直径的一半;半夏较圆,茎痕小,约占直径的1/3。④法半夏验收时须细看炮制程度,常将两颗半夏靠近,稍用力挤碎,应质地疏松、里外黄色均匀、中间无"溏心"、无强麻舌感。⑤姜半夏验收时注意切面颜色的均匀性,具角质样光泽,尝之微有麻舌感,嚼之略粘牙。⑥清半夏炮制方法较前两者简单,切面淡灰色至灰白色,略具角质样。味微涩、微有麻舌感。

13-1. 水半夏

摘录自《中华人民共和国卫生部药品标准中药材第一册》(1992 年版)

【来源】本品为天南星科植物鞭檐犁头尖 *Typhonium flagelliforme* (Lodd.) Blume 的干燥块茎。冬末春初采挖,除去外皮及须根,晒干。水半夏在我国广西贵港、桂平、玉林及广东湛江、三水、化州、肇庆产量较大。

【说明】水半夏在 20 世纪 60 年代以后开始栽培,产量逐年增加,当时正品半夏紧缺,不少地方用水半夏作半夏药用。

【药材验收】性状:①本品呈圆锥形、半圆形或椭圆形,直径 0.5~1.5cm,高 0.8~3cm;②表面类白色至棕黄色,略有皱纹,残留的外皮为黄白色至棕黄色,并有多数隐约可见的细小根痕;③上端类圆形,有凸起的叶痕或芽痕,呈黄棕色至棕色;④有的下端略尖;⑤质坚实,断面白色,粉性;⑥气微,味辛辣,麻舌而刺喉。

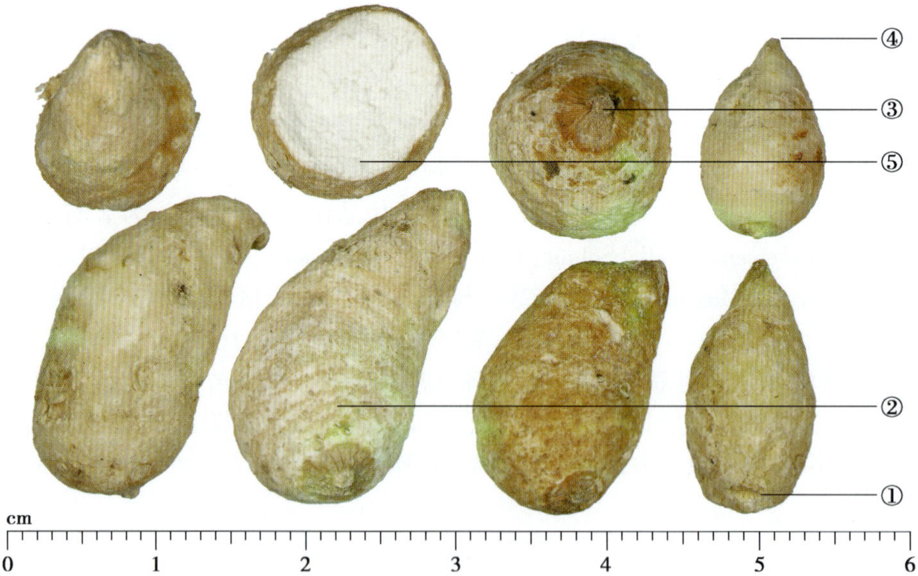

水半夏原药材

【药材验收说明】(1) 水半夏的混淆品极少。

(2) 水半夏以粒饱满者为佳。

(3) 水半夏验收时以下情况应拒收:①大小直径不符;②未除去外皮和须根;③生虫;④断面角质化。

【饮片生产】炮制:取原药材,除去杂质,筛去碎屑。用时捣碎。

【生产注意事项】精选过程需筛去碎屑,并将色差片和杂质挑选出来。

【饮片验收】性状:同药材。

【饮片验收说明】①水半夏与半夏的性状区别是:块茎较长,基本无圆球形,顶端茎基残痕凸起,下端较长而尖;②水半夏浸水后黏胶质较大,在加工姜制半夏时,成品色黑褐,不呈透明状,与正品半夏加工成的姜半夏性状差距较大,可以此鉴别姜半夏中的掺伪现象。

14. 北沙参

摘录自《中华人民共和国药典》(2025 年版)

【来源】本品为伞形科植物珊瑚菜 *Glehnia littoralis* Fr. Schmidt ex Miq. 的干燥根。夏、秋二季采挖,除去须根,洗净,稍晾,置沸水中烫后,除去外皮,干燥。或洗净直接干燥。北沙参多为栽培品,山东的莱阳为著名产地,牟平崂山、文登、蓬莱、海阳等地也有种植。河北安国、内蒙古赤峰产量甚丰,为主流商品。

【说明】南沙参为桔梗科植物轮叶沙参 *Adenophora tetraphylla* (Thunb.) Fisch. 或沙参 *Adenophora stricta* Miq. 的干燥根,应注意区分。

【药材验收】性状:本品呈细长圆柱形,偶有分枝,长 12~45cm,直径 0.4~1.8cm。①表面淡黄白色,略粗糙,偶有残存外皮,未去外皮的表面黄棕色。②全体有细纵皱纹和纵沟,并有棕黄色点状细根痕及皮孔样突起;顶端常留有黄棕色根茎残基;上端稍细,中部略粗，下部渐细。③质坚脆，易折断，断面皮部浅黄白色，木部黄色。④气特异，味微甘。

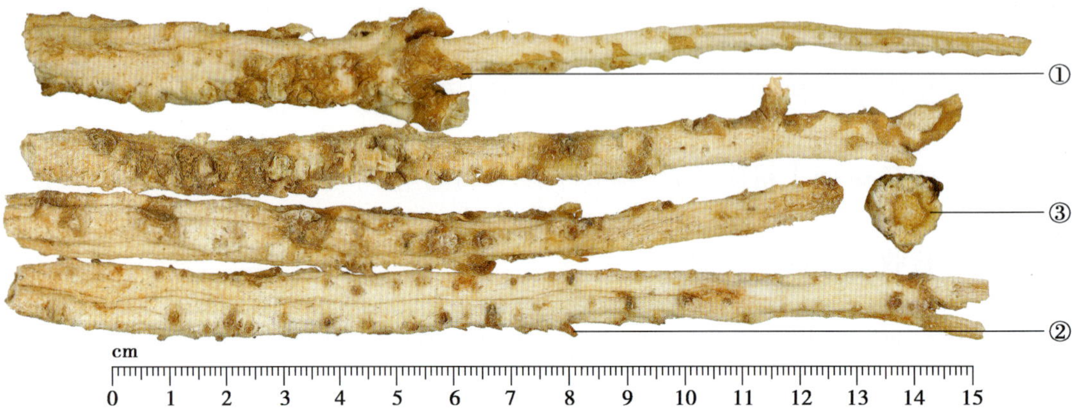

北沙参原药材

【药材验收说明】(1) 北沙参常见混淆品有伞形科植物迷果芹 *Sphallerocarpus gracilis* (Bess.) K.-Pol. 的根。两者鉴别点为：①北沙参芦头长，木质部大，而迷果芹的根芦头极短，木质部小；②北沙参味微甜，而迷果芹的根味甜，有胡萝卜味。

(2) 北沙参以枝条细长、圆柱形、均匀、质坚、味甘者为佳。

(3) 北沙参验收时以下情况应拒收：①虫蛀；②走油变色，去皮者呈黄棕至棕褐色；③含硫超标，整体颜色偏白；④须根未去。

【饮片生产】炮制：除去残茎和杂质，略润，切段，干燥。

【生产注意事项】①一般浸润前需大小分档，通常将直径≥0.7cm 定为大档，直径<0.7cm 定为小档，大档的浸润 3~4 小时至透，小档浸润 2~3 小时至透，方可切制；②需切成 10~15mm 的长段；③切制后需及时干燥，自然晾干时注意铺药厚度不宜超过 5cm，晾晒至干度合格，便于药物贮存；④精选过程需将异形片、杂质挑选出来。

【饮片验收】性状：本品呈类圆形或圆柱形的段。①外表面淡黄白色，略粗糙，偶有残存外皮，未去外皮的表面黄棕色；②有纵皱纹及棕黄色点状细根痕；③切面皮部浅黄白色，形成层环棕黄色至深褐色，木部黄色；部分中间有裂隙或空洞。④质坚脆。⑤气特异，味微甘。

【饮片验收说明】北沙参验收时注意饮片直径大小、颜色均匀，一般以直径 0.8~1.2cm 为佳，需烫去皮，顶端的黄棕色根茎残基需除净。形成层环状，颜色较深，像油浸的样子，这是北沙参最明显的特点。口尝味淡，微有甜味，如有酸味要注意是否熏硫。

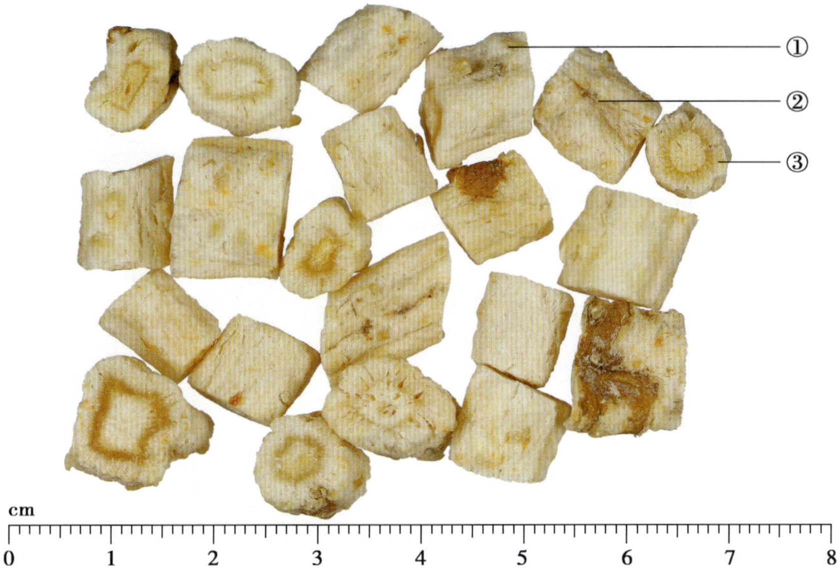

北沙参饮片

14-1. 南沙参

摘录自《中华人民共和国药典》(2025 年版)

【来源】本品为桔梗科植物轮叶沙参 *Adenophora tetraphylla* (Thunb.) Fisch. 或沙参 *Adenophora stricta* Miq. 的干燥根。春、秋二季采挖,除去须根,洗后趁鲜刮去粗皮,洗净,干燥。南沙参全国分布很广,以安徽、江苏、浙江、贵州、湖南、湖北产品质量为优。

【说明】南沙参因其质轻泡,断面多裂隙,状如海绵,故有"泡参"之称,但其同属植物较多,需注意区分。

【药材验收】性状:本品呈圆锥形或圆柱形,略弯曲,长 7~27cm,直径 0.8~3cm。①表面黄白色或淡棕黄色,凹陷处常有残留粗皮;②上部多有深陷横纹,呈断续的环状,下部有纵纹和纵沟;③顶端具 1 或 2 个根茎;④体轻,质松泡,易折断,断面不平坦,黄白色,多裂隙;⑤气微,味微甘。

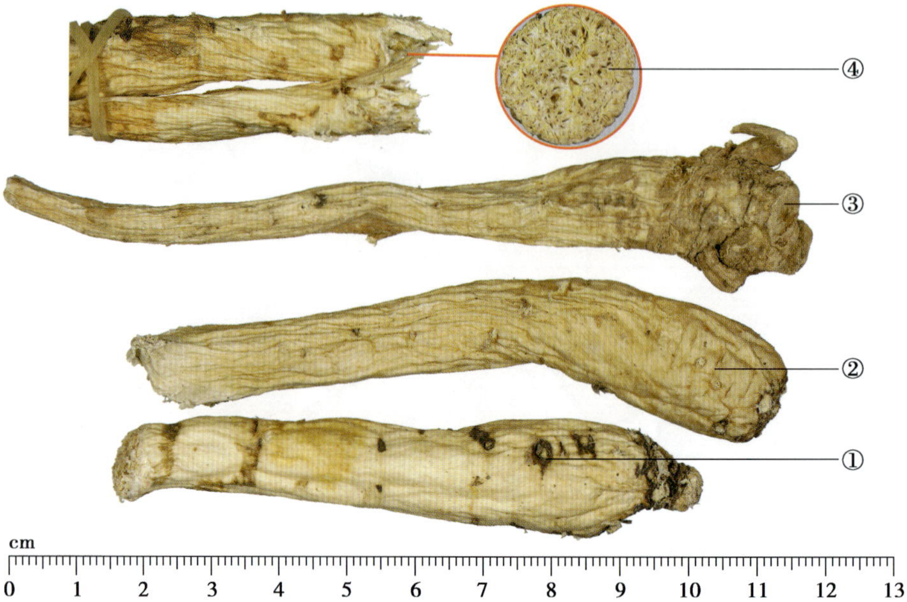

南沙参原药材

【药材验收说明】(1) 南沙参的混淆品极少。

(2) 南沙参以身干、色白肥粗、条长均匀者为佳。

(3) 南沙参验收时以下情况应拒收:①虫蛀;②粗皮未刮;③含硫超标,整体颜色偏白;④未除去须根;⑤直径不符。

【饮片生产】炮制:除去根茎,洗净,润透,切厚片,干燥。

【生产注意事项】①一般浸润前需大小分档,将直径≥2.0cm定为大档,直径<2.0cm定为小档,根据大小档不同,一般大档需浸润3~4小时至透心,小档需浸润2~3小时至透心,方可切制;②切成2~4mm的厚片;③切制后应及时干燥,自然晾晒时注意铺药厚度不宜超过5cm,晾晒至干度合格,便于药物贮存;④精选过程需将异形片、杂质挑选出来。

【饮片验收】性状:本品呈圆形、类圆形或不规则形厚片。①外表皮黄白色或淡棕黄色;②切面黄白色,有不规则裂隙;③气微,味微甘。

【饮片验收说明】南沙参一般以色黄白均匀、粗壮者为优,最大的特点是断面充满不规则裂隙,中间偶有空洞,状如海绵,质轻而松泡。

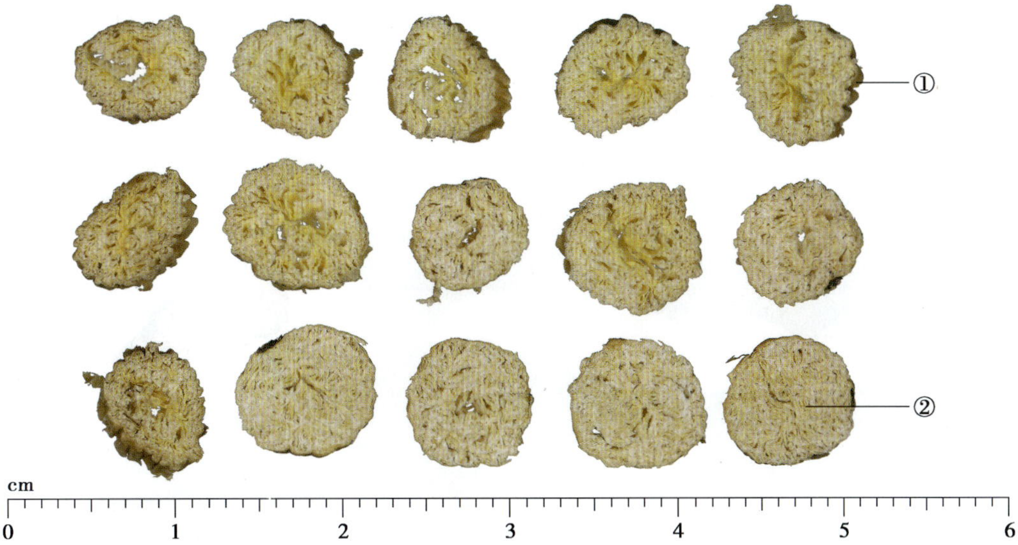

南沙参饮片

15. 苍术

摘录自《中华人民共和国药典》(2025 年版)

【来源】本品为菊科植物茅苍术 *Atractylodes lancea*(Thunb.)DC. 或北苍术 *Atractylodes chinensis*(DC.)Koidz. 的干燥根茎。春、秋二季采挖,除去泥沙,晒干,撞去须根。苍术全国大部分地区均有分布,内蒙古、江苏、安徽、湖北、辽宁、吉林、黑龙江等地为苍术的主产区,年产量占全国总产量的 90% 以上。

【说明】①从品种和产地区分,可分为"南苍术"和"北苍术"。广东习惯用鄂、陕南、豫西所产,过去在汉口集散的品种称为"汉苍术";冀、晋、鲁、豫东以及东北地区(包括内蒙古东部),过去在天津集散的品种称为"津苍术"。②南苍术为茅苍术的干燥根茎,主产河南桐柏、唐河,湖北襄阳、南漳,江苏句容(茅山)、镇江等地;浙江、安徽、江西亦产。以河南桐柏、安徽太平、江苏句容(茅山)所产质量最佳,但产量少,目前市场少见。③北苍术为苍术中的主流品种,产量大,全国各地使用较广。④关苍术为菊科植物关苍术的干燥根茎,主产于东北地区(包括内蒙古东部),应注意区分。

【药材验收】性状:茅苍术 ①<u>呈不规则连珠状或结节状圆柱形</u>,略弯曲,偶有分枝，长 3~10cm，直径 1~2cm。表面灰棕色，有皱纹、横曲纹及残留须根，顶端具茎痕或残留茎基。②质坚实，断面黄白色或灰白色，散有多数橙黄色或棕红色油室。③暴露稍久，可析出白色细针状结晶。④气香特异，味微甘、辛、苦。

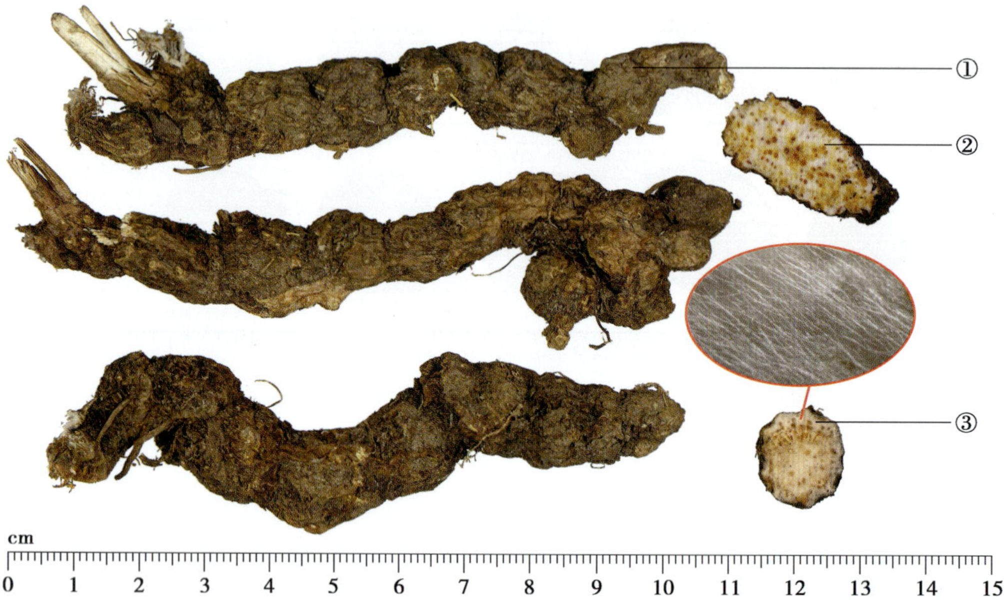

苍术原药材（茅苍术）

北苍术　①呈疙瘩块状或结节状圆柱形，长 4~9cm，直径 1~4cm。表面黑棕色，除去外皮者黄棕色。②质较疏松，断面散有黄棕色油室。③香气较淡，味辛、苦。

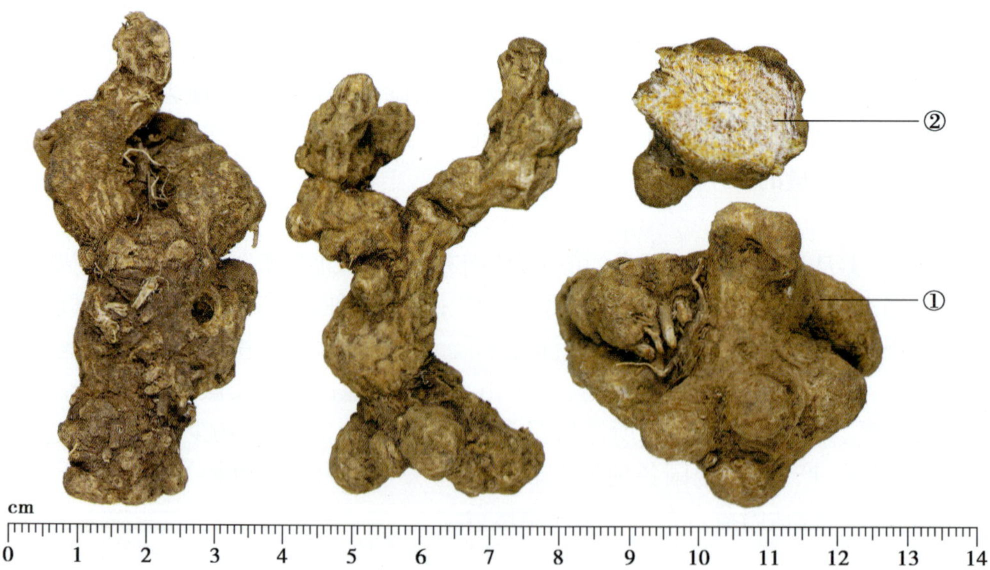

苍术原药材（北苍术）

【药材验收说明】(1) 苍术常见混淆品有菊科植物关苍术 *Atractylodes japonica* Koidz. ex Kitam. 的根茎。两者鉴别点为:关苍术根茎质较轻,纤维性强,朱砂点小或不明显,气特异,味辛、微苦;而苍术质坚实,朱砂点大而明显,气香特异,味微甘、辛、苦。

(2) 苍术以质坚实、断面朱砂点多、香气浓者为佳。

(3) 验收时以下情况应拒收:①直径不符;②未除去地上茎;③未撞去须根;④表面夹带泥土。

【饮片生产】炮制:除去杂质,洗净,润透,切厚片,干燥。

【生产注意事项】①苍术浸润前需大小分档,通常将直径≥1.5cm 定为大档,直径<1.5cm 定为小档,大档浸润 12~14 小时至透,小档浸润 10~12 小时至透,方可切制;②需切成 2~4mm 的厚片;③切制后应及时干燥,自然晾晒时铺药厚度不宜超过 5cm,晾晒至合格干度,便于药物贮存;④精选需将异形片、杂质挑选出来。

【饮片验收】性状:茅苍术 本品呈不规则类圆形或条形厚片。①外表皮灰棕色至黄棕色,有皱纹,有时可见根痕;②切面黄白色淡红棕色至红棕色,散有多数橙黄色或棕红色油室;③有的可析出白色细针状结晶;④气香特异,味微甘、辛、苦。

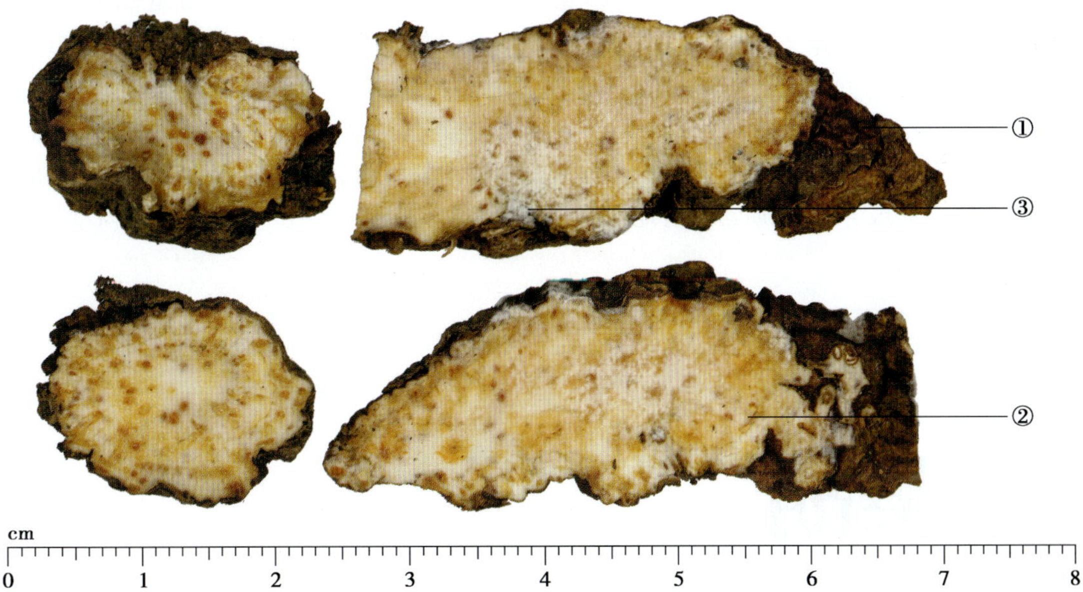

苍术饮片(茅苍术)

北苍术 ①切面黄白色至灰白色,散有黄棕色油室。②香气较淡,味辛、苦。

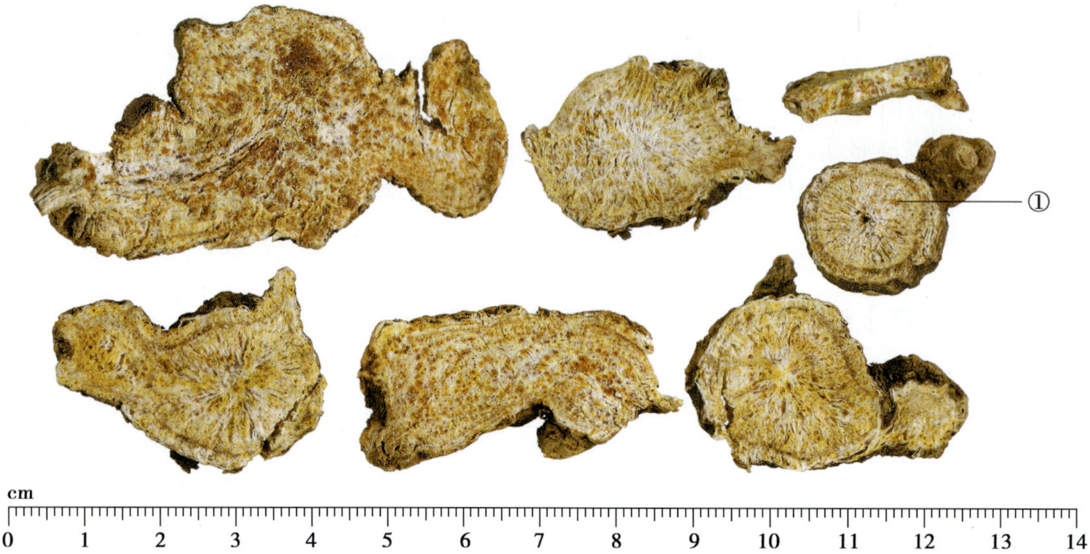

苍术饮片(北苍术)

【饮片验收说明】①茅苍术质坚实,断面呈黄白色或灰白色,散有多数橙黄色或棕红色油点,习称"朱砂点"。断面暴露稍久,可析出白色细针状结晶,习称"起霜",这是茅苍术的特征之一。但常会被误以为发霉,鉴别"起霜"还是发霉最直观的方法是将样品置于显微镜或体视显微镜下观察,"起霜"部分为白色的细针状结晶,可与发霉菌丝区分开来。还可以通过手摸及鼻嗅的方法来鉴别,起霜苍术手搓捻有沙粒感,气味芳香;发霉苍术手搓捻有黏腻滑感,具霉味。②苍术均以质坚实、断面朱砂点多、香气浓者为佳。茅苍术与北苍术同等入药,但传统经验认为,茅苍术质更优,不过其产量极少,目前市场少见。③苍术验收时要注意是否掺有杂质或劣品,杂质常见有地上部分,劣品多为提取过的苍术,油点色淡,无香气。

16. 柴胡

摘录自《中华人民共和国药典》(2025 年版)

【来源】本品为伞形科植物柴胡 *Bupleurum chinense* DC. 或狭叶柴胡 *Bupleurum scorzonerifolium* Willd. 的干燥根。按性状不同,分别习称"北柴胡"和"南柴胡"。春、秋二季采挖，除去茎叶和泥沙，干燥。北柴胡主产于甘肃、河北、山西、陕西、内蒙古等地；南柴胡主产于江苏、安徽、四川、浙江、湖北等地。

【说明】①北柴胡常被称为“硬柴胡”，南柴胡常被称为“软柴胡”。由于北柴胡过去集散在天津，广东药材行业习称北柴胡为“津柴胡”，而将同科植物膜缘柴胡称为“北柴胡”，将南柴胡称为“红柴胡”。②文献记载有二十多种柴胡属植物的根在各地作柴胡使用。云南、安徽、福建、湖北部分地区以竹叶柴胡的根或地上部分作柴胡用；内蒙古以锥叶柴胡的根作柴胡用；甘肃、宁夏、陕西北部以银州柴胡的根作柴胡用；山西、宁夏、甘肃部分地区以黑柴胡的根作柴胡用。还有部分地区用幼嫩全草入药，如江苏地区习用狭叶柴胡的全草作药用，称为“春柴胡”，湖南、湖北、四川、贵州等部分地区有用竹叶柴胡的全草作药用，称为“竹叶柴胡”。

【药材验收】性状：北柴胡 呈圆柱形或长圆锥形，长 6~15cm，直径 0.3~0.8cm。根头膨大，顶端残留 3~15 个茎基或短纤维状叶基，下部分枝。①表面黑褐色或浅棕色，具纵皱纹、支根痕及皮孔；②质硬而韧，不易折断；③断面显纤维性，皮部浅棕色，木部黄白色；④气微香，味微苦。

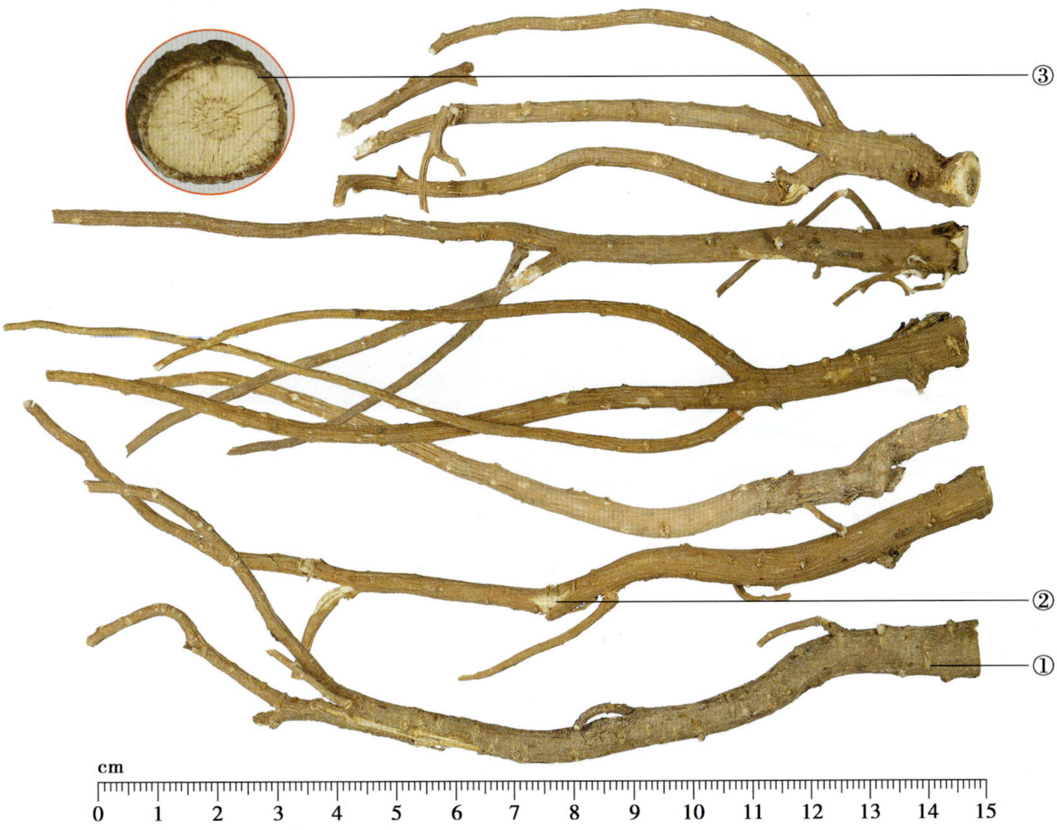

柴胡原药材（北柴胡）

南柴胡 根较细，圆锥形，顶端有多数细毛状枯叶纤维，下部多不分枝或稍分枝。①表面红棕色或黑棕色，靠近根头处多具细密环纹；②质稍软，易折断；③断面略平坦，不显纤维性；④具败油气。

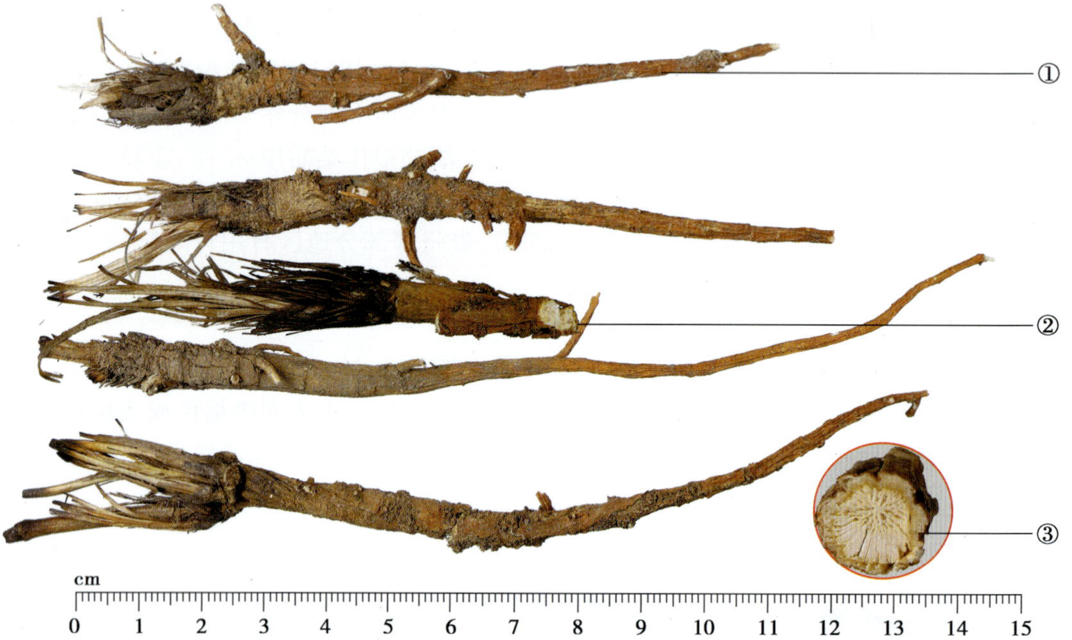

柴胡原药材（南柴胡）

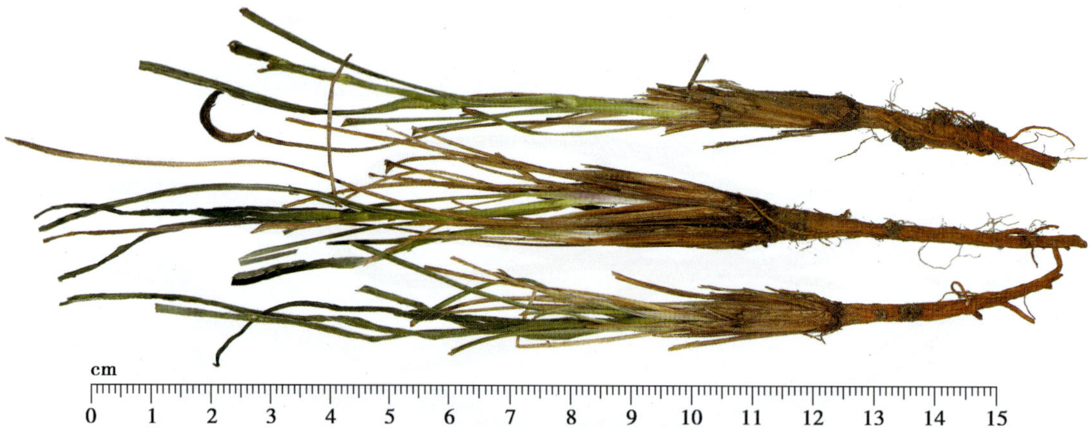

南柴胡（原株植物）

【药材验收说明】(1) 柴胡常见混淆品有同科属植物大叶柴胡 *Bupleurum longiradiatum* Turcz. 的干燥根及根茎。两者鉴别点为：大叶柴胡多见根及根茎，表面黄棕色或棕褐色，密生环节，根茎断面多中空，根切面黄白色，质脆，易折断，具芹菜样香味，有麻舌感；而柴胡药用部位为根，表面黑褐色或浅棕色，具纵皱纹、支根痕及皮孔，质硬而韧，不易折断，断面无空心，显纤维性，皮部浅棕色，木部黄白色，气微香或具败油气，味微苦。

(2) 柴胡以顶端无疙瘩头、根条粗长、无须根者为佳。

(3) 验收时以下情况应拒收：①未除去地上茎；②直径大小不符合标准；③熏硫，鼻闻或口尝味稍酸；④生虫发霉。

【饮片生产】炮制：北柴胡 除去杂质和残茎，洗净，润透，切厚片，干燥。

南柴胡 除去杂质，洗净，润透，切厚片，干燥。

【生产注意事项】①柴胡需除去残茎，洗净表面泥沙后，润6~8小时至透，方可切制；②需切成2~4mm的厚片；③切制后应及时干燥，需将物料均匀平摊于晾晒场上，厚度不宜超过5cm，定时翻动，晾晒至物料合格干度；④精选过程需筛去碎屑，将色差片、异形片、杂质挑选出来。

【饮片验收】性状：北柴胡 本品呈不规则厚片。①外表皮黑褐色或浅棕色。②具纵皱纹和支根痕。③切面淡黄白色，纤维性。质硬。④气微香，味微苦。

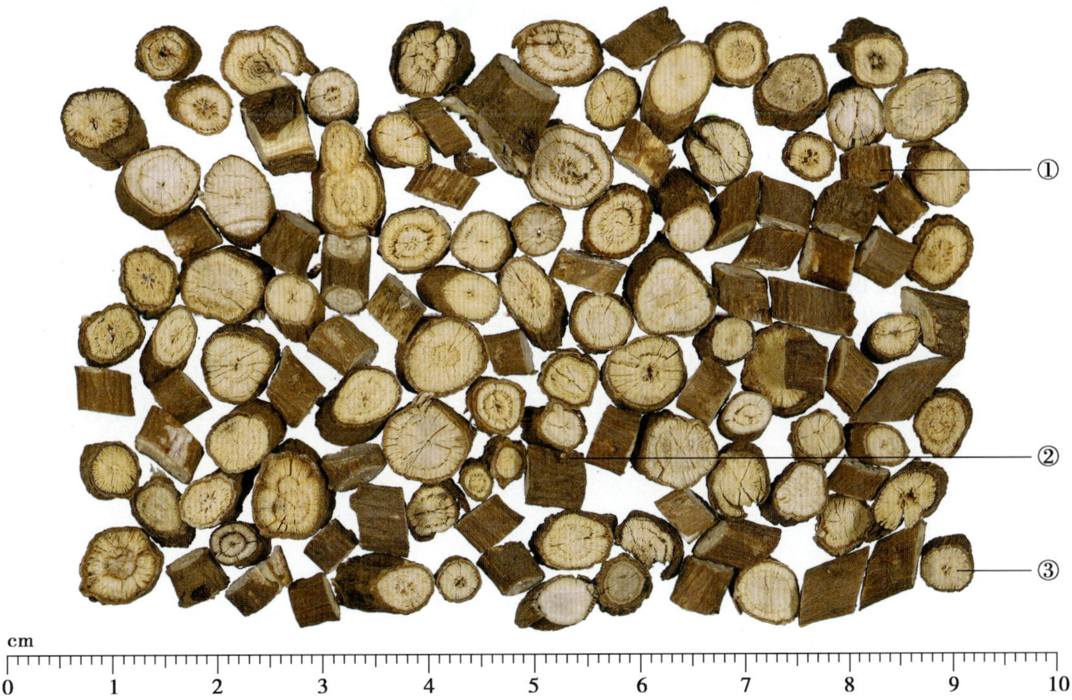

柴胡饮片（北柴胡）

南柴胡　本品呈类圆形或不规则片。①外表皮红棕色或黑褐色；②有时可见根头处具细密环纹或有细毛状枯叶纤维；③切面黄白色，平坦；④具败油气。

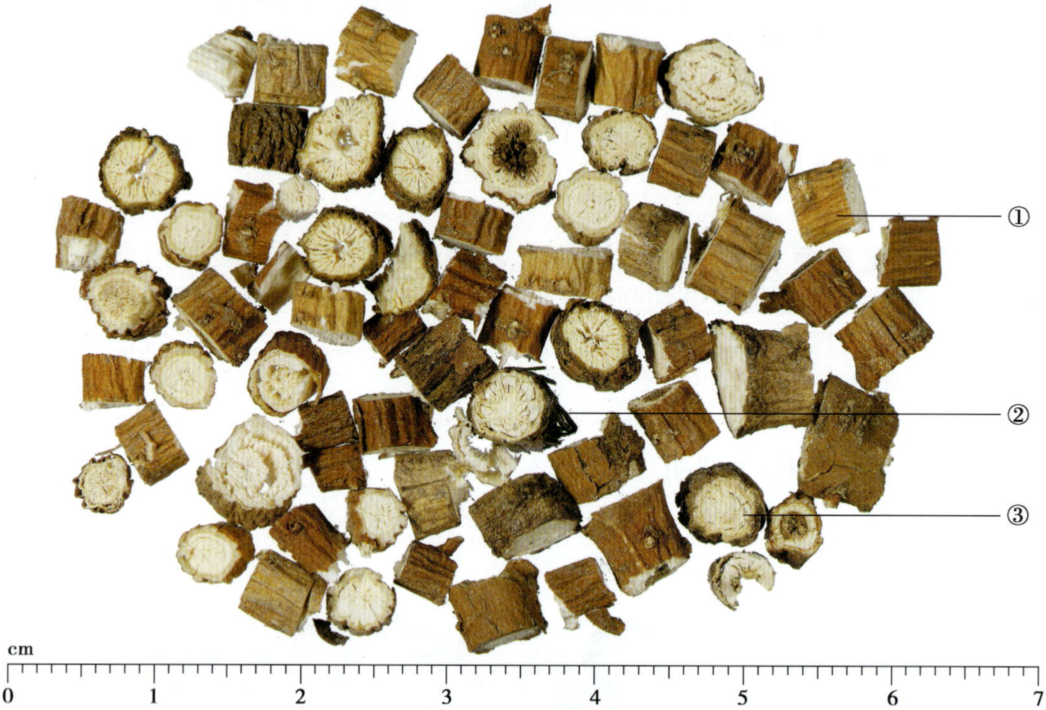

柴胡饮片（南柴胡）

【饮片验收说明】①北柴胡饮片的主要鉴别特征是外皮薄，断面木部占绝大部分，有两个以上的环圈，纤维性强。南柴胡饮片的主要鉴别特征是皮部厚，木部放射线明显，有裂隙，气味浓厚，似败油。②柴胡的入药部位为根，饮片常混有地上部分，非药用部位属于杂质，若超过2%，应拒收。此外，柴胡饮片的直径应不小于0.4cm，笔者曾见过直径不达标超1/3的，应拒收。

17. 赤芍

摘录自《中华人民共和国药典》(2025 年版)

【来源】 本品为毛茛科植物芍药 *Paeonia lactiflora* Pall. 或川赤芍 *Paeonia veitchii* Lynch 的干燥根。春、秋二季采挖，除去根茎、须根及泥沙，晒干。主产于内蒙古、吉林、黑龙江、辽宁、河北、四川、云南、甘肃等地。

【说明】 ①赤芍商品可分为内蒙赤芍和川赤芍，内蒙赤芍以内蒙古多伦为道地产区，所产商品又称“多伦赤芍”，以根条粗长、质松、具有“糟皮粉碴”为特点，销往全国大部分地区及出口。川赤芍以四川阿坝和甘孜为最适宜产区，所产体重质坚实，气味较淡，传统认为比内蒙赤芍质稍次。②川赤芍有刮皮赤芍与原皮赤芍之分。刮皮赤芍多为粗壮圆直的原条，趁鲜刮去外皮后晒干或烘干；原皮赤芍多为有分叉的根条，均为晒干。③由于市场上赤芍价格比白芍高，有不良药商会将黑白芍作赤芍或掺入赤芍中出售。黑白芍是将较细的白芍不去外皮，发汗闷润让其颜色变深，少量掺入赤芍饮片中，较难分辨，但细看黑白芍外皮较紧贴，木部无裂隙。

【药材验收】 **性状：** 本品呈圆柱形，稍弯曲，长 5~40cm，直径 0.5~3cm。①表面棕褐色，粗糙，有纵沟和皱纹，并有须根痕和横长的皮孔样突起，有的外皮易脱落；②质硬而脆，易折断，断面粉白色或粉红色，皮部窄，木部放射状纹理明显，有的有裂隙；③气微香，味微苦、酸涩。

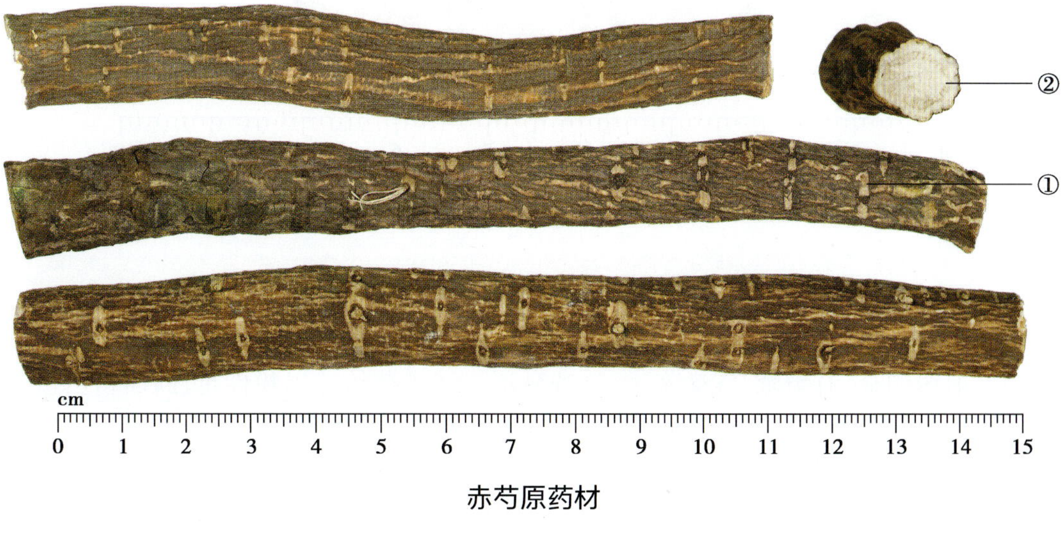

赤芍原药材

【药材验收说明】(1) 赤芍常见混淆品有同科植物草芍药 *Paeonia obovata* Maxim. 的干燥根。两者鉴别点为：草芍药根不直且短，而赤芍较直且长。

(2) 赤芍以去头尾、条粗大均匀、断面色白者为佳。

(3) 验收时以下情况应拒收：①未除去根茎与须根；②整体断面淡黄色或棕褐色；③生虫；④表面有霉斑。

【饮片生产】**炮制**：除去杂质，分开大小，洗净，润透，切厚片，干燥。

【生产注意事项】①赤芍软化前需大小分档，通常直径<2cm 的为小档，直径≥2cm 的为大档。小档需润 11~13 小时至透心，大档需润 12~14 小时至透心，方可切制。②需切成 2~4mm 的厚片。③切制后应及时干燥，将物料均匀平摊于晾晒场上，厚度不宜超过 5cm，定时翻动，晾晒至合格干度。④精选过程需筛去碎屑，将色差片、异形片、杂质挑选出来。

【饮片验收】**性状**：①本品为类圆形切片，外表皮棕褐色；②切面粉白色或粉红色，皮部窄，木部放射状纹理明显，有的有裂隙；③气微香，味微苦、酸涩。

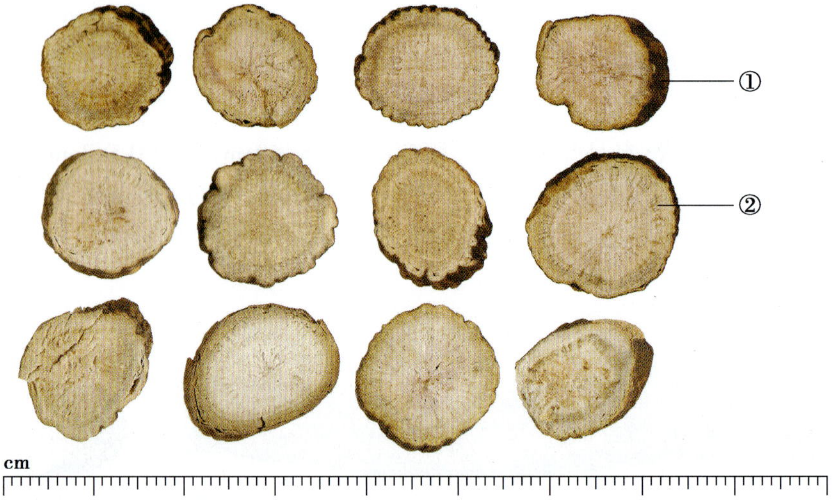

赤芍饮片

【饮片验收说明】①赤芍表面呈暗褐色或暗棕色，粗糙，具粗而深的纵皱纹，手搓外皮易脱落，俗称“糟皮”。断面平坦，呈粉白色或淡棕色，俗称“粉碴”。皮部窄，类粉红色，木部宽，射线明显，有裂隙，气微辛香，味苦微涩。②赤芍饮片以粉性足、断面粉白色、具“糟皮粉碴”、气香浓者为佳。③赤芍饮片验收时要注意，部分野生品，其生长周期长，断面中心发黑甚至空心，不符合药典的性状描述，应拒收。④此外，赤芍的气味很重要，气要香浓，口尝先微甜，而后感到微苦，嚼下去就有涩味。提取过的赤芍无香气，味淡。

18. 重楼

摘录自《中华人民共和国药典》(2025 年版)

【来源】本品为百合科植物云南重楼 *Paris polyphylla* Smith var. *yunnanensis* (Franch.) Hand.-Mazz. 或七叶一枝花 *Paris polyphylla* Smith var. *chinensis* (Franch.) Hara 的干燥根茎。秋季采挖,除去须根,洗净,晒干。主产于云南、四川、广西、陕西、江西等地。

【说明】①主要来源于野生资源,又名蚤休;②重楼商品中,七叶一枝花优于云南重楼,而在云南重楼中,粉质重楼又优于胶质重楼。

【药材验收】**性状:**本品呈结节状扁圆柱形,略弯曲,长 5~12cm,直径 1.0~4.5cm。①表面黄棕色或灰棕色,外皮脱落处呈白色;密具层状突起的粗环纹,一面结节明显,结节上具椭圆形凹陷茎痕,另一面有疏生的须根或疣状须根痕。②顶端具鳞叶和茎的残基。③质坚实,断面平坦,白色至浅棕色,粉性或角质。④气微,味微苦、麻。

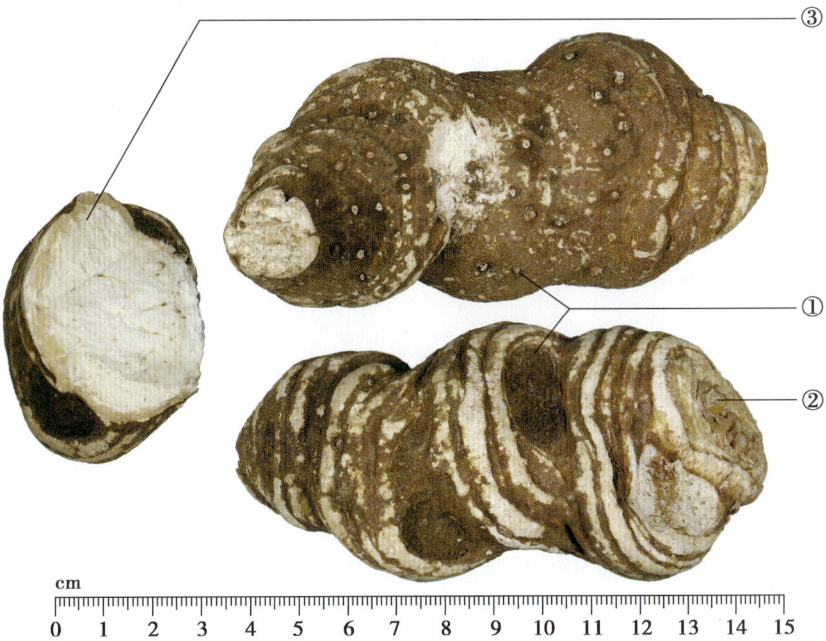

重楼原药材

【药材验收说明】①重楼的混淆品为同科植物万年青 *Rohdea japonica* (Thunb.) Roth 的根茎。两者鉴别点为:万年青根茎呈圆柱形,质硬,略带韧性,味甜、微苦、涩;而重楼呈结节状扁圆柱形,质坚实,粉性或角质,气微,味微苦、麻。②重楼整体有较密的层状突起的粗环纹,两面的结明显程度不同,可作其验收要点。③以身干、根条肥大、质坚实、断面色白、粉性足者为佳。④验收时,直径不达标、虫蛀、断面色深呈棕褐色者应拒收。

【饮片生产】炮制:除去杂质,洗净,润透,切片,晒干。

【生产注意事项】①重楼质地坚实,润药前需要进行大小分档,通常直径≥2cm 为大档,直径 1.5~2cm 为中档,直径≤1.5cm 为小档。②小档需泡 2~5 小时,润 12~14 小时至透;中档需泡 3~6 小时,润 13~16 小时至透;大档需泡 4~8 小时,润 14~18 小时至透,方可切制。③需切成 2~4mm 的厚片。④切制后及时干燥,自然晾晒时铺药厚度不宜超过 5cm,晾晒至合格干度。⑤精选过程需除去异形片、色差片和其他杂质。

【饮片验收】性状:本品为近圆形、椭圆形或不规则片状。①表面白色、黄白色或浅棕色,周边表皮黄棕色或棕褐色;②粉性或角质;③气微,味微苦、麻。

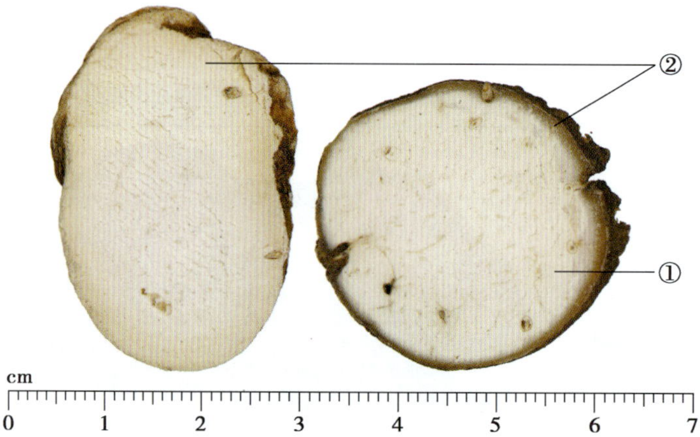

重楼饮片

【饮片验收说明】(1) 重楼饮片有横片有纵片,有粉质有胶质。切面环圈(内皮层环)不明显,可见散在小点。

(2) 重楼的伪品有:①五指莲,为细长纵切片,边缘凹凸不齐似锯齿,表面横纹多,没有茎痕;②头顶一颗珠,其纵切片外皮环纹与切面垂直,外皮环饮片一圈都有凹洞状须根痕,没有茎痕。

(3) 陈货会有"走油"的情况,切面发黑发暗,应拒收。

19. 川贝母

摘录自《中华人民共和国药典》(2025 年版)

【来源】本品为百合科植物川贝母 *Fritillaria cirrhosa* D. Don、暗紫贝母 *Fritillaria unibracteata* Hsiao et K. C. Hsia、甘肃贝母 *Fritillaria przewalskii* Maxim.、梭砂贝母 *Fritillaria delavayi* Franch.、太白贝母 *Fritillaria taipaiensis* P. Y. Li 或瓦布贝母 *Fritillaria unibracteata* Hsiao et K. C. Hsia var. *wabuensis*(S. Y. Tang et S. C. Yue)Z. D. Liu,S. Wang et S. C. Chen 的干燥鳞茎。按性状不同分别习称“松贝”“青贝”“炉贝”和“栽培品”。夏、秋二季或积雪融化后采挖,除去须根、粗皮及泥沙,晒干或低温干燥。川贝母主产于四川、西藏、云南等地;暗紫贝母主产于四川阿坝和青海等地;甘肃贝母主产于甘肃、青海、四川等地;梭砂贝母主产于四川、云南、青海、西藏等地;太白贝母主产于陕西、湖北、重庆、四川等地;瓦布贝母主产于四川阿坝等地。

【说明】①川贝母的产地加工应注意及时摊晒,忌水洗,忌堆沤,否则会泛油变黄。摊晒时不能用手直接翻动,只能用竹、木器具翻动,以免发生“黄子”或“油子”,影响药材品质。干后装入麻袋,来回搓动,撞去泥沙及残留根茎。②传统经验认为,川贝母以松贝质优,其次是青贝、炉贝。③某些地区将平贝母、伊贝母、湖北贝母、皖贝母作川贝母药用,以平贝母最为常见,功效与川贝母较相近。这四种贝母均不能作川贝母用,只能按各自品名销售。

【药材验收】性状:松贝 ①呈类圆锥形或近球形,高 0.3~0.8cm,直径 0.3~0.9cm。表面类白色。②外层鳞叶 2 瓣,大小悬殊,大瓣紧抱小瓣,未抱部分呈新月形,习称“怀中

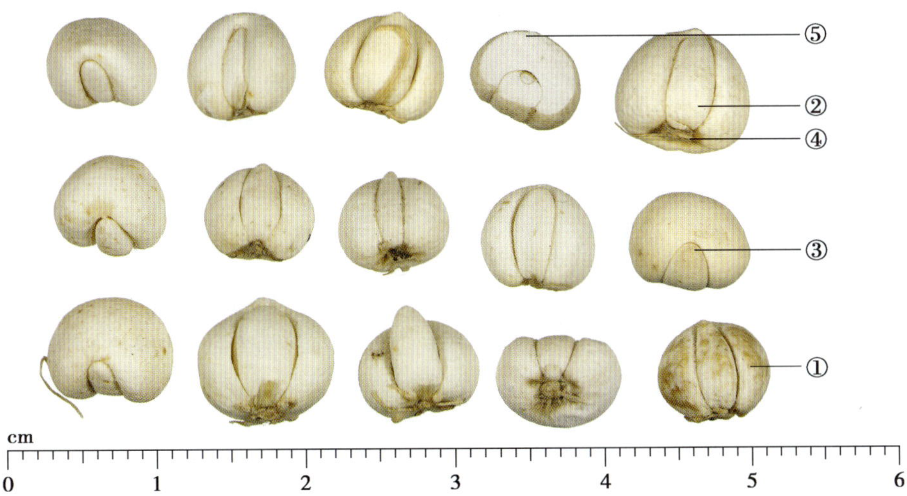

川贝母原药材(松贝)

抱月”。③顶部闭合，内有类圆柱形、顶端稍尖的心芽和小鳞叶 1~2 枚；先端钝圆或稍尖。④底部平，微凹入，中心有 1 个灰褐色的鳞茎盘，偶有残存须根。⑤质硬而脆，断面白色，富粉性。⑥气微，味微苦。

青贝 ①呈类扁球形，高 0.4~1.4cm，直径 0.4~1.6cm；②外层鳞叶 2 瓣，大小相近，相对抱合；③顶部开裂，内有心芽和小鳞叶 2~3 枚及细圆柱形的残茎。

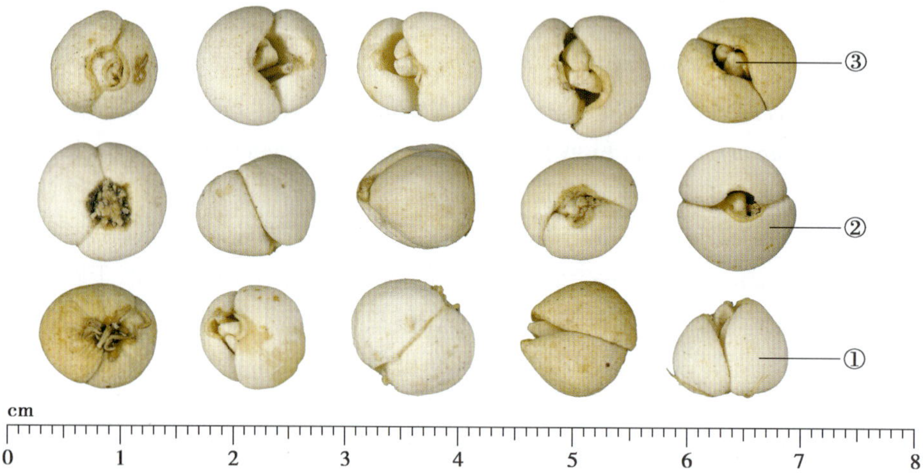

川贝母原药材（青贝）

炉贝 ①呈长圆锥形，高 0.7~2.5cm，直径 0.5~2.5cm；②表面类白色或浅棕黄色，有的具棕色斑点；③外层鳞叶 2 瓣，大小相近，顶部开裂而略尖，基部稍尖或较钝。

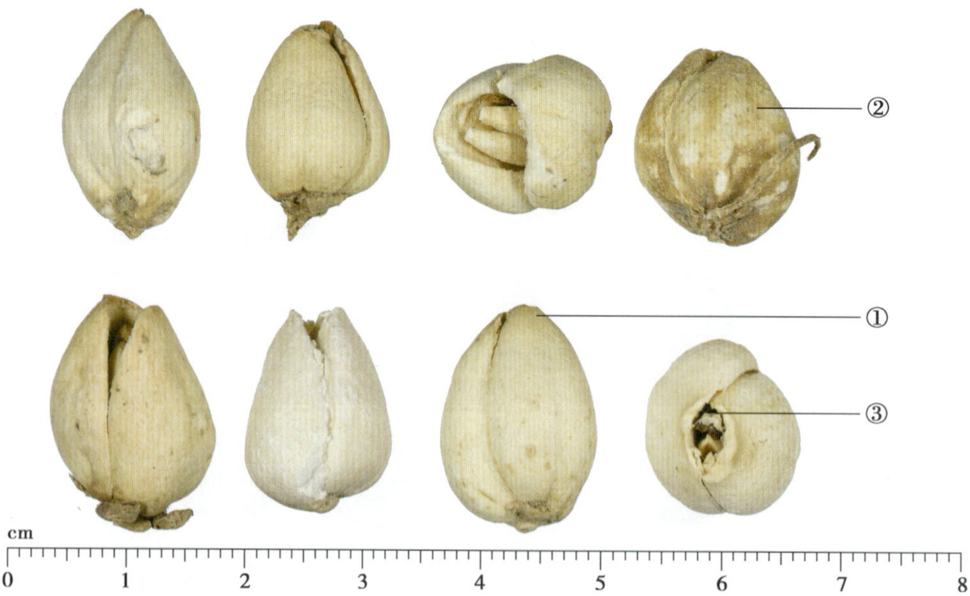

川贝母原药材（炉贝）

栽培品 ①呈类扁球形或短圆柱形，高 0.5~2cm，直径 1~2.5cm；②表面类白色或浅棕黄色，稍粗糙，有的具浅黄色斑点；③外层鳞叶 2 瓣，大小相近，顶部多开裂而较平。

【药材验收说明】(1) 川贝母常见混伪品有：

①东贝母：为同科植物东贝母 *Fritillaria thunbergii* var. *chekiangensis* P. K. Hsiao et K. C. Hsia 的干燥鳞茎。两者的鉴别要点为：东贝母个头比川贝母稍大，质实而脆，易折断，味道比川贝母苦。②一轮贝母：为百合科植物轮叶贝母 *Fritillaria maximowiczii* Freyn 的干燥鳞茎。两者的鉴别要点为：一轮贝母外层鳞瓣多枚、肥厚、轮生，顶端开裂，味道比川贝母苦。

(2) 川贝母以粒小、均匀、完整、质坚实、色纯白、具有光泽者为佳。

(3) 川贝母验收时发现以下情况应拒收：①大小不符合标准；②熏硫，表面很白，入口有酸味，且有刺鼻的硫黄味；③表面泥土多；④发霉，表面有霉斑。

【饮片生产】炮制：除去杂质。

【生产注意事项】川贝母精选过程中需将色差者和杂质等挑出。

【饮片验收】性状：同药材。

【饮片验收说明】①我们习惯使用松贝，其表面光滑，色白，鳞叶呈“怀中抱月”状；贝体底部平放端正，形如“观音坐莲”；基部间见黑斑及须根残痕，习称“搂衣黑笃”；味微甘、苦。②验收时要注意观察外皮颜色，若变成浅棕色如油渍样，俗称“油子”，应拒收。③青贝、炉贝的主要性状区别有：青贝两鳞叶大小相近，相对抱合，质地较松贝略疏松；炉贝两鳞叶顶端开裂似喇叭状，又称“石榴嘴”，下阔上尖似“马牙状”，表面白色者，称“白炉贝”，表面棕黄色，带黄色虎斑纹者，称“黄炉贝”，又叫“虎皮贝”。④川贝母中以松贝质优价高，因此市场上常见用其他贝母充松贝，最常见的是用小平贝掺入松贝中销售。小平贝与松贝的区别为：小平贝鳞叶两瓣大小极悬殊，小鳞叶仅呈米粒样，只在中部显现，大多不到基部，而松贝的小鳞叶如新月样。

20. 川芎（附酒川芎）

摘录自《中华人民共和国药典》(2025 年版)与《广东省中药饮片炮制规范：第二册》

【来源】本品为伞形科植物川芎 *Ligusticum chuanxiong* Hort. 的干燥根茎。夏季当茎上的节盘显著突出，并略带紫色时采挖，除去泥沙，晒后烘干，再去须根。主产于四川、云南、贵州等地。

【说明】①川芎产地比较集中，主产于四川都江堰、彭州、邛崃，总产量占全国川芎产量的 90%，又以都江堰产量大、质优，行销全国并出口，为著名的“道地药材”。②川芎的种植方法分为“育苓”和“栽种”两个阶段。栽培后于次年五月份，当地上茎的节盘显著膨大并略带紫色时，其地下根茎最丰满时采挖。川芎苓（芎苓子）是川芎地上茎节处膨大长成的，是用作栽培种植川芎的种苗，不作川芎药用。其性状特点是中央有中空的地上茎穿过。③山川芎是指川芎在山上育种时剪下“芎苓子”后剩下的根茎，多在七八月后采挖。该品种个小，疙瘩明显，油性小，香气淡，质量较次。④广东、北京、四川、重庆、湖北、山东等地的饮片炮制规范均有收录酒川芎，其炮制方法多为酒炙或酒蒸。

【药材验收】**性状**：本品为不规则结节状拳形团块，直径 2~7cm。①表面灰褐色或褐色，粗糙皱缩，有多数平行隆起的轮节，顶端有凹陷的类圆形茎痕，下侧及轮节上有多数小瘤状根痕；②质坚实，不易折断；③断面黄白色或灰黄色，散有黄棕色的油室，形成层环呈波状；④气浓香，味苦、辛，稍有麻舌感，微回甜。

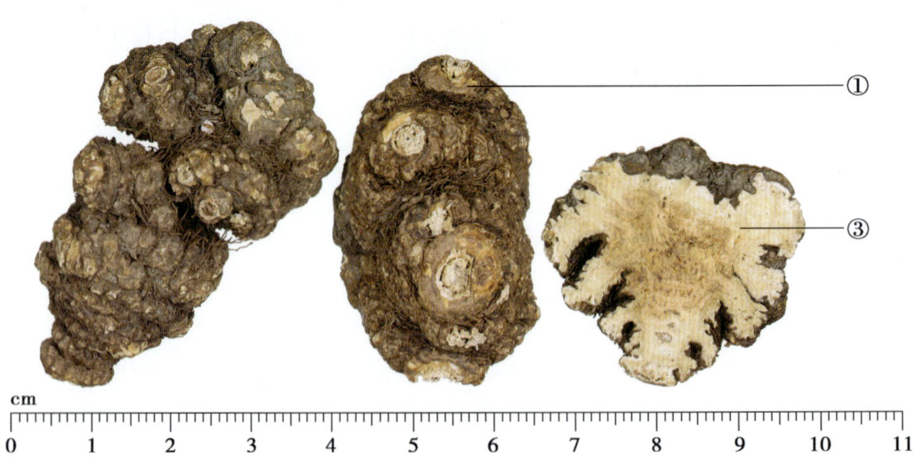

川芎原药材

【药材验收说明】(1) 川芎常见混淆品有同科属植物抚芎 *Conioselinum anthriscoides* 'Fuxiong' 的干燥根茎。两者鉴别点为:抚芎根茎呈扁圆形结节状团块,顶端有乳头状突起的茎痕,味辛辣,微苦麻舌;而川芎为不规则结节状拳形团块,顶端有凹陷的类圆形茎痕,味苦、辛,稍有麻舌感,微回甜。

(2) 川芎以个大饱满、质坚实、断面色黄白、油性大、香气浓者为佳。

(3) 验收时以下情况应拒收:①未除去须根;②熏硫;③断面淡灰色;④生虫、发霉。

【饮片生产】炮制:川芎 除去杂质,分开大小,洗净,润透,切厚片,干燥。

酒川芎 ①酒炙法:取川芎片,加黄酒拌匀,闷透,置锅内,用文火炒至棕黄色或棕褐色时,取出,放凉;②酒蒸法:取净川芎个,加水浸润至内无干心,捞起沥干,加黄酒拌匀,闷润至黄酒被吸尽,上蒸锅蒸制 3 小时,取出,切薄片,干燥,筛去灰屑。(每 100kg 川芎,用黄酒 10kg。)(摘录自《广东省中药饮片炮制规范:第二册》)

【饮片验收】性状:川芎 本品为不规则厚片。①外表皮灰褐色或褐色,有皱缩纹;②切面黄白色或灰黄色,具有明显波状环纹或多角形纹理,散生黄棕色油室;③质坚实;④气浓香,味苦、辛,微甜。

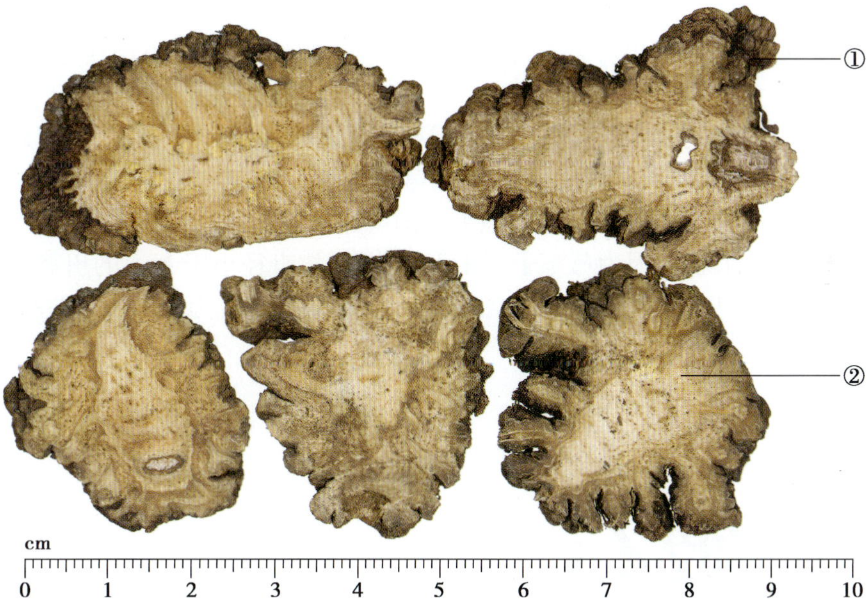

川芎饮片

酒川芎 本品呈不规则片状或蝴蝶形片状。①边缘粗糙不整齐,多深缺刻,直径 2~5cm,厚 1~2mm。外表皮黄褐色。②切面淡黄棕色至棕色,散有黄棕色的油室,形成层环呈波状。③质坚实而脆。④气浓香,味苦、辛,稍有麻舌感,微回甜。

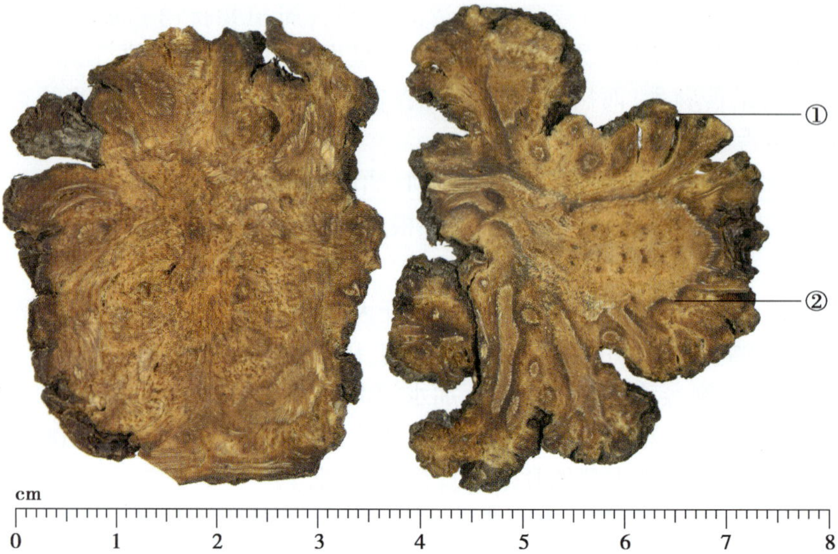

川芎饮片（酒川芎）

【饮片验收说明】①川芎验收时注意饮片大小、颜色均匀性，直径在 2~5cm 为佳，无发黑走油，香气浓郁，味苦、辛、微甜。酒川芎还需看炮制是否得当，若饮片颜色呈焦褐色，质地酥脆易碎，应是炮制过度。我们曾因酒川芎饮片切面色泽焦褐、质脆易碎、碎屑多而退货。②川芎的优劣主要看切面颜色及气味，川芎陈货切面暗棕褐色，香气弱；或切面茎痕处带白色者质劣；或提取过的川芎残渣，质地干枯，不香，无辛味。③市场上有用芎苓子切片掺入川芎饮片中药用的现象，因为芎苓子历来不作药用，故直径小于 2cm 的川芎片要注意鉴别是否为苓子片，看其中央是否残留中空的地上茎，非药用者视为杂质，不应超过 2%。

21. 穿破石

摘录自《广东省中药炮制规范》(1984 年版)

【来源】本品为桑科植物构棘 *Maclura cochinchinensis* (Lour.) Corner 或柘树 *Maclura tricuspidata* Carrière 的干燥根。全年均可采挖，除去须根，洗净，切片或段，晒干。主产于浙江、安徽、福建、江西、湖北等地。

【说明】①穿破石主为多省(区、市)地方习用药材及少数民族用药。②《中华人民共和国药典》(1977年版)曾收载穿破石,湖北、贵州、广东、广西等多地的中药材标准及中药饮片炮制规范都有收录,来源基本相同。③大多省(区、市)的中药材标准均收录穿破石以根入药,《上海市中药饮片炮制规范》收录则以桑科植物构棘的干燥根及根茎入药,需注意区分。

【药材验收】性状:本品呈不规则的块片状。①表面橙黄色或橙红色,具多数纵皱纹,有的密布细小白色点状或横长的疤痕,栓皮菲薄,多成层状。②切面淡黄色或淡黄棕色。皮部薄,纤维性,木部宽广,有小孔。③气微,味淡。

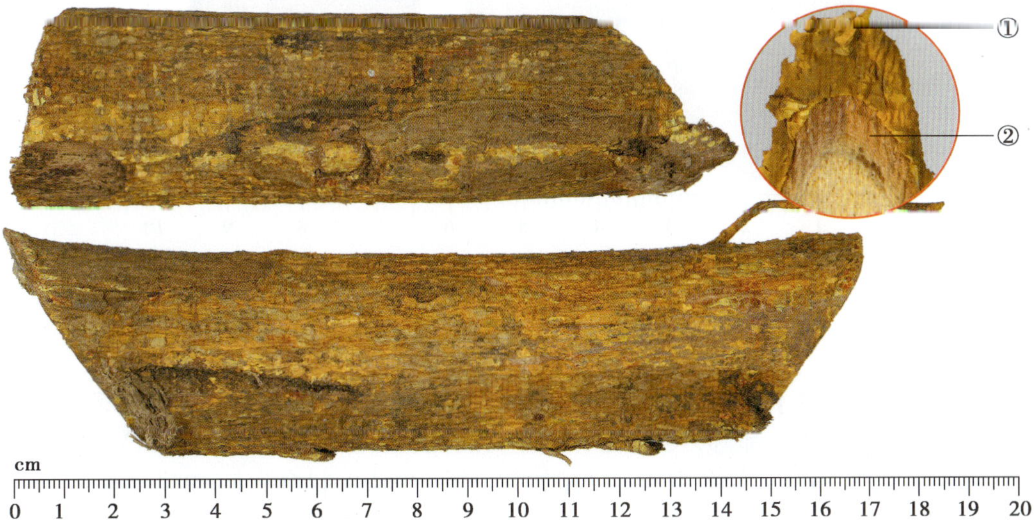

穿破石原药材

【药材验收说明】(1) 穿破石的混淆品少,其外皮橙黄色,切面皮部薄,纤维性,木部宽广,有小孔,可作为鉴别要点。

(2) 穿破石以外皮橙黄者为佳。

(3) 验收时以下情况应拒收:①切面污染;②熏硫,表面颜色偏白;③生虫;④表面有霉斑。

【饮片生产】炮制:除去杂质,洗净,晒干;或润透,切片,干燥。

【生产注意事项】①穿破石如为鲜切片,需挑选分档即可;②原药材切片前需除去杂质,洗净表面泥沙后,润12~14小时至透心,方可切片;③需切成2~4mm的厚片;④切制后应及时干燥,将物料均匀平摊于晾晒场上,厚度不得超过5cm,定时翻动,晾晒至合格干度;⑤精选过程需筛去碎屑,并将色差片、异形片、杂质挑选出来。

【饮片验收】**性状**:同药材。

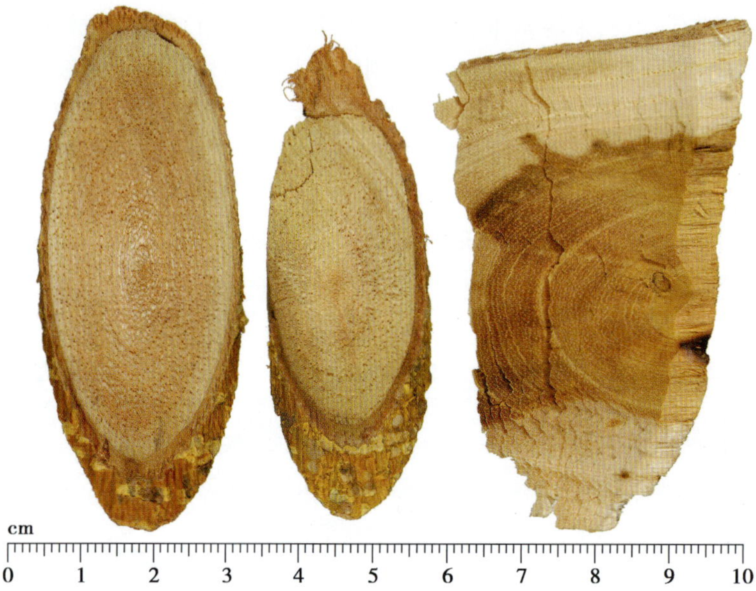

穿破石饮片

【饮片验收说明】①穿破石的主要鉴别特征为外皮橙黄色或橙红色,栓皮薄而易脱落,多成层片状。断面皮部薄,具韧性纤维,木部占绝大部分,黄色,导管孔明显,有的中央部位有小髓。以外皮橙黄色者为佳。②根据《广东省中药炮制规范》(1984 年版)记载,本品以根入药,饮片验收时注意来货中是否掺入根茎及茎等地上部分,看断面中间髓部是否大而明显。非药用部位为杂质,不得超过 2%。

22. 穿山龙

摘录自《中华人民共和国药典》(2025 年版)

【来源】本品为薯蓣科植物穿龙薯蓣 *Dioscorea nipponica* Makino 的干燥根茎。春、秋二季采挖,洗净,除去须根和外皮,晒干。主产于东北三省及内蒙古地区。

【说明】①主产于黑龙江、吉林、辽宁、内蒙古等地，产量约占全国总产量的70%。②栽培分布区域主要有黑龙江的伊春、依兰等地，吉林的安图、磐石、汪清、敦化、靖宇、抚松等地，辽宁的新宾、桓仁、清原等地。其中，吉林的安图、磐石已成为全国穿山龙无公害规范化生产基地和种源基地。

【药材验收】性状：根茎呈类圆柱形，稍弯曲，长15~20cm，直径1.0~1.5cm。①表面黄白色或棕黄色，有不规则纵沟、刺状残根及偏于一侧的突起茎痕；②质坚硬；③断面平坦，白色或黄白色，散有淡棕色维管束小点；④气微，味苦涩。

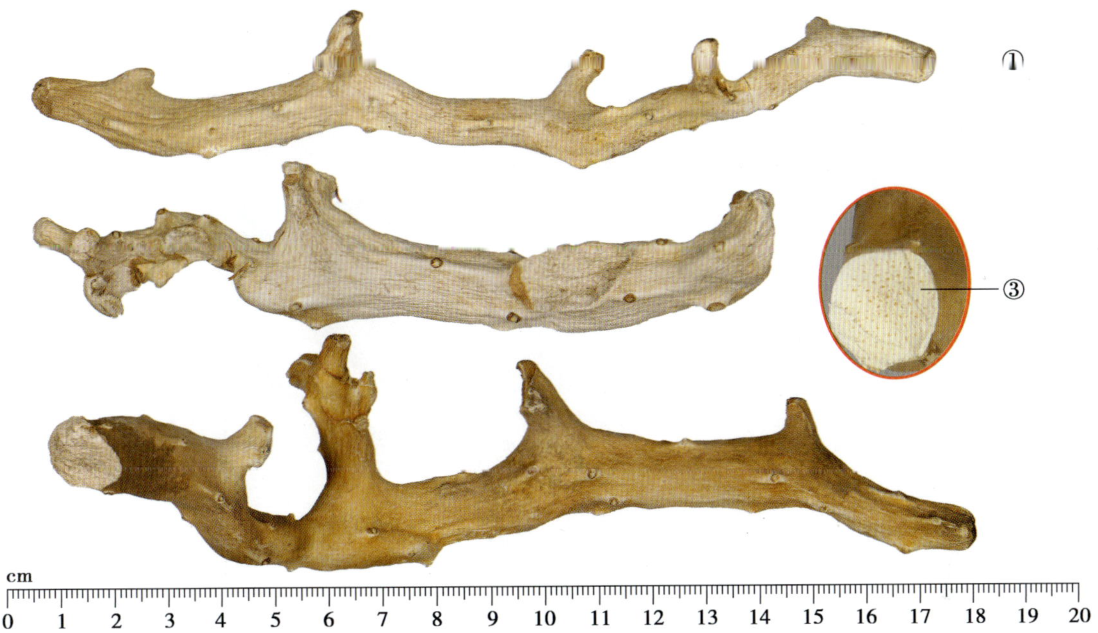

穿山龙原药材

【药材验收说明】(1) 穿山龙的混淆品有同科植物柴黄姜 *Dioscorea nipponica* subsp. *rosthornii*(Prain et Burkill) C. T. Ting 的干燥根茎。两者鉴别要点为：柴黄姜根茎较粗，表面较光滑，且无脱落性脱皮。

(2) 穿山龙以质坚硬、大小均匀、断面色白者为佳。

(3) 验收时发现以下情况应拒收：①未除去须根与粗皮；②熏硫，鼻闻或口尝有酸味；③色差，断面淡灰色或深棕色；④表面有霉斑。

【饮片生产】炮制：除去杂质，洗净，润透，切厚片，干燥。

【生产注意事项】①穿山龙洗净后，需润4~6小时至透，方可切制；②需切成2~4mm的厚片；③切制后应及时干燥，可将物料均匀平摊于晾晒场上，注意铺药厚度不得超过5cm，定时翻动，晾晒至物料干度合格；④精选过程需筛去碎屑，并将色差片、异形片和其他杂质挑出。

【饮片验收】性状：本品呈圆形或椭圆形的厚片。①外表皮黄白色或棕黄色，有时可见刺状残根；②切面白色或黄白色，有淡棕色的点状维管束；③气微，味苦涩。

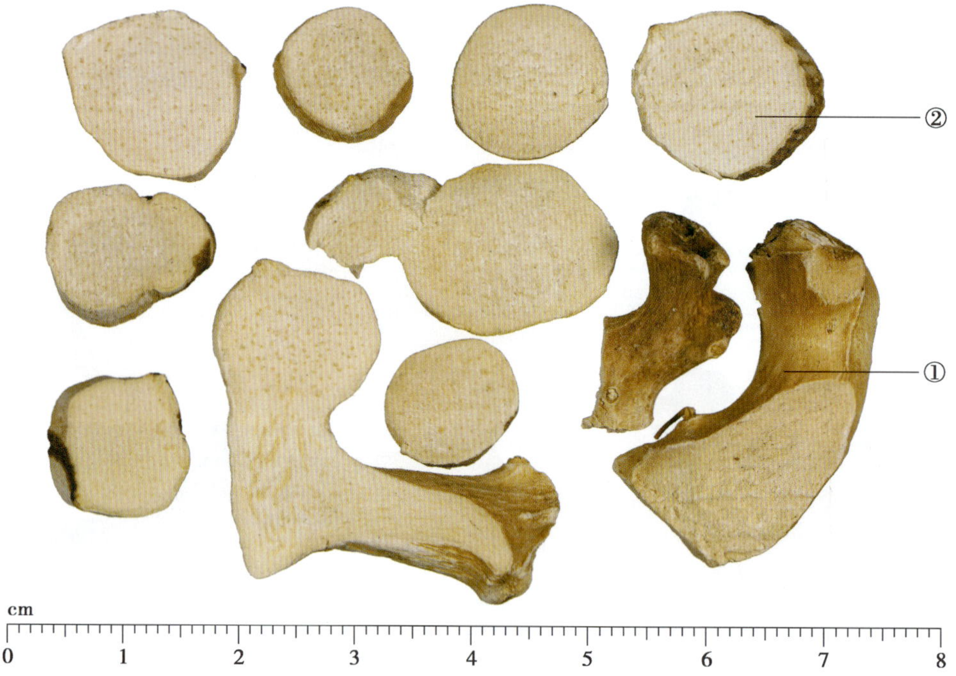

穿山龙饮片

【饮片验收说明】①穿山龙质地坚实，边上根痕尖锐刺手；②曾有报道，市场上混有被提取过的药材及饮片，性状与正品相似，但表面和断面的颜色较深，味淡，验收时应注意。

23. 大黄（附酒大黄、熟大黄、大黄炭）

摘录自《中华人民共和国药典》（2025 年版）

【来源】本品为蓼科植物掌叶大黄 *Rheum palmatum* L.、唐古特大黄 *Rheum tanguticum* Maxim. ex Balf. 或药用大黄 *Rheum officinale* Baill. 的干燥根和根茎。秋末茎叶枯萎或次春发芽前采挖，除去细根，刮去外皮，切瓣或段，用绳穿成串干燥或直接干燥。主产于甘肃、青海、西藏、四川、云南、贵州、重庆等地。

【说明】（1）掌叶大黄主产于甘肃、青海、西藏、四川；唐古特大黄又称“鸡爪大黄”，主产于青海玉树、果洛地区；药用大黄又称“南大黄”“川大黄”，南大黄主产于重庆、陕西、湖北、贵州、云南等地；川大黄，又称“雅黄”“马蹄大黄”，主产于四川阿坝藏族羌族自治州以及甘孜和凉山地区。

（2）根据部位及加工方法，商品大黄分为以下几种。

1）“片吉”：大黄根茎较大的切成两半。

2）“蛋吉”：根茎部分圆整坚实呈鸭蛋形。

3）“中吉”：根的中部切段。

4）“苏吉”：根的下部切段。

5）“水根”：根的尾部呈楔形。

大黄商品以根茎为主，质优价高，上述商品规格质量递减。

（3）大黄的干燥有晾干和烘干两种，晾干是用细绳穿过大黄尾部，放阴凉通风处阴干，需时较长，但色黄质好；烘干是用缓火一直焙至干，加工过程不能压碰、受冻，否则易造成糠心。

（4）大黄一般以个大、结实为好，但行业俗云：“十大九糠”。个大，体过重，质板结，常是“铁糠”的特征，铁糠是大黄采收加工时因水分排不出造成的内心青黑，故大黄应以轻重均匀适中为好。

【药材验收】性状：本品根呈类圆柱形、圆锥形、卵圆形或不规则块状，长 3~17cm，直径 3~10cm。①除尽外皮者表面黄棕色至红棕色，有的可见类白色网状纹理及星点（异型维管束）散在，残留的外皮棕褐色，多具绳孔及粗皱纹；②质坚实，有的中心稍松软，断面淡红棕色或黄棕色，显颗粒性；③根茎髓部宽广，有星点环列或散在；④根木部发达，具放射状纹理，形成层环明显，无星点；⑤气清香，味苦而微涩，嚼之粘牙，有沙粒感。

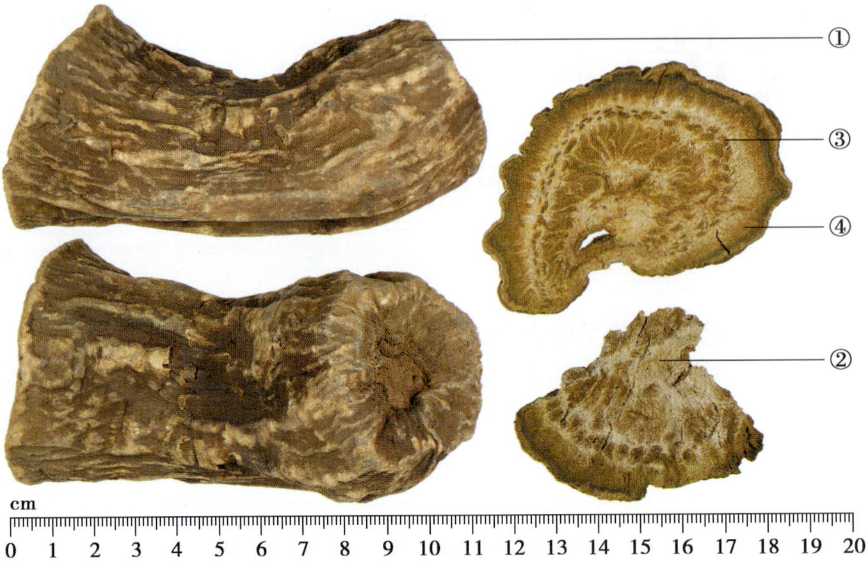

大黄原药材（掌叶大黄）

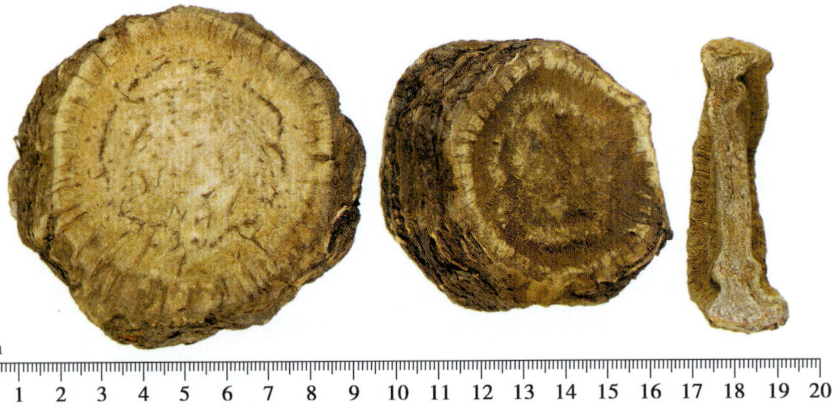

大黄原药材（药用大黄）

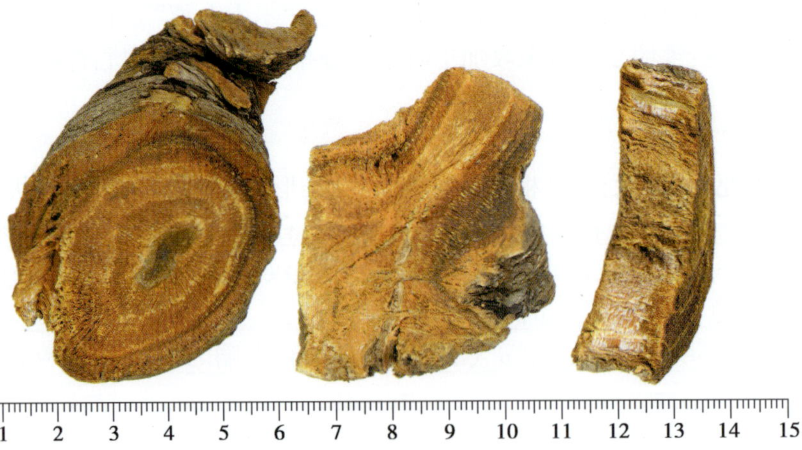

大黄原药材（唐古特大黄）

【药材验收说明】(1) 大黄常见的混伪品有两种：

①土大黄，为蓼科酸模属植物钝叶酸模 *Rumex obtusifolius* L. 的根和根茎。两者的鉴别要点为：土大黄断面呈黄色，具表面凹入的深沟条纹；而大黄断面淡红棕色或黄棕色，显颗粒性。②华北大黄，为蓼科植物波叶大黄 *Rheum rhabarbarum* L. 的根和根茎。两者的鉴别要点为：华北大黄质坚而轻，断面无星点，无锦纹，但有细密而直的红棕色射线（习称“直丝”）；而大黄质坚实，断面有星点和锦纹。

(2) 大黄以个大、身干、质坚实、气清香、味苦而微涩者为佳。

(3) 大黄验收时发现以下情况应拒收：①色差大，切面发黑；②生虫，表面有蛀孔。

【饮片生产】**炮制：大黄** 除去杂质，洗净，润透，切厚片或块，晾干。

酒大黄 取净大黄片，照酒炙法（通则 0213）炒干。

熟大黄 取净大黄块，照酒炖或酒蒸法炖（通则 0213），或蒸至内外均呈黑色。

大黄炭 取净大黄片，照炒炭法（通则 0213）炒至表面焦黑色、内部焦褐色。

【生产注意事项】①大黄洗净后，需润 20~24 小时至透，方可切制；②需切成 2~4mm 的厚片或边长 8~12mm 的块；③大黄切制后应及时干燥，可通过低温干燥或晾干的方式进行干燥，注意干燥温度不宜超过 60℃；④酒大黄炮制时，加酒拌匀后需闷润 2~4 小时，再炒至药物表面呈深棕黄色；⑤熟大黄若用蒸法炮制，加酒拌匀后需闷润 2~4 小时，再蒸 4~5 小时，至内外均呈黑色；⑥大黄炭炒制时，炒药温度应控制在 320~360℃之间，炒 15~20 分钟，至表面焦黑色、内部焦褐色时出锅，放凉；⑦大黄、酒大黄、熟大黄和大黄炭精选过程中需筛去粉末，并将异形片、色差片等挑出。

【饮片验收】**性状：大黄** 本品呈不规则类圆形厚片或块，大小不等。①外表皮黄棕色或棕褐色，有纵皱纹及疙瘩状隆起；②切面黄棕色至淡红棕色，较平坦，有明显散在或

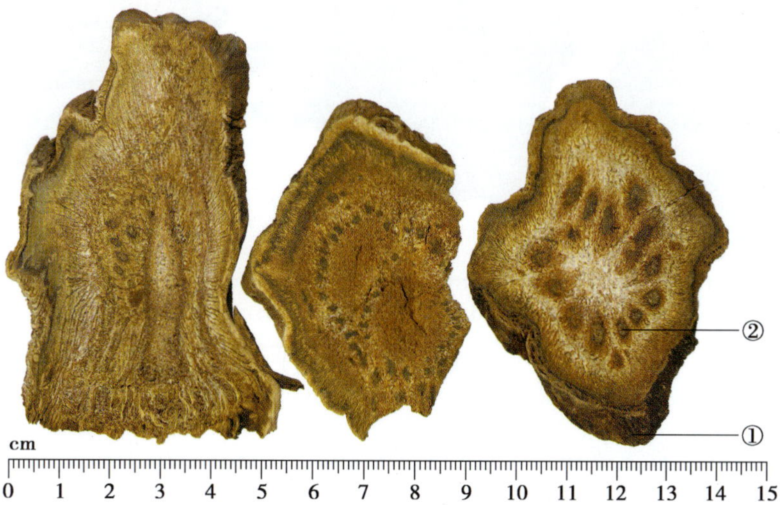

大黄饮片

排列成环的星点，有空隙；③气清香，味苦而微涩，嚼之粘牙，有沙粒感。

酒大黄　本品形如大黄片。①表面深棕黄色，有的可见焦斑；②微有酒香气。

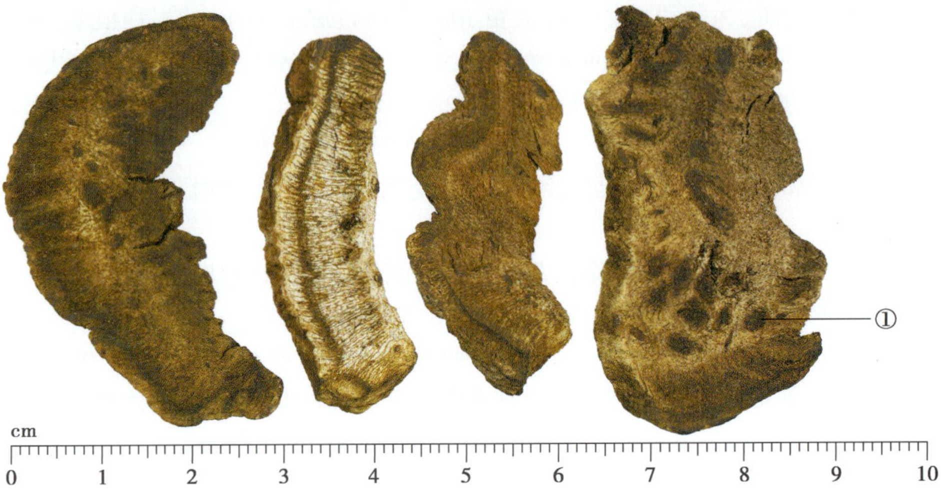

大黄饮片（酒大黄）

熟大黄　本品呈不规则的块片。①表面黑色；②断面中间隐约可见放射状纹理；③质坚硬，气微香。

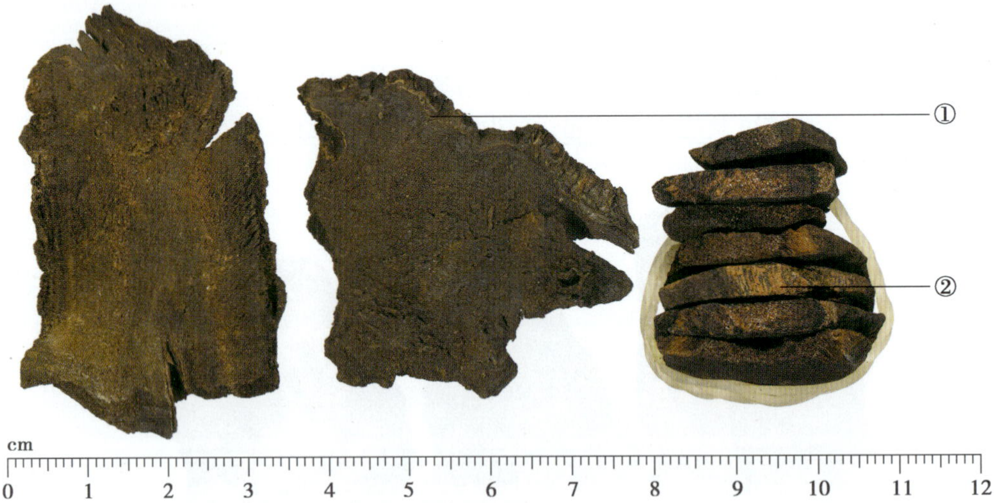

大黄饮片（熟大黄）

大黄炭　本品形如大黄片。①表面焦黑色；②内部深棕色或焦褐色；③具焦香气。

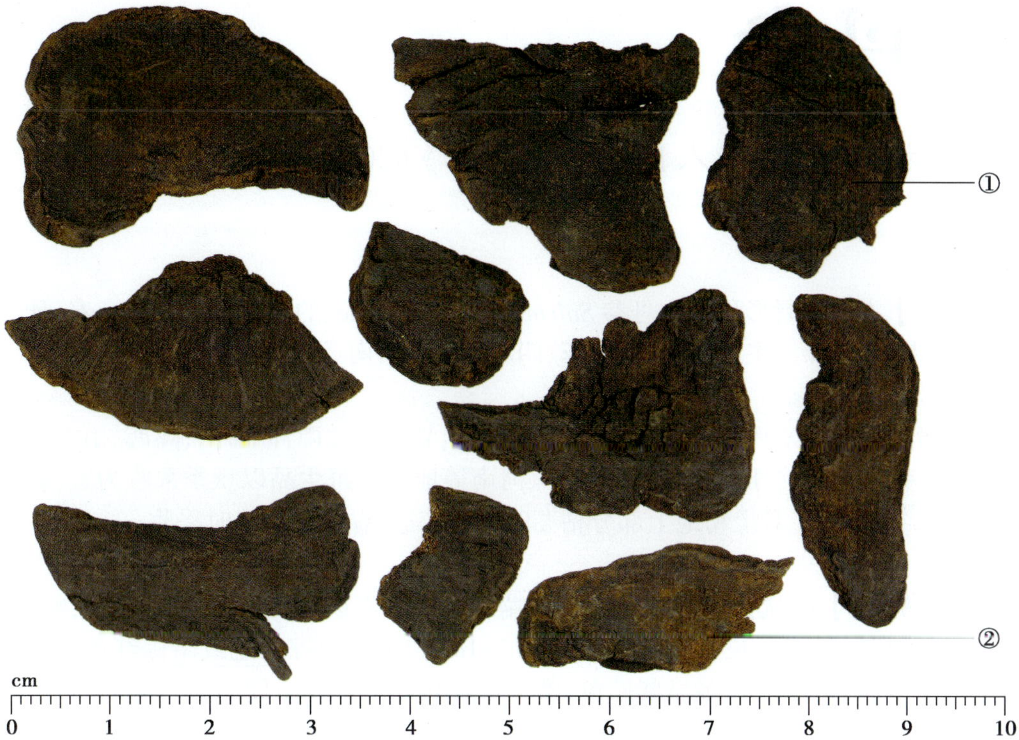

大黄饮片(大黄炭)

【饮片验收说明】①大黄饮片来货多是根茎,“星点”明显。验收时要注意先闻气味,大黄气清香,若有霉味应拒收。二看切面颜色,如中心显青黑色,一掰就弯,断面颜色比切面还黑,应为内心糠枯,应拒收;如用力也掰不断,显微镜下看有结晶的,疑似增重应拒收。②大黄的炮制品均由大黄饮片加工炮制而成,形如大黄片,表面颜色随炮制程度而加深。酒大黄颜色稍加深,微有酒香气;熟大黄表面黑色,质坚硬,气微香;大黄炭注意炒炭存性,表面焦黑,具焦香气。③大黄除了药典收载的三种来源外,同属多种植物的根及根茎常伪充正品或作为地区习惯用药。常见的有河套大黄(波叶大黄)、华北大黄(山大黄)、天山大黄、藏边大黄。这些品种的特点是断面均无星点,鲜品断面在紫外光灯下均显亮蓝紫色荧光。

24. 丹参

摘录自《中华人民共和国药典》(2025 年版)

【来源】本品为唇形科植物丹参 *Salvia miltiorrhiza* Bge. 的干燥根和根茎。春、秋二季采挖,除去泥沙,干燥。主产于陕西、山东、四川、安徽、河南、河北等地。

【说明】①丹参有野生品和栽培品之分,野生品分布较广,如河南、陕西、山东、安徽、湖北等地。栽培品主产于四川、陕西、山东、河南等地。②野生品以秋季采收为宜;栽培品于栽培第二年 10—11 月上旬地上部分枯萎时,或第三年春未发新芽时采收。

【药材验收】性状:本品根茎短粗,顶端有时残留茎基。根数条,长圆柱形,略弯曲,有的分枝并具须状细根,长 10~20cm,直径 0.3~1cm。①表面棕红色或暗棕红色,粗糙,具纵皱纹。②老根外皮疏松,多显紫棕色,常呈鳞片状剥落。③质硬而脆。④断面疏松,有裂隙或略平整而致密,皮部棕红色,木部灰黄色或紫褐色,导管束黄白色,呈放射状排列。⑤气微,味微苦涩。栽培品较粗壮,直径 0.5~1.5cm。⑥表面红棕色,具纵皱纹,外皮紧贴不易剥落。质坚实,断面较平整,略呈角质样。

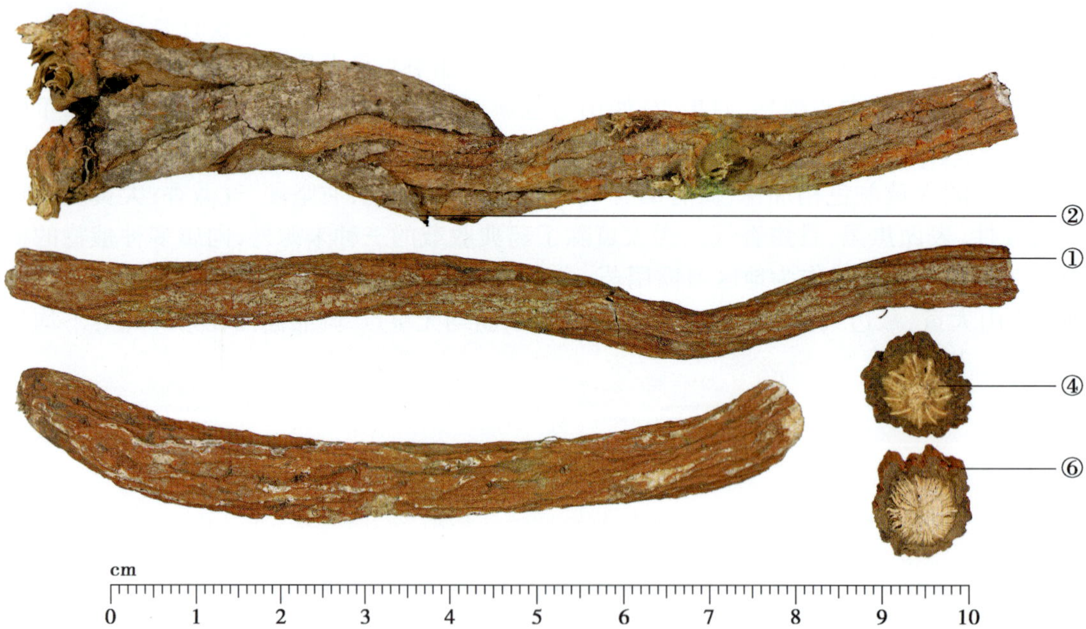

丹参原药材

【药材验收说明】(1) 丹参常见的混淆品有：

①同科植物南丹参 *Salvia bowleyana* Dunn 的根及根茎，常与丹参混用。两者鉴别要点为：南丹参的根及根茎表面灰红色，断面不平坦，而丹参表面红棕色或暗棕红色，断面较平整。②同科植物甘西鼠尾 *Salvia przewalskii* Maxim. 的根，在北京、上海、甘肃、青海、云南等地作丹参用。两者鉴别要点为：甘西鼠尾根呈圆锥形，较粗大，表面暗紫红色，质松而脆，断面不平坦，而丹参根呈长圆柱形，较甘西鼠尾根小，表面红棕色或暗棕红色，质硬而脆，断面较平整。③同科植物滇丹参 *Salvia yunnanensis* C. H. Wright 的干燥根和根茎。两者鉴别要点为：滇丹参根茎具有密集的叶痕，根呈纺锤形，断面不平坦，而丹参的叶痕较滇丹参根茎少，根呈长圆柱形，断面较平整。

(2) 丹参多为栽培品，以条粗、身净、表面色红、皮细紧、质坚实为佳。

(3) 丹参验收时发现以下情况应拒收：①未除去残茎、须根或泥沙；②熏硫；③整体直径不符；④生虫，表面有蛀孔。

【饮片生产】**炮制**：除去杂质和残茎，洗净，润透，切厚片，干燥。

【生产注意事项】①丹参洗净后，一般需润 10~14 小时至透心，方可切制；②需切成 2~4mm 的厚片；③切制后应及时干燥，可将物料均匀平摊于晾晒场上，注意铺药厚度不得超过 5cm，定时翻动，晾晒至合格干度；④精选过程需筛去碎屑，并将异形片与杂质挑选出来。

【饮片验收】**性状**：本品呈类圆形或椭圆形的厚片。①外表皮棕红色或暗棕红色，粗糙，具纵皱纹。②切面有裂隙或略平整而致密，有的呈角质样。③皮部棕红色，木部灰黄色或紫褐色。有黄白色放射状纹理。④气微，味微苦涩。

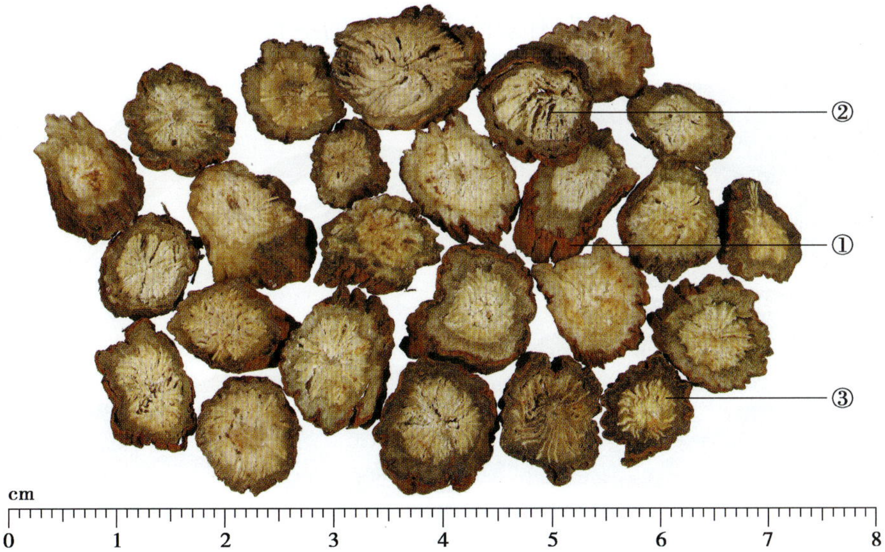

丹参饮片

【饮片验收说明】①丹参饮片野生品断面粗糙疏松，有裂隙或略平整而致密，皮部棕红色，木部灰黄色至紫褐色，有明显的白色点状维管束，呈放射状排列。栽培品断面较平坦，略呈角质样，白色或略呈粉白色。②丹参饮片的直径要求在 0.3~1.5cm。③药材市场上丹参掺杂的现象时有发生，常见的混淆品有用牛蒡根染红冒充，其断面与正品不同，黄白色放射状纹理不明显，用热水浸泡水变红色。还有甘肃产的紫丹参也常用于掺伪，其切面疏松，皮部棕褐色或浅棕色，木部黄白色。此外，验收时还要注意劣品丹参，如提取过的丹参残渣，质地松泡干枯，味淡；或提取过后染色的，切面多为棕红色，水浸即刻将水染成淡红色。

25. 当归

摘录自《中华人民共和国药典》(2025 年版)

【来源】本品为伞形科植物当归 *Angelica sinensis* (Oliv.) Diels 的干燥根。秋末采挖，除去须根和泥沙，待水分稍蒸发后，捆成小把，上棚，用烟火慢慢熏干，或晾晒，或低温烘干。主产于甘肃、云南等地。

【药材验收】性状：本品略呈圆柱形，下部有支根 3~5 条或更多，长 15~25cm。①表面浅棕色至棕褐色，具纵皱纹和横长皮孔样突起。根头(归头)直径 1.5~4cm，具环纹，上端圆钝，或具数个明显突出的根茎痕，有紫色或黄绿色的茎和叶鞘的残基；主根(归身)表面

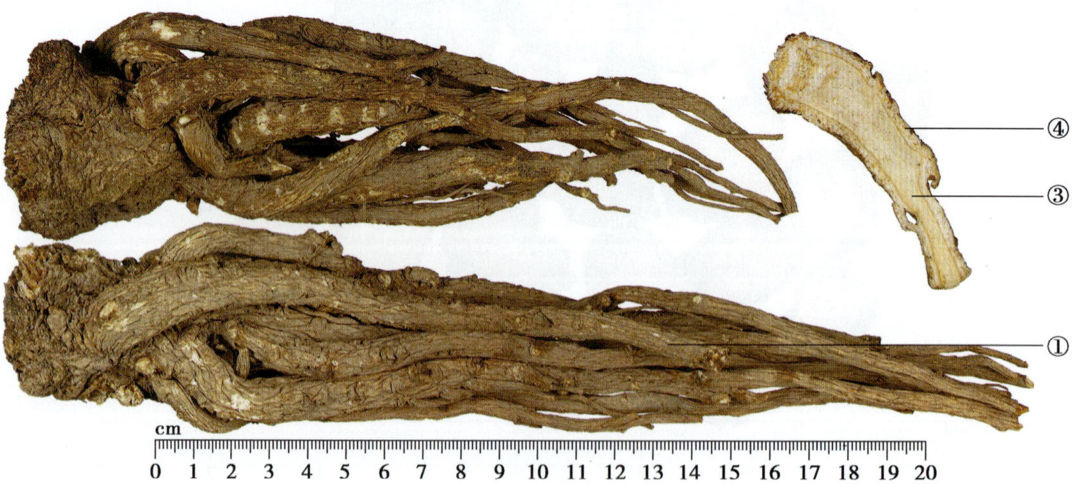

当归原药材

凹凸不平；支根（归尾）直径 0.3~1cm，上粗下细，多扭曲，有少数须根痕。②质柔韧。③断面黄白色或淡黄棕色。④皮部厚，有裂隙和多数棕色点状分泌腔，木部色较淡，形成层环黄棕色。⑤有浓郁的香气，味甘、辛、微苦。

【药材验收说明】（1）当归常见的混淆品有：

①东当归：为同属植物东当归 *Angelica acutiloba*（Siebold et Zucc.）Kitag. 的干燥根，其主根粗短有细环纹，根头顶端中央凹陷，它的香味和正品当归有微妙区别，苦味和甜味比正品稍重，味甜而后稍苦，而且没有正品当归应有的辛味。②欧当归：为同科植物欧当归 *Levisticum officinale* W. D. J. Koch. 的干燥根，这两者的主要区别在于欧当归香气弱，麻舌，而当归香气浓，无麻舌；传统鉴别方法还可用热湿毛巾捂当归样品 15 分钟，观察样品皮部是否出现大量红棕色油点，欧当归为正反应。

（2）当归以粗壮、油润、断面色黄白、香气浓者为佳。

（3）验收时发现以下情况应拒收：①未除去须根与泥沙；②柴性大、干枯无油或断面呈绿褐色；③熏硫；④生虫，表面有蛀孔。

【饮片生产】炮制：除去杂质，洗净，润透，切薄片，晒干或低温干燥。

【生产注意事项】①当归洗净后，通常需要润 14~16 小时至透心，方可切制；②需切成 1~2mm 的薄片；③切制后应及时干燥，可将物料均匀平摊于晾晒场上，注意厚度不得超过 5cm，定时翻动，晾晒至合格干度；④精选过程需筛去碎屑，并将色差片、异形片或杂质挑选出来。

【饮片验收】性状：本品呈类圆形、椭圆形或不规则薄片。外表皮浅棕色至棕褐色。

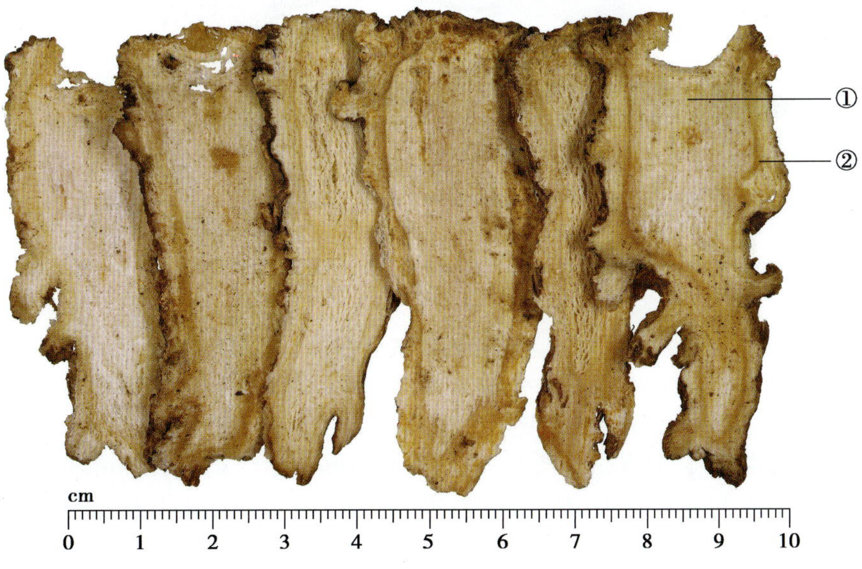

当归饮片

①切面浅棕黄色或黄白色,平坦,有裂隙;②中间有浅棕色的形成层环,并有多数棕色的油点;③香气浓郁,味甘、辛、微苦。

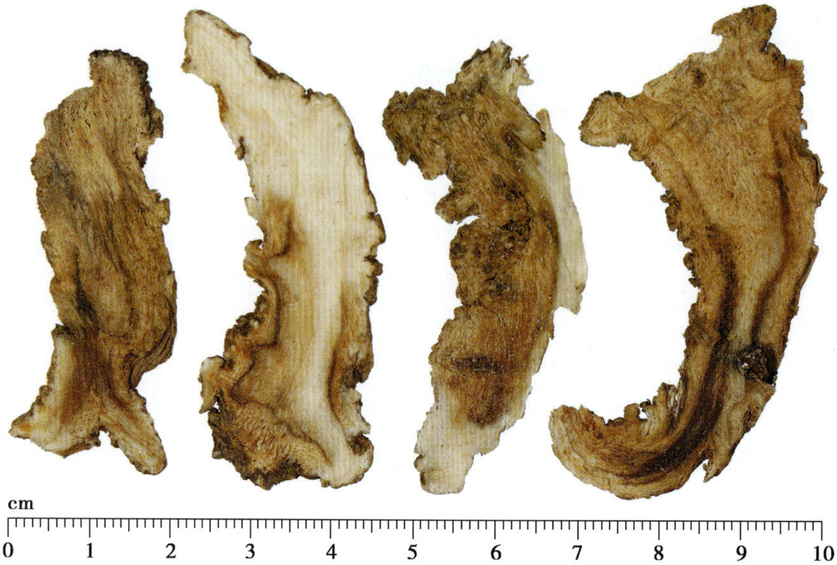

当归劣品(油片)

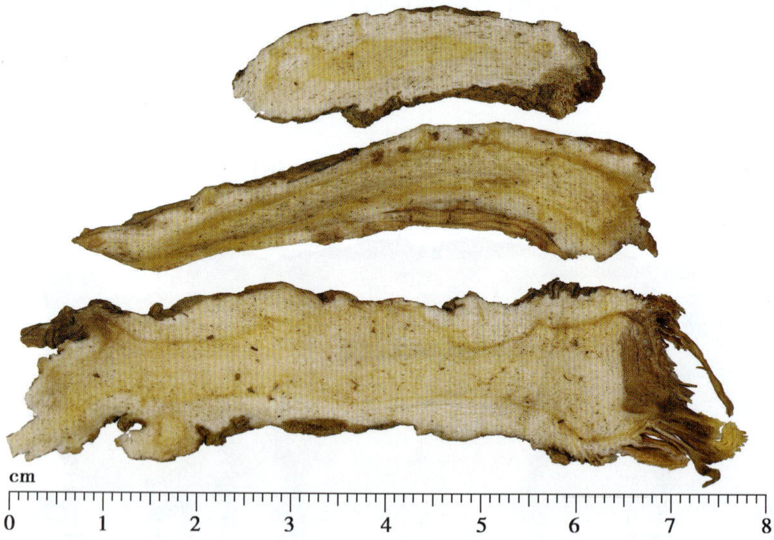

当归伪品(东当归)

【饮片验收说明】①当归柴性大、干枯无油或断面呈绿褐色者不可药用。②当归饮片主要为归头和归身,直径较大,片型美观;当归尾直径小,且临床上常将其单独入药。验收时除了看饮片大小、切面颜色、有无走油等,还要尝一下其味道。当归香气浓郁,入口甜，嚼后微苦，数秒后辣味明显，稍后有微麻舌感。若口尝有酸味，疑似二氧化硫残留量超标，应拒收，有条件者可做含硫量检测。③少数有用独活特殊处理后切片冒充当归的情况，独活气味特异，刺喉感明显，断面皮部灰白色，木部灰黄色至黄棕色，较易区分。

26. 党参（附熟党参）

摘录自《中华人民共和国药典》（2025 年版）与《广东省中药炮制规范》（1984 年版）

【来源】 本品为桔梗科植物党参 *Codonopsis pilosula*（Franch.）Nannf.、素花党参 *Codonopsis pilosula* Nannf. var. *modesta*（Nannf.）L. T. Shen 或川党参 *Codonopsis tangshen* Oliv. 的干燥根。秋季采挖，洗净，晒干。主产于山西、甘肃、陕西、四川、湖北、重庆等地。

【说明】 ①党参原为野生，始发现于山西太行山区。清代后，古潞州范围的长治、长子、壶关、潞城等地大量家种，形成了党参的主流商品，现在仍以山西"潞党"为道地药材。②素花党参主产于甘肃东南部、四川的北部，商品称"文党"，又称文元党、纹党、晶党，也称西党，其中以甘肃文县、四川南坪产量最大，以文县中寨产品质量最优。③川党参即单支党，商品又名"条党""八仙党""巫山党""禹党"等，主产于重庆巫山、巫溪、奉节，湖北恩施，陕西岚皋、镇坪、平利等地，以巫山、大宁河（小三峡）产品质量最优。

【药材验收】性状：党参 本品呈长圆柱形，稍弯曲，长 10~35cm，直径 0.4~2cm。①表面灰黄色、黄棕色至灰棕色，根头部有多数疣状突起的茎痕及芽，每个茎痕的顶端呈凹下的圆点状。②根头下有致密的环状横纹，向下渐稀疏，有的达全长的一半，栽培品环状横纹少或无；全体有纵皱纹和散在的横长皮孔样突起，支根断落处常有黑褐色胶状物。③质稍柔软或稍硬而略带韧性。④断面稍平坦，有裂隙或放射状纹理，皮部淡棕黄色至黄棕色，木部淡黄色至黄色。⑤有特殊香气，味微甜。

素花党参（西党参） 长 10~35cm，直径 0.5~2.5cm。表面黄白色至灰黄色。①根头下致密的环状横纹常达全长的一半以上；②断面裂隙较多，皮部灰白色至淡棕色。

川党参 长 10~45cm，直径 0.5~2cm。①表面灰黄色至黄棕色，有明显不规则的纵沟；②质较软而结实，断面裂隙较少，皮部黄白色。

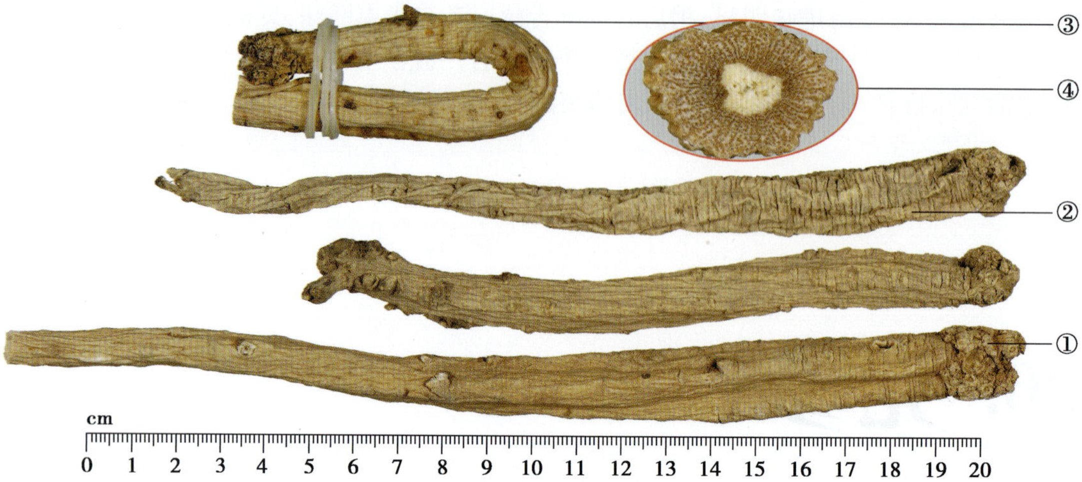

党参原药材（党参）

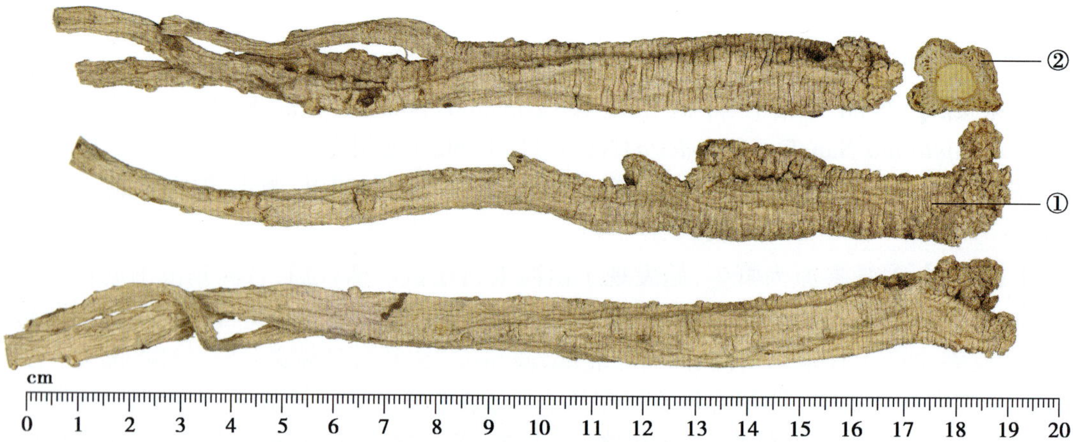

党参原药材（素花党参）

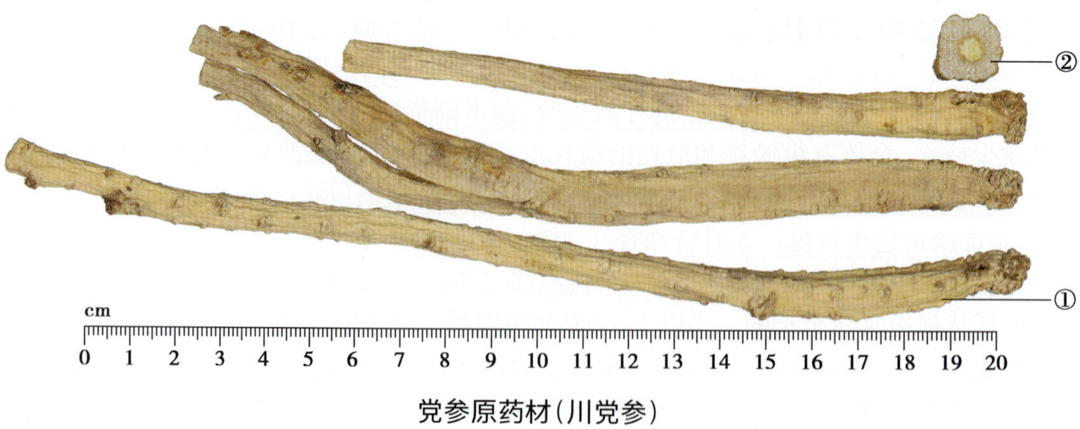

党参原药材（川党参）

【药材验收说明】(1) 党参常见的混淆品有：

①管花党参：来源于同科植物管花党参 *Codonopsis tubulosa* Kom. 的干燥根，商品称为白党或叙党，两者的鉴别要点为管花党参环状横纹少或无，全体有多数不规则的纵沟和纵棱，质较坚，断面色较白。②球花党参：来源于同科植物球花党参 *Codonopsis subglobosa* W. W. Smith 的干燥根，两者的鉴别要点为球花党参呈圆柱形或长纺锤形，质硬，易折断，断面具放射状纹理，而党参质稍柔软或稍硬而略带韧性，断面稍平坦，有裂隙或放射状纹理。

(2) 党参以条大粗壮、皮松肉紧、有狮子盘头芦及横纹、质油润、味香甜、嚼之无渣者为佳。

(3) 党参验收时发现以下情况应拒收：①直径太小；②熏硫，表面色泽黄亮或鼻闻有刺鼻的硫黄味，③走油，表面渗出油状物质或断面深棕色或棕褐色；④生虫；⑤发霉。

【饮片生产】炮制：党参　除去杂质，洗净，润透，切厚片，干燥。

熟党参　取净党参，蒸 2 小时至有香甜味时，取出，干燥。[摘录自《广东省中药炮制规范》(1984 年版)]

【生产注意事项】①党参洗净后，润 0.5~4 小时至透，方可切制；②需切 2~4mm 的厚片；③切制的药材需及时干燥，若用自然晾晒，需注意铺药厚度不宜超过 5cm，晾晒至干；④熟党参蒸制后，应及时干燥，避免药材发生霉变；⑤党参和熟党参精选过程中需筛去粉末，并将异形片、色差片及其他杂质挑出。

【饮片验收】性状：党参　本品呈类圆形的厚片。①外表皮灰黄色、黄棕色至灰棕色，有时可见根头部有多数疣状突起的茎痕和芽；②切面皮部淡棕黄色至黄棕色，木部淡黄色至黄色，有裂隙或放射状纹理；③有特殊香气，味微甜。

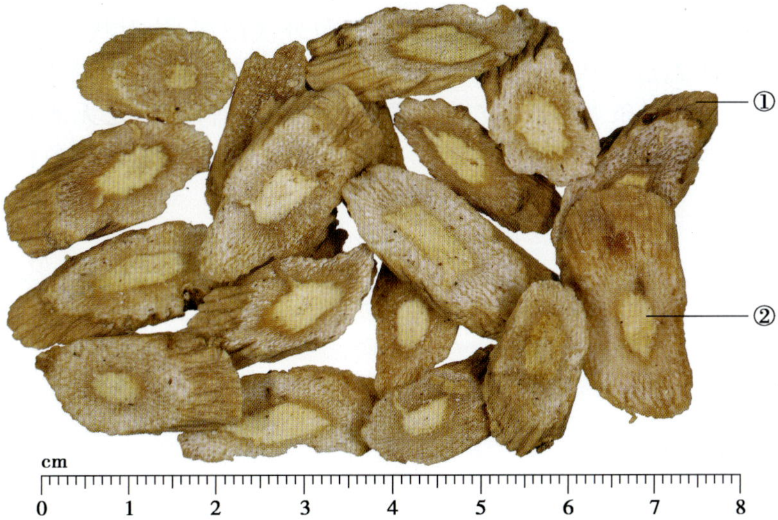

党参饮片

熟党参 ①蒸后质柔润;②断面颜色稍加深;③味香甜。

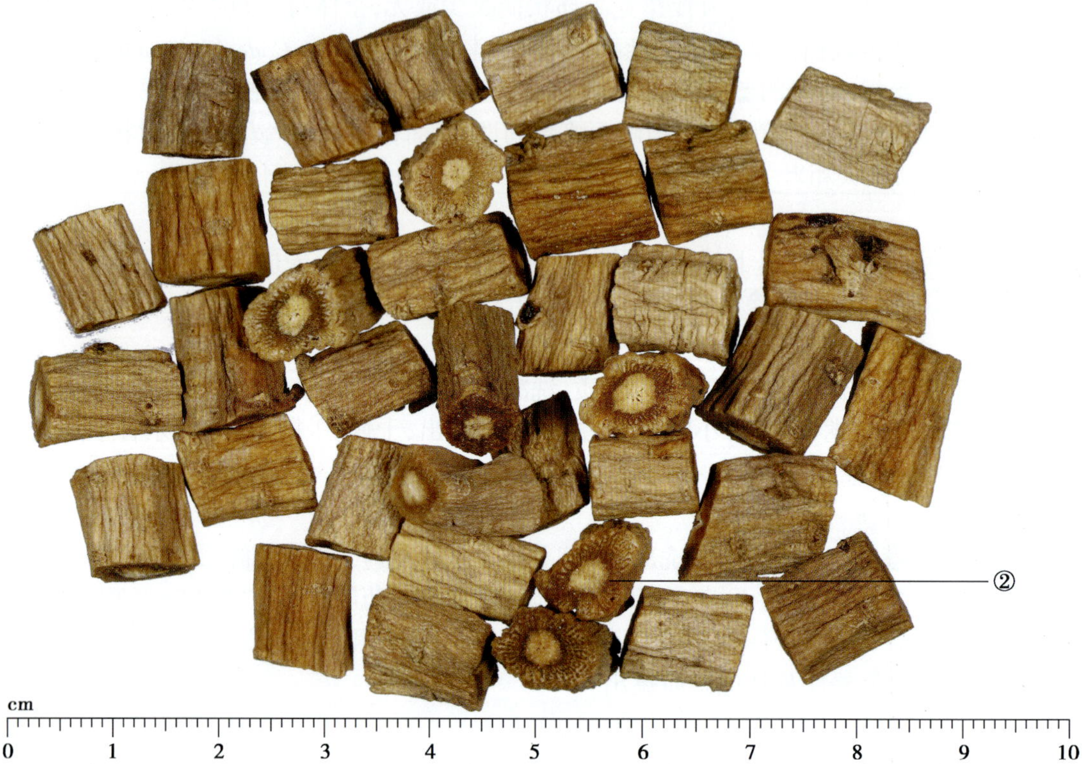

党参饮片(熟党参)

【饮片验收说明】①党参断面皮部宽,颜色外浅内深,放射状纹理明显。木部黄色,约占断面直径 1/2,放射状纹理不太明显。质地柔韧,味微甜。熏硫太过者发白,嚼之有酸味。②通常党参以条大粗壮、皮松肉紧,质油润、味香甜、嚼之无渣者为佳。另外,部分地区习以去掉狮子盘头芦者为佳。③熟党参蒸后质柔润,断面颜色稍加深,味较生品更香甜。

27. 地黄（附熟地黄、地黄炭）

摘录自《中华人民共和国药典》（2025 年版）与《广东省中药饮片炮制规范：第一册》

【来源】 本品为玄参科植物地黄 *Rehmannia glutinosa* Libosch. 的新鲜或干燥块根。秋季采挖，除去芦头、须根及泥沙，鲜用；或将地黄缓缓烘焙至约八成干。前者习称“鲜地黄”，后者习称“生地黄”。主产于河南、山西、山东、陕西等地。

【说明】 ①地黄主要产于河南省焦作市所辖的武陟、博爱、温县、孟州、沁阳、修武等地；山西省河津、芮城、绛县、平陆、襄汾、翼城；山东省成武、定陶；陕西省渭南等地。以河南、山西产量大；以河南质量佳，为著名道地药材“四大怀药”之一。②均为栽培。地黄有块根繁殖和种子繁殖两种方法，商品主要用块根繁殖（种栽），种子繁殖用于杂交育种。地黄分早地黄与晚地黄两种，早地黄（春地黄）在清明至谷雨时节栽种，晚地黄（秋地黄）在小满至芒种时节栽种。早地黄宜在寒露时节采收，晚地黄宜在霜降时节采收。均须叶片逐渐枯萎、苗心莲顶、停止生长时进行采挖。③新鲜地黄初焙时火力应保持在 55~60℃为宜，逐渐加火力，但要防止崩裂。快焙成时改为小火，全部焙成需要 4~5 天，每天翻动 1~2 次，并在翻动时随时拣出全身表里柔软、无硬心、表皮发硬的成品，再堆半个月，使地黄回软，内部水分渗出。

【药材验收】性状：鲜地黄 呈纺锤形或条状，长 8~24cm，直径 2~9cm。①外皮薄，表面浅红黄色，具弯曲的纵皱纹、芽痕、横长皮孔样突起及不规则疤痕；②肉质，易断，断面皮部淡黄白色，可见橘红色油点，木部黄白色，导管呈放射状排列；③气微，味微甜、微苦。

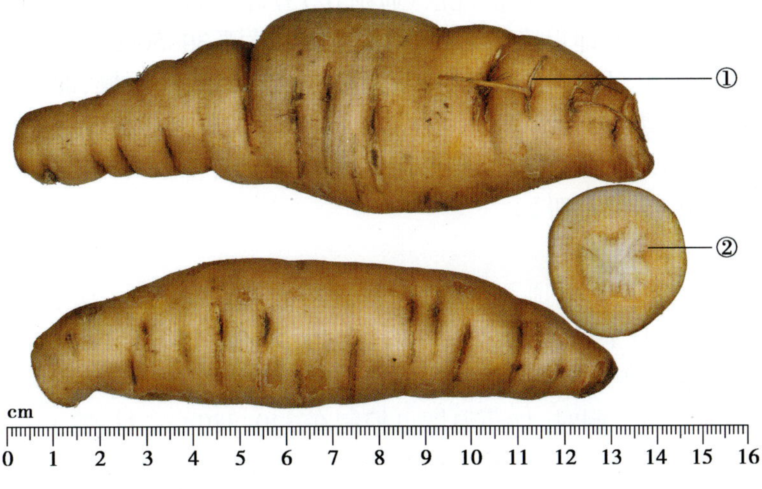

地黄原药材（鲜地黄）

生地黄　多呈不规则的团块状或长圆形，中间膨大，两端稍细，有的细小，长条状，稍扁而扭曲，长 6~12cm，直径 2~6cm。①表面棕黑色或棕灰色，极皱缩，具不规则的横曲纹；②体重，质较软而韧，不易折断，断面棕黄色至黑色或乌黑色，有光泽，具黏性；③气微，味微甜。

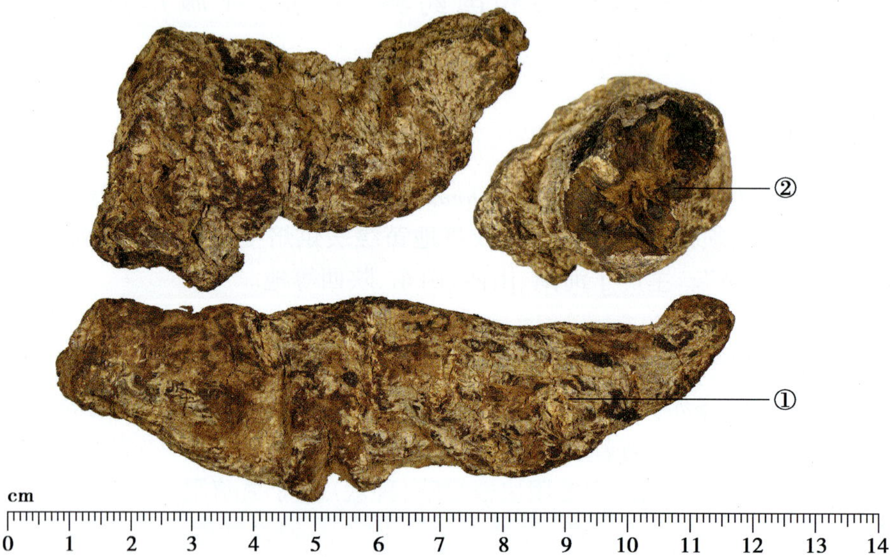

地黄原药材（生地黄）

【药材验收说明】（1）生地黄以块大、体重、断面乌黑色者为佳。

（2）地黄的混淆品少见。验收时发现以下情况应拒收：①表面泥土多；②色差，断面黄色；③生虫，表面有蛀孔；④发霉。

【饮片生产】炮制：生地黄　除去杂质，洗净，闷润，切厚片，干燥。

熟地黄　①取生地黄药材，照酒炖法（通则 0213）炖至酒吸尽，取出，晾晒至外皮黏液稍干时，切厚片或块，干燥，即得。每 100kg 生地黄，用黄酒 30~50kg。②取生地黄药材，照蒸法（通则 0213）蒸至黑润，取出，晒至约八成干时，切厚片或块，干燥，即得。

地黄炭　取生地黄置炒制容器内，用武火炒至发泡鼓起，表面焦黑色，内部焦褐色，喷淋清水少许，灭尽火星，取出，摊凉。或再用文火炒至水汽逸尽，取出，晾凉。（摘录自《广东省中药饮片炮制规范：第一册》）

【生产注意事项】①生地黄洗净后，需润透方可切制；②需切成 2~4mm 的厚片；③生地黄切制后应及时干燥，自然晾晒时注意铺药厚度不宜超过 5cm，定期翻晒至干；④熟地黄若用酒炖法炮制，可将药材与黄酒拌匀后置炖药罐内，密闭，隔水加热炖至黄酒被吸尽，取出；⑤地黄炭炒制时，炒药温度可控制在 340~380℃之间，炒 14~18 分钟至发泡鼓起，至表面焦黑色，内部焦褐色；⑥生地黄、熟地黄和地黄炭精选过程中需筛去粉末，并将异形片、色差片挑出。

【饮片验收】性状:生地黄　本品呈类圆形或不规则的厚片。①外表皮棕黑色或棕灰色,极皱缩,具不规则的横曲纹;②切面棕黄色至黑色或乌黑色,有光泽,具黏性;③气微,味微甜。

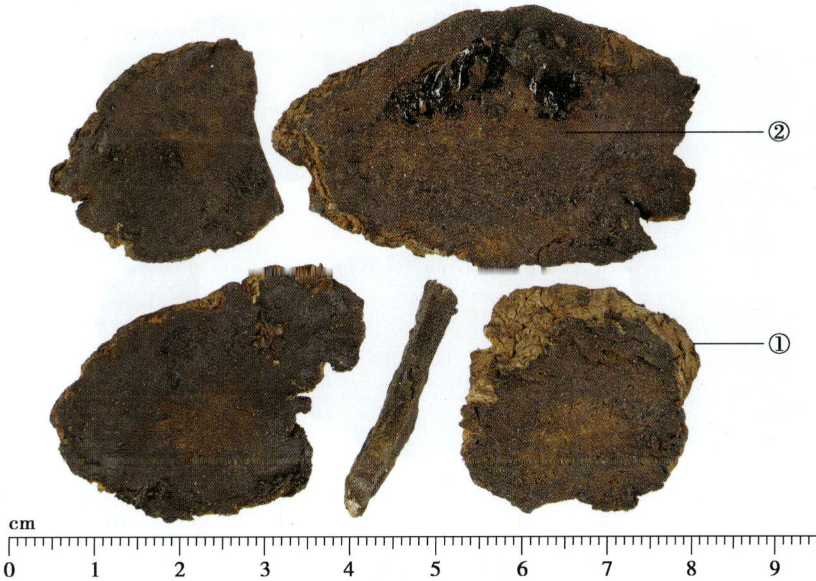

地黄饮片(生地黄)

熟地黄　本品为不规则的块片、碎块,大小、厚薄不一。①表面乌黑色,有光泽,黏性大。质柔软而带韧性,不易折断。②断面乌黑色,有光泽。③气微,味甜。

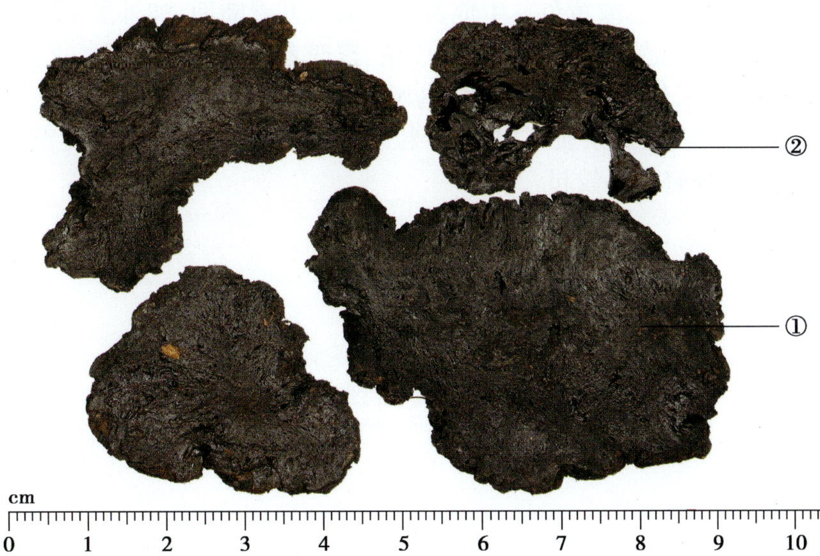

地黄饮片(熟地黄)

地黄炭 为不规则厚片，直径 2~6cm。①表面乌黑色，焦脆。体轻质松鼓起。②中部呈焦褐色至棕黑色，并具有蜂窝状裂隙。③气微香，有焦苦味。

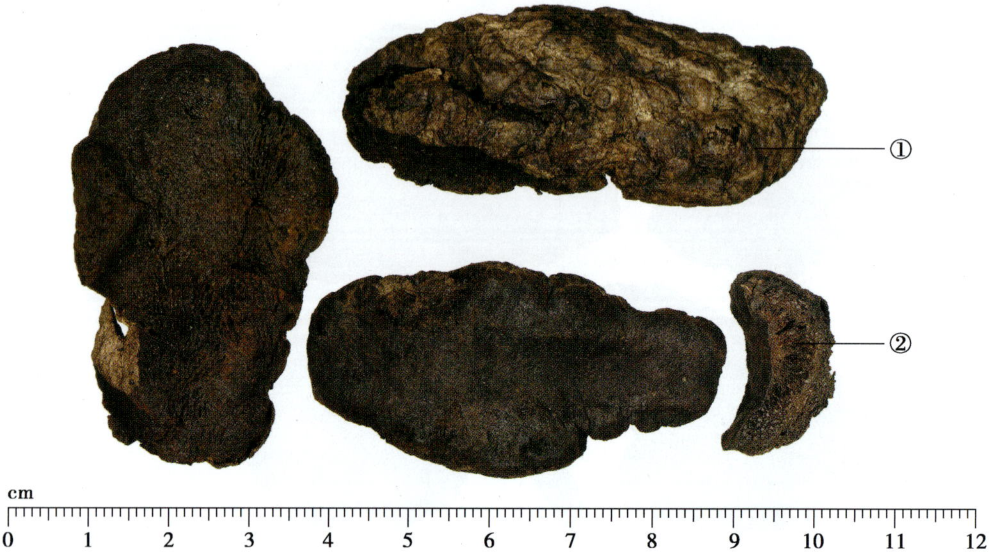

地黄饮片（地黄炭）

【饮片验收说明】①传统认为，生地黄饮片以块根肥大、体重、切面乌黑色、有光泽者为佳，但由于烘焙程度的不同，实际来货切面为棕黄色至黑色或乌黑色均有。现代研究表明，地黄成分变化复杂，若烘焙太过，按目前药典检测标准容易不合格；若烘焙不到位，仅切面外缘发黑，中间暗黄色或黄色。生地黄饮片需掰开看断面，如外黑里黄，也有可能是鲜地黄切片再染黑的劣品。有芦头、生心、焦枯、霉变者均不符合药用要求。②有时候生地黄、熟地黄表面很像，但熟地黄里外一样乌黑味甜，生地黄外皮棕黑或棕灰色，味微甜略苦。③熟地黄易混入沙土等杂质，口尝有沙粒感者，应拒收。④地黄炭要掰开看断面，中部呈焦褐色至棕黑，体轻质松鼓起。

28. 地榆

摘录自《中华人民共和国药典》(2025 年版)

【来源】 本品为蔷薇科植物地榆 *Sanguisorba officinalis* L. 或长叶地榆 *Sanguisorba officinalis* L. var. *longifolia*(Bert.) Yü et Li 的干燥根。后者习称“绵地榆”。春季将发芽时或秋季植株枯萎后采挖,除去须根,洗净,干燥,或趁鲜切片,干燥。地榆主产于东北三省以及内蒙古、山西、山东等地,长叶地榆主产于安徽、浙江、江苏、江西等地。

【说明】 地榆是我国传统的常用中药材,为蔷薇科地榆属多年生草本植物,喜向阳坡地、砂性土壤,生命力旺盛,对栽培条件要求不严格,其地下部耐寒,地上部又耐高温多雨,在富含腐殖质的壤土、黏壤土及砂壤土中生长较好,是一种易种植、易管理的植物,中国南北各地均能栽培。

【药材验收】性状:地榆 本品呈不规则纺锤形或圆柱形,稍弯曲,长 5~25cm,直径 0.5~2cm。①表面灰褐色至暗棕色,粗糙,有纵纹;②质硬,断面较平坦,粉红色或淡黄色,木部略呈放射状排列;③气微,味微苦涩。

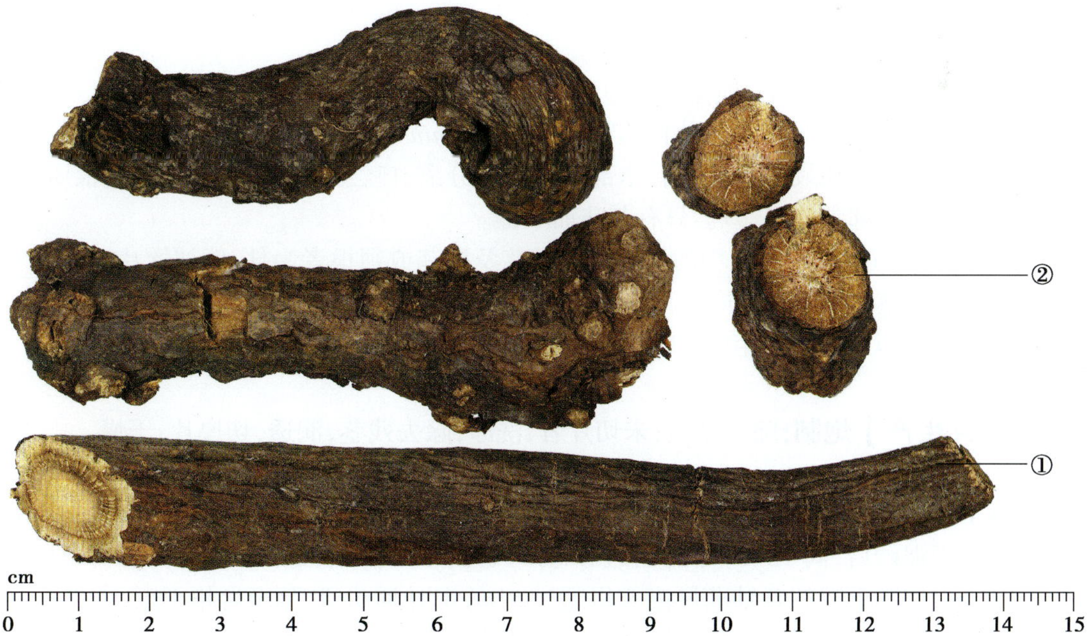

地榆原药材(地榆)

绵地榆　本品呈长圆柱形，稍弯曲，着生于短粗的根茎上。①表面红棕色或棕紫色，有细纵纹；②质坚韧，断面黄棕色或红棕色；③皮部有多数黄白色或黄棕色绵状纤维；④气微，味微苦涩。

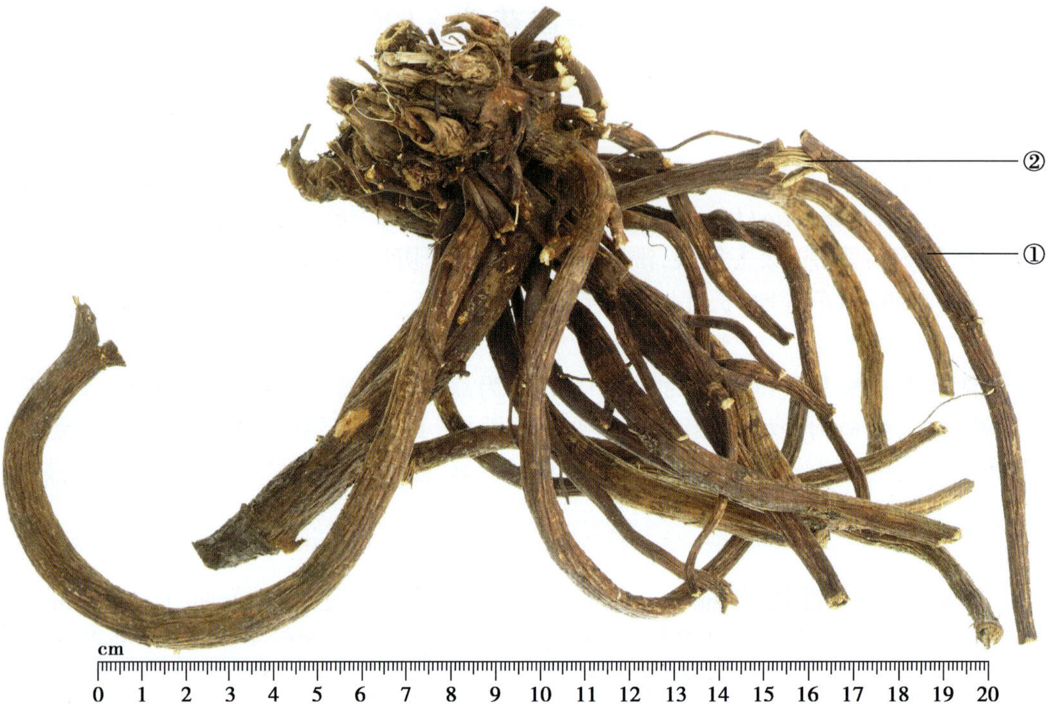

地榆原药材（绵地榆）

【药材验收说明】(1) 地榆可产地鲜切，市场上的地榆多为鲜切片。

(2) 地榆常见伪品是牻牛儿苗科植物紫地榆 *Geranium strictipes* R. Knuth 的干燥根。两者鉴别要点为：地榆质硬，不易折断，木部与皮部不分离，口尝味微苦涩；而紫地榆根质脆，易折断，木部与皮部常分离，口尝只有苦味而不涩。

(3) 地榆原药材以条粗大均匀、质硬、不带茎及根茎或须根者为佳；鲜切饮片以片大均匀、不带茎及根茎、须根者为佳。

(4) 验收时以下情况应拒收：①未除去根茎与须根；②熏硫；③生虫；④表面有霉斑。

【饮片生产】炮制：除去杂质；未切片者，洗净，除去残茎，润透，切厚片，干燥。

【生产注意事项】①地榆鲜切片，需筛去粉末，挑出杂质；②原药材切片前需大小分档，洗净表面泥沙后，润 12~14 小时至透心，方可切制；③需切成 2~4mm 厚片；④切制后应及时干燥，自然晾晒时注意铺药厚度不得超过 5cm，定时翻动，晾晒至合格干度；⑤精选过程中需筛去碎屑，并将断面有色差片、异形片或其他杂质挑选出来。

【饮片验收】性状：本品呈不规则的类圆形片或斜切片。①外表皮灰褐色至深褐色。②切面较平坦，粉红色、淡黄色或黄棕色，木部略呈放射状排列；或皮部有多数黄棕色绵状纤维。③气微，味微苦涩。

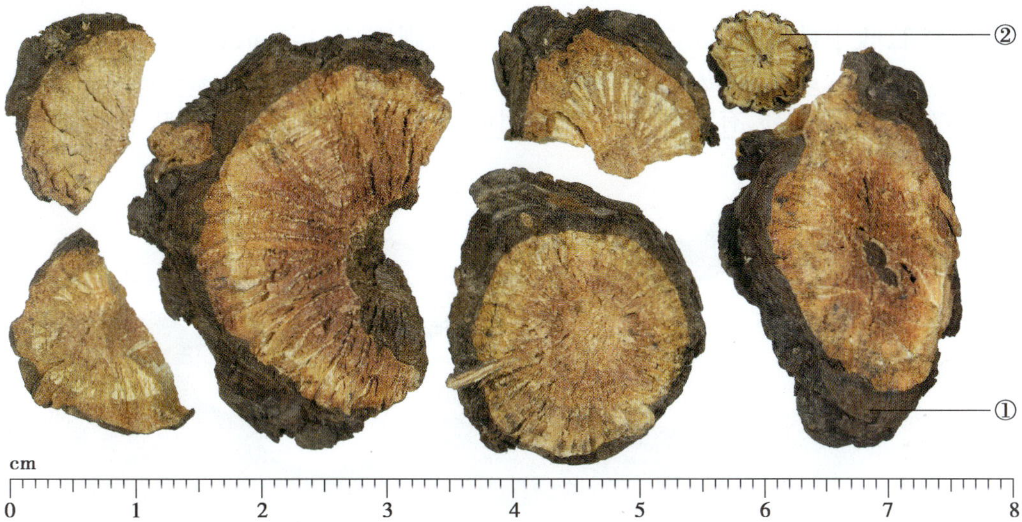

地榆饮片

【饮片验收说明】①地榆有两种来源：地榆和长叶地榆。区别是地榆切面木部略呈放射状排列；长叶地榆皮部有多数黄白色或黄棕色绵状纤维。味均苦涩。②验收时注意饮片大小、颜色均匀性，以条粗、质硬、断面红色为佳。另外注意残茎、枯片等杂质。③地榆和赤芍很像，市场有互为冒充现象，应注意鉴别：口尝地榆苦涩；赤芍有香气，先甜后苦涩或微苦、酸、涩。

29. 豆豉姜

摘录自《广东省中药材标准：第一册》

【来源】本品为樟科植物山鸡椒*Litsea cubeba*（Lour.）Pers.的干燥根。9—10月间挖取，洗净，晒干。主产于江苏、安徽、浙江、江西、福建等地。

【说明】广东地区以樟科植物山鸡椒的根入药，而广西地区则以该植物的根及根茎入药。另外有同属植物木姜子 *Litsea pungens* Hemsl. 及清香木姜子 *Litsea mollis* Hemsl. 的根，通称“木姜子根”，在四川地区亦作豆豉姜使用。

【药材验收】性状：本品呈圆锥形，多切成不规则块，长 3~8cm，宽 3~5cm，厚 0.5~2cm。①表面灰褐色或灰黄色，有纵皱和颗粒状突起，皮薄而脆；②质轻泡，易折断；③断面黄白色或淡黄色，有数圈圆环，有时可见众多针状小孔及放射状纹理；④气香，味辛微辣。

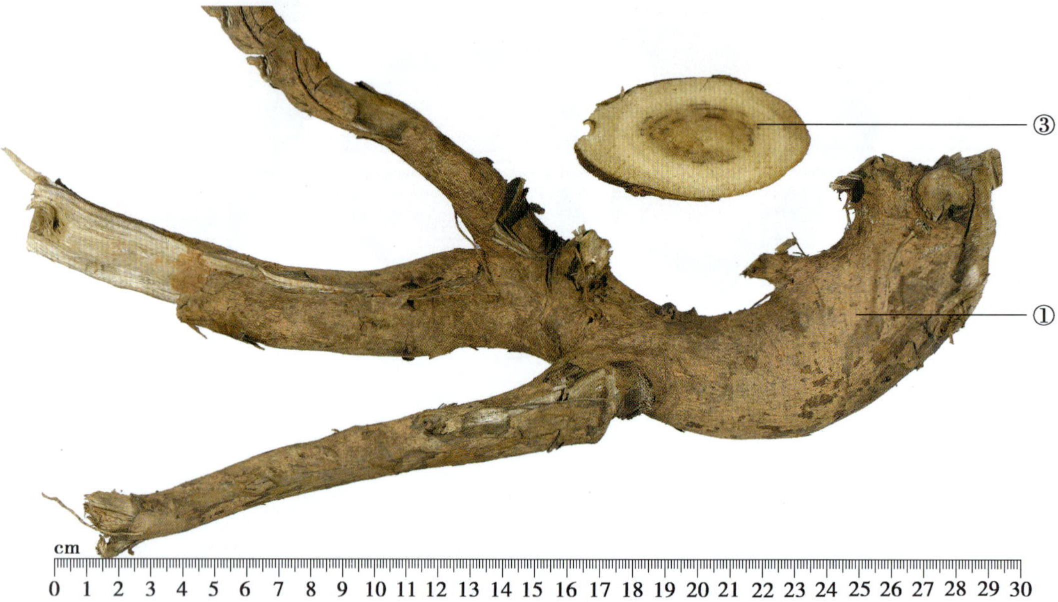

豆豉姜原药材

【药材验收说明】(1) 豆豉姜的混淆品少见，其质轻泡，断面有数圈圆环，气香，味辛微辣，可作其鉴别要点。

(2) 豆豉姜以质轻泡、香气浓者为佳。

(3) 验收时发现以下情况应拒收：①未除去地上茎与须根；②熏硫；③生虫、发霉。

【饮片生产】炮制：筛去灰屑碎末，洗净，晒干。

【生产注意事项】①豆豉姜洗净后，应及时干燥，可将物料均匀平摊于晾晒场上，注意铺药厚度不得超过 5cm，定时翻动，晾晒至合格干度；②精选过程需筛去碎屑，并将异形片、杂质挑选出来。③未切片者，洗净，除去残茎，润透，切厚片，干燥。

【饮片验收】性状：本品为类圆形厚片。①表面灰褐色或灰黄色，有纵皱和颗粒状突起，皮薄而脆，质轻泡，易折断；②断面黄白色或淡黄色，有数圈圆环，有时可见众多针状小孔及放射状纹理；③气香，味辛微辣。

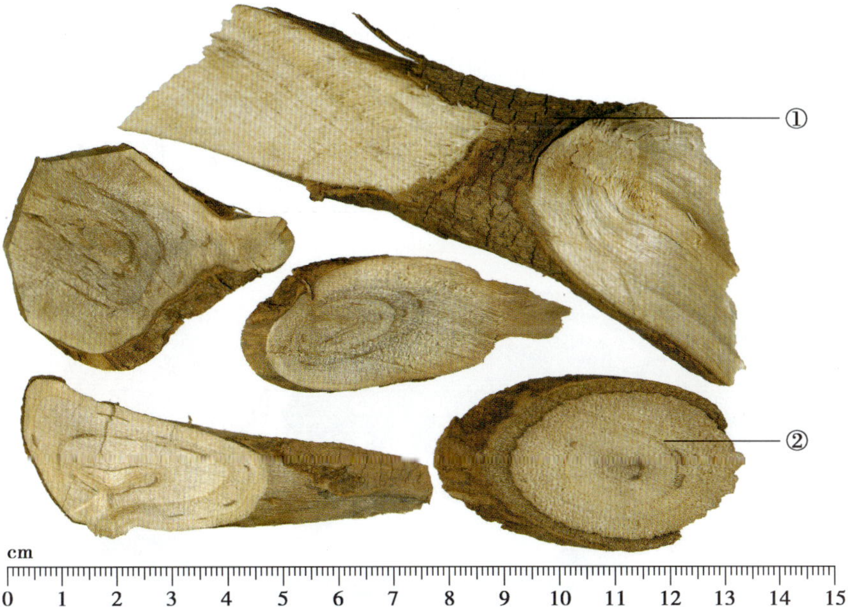

豆豉姜饮片

【药材验收说明】①验收时以饮片大小、颜色均匀,气香者为佳;②此外,我们曾经验收时发现饮片掺有根茎和茎部分,其髓部较大且明显,气味淡,需留意其执行标准,不符合者应拒收。

30. 独活

摘录自《中华人民共和国药典》(2025 年版)

【来源】本品为伞形科植物重齿毛当归 *Angelica pubescens* Maxim. f. *biserrata* Shan et Yuan 的干燥根。春初苗刚发芽或秋末茎叶枯萎时采挖,除去须根和泥沙,烘至半干,堆置 2~3 天,发软后再烘至全干。主产于四川、甘肃、湖北、重庆、陕西等地。

【说明】传统认为湖北产量大,品质优,销全国,并出口。独活以前多为野生,生长于山谷沟溪边或草丛中。目前市场商品供应主要靠栽培。独活生长周期为两年,第一年育苗,第二年移栽大田,于当年秋末采挖。

【药材验收】**性状**：本品根略呈圆柱形，下部 2~3 分枝或更多，长 10~30cm。根头部膨大，圆锥状，多横皱纹，直径 1.5~3cm，顶端有茎、叶的残基或凹陷。①表面灰褐色或棕褐色，具纵皱纹，有横长皮孔样突起及稍突起的细根痕；②质较硬，受潮则变软；③断面皮部灰白色，有多数散在的棕色油室，木部灰黄色至黄棕色，形成层环棕色；④有特异香气，味苦、辛、微麻舌。

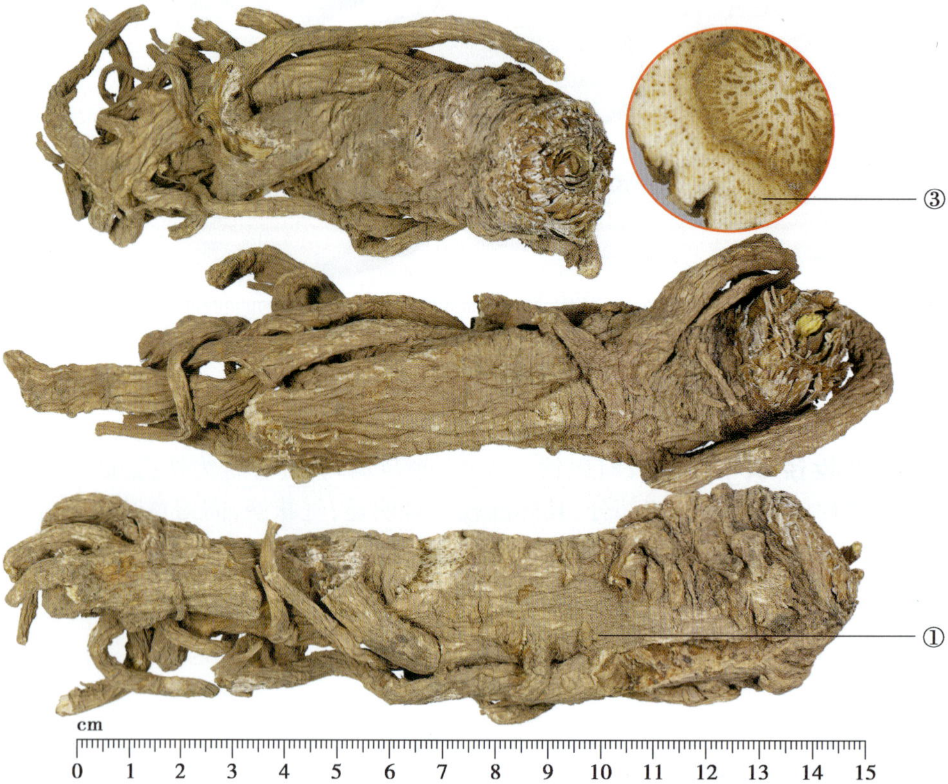

独活原药材

【药材验收说明】(1) 独活常见的混淆品有：

①九眼独活：为五加科植物食用土当归 *Aralia cordata* Thunb. 及柔毛龙眼独活 *Aralia henryi* Harms 的干燥根及根茎，两者鉴别点为九眼独活根茎上有多数圆形凹窝（茎痕），约 6~9 个，故称“九眼独活”，质轻泡，无麻舌感，而独活圆形凹窝较少，质硬，微麻舌；②家独活：为同属植物家独活 *Angelica pubescens* Maxim. 的干燥根，两者鉴别点为家独活木部暗紫色，味微甘，无麻舌感，而独活木部灰黄色至黄棕色，味苦、微麻舌。

(2) 独活以条粗、身净、分枝少，断面灰白色，油润、香气浓者为佳。

(3) 验收时发现以下情况应拒收：①未除去须根与泥沙；②熏硫；③整体直径不符；④走油。

【饮片生产】**炮制**：除去杂质，洗净，润透，切薄片，晒干或低温干燥。

【生产注意事项】①独活洗净后，可用蒸汽熏闷8~10分钟至透，方可切制；②需切成1~2mm的薄片；③切制后应及时干燥，可将物料均匀平摊于晾晒场上，厚度不得超过5cm，定时翻动，晾晒至合格干度；④精选过程需筛去碎屑，并将走油片、异形片和杂质挑选出来。

【饮片验收】**性状**：本品呈类圆形薄片。①外表皮灰褐色或棕褐色，具皱纹；②切面皮部灰白色至灰褐色，有多数散在棕色油点，木部灰黄色至黄棕色，形成层环棕色；③有特异香气。味苦、辛、微麻舌。

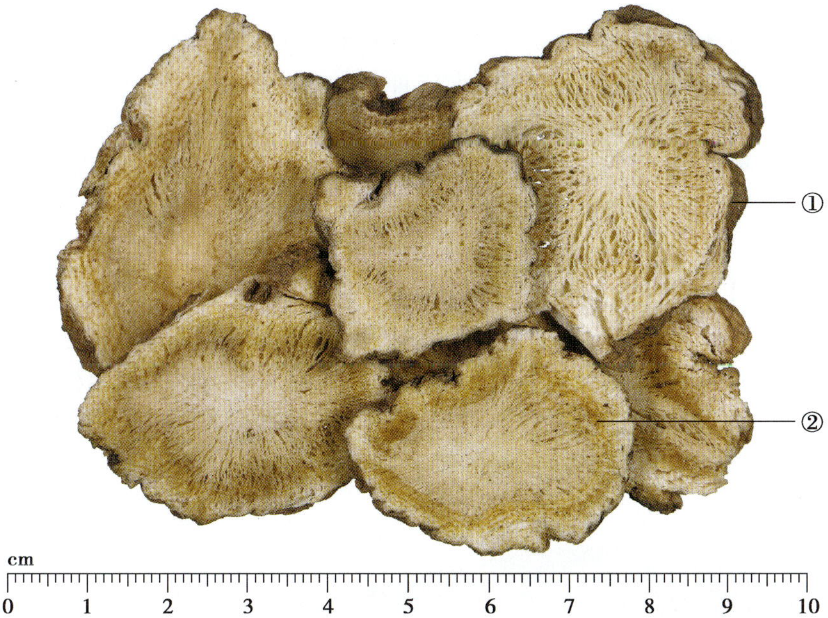

独活饮片

【饮片验收说明】验收需注意黑片、油片、枯片等次品。

31. 莪术（附醋莪术）

摘录自《中华人民共和国药典》(2025 年版)

【来源】本品为姜科植物蓬莪术 *Curcuma phaeocaulis* Val.、广西莪术 *Curcuma kwangsiensis* S. G. Lee et C. F. Liang 或温郁金 *Curcuma wenyujin* Y. H. Chen et C. Ling 的干燥根茎。后者习称“温莪术”。冬季茎叶枯萎后采挖，洗净，蒸或煮至透心，晒干或低温干燥后除去须根和杂质。

【说明】①莪术主流品种为姜黄属多种植物形如陀螺状的主根茎。莪术的原植物为多基源，包括蓬莪术、温郁金和广西莪术三种。②蓬莪术分布于广东、福建、广西、四川、云南等地，广西莪术分布于广西，温郁金分布于浙江、四川、台湾、江西等地。这些地区均适宜相应品种的种植，其中四川双流、崇州等地尤适宜种蓬莪术，广西上思、贵港、横州、大新、邕宁等地尤适宜种广西莪术，浙江瑞安尤适宜种温郁金（温莪术）。

【药材验收】**性状：蓬莪术**　呈卵圆形、长卵形、圆锥形或长纺锤形，顶端多钝尖，基部钝圆，长 2~8cm，直径 1.5~4cm。①表面灰黄色至灰棕色，上部环节突起，有圆形微凹的须根痕或残留的须根，有的两侧各有 1 列下陷的芽痕和类圆形的侧生根茎痕，有的可见刀削痕；②体重，质坚实，断面灰褐色至蓝褐色，蜡样，常附有灰棕色粉末，皮层与中柱易分离，内皮层环纹棕褐色；③气微香，味微苦而辛。

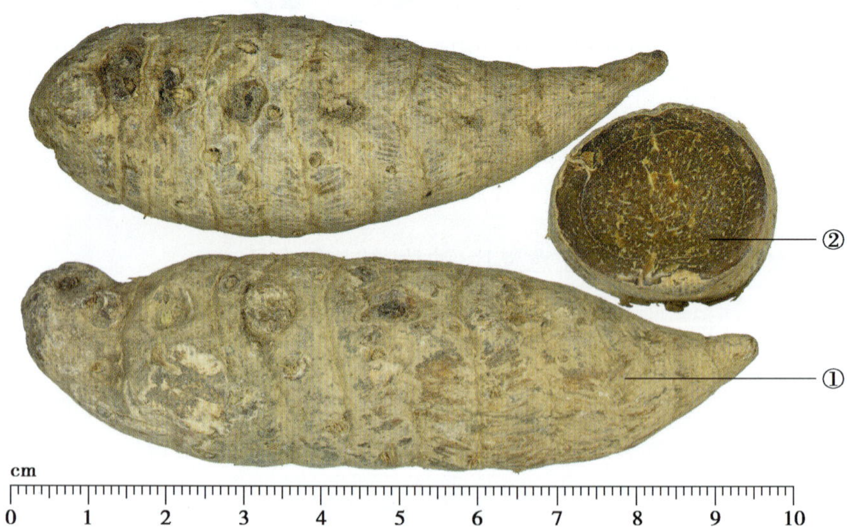

莪术原药材（蓬莪术）

广西莪术　①环节稍突起；②断面黄棕色至棕色，常附有淡黄色粉末，内皮层环纹黄白色。

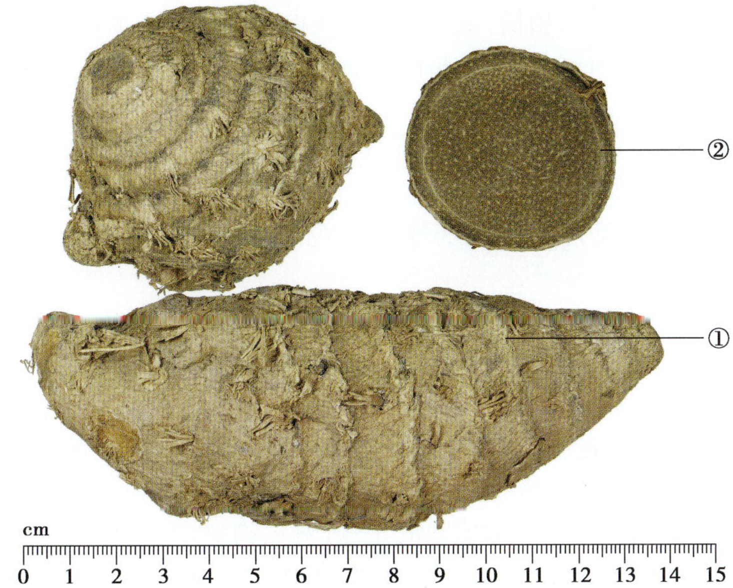

莪术原药材（广西莪术）

温莪术　①断面黄棕色至棕褐色，常附有淡黄色至黄棕色粉末；②气香或微香。

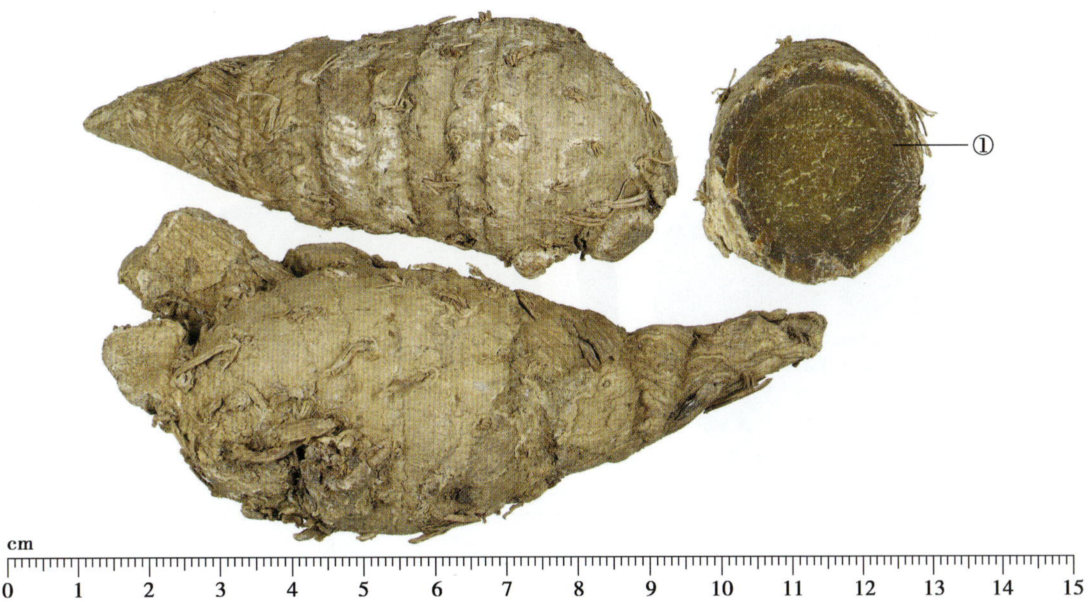

莪术原药材（温莪术）

【药材验收说明】(1) 莪术来源有 3 种，主要鉴别点为：①蓬莪术表面颜色比广西莪术要深些，呈土黄色至灰黄色；广西莪术呈长圆形或长卵形，基部钝圆，顶端钝尖，表面黄棕色至灰色，有点状须根痕或残留须根；温莪术呈长卵形，卵形或纺锤形，个子一般不及广西莪术均匀，表面比广西莪术粗糙，呈深棕色至灰棕色。②蓬莪术质坚实，横断面可见木部呈深黄绿色；广西莪术质坚重，不易折断，破碎面浅棕色；温莪术质坚重，破碎面呈黄棕色或黄灰色，角质状，有点状或条纹状维管束。

(2) 莪术以个子均匀、质坚实、气香者为佳；全国以广西莪术为主流商品，质佳，尤以广西贵港所产者为佳。

(3) 莪术的混淆品少见，验收时以药材大小、色泽均匀为宜。

【饮片生产】**炮制：莪术** 除去杂质，略泡，洗净，蒸软，切厚片，干燥。

醋莪术 取净莪术，照醋煮法（通则 0213）煮至透心，取出，稍凉，切厚片，干燥。

【生产注意事项】①莪术质坚实，洗润前需大小分档，通常直径<3cm 为小档，直径≥3cm 为大档，浸泡 2 小时后洗净，再将小档蒸 2~3 小时至透，大档蒸 3~4 小时至透，方可切制；②需切成 2~4mm 的厚片；③切制后应及时干燥，避免物料产生异味或出现霉变，若用自然晾晒，注意铺药厚度不宜超过 5cm，并定期翻动，晾晒至干；④醋莪术煮制时，注意需煮至醋液被吸尽、切开无白心时取出；⑤莪术和醋莪术精选过程需将异形片和杂质等挑选出来。

【饮片验收】**性状：莪术** 本品呈类圆形或椭圆形的厚片。①外表皮灰黄色或灰棕色，有时可见环节或须根痕；②切面黄绿色、黄棕色或棕褐色，内皮层环纹明显，散在"筋脉"小点；③气微香，味微苦而辛。

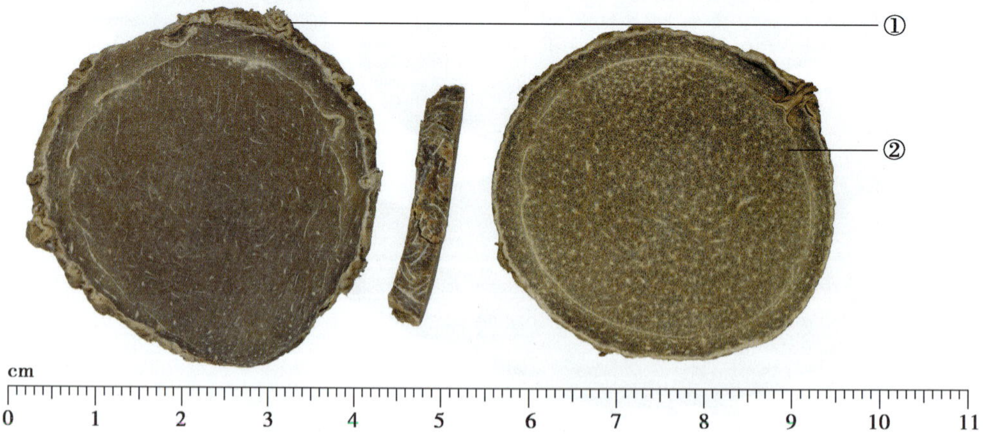

莪术饮片

醋莪术 本品形如莪术片。①色泽加深，角质样；②微有醋香气。

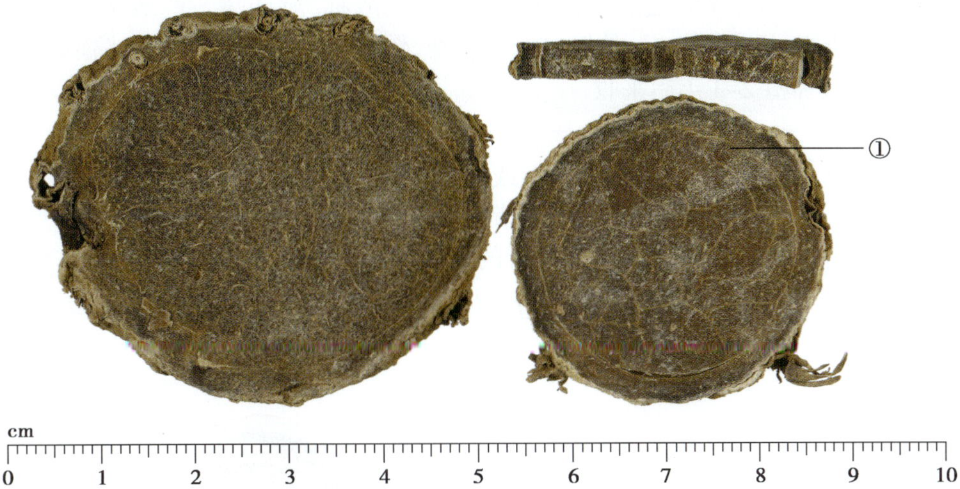

莪术饮片（醋莪术）

【饮片验收说明】 ①莪术饮片断面白色内皮层环和白色筋脉点明显，稍用力掰即断；②醋莪术饮片断面呈角质样，微有醋香气。

32. 防风

摘录自《中华人民共和国药典》（2025 年版）

【来源】 本品为伞形科植物防风 *Saposhnikovia divaricata* (Turcz.) Schischk. 的干燥根。春、秋二季采挖未抽花茎植株的根，除去须根和泥沙，晒干。主产于黑龙江、吉林、辽宁、内蒙古、河北等地。

【说明】 ①东北三省产的防风素有“关防风”“东防风”之称，为著名的“道地药材”，畅销全国并出口，以黑龙江产量大、质量佳；产于内蒙古、河北的习称“口防风”，质量较逊。

②防风原为野生，现全国很多地区均有栽培种植，以东北三省为主，以黑龙江省为最多，质量也好，但野生变家种，单产很低。③野生防风春、秋两季采收，以春季产者质量最佳。因地上植株未抽薹、开花，故根之木心较软，质地柔润，故称“软防风”，产地又称“公防风”。如防风植株已抽薹、开花或结果，其根之木心变硬，俗称“硬防风”，又称“母防风”（多不采用）。栽培品一般种植2~3年后采收。

【药材验收】性状：本品呈长圆锥形或长圆柱形，下部渐细，有的略弯曲，长6~30cm，直径0.5~2cm。①表面淡黄色至棕褐色，粗糙，有纵皱纹、多数横长皮孔样突起及点状的细根痕；②根头部有环纹（习称“蚯蚓头”），有的环纹上残存棕褐色毛状叶基；③体轻，质松，易折断，断面不平坦，皮部棕黄色至棕色，有裂隙，木部黄色（习称“菊花心”）；④气特异，味微甘。

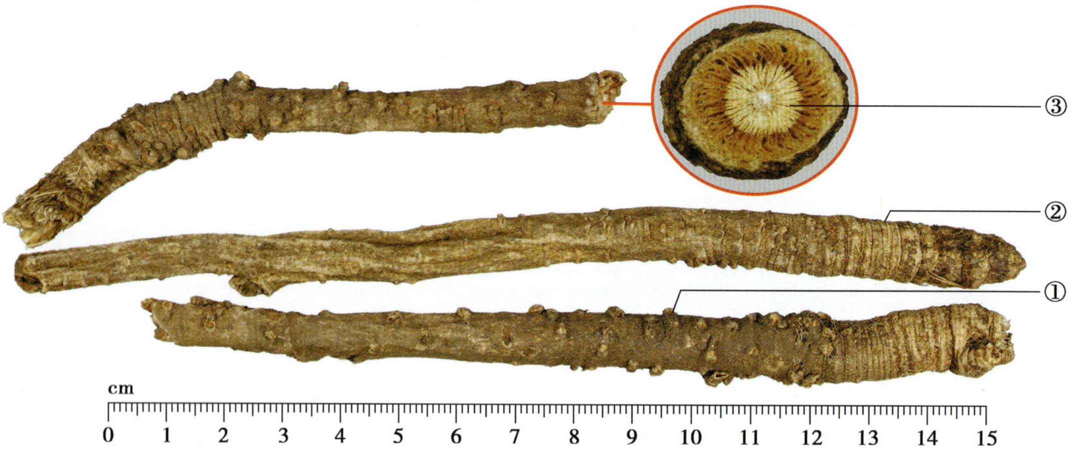

防风原药材

【药材验收说明】(1) 防风验收时需有“蚯蚓头”，断面需有裂隙“菊花心”特征，家种品多不具备该特征，另外产于内蒙古、河北的防风根头部簇生的棕色毛较长，俗称“扫帚头”。

(2) 河南、四川东部用川防风，为伞形科植物短片拟藁本 *Ligusticum brachylobum* Franch. 的根；四川、云南用竹叶防风，为伞形科植物竹叶西风芹 *Seseli mairei* Wolff、松叶西风芹 *Seseli yunnanense* Franch. 和多毛西风芹 *Seseli delavayi* Franch. 的根，因根头部有一段环节状叶片残痕，故名竹节防风，而防风根头部无该特征。

(3) 防风以条粗长、单枝顺直、根头部环纹紧密、“蚯蚓头”明显、质松软滋润、断面菊花心明显者为佳。

(4) 验收防风时，以下情况应拒收：①大小不均匀，且多为直径不符；②断面色差，黄白色；③走油。

【饮片生产】**炮制:**除去杂质,洗净,润透,切厚片,干燥。

【生产注意事项】①防风需水洗净后,润 3~6 小时至透,方可切制;②切成 2~4mm 的厚片,切制后应及时干燥,避免物料产生异味或霉变;③干燥可选自然干燥,铺药厚度不宜超过 5cm,并定时翻动,晾晒至干;④精选过程需要筛去碎屑,并将异形片、色差片及杂质等挑选出来。

【饮片验收】**性状:**本品为圆形或椭圆形的厚片。①外表皮淡黄色至棕褐色,有纵皱纹,有的可见横长皮孔样突起、密集的环纹或残存的毛状叶基;②切面皮部淡黄色至棕色,有裂隙,木部黄色,具放射状纹理;③气特异,味微甘。

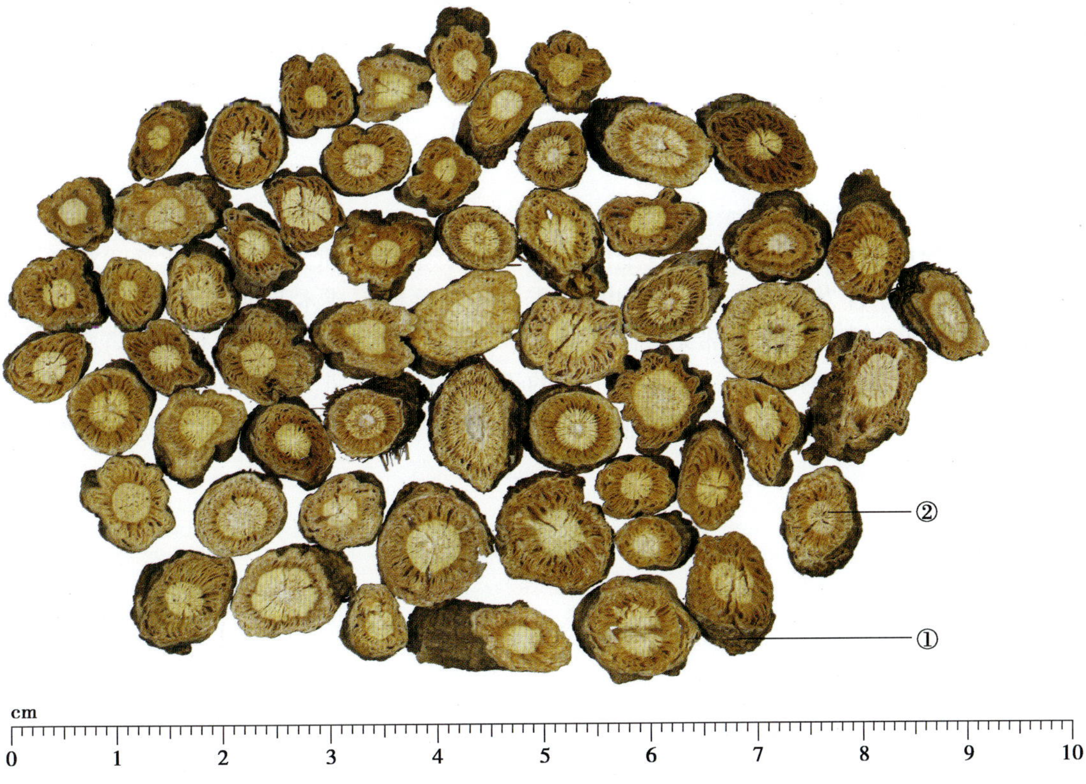

防风饮片(野生)

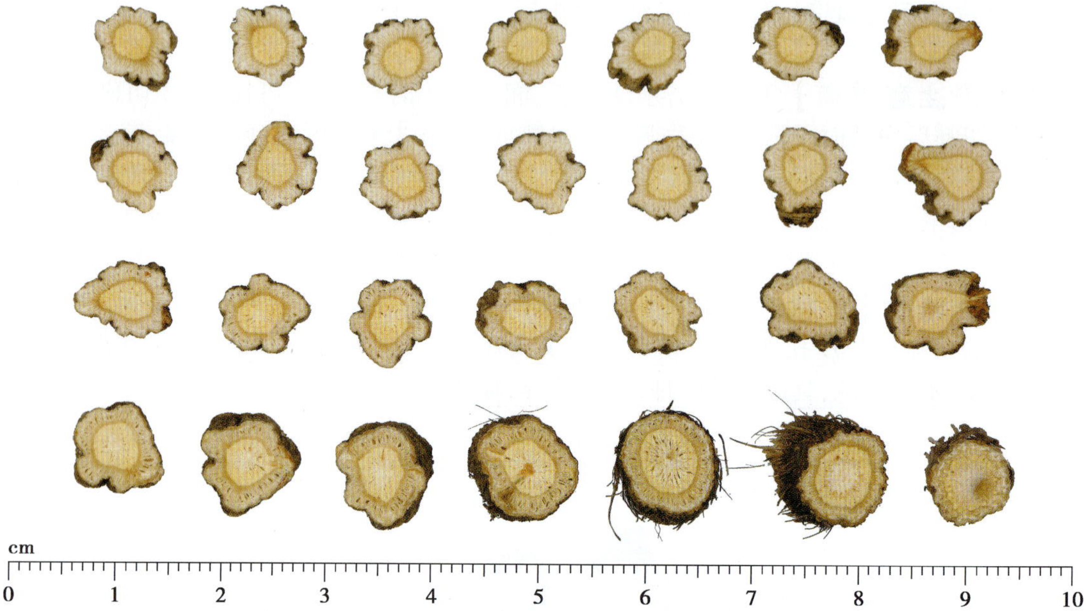

防风饮片（栽培）

【饮片验收说明】①防风以皮细而紧，条粗壮，须毛少，质柔软，断面皮部浅棕色、中心浅黄色，有裂隙者为佳。应无杂质、虫蛀、霉变。抽薹根空或木心变硬者不用。②防风验收主要看断面、验气味。皮部无裂隙或味淡、味辛凉、味苦、味涩的都不符合药典规定，应拒收。③同科植物葛缕子 *Carum carvi* L. 的干燥根伪充防风。其质松，皮肉甚易分离，折断面皮部与木部之间常显较大的空隙，中央有黄色菊花心；气香，味微甜。应注意区别。

33. 防己

摘录自《中华人民共和国药典》（2025 年版）

【来源】本品为防己科植物粉防己 *Stephania tetrandra* S. Moore 的干燥根。秋季采挖，洗净，除去粗皮，晒至半干，切段，个大者再纵切，干燥。主产于浙江、江西、安徽、湖北、湖南等地。

【说明】防己的地区习用品较多，且名称相互交互重叠，因此较易产生混淆，应注意区分。常见的有：①马兜铃科植物广防己 *Isotrema fangchi*（Y. C. Wu ex L. D. Chow & S. M. Hwang）X. X. Zhu，S. Liao & J. S. Ma. 的干燥根，含马兜铃酸，具肾毒性，已不可作为"防己"使用；②防己科植物木防己 *Nephroia orbiculata*（L.）L.Lian & Wei Wang. 的干燥根。

【药材验收】性状：本品呈不规则圆柱形、半圆柱形或块状，多弯曲，长5~10cm，直径1~5cm。①表面淡灰黄色至灰褐色，在弯曲处常有深陷横沟而成结节状的瘤块样；②体重，质坚实，断面平坦，灰白色至灰黄色，富粉性，有排列较稀疏的放射状纹理，有的有裂隙；③气微，味苦。

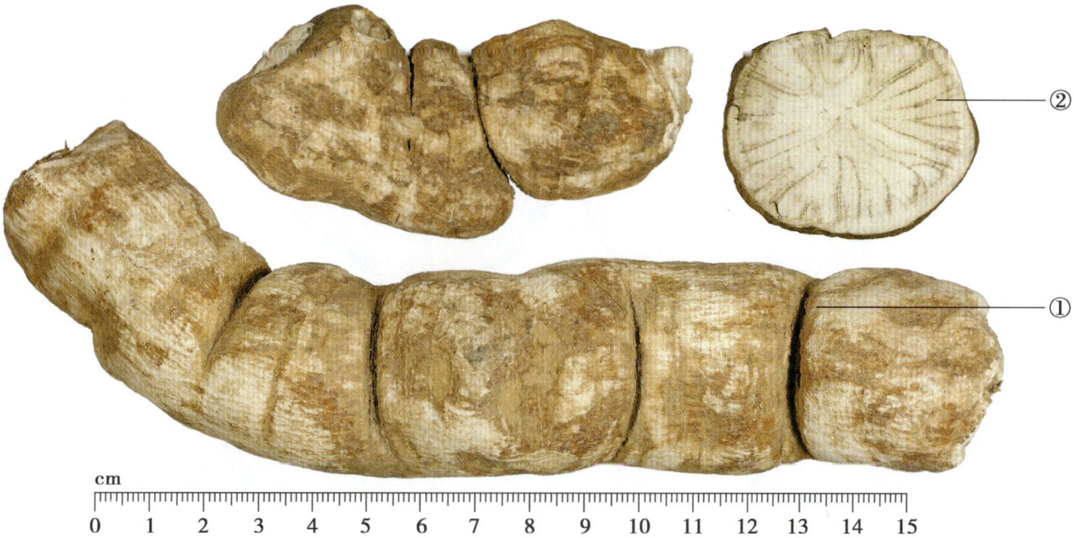

防己原药材

【药材验收说明】（1）防己药材呈不规则圆柱形、半圆柱型或弯曲如结节状，形如"猪大肠"。

（2）防己的常见混淆品有：

①木防己，为防己科植物木防己 *Nephroia orbiculata*（L.）L. Lian & Wei Wang. 的根。区别点是：木防己断面无粉性，木部可见放射状狭窄的导管群穿过，而防己断面富粉性，有排列较稀疏的放射状纹理。②汉中防己，为马兜铃科植物异叶马兜铃 *Aristolochia heterophylla* Hemsl. 的根。区别点是：汉中防己断面木部可见放射状的导管群，导管群在中央方向多联合成一束，向外方二歧或三歧分叉，而防己断面富粉性，有排列较稀疏的放射状纹理。

（3）防己以质结体重、粗细均匀、粉性大者为佳。

（4）验收时以下情况应拒收：①含硫超标，整体颜色偏白；②断面色差，棕色；③虫蛀；④未去粗皮。

【饮片生产】炮制：除去杂质，稍浸，洗净，润透，切厚片，干燥。

【生产注意事项】①防己质坚实，润药前应大小分档，通常直径>4cm为大档，直径2~4cm为中档，直径<2cm为小档。②根据分档确定浸泡和润药时间，避免润药效果不一，大档润14~18小时，中档润13~17小时，小档润12~16小时。③需切成2~4mm的厚片。④切制后应及时干燥，避免物料产生异味或霉变。⑤自然干燥铺药厚度不宜超过5cm，并定时翻动；带式干燥机干燥通常温度设置为80~100℃，转速100~200r/h，干燥2~3遍至干。⑥精选过程需要筛去碎屑，并将异形片、色差片及杂质等挑选出来。

【饮片验收】**性状：**本品呈类圆形或半圆形的厚片。①外表皮淡灰黄色至灰褐色；②切面灰白色至灰黄色，粉性，有稀疏的放射状纹理，有的有裂隙；③气微，味苦。

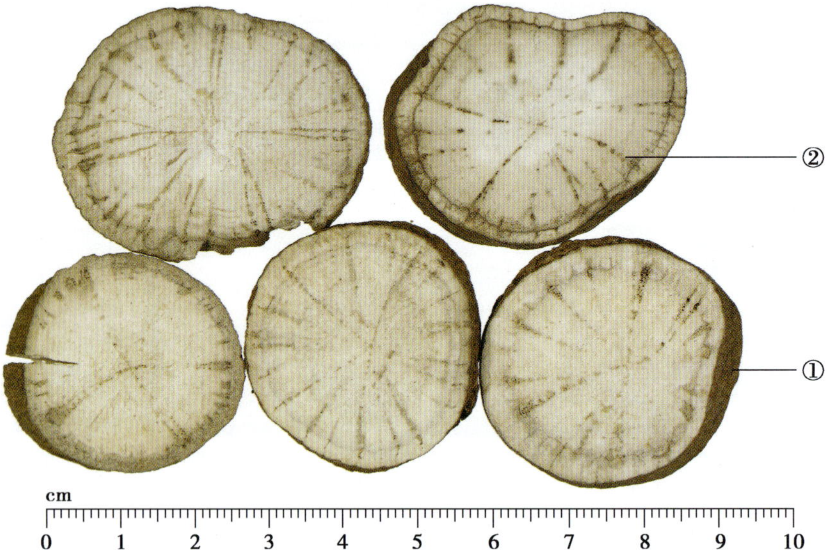

防己饮片

【饮片验收说明】(1) 防己以质坚实、断面色白、粉性大、味苦、无虫蛀者为佳。

(2) 防己混淆品、伪品众多，分为粉质、木质两大类，仅凭性状难以鉴定到种。防己的主要鉴别特征为：

①粉性：防己切面类白色，富粉性，指甲可刮下白色粉末。这一点可与无粉性，木质、柴性(纤维性)强，刮不下白色粉末的木质假防己区分。②切面纹理：防己有稀疏的、断续的、不规则放射状纹理。所谓“不规则”是指放射状纹理的距离有远有近，有长有短，每条纹的断续也是长短不一，这是防己最独特之处。

34. 粉萆薢

摘录自《中华人民共和国药典》(2025 年版)

【来源】本品为薯蓣科植物粉背薯蓣 *Dioscorea hypoglauca* Palibin 的干燥根茎。秋、冬二季采挖,除去须根,洗净,切片,晒干。主产于浙江、安徽、江西、湖南等地。

【说明】①本品根茎干燥后质地过于坚硬,难于浸透,费时费工,产地采收后多趁鲜洗净切薄片,片形整齐均匀美观。②古代本草书籍对萆薢记载论述不一,薯蓣科或百合科的植物均有。现在,除了《中华人民共和国药典》(2025 年版)对粉萆薢、绵萆薢的收载外,四川、重庆中药材标准收载的萆薢为百合科植物黑果菝葜 *Smilax glaucochina* Warb. 或长托菝葜 *Smilax ferox* Wall. ex Kunth. 的干燥根茎。《广东省中药炮制规范》(1984 年版)收载的萆薢又名土太、土萆薢,为百合科植物肖菝葜的干燥根茎。应注意区分。

【药材验收】**性状:**本品为不规则的薄片,边缘不整齐,大小不一,厚约 0.5mm。①有的有棕黑色或灰棕色的外皮;②切面黄白色或淡灰棕色,维管束呈小点状散在;③质松,略有弹性,易折断,新断面近外皮处显淡黄色;④气微,味辛、微苦。

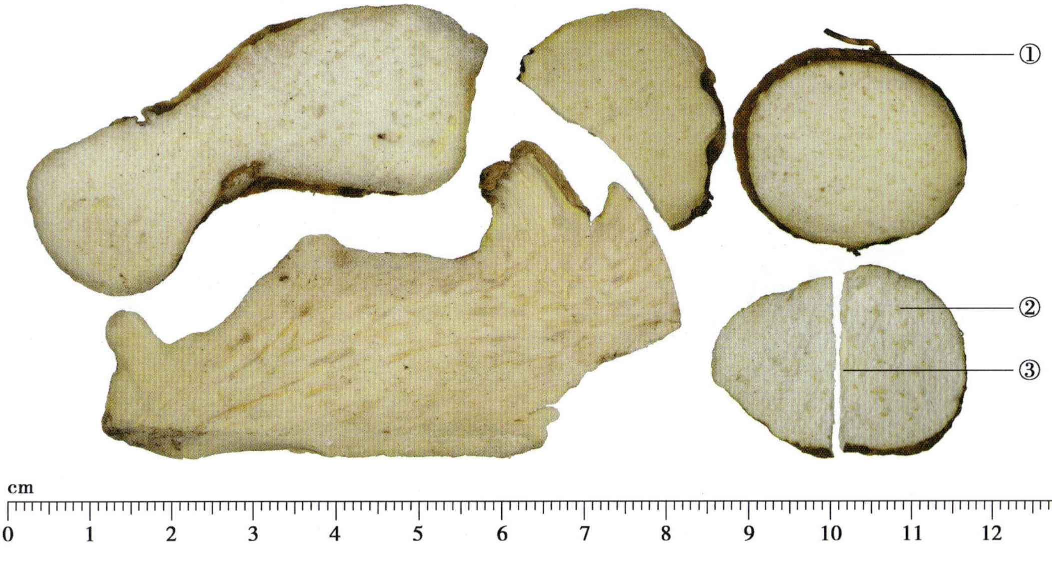

粉萆薢原药材(鲜切片)

【药材验收说明】(1) 粉萆薢的混淆品有绵萆薢,为同科属植物绵萆薢 *Dioscorea spongiosa* J. Q. Xi, M. Mizuno et W. L. Zhao 或福州薯蓣 *Dioscorea futschauensis* Uline ex R. Kunth 的干燥根茎。两者鉴别要点为:①粉萆薢外皮为棕黑色或灰棕色,绵萆薢外皮黄棕色至黄褐色;②粉萆薢质松,略有弹性,易折断;绵萆薢质疏松,略呈海绵状。

(2) 粉萆薢常见的混淆品还有百合科菝葜属植物的菝葜 *Smilax china* L. 和无刺菝葜 *Smilax mairei* Lévl. 的根茎。两者鉴别要点为:混淆品质地坚韧,断面不具粉性,不易折断。另外,百合科植物肖菝葜 *Smilax japonica* (Kunth) P. Li & C. X. Fu 的干燥根茎,在广东地区也作萆薢用,习称土太、川萆薢。其鉴别要点为:肖菝葜根茎表面灰白色,内面白色,味微甘。

(3) 粉萆薢以色白、片大较薄、有粉性、质韧有弹性、整齐不碎者为佳。

(4) 验收时以下情况应拒收:①断面色差;②表面带霉斑;③熏硫,鼻闻或口尝有酸味;④生虫。

【饮片生产】**炮制:**除去杂质,筛去药屑。

【生产注意事项】本品为产地鲜切片,精选过程需筛去粉末,拣去色差片和其他杂质等。

【饮片验收】**性状:**同药材。

【饮片验收说明】粉萆薢以片大而薄、切面色黄白者为佳。也有的地方有粉萆薢与土茯苓片混用的情况。粉萆薢切面黄白色或淡灰棕色,筋脉点分布均匀,水湿后手摸有涩性,折断面整齐,味辛、微苦。而土茯苓切面黄白色或红棕色,粉性,可见点状维管束及多数小亮点,筋脉点主要分布在中央,水湿后手摸黏滑,折断面不齐,味甘、淡、涩。两者不难区别。

34-1. 绵萆薢

摘录自《中华人民共和国药典》(2025 年版)

【来源】本品为薯蓣科植物绵萆薢 *Dioscorea spongiosa* J. Q. Xi, M. Mizuno et W. L. Zhao 或福州薯蓣 *Dioscorea futschauensis* Uline ex R. Kunth 的干燥根茎。秋、冬二季采挖,除去须根,洗净,切片,晒干。主产于浙江、江西、福建、湖南、湖北等地。

【说明】绵萆薢产地采收后趁鲜洗净切片，片形整齐均匀美观。

【药材验收】性状：本品为不规则的斜切片，边缘不整齐，大小不一，厚2~5mm。①外皮黄棕色至黄褐色，有稀疏的须根残基，呈圆锥状突起；②质疏松，略呈海绵状，切面灰白色至浅灰棕色，黄棕色点状维管束散在；③气微，味微苦。

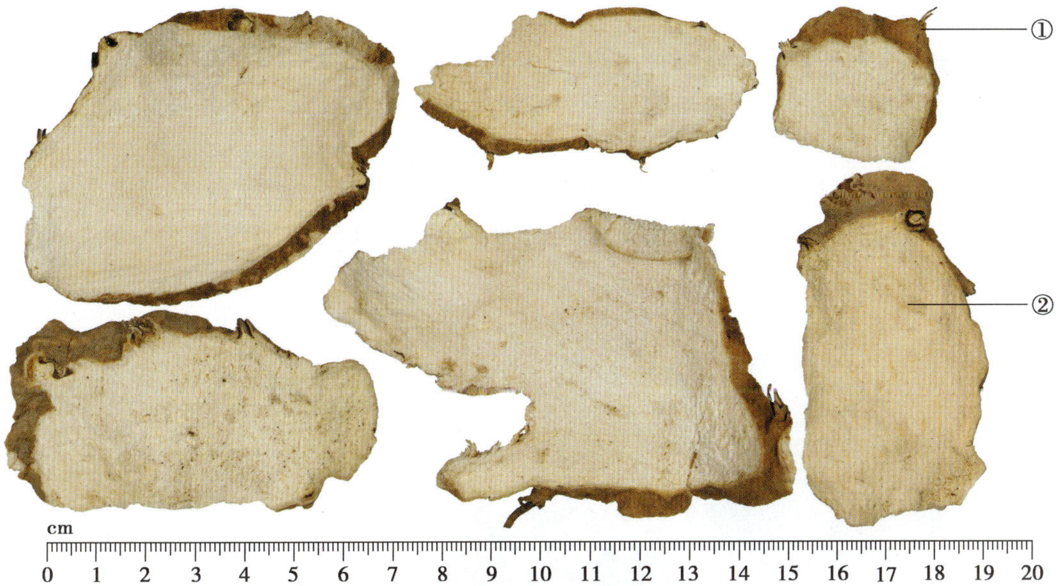

绵萆薢原药材（鲜切片）

【药材验收说明】(1) 绵萆薢以切片大、切面色灰白、整齐不碎者为佳。

(2) 绵萆薢验收时以下情况应拒收：①断面色差；②表面带霉斑；③熏硫，鼻闻或口尝有酸味；④生虫。

【饮片生产】炮制：除去杂质，筛去药屑。

【生产注意事项】本品为产地鲜切片，精选过程需筛去粉末，拣去色差片和其他杂质等。

【饮片验收】性状：同药材。

【饮片验收说明】绵萆薢以切片大、切面色灰白者为佳。功效与粉萆薢相同，药材主要区别是绵萆薢质地软韧疏松，呈海绵状，切面粗糙；而粉萆薢略有粉性、略有弹性。

34-2. 萆薢

《广东省中药炮制规范》(1984 年版)

【来源】 本品为百合科植物肖菝葜 *Smilax japonica* (Kunth) P. Li & C. X. Fu 的干燥根茎。全年均可采挖,洗净,除去细根,晒干,或切片晒干。主产于广东、广西、福建、海南、台湾等地。

【饮片验收】性状: 本品为不规则块状。①表面灰白色,内面白色;②切面呈类白色,间有黄青色,可见散在黄色点状筋脉;③质韧,粉性少;④气微,味微甘。

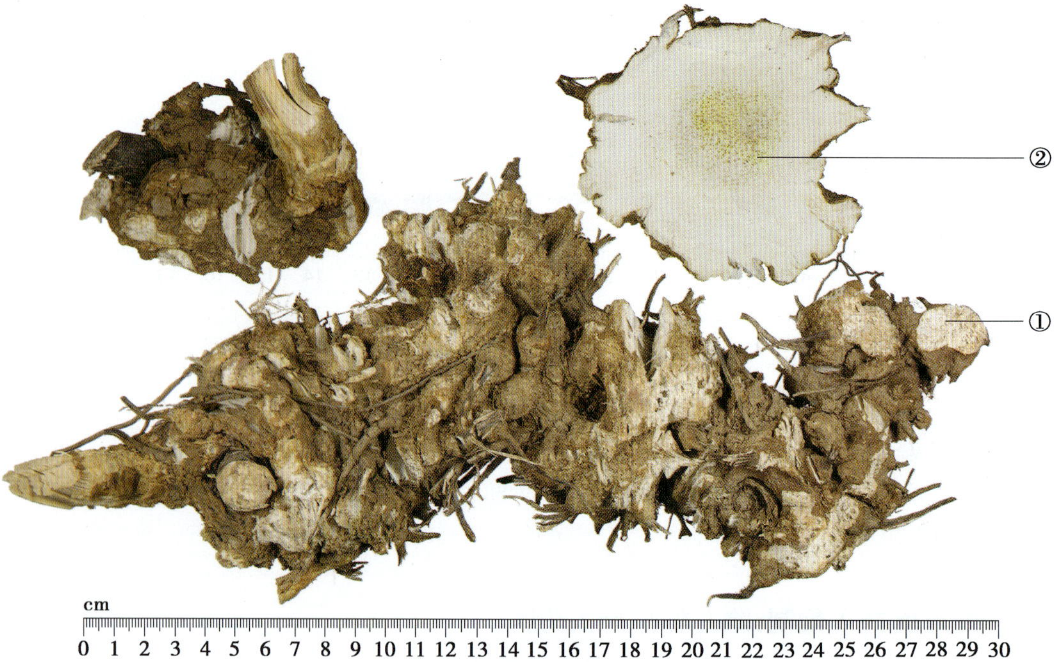

萆薢原药材

【饮片验收说明】 萆薢以片大、色白、粉性足、不破碎者为佳。与土茯苓的主要区别是切面呈类白色,间有黄青色,可见散在黄色点状筋脉;而土茯苓切面黄白色或红棕色,粉性,可见点状维管束及多数小亮点,筋脉点主要分布在中央,水湿后手摸黏滑。两者不难区别。

35. 附子

摘录自《中华人民共和国药典》(2025 年版)

【来源】本品为毛茛科植物乌头 *Aconitum carmichaelii* Debx. 的子根的加工品。主产于四川,云南、湖北、陕西等地也有少量。6月下旬至8月上旬采挖,除去母根、须根及泥沙,习称“泥附子”,加工成下列规格。

(1) 选择个大、均匀的泥附子,洗净,浸入胆巴的水溶液中过夜,再加食盐,继续浸泡,每日取出晒晾,并逐渐延长晒晾时间,直至附子表面出现大量结晶盐粒(盐霜)、体质变硬为止,习称“盐附子”。

(2) 取泥附子,按大小分别洗净,浸入胆巴的水溶液中数日,连同浸液煮至透心,捞出,水漂,纵切成厚约 0.5cm 的片,再用水浸漂,用调色液使附片染成浓茶色,取出,蒸至出现油面、光泽后,烘至半干,再晒干或继续烘干,习称“黑顺片”。

(3) 选择大小均匀的泥附子,洗净,浸入胆巴的水溶液中数日,连同浸液煮至透心,捞出,剥去外皮,纵切成厚约 0.3cm 的片,用水浸漂,取出,蒸透,晒干,习称“白附片”。

【说明】①附子主产于四川绵阳地区,主产于江油市涪江两岸的中坝镇、河西镇、太平镇、彰明镇等。以中坝镇产品品质最优,为“道地药材”,畅销全国及出口。以四川凉山彝族自治州布拖(沿金沙江流域,西溪河地区)产量最大。②附子的种源系由野生乌头行人工无性繁殖而来。野生乌头在山野由种子自然繁殖,因个头较小,必须通过移栽才能得到适合栽种的块根。③附子栽种后第二年小暑至大暑(7 月)节气间收获。挖起全株,抖净泥土,除去须根,摘下子根(附子),砍下母根晒干,即为“乌头”(即川乌)。④附子的加工规格、产地加工品种甚多,除上述药典收载的盐附子、黑顺片、白附片外,还有黄附片、熟片、刨片、卦片(黑附瓣)等,这里就不详述了。

【药材验收】性状:盐附子 呈圆锥形,长 4~7cm,直径 3~5cm。①表面灰黑色,被盐霜,顶端有凹陷的芽痕,周围有瘤状突起的支根或支根痕;②体重,横切面灰褐色,可见充满盐霜的小空隙和多角形形成层环纹,环纹内侧导管束排列不整齐;③气微,味咸而麻,刺舌。

黑顺片 ①为纵切片,上宽下窄,长 1.7~5cm,宽 0.9~3cm,厚 0.2~0.5cm;②外皮黑褐色,切面暗黄色,油润具光泽,半透明状,并有纵向导管束;③质硬而脆,断面角质样;④气微,味淡。

白附片 ①无外皮;②黄白色,半透明,厚约 0.3cm。

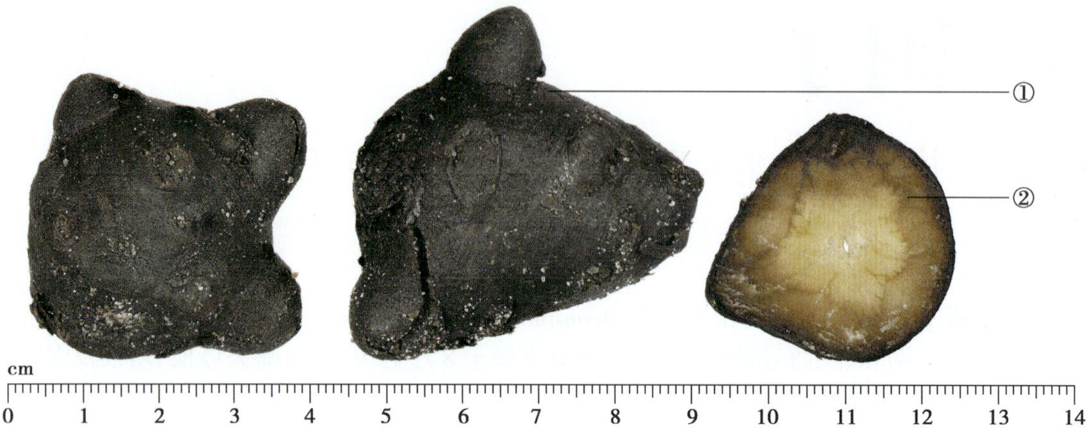

附子原药材（盐附子）

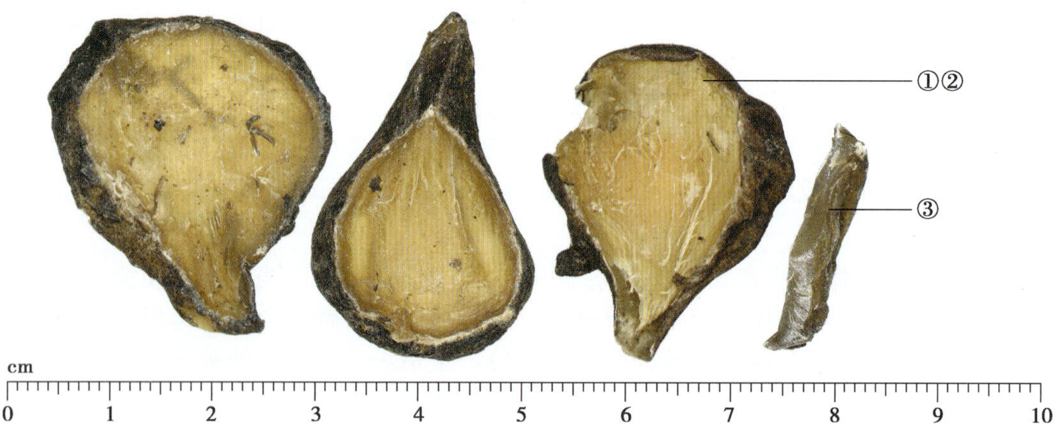

附子原药材（黑顺片）

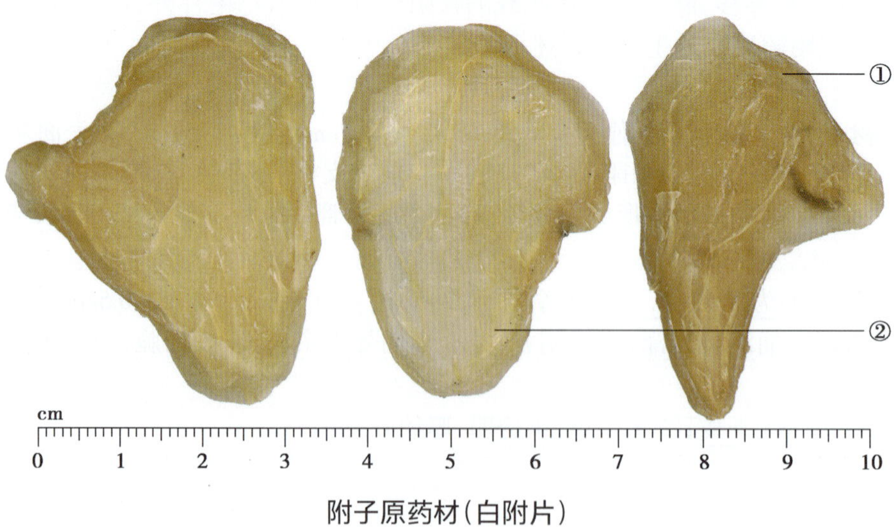

附子原药材（白附片）

【饮片生产】**炮制：附片（黑顺片、白附片）** 直接入药。

炮附片 取附片，照炒法（通则0213）用砂烫至鼓起并微变色。

【生产注意事项】①生产过程应控制水分，便于贮存；若用自然干燥，注意铺药厚度不宜超过5cm，晾晒至干。②精选过程需筛去粉末，拣去色差片和其他杂质等。

【饮片验收】**性状：附片（黑顺片、白附片）** 同药材。

炮附片 本品形如黑顺片或白附片。①表面鼓起黄棕色，质松脆；②气微，味淡。

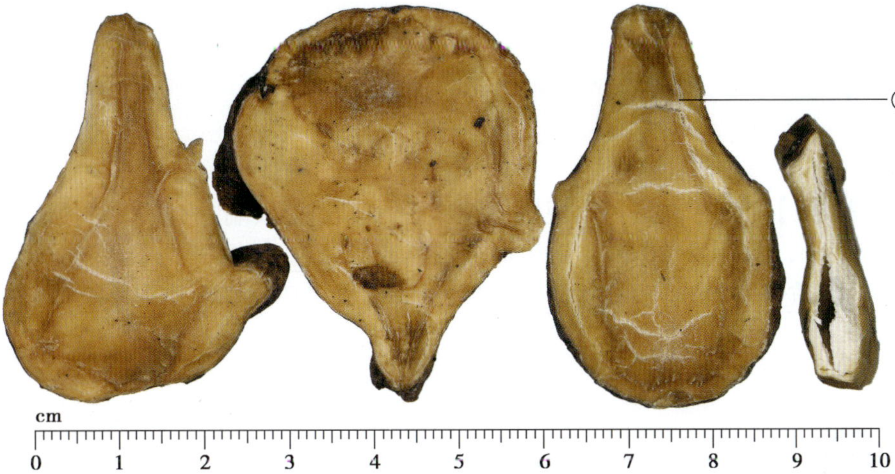

附子饮片（炮附片）

【饮片验收说明】①生附子属毒剧药材，为特殊管制品种，药用必须经过严格炮制。为保证质量，附子饮片应从有生产、销售毒麻饮片资质的饮片销售企业进货；药典收录的附子饮片按性状鉴别，尤以口尝“味淡、无麻舌感”为重点，凡味苦、味咸、味辣及麻舌者一概不收。②验收时需注意一些用红薯片、马铃薯片加工染色的假附子，常掺在附子中，形、纹、味都与正品不同，需注意鉴别。③除上述药典收载的附子饮片规格外，根据产地以及一些地方用药习惯，还加工成多种规格，如熟片、刨片、黄附片、卦片等，按各地方中药材标准或炮制规范验收使用。

35-1. 川乌（附制川乌）

摘录自《中华人民共和国药典》(2025 年版)

【来源】本品为毛茛科植物乌头 *Aconitum carmichaelii* Debx. 的干燥母根。6 月下旬至 8 月上旬采挖，除去子根、须根及泥沙，晒干。主产于四川，云南、湖北、陕西等地也有少量。

【说明】川乌产地、栽培、繁殖与附子相同。产附子时砍下母根晒干，即为“乌头”（即川乌）。

【药材验收】性状：本品呈不规则的圆锥形，稍弯曲，顶端常有残茎，中部多向一侧膨大，长 2~7.5cm，直径 1.2~2.5cm。①表面棕褐色或灰棕色，皱缩，有小瘤状侧根及子根脱离后的痕迹；②质坚实；③断面类白色或浅灰黄色，形成层环纹呈多角形；④气微，味辛辣、麻舌。

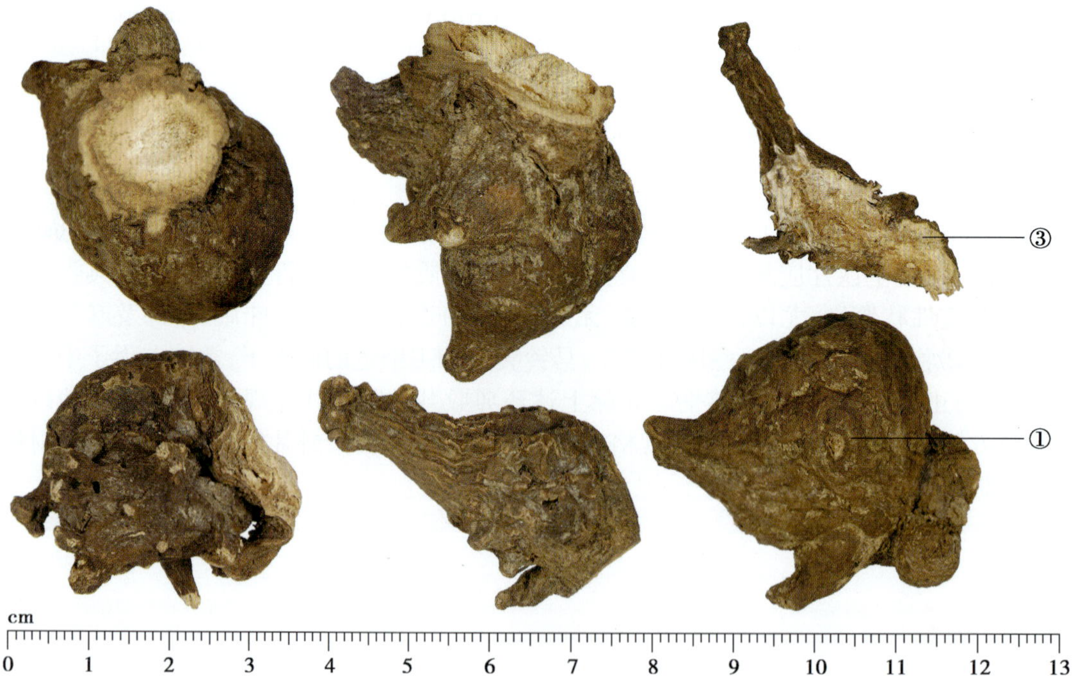

川乌原药材

【药材验收说明】(1) 川乌为附子的母根，产附子时将母根砍下晒干即得。全体生有大小不等的瘤状侧根，俗称钉角，可见摘除附子后的痕迹。

(2) 川乌以身干、个匀、肥满坚实、无空心者为佳。

(3) 川乌验收时需注意药材的大小、长度、质地、色泽。

(4) 草乌与川乌的区别要点是：①草乌瘪瘦，表面多纵沟；川乌饱满，表面浅皱纹。②草乌的须根粗细基本一致，如铁丝状；川乌的须根基部粗末端细，侧面看像三角形。③草乌切面的木质部由较长的白点或短线组成，形成较宽的环带，有裂隙，髓部较大或中空；川乌的木质部环则是由细小白点组成的较窄的环。

【饮片生产】炮制：生川乌　除去杂质。用时捣碎。

制川乌　取川乌，大小个分开，用水浸泡至内无干心，取出，加水煮沸4~6小时(或蒸6~8小时)至取大个及实心者切开内无白心，口尝微有麻舌感时，取出，晾至六成干，切片，干燥。

【生产注意事项】生川乌：①川乌生品有毒，生产过程需严格按照《药品生产质量管理规范》中药饮片附录及《医疗用毒性药品管理办法》要求执行；②精选过程需筛去粉末，拣去色差片和其他杂质等。

制川乌：①洗润前需进行大小分档，通常直径<2cm 为小档，直径≥2cm 为大档，常温浸泡，每天换水1次，浸泡5~8天，至内无干心；②通常切成2~4mm 的厚片，切制后应及时干燥，避免物料产生异味或出现霉变；③若采用自然干燥，注意铺药厚度不宜超过5cm；④精选过程需要筛去碎屑，并将异形片、色差片及杂质等挑选出来。

【饮片验收】性状：生川乌　同药材。

制川乌　本品为不规则或长三角形的片。①表面黑褐色或黄褐色，有灰棕色形成层环纹；②体轻，质脆；③断面有光泽；④气微，微有麻舌感。

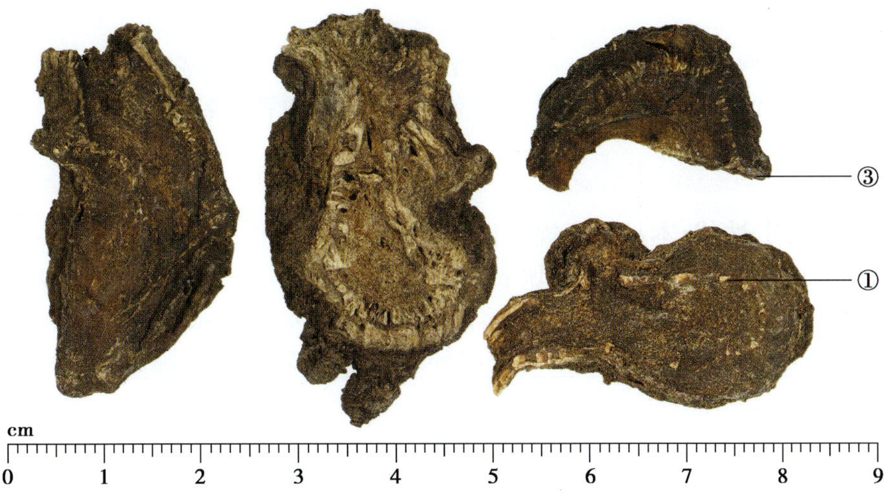

川乌饮片(制川乌)

【饮片验收说明】(1) 生川乌属毒剧药材,应特殊管理,药用必须经过严格炮制。为保证质量,川乌饮片应从有生产、销售毒麻饮片资质的饮片销售企业进货。

(2) 多年前有将附子当川乌使用的情况,这不符合药典规定。川乌饮片与附子饮片的区别为:川乌纵片常可见茎痕或少许残茎,而附子纵片粗端钝圆,没有茎痕,只有从母根脱落留下的小疤痕。

(3) 制川乌饮片与制草乌饮片的主要区别为:①制川乌较饱满,表面皱纹细而浅;制草乌瘪瘦,表面皱纹深而粗。②制川乌残留根上大下小呈乳头状;制草乌残留根上下粗细一样,呈铁丝状。

(4) 与红薯切片、马铃薯切片加工的伪品的区别为:红薯切片、马铃薯切片染色后,虽也切成一头大一头小,但都没有茎痕,切面有多条纵棱或无,掰开断面中间颜色浅,口尝略有红薯味或马铃薯味。

35-2. 草乌(附制草乌)

摘录自《中华人民共和国药典》(2025 年版)

【来源】本品为毛茛科植物北乌头 *Aconitum kusnezoffii* Reichb. 的干燥块根。秋季茎叶枯萎时采挖,除去须根和泥沙,干燥。全国大部分地区均有生产。

【说明】①草乌主产于黑龙江、辽宁、吉林、河北等地。秋季茎叶枯萎时采挖,过早采挖者根部水分多,干后枯瘦,品质不佳。②草乌与川乌,两者因名称、性状相似,常相互混淆,应区别使用。

【药材验收】性状:本品呈不规则长圆锥形,略弯曲,长 2~7cm,直径 0.6~1.8cm。顶端常有残茎和少数不定根残基,有的顶端一侧有一枯萎的芽,一侧有一圆形或扁圆形不定根残基。①表面灰褐色或黑棕褐色,皱缩,有纵皱纹、点状须根痕及数个瘤状侧根;②质硬;③断面灰白色或暗灰色,有裂隙,形成层环纹多角形或类圆形,髓部较大或中空;④气微,味辛辣、麻舌。

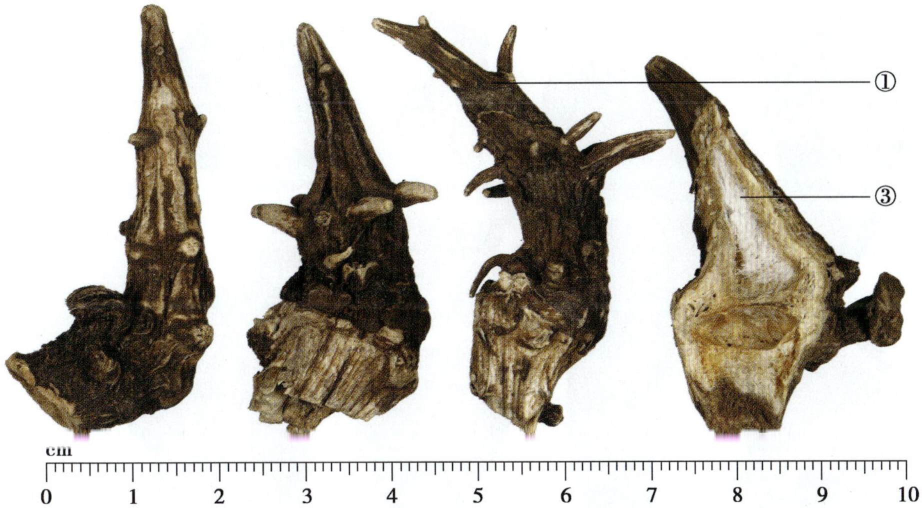

草乌原药材

【药材验收说明】(1) 草乌外形呈不规则圆锥形,稍弯曲,状如乌鸦之头。表面有时生有短而尖的支根,俗称“钉角”。

(2) 草乌常见混淆品有:①黄草乌 *Aconitum vilmorinianum* Kom.,主要特点为表面黑褐色,末端细尖而稍弯曲;②多根乌头 *Aconitum karakolicum* Rap.,主要特点为块根 3~4 个或更多,呈链状合生,下端渐细;③瓜叶乌头 *Aconitum hemsleyanum* Pritz.,主要特点为块根呈圆锥形,表面深棕色。

(3) 草乌以身干、个大、质坚实、粉性大、残茎及须根少者为佳。

【饮片生产】**炮制:生草乌** 除去杂质,洗净,干燥。

制草乌 取草乌,大小个分开,用水浸泡至内无干心,取出,加水煮至取大个切开内无白心、口尝微有麻舌感时,取出,晾至六成干后切薄片,干燥。

【生产注意事项】**生草乌:**①草乌生品有毒,生产过程需严格按照《药品生产质量管理规范》中药饮片附录及《医疗用毒性药品管理办法》要求执行;②精选需筛去药屑粉末,拣去有色差者、杂质等。

制草乌:①草乌炮制过程需浸泡 5~8 天至内无干心,每天需换水 1 次,再煮 3~6 小时,捞出;②需切成 1~2mm 的薄片,切制后应及时干燥,避免产生异味或霉变;③若用自然干燥,注意铺药厚度不宜超过 5cm;④精选过程需要筛去碎屑,并将异形片、色差片及杂质等挑选出来。

【饮片验收】**性状:生草乌** 同药材。

制草乌 本品呈不规则圆形或近三角形的片。①表面黑褐色,有灰白色多角形形成层环和点状维管束,并有空隙,周边皱缩或弯曲;②质脆;③气微,味微辛辣,稍有麻舌感。

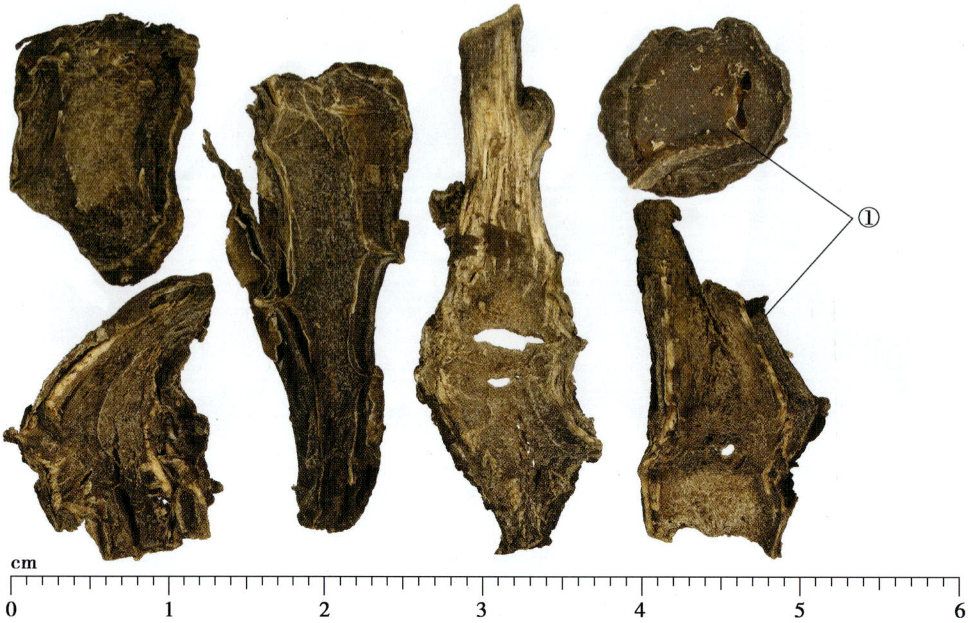

草乌饮片（制草乌）

【饮片验收说明】①草乌市场上品种比较混乱，有多种乌头属植物的根在充当草乌用或混用。按药典要求，除北乌头外都是伪品，它们性状相似，不易区别。制草乌也是如此。再者，生草乌为毒剧药材，需特殊管理，药用必须经过严格炮制。为保证质量，草乌饮片应从有生产、销售毒麻饮片资质的饮片销售企业进货。②验收时注意有无染色、虫蛀、杂质等，以残茎及须根少者为佳。

36. 甘草（附炙甘草）

摘录自《中华人民共和国药典》（2025 年版）

【来源】本品为豆科植物甘草 *Glycyrrhiza uralensis* Fisch.、胀果甘草 *Glycyrrhiza inflata* Bat. 或光果甘草 *Glycyrrhiza glabra* L. 的干燥根和根茎。春、秋二季采挖，除去须根，晒干。主产于内蒙古、新疆、甘肃等地区。

【说明】始载于《神农本草经》,列为上品。梁代《名医别录》称为"国老",素有"十方九草"之说。①甘草喜凉爽、干燥气候,喜光、耐旱、耐寒,是抗盐性很强的植物。广泛分布于温带干旱半干旱地区、暖温带、寒温带大陆性季风气候区内。②传统认为,野生甘草资源以内蒙古为中心分为西草和东草。西草是指内蒙古西部及陕西、甘肃、青海等地所产的甘草,包括新疆产的胀果甘草或光果甘草。东草是指内蒙古东部及东北三省、河北、山西等地所产的甘草。一般认为,西草条粗、皮细、粉性足,为优;东草条细、不去头斩尾、纤维多、粉性差,质次。③由于甘草产区甚广,形成了很多以产地和植物特征命名的品种,如梁外草,主产于内蒙古鄂尔多斯市的杭锦旗内黄河以南,本品质地坚实,沉重,俗称"有骨气",外皮紧细,粉性足。又有王爷地草,主产于内蒙古阿拉善盟的阿拉善左旗的磴口一带。以上两种品质较佳,素有"道地药材"之称。此外,还有西镇草、河川草、东北草等多种商品规格。④随着二十世纪五六十年代开始对野生甘草大量采挖,野生资源日渐匮乏,甘草更是被列入国家二级重点保护的野生药材名录。⑤目前市场商品以栽培甘草为主。

【药材验收】**性状:甘草** 根呈圆柱形,长 25~100cm,直径 0.6~3.5cm。外皮松紧不一。①表面红棕色或灰棕色,具显著的纵皱纹、沟纹、皮孔及稀疏的细根痕;②质坚实,断面略显纤维性,黄白色,粉性,形成层环明显,射线放射状,有的有裂隙;③根茎呈圆柱形,表面有芽痕,断面中部有髓;④气微,味甜而特殊。

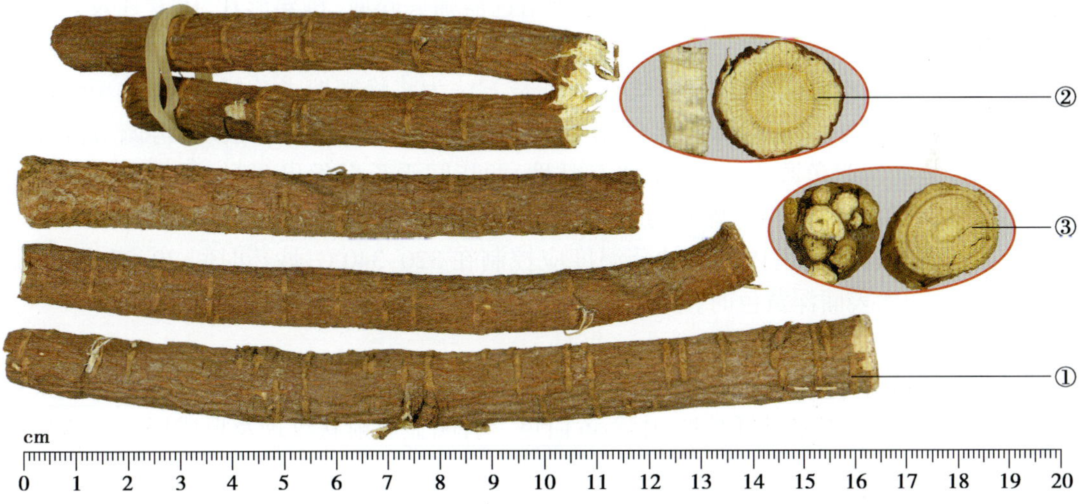

甘草原药材

胀果甘草 根和根茎木质粗壮,有的分枝。①外皮粗糙,多灰棕色或灰褐色。②质坚硬。③木质纤维多,粉性小。根茎不定芽多而粗大。

光果甘草　根和根茎质地较坚实，有的分枝，外皮不粗糙，多灰棕色，皮孔细而不明显。

【药材验收说明】①甘草：外皮松紧不等，红棕色、暗棕色或灰褐色，有明显的皱纹、沟纹，习称"抽沟洼垄"（亦有说法此特征为粉甘草，即甘草采挖后趁鲜除去外皮，晒干后由于水分散失，淀粉向内收缩，使其表面形成顺直刀痕，如沟状，类似老式瓦房的瓦垄），切口当中抽缩如胡椒眼大小，称"胡椒眼"；验收可口尝，甘草入口即甜，是根茎类药最甜的，嚼烂后甜中稍苦，非常特殊。②甘草以条粗匀，皮色枣红，皮紧细，呈"抽沟洼垄"、切口有"胡椒眼"，内色鹅黄，断面粉性足，味甜者为佳。一般认为甘草品质较好，光果甘草及胀果甘草次之。③甘草的混淆品较少，验收时以药材大小、长度、色泽均匀为佳。

【饮片生产】炮制：甘草　除去杂质，洗净，润透，切厚片，干燥。

炙甘草　取甘草片，照蜜炙法（通则0213）炒至黄色至深黄色，不粘手时取出，晾凉。每100kg甘草用炼蜜25kg。

【生产注意事项】(1) 甘草：①浸润前应大小分档，一般0.6~1.6cm为小档，1.6~2.6cm为中档，2.6~3.5cm为大档，小档润药8~12小时，中档润药10~14小时，大档润药12~16小时。②需切成2~4mm的厚片，切制后应及时干燥，避免物料产生异味或霉变；③自然干燥铺药厚度不宜超过4cm，并定时翻动；带式干燥机干燥需控制温度在80~100℃之间，转速100~300r/h，干燥1~2遍至干。④精选需筛去碎屑，将异形片、色差片及杂质等挑选出来。

(2) 炙甘草：①炮制前需准备好炼蜜。炼蜜方法为将蜂蜜置煮药锅内，加热至慢慢沸腾后，保持微沸状态，除去泡沫及上浮蜡质，然后用不锈钢罗筛滤除杂质，再调节温度为100~120℃，至满锅起鱼眼泡、用手捻之有黏性、两指间无长白丝出现时，迅速出锅。②取炼蜜加适量温开水稀释（约为炼蜜的30%~50%），按规定比例与甘草搅拌均匀，闷润12~24小时使蜜汁逐步渗入药物内部。炒药温度应控制在320~340℃，炒药时间20~22分钟，翻炒至不粘手、药物表面深黄色时，取出，放凉后密封，避免返潮。

【饮片验收】性状：甘草　本品呈类圆形或椭圆形的厚片。①外表皮红棕色或灰棕色，具纵皱纹。②切面略显纤维性，中心黄白色。有明显放射状纹理及形成层环。③质坚实，具粉性。④气微，味甜而特殊。

炙甘草　本品呈类圆形或椭圆形切片。①外表皮红棕色或灰棕色，微有光泽。②切面黄色至深黄色。形成层环明显，射线放射状。略有黏性。③具焦香气，味甜。

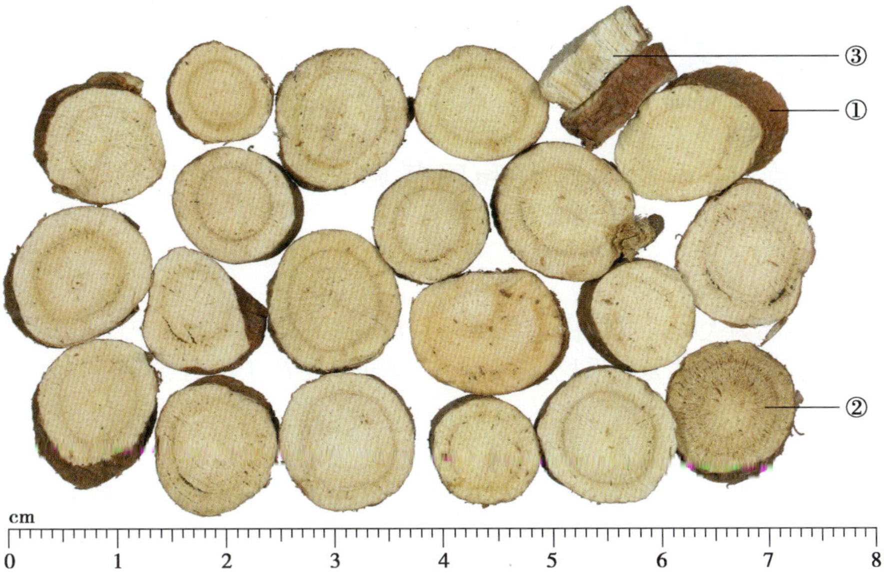

甘草饮片

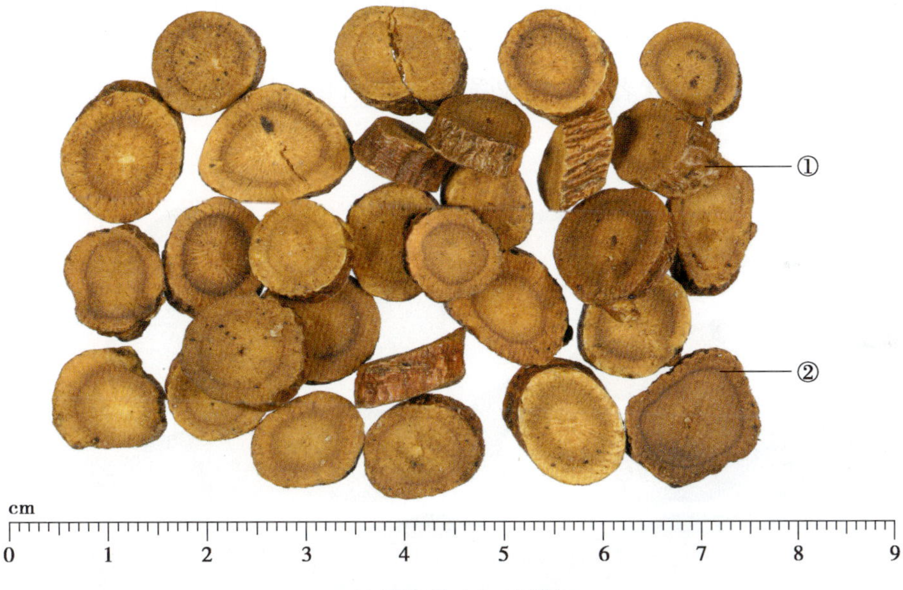

甘草饮片(炙甘草)

【饮片验收说明】①甘草最大的特点是其味为“入口即甜，嚼烂后甜中稍涩苦”。提取过后的甘草饮片甜味很淡，质嫩的断面颜色偏白的甘草甜味也很淡。所以验收甘草(包括炙甘草)一定要口尝味甜。②注意药典规定甘草的最小直径是0.6cm，太小则不符合要求。但“甘草梢”是甘草细根末梢，越细越好。③炙甘草制法应为：先用炼蜜稍加水浸透心，再小火炒干。目前不少生产厂家为了节省成本，先把甘草炒热，再加蜂蜜水(部分为糖水或价廉的人工蜂蜜)炒干出锅，蜜仅吸附在甘草表面而未渗入，因此需掰开断面查看是否渗至内部。

37. 甘遂（附醋甘遂）

摘录自《中华人民共和国药典》(2025 年版)

【来源】 本品为大戟科植物甘遂 *Euphorbia kansui* T. N. Liou ex T. P. Wang的干燥块根。春季开花前或秋末茎叶枯萎后采挖，撞去外皮，晒干。主产于山西、陕西、甘肃、河南、宁夏等地。

【说明】 ①古代以陕西产者为道地药材，现以山西产者为佳。②采回的生甘遂根趁鲜撞去外皮，将去皮后的白色根段用清水冲洗干净，晒干或烘干即可。未去净栓皮处显棕色斑点，陈久则变红色。③生甘遂有毒，加工时慎防甘遂水浸蚀皮肤。

【药材验收】 **性状：** 本品呈椭圆形、长圆柱形或连珠形，长 1~5cm，直径 0.5~2.5cm。①表面类白色或黄白色，凹陷处有棕色外皮残留。②质脆，易折断。③断面粉性，白色，木部微显放射状纹理；长圆柱状者纤维性较强。④气微，味微甘而辣。

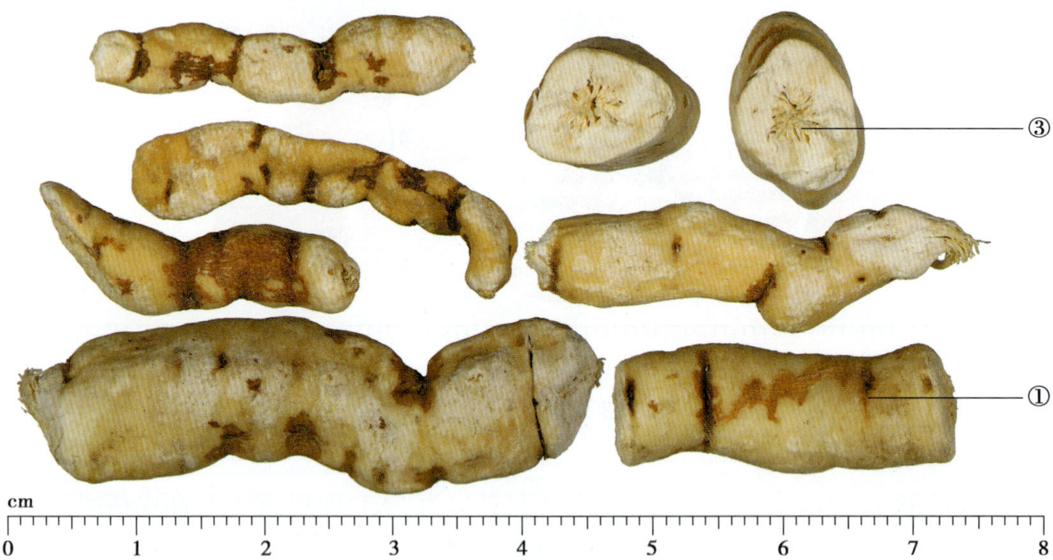

甘遂原药材

【药材验收说明】①甘遂除去栓皮者表面类白色或黄白色，凹陷处有棕色栓皮残留；未去棕红色栓皮者，有明显纵槽纹和少数横长皮孔；②甘遂以肥大饱满、色白、粉性足、无纤维者为佳。

【饮片生产】炮制：生甘遂 除去杂质，洗净，干燥。

醋甘遂 取净甘遂，照醋炙法（通则0213）炒干。每100kg甘遂用米醋30kg。

【生产注意事项】①甘遂生品有毒，生产过程需严格按照《药品生产质量管理规范》中药饮片附录及《医疗用毒性药品管理办法》要求执行；②醋甘遂，用炒药机炒制时，通常炒制温度控制在280~320℃之间，炒制时间10~15分钟，炒至微干，取出晾干。

【饮片验收】性状：生甘遂 本品呈椭圆形、长圆柱形或连珠形，长1~5cm，直径0.5~2.5cm。①表面类白色或黄白色，凹陷处有棕色外皮残留。质脆，易折断。②断面粉性，白色，木部微显放射状纹理；长圆柱状者纤维性较强。③气微，味微甘而辣。

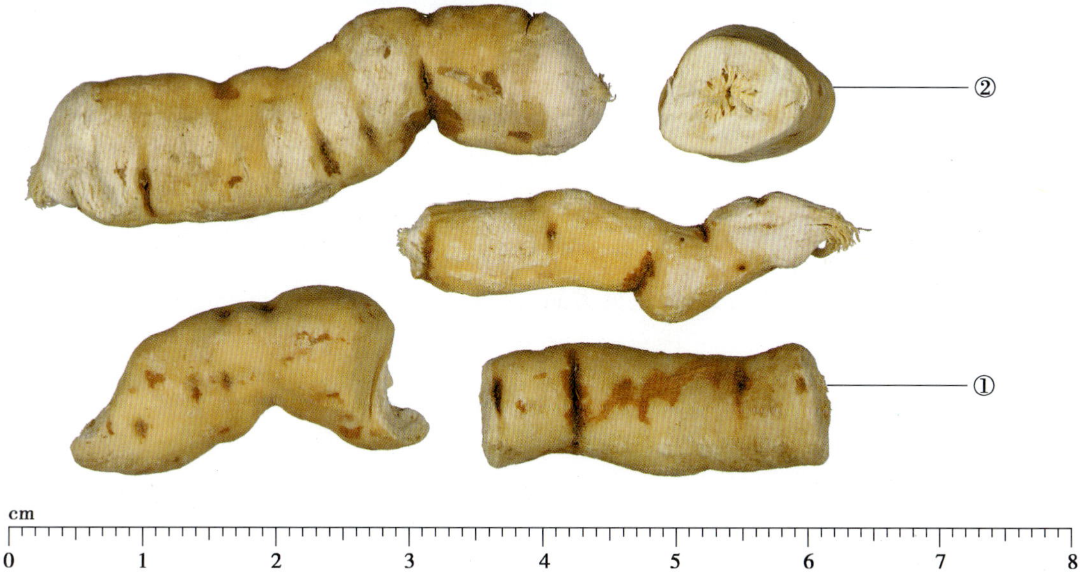

甘遂饮片（生甘遂）

醋甘遂 本品形如甘遂。①表面黄色至棕黄色，有的可见焦斑；②微有醋香气，味微酸而辣。

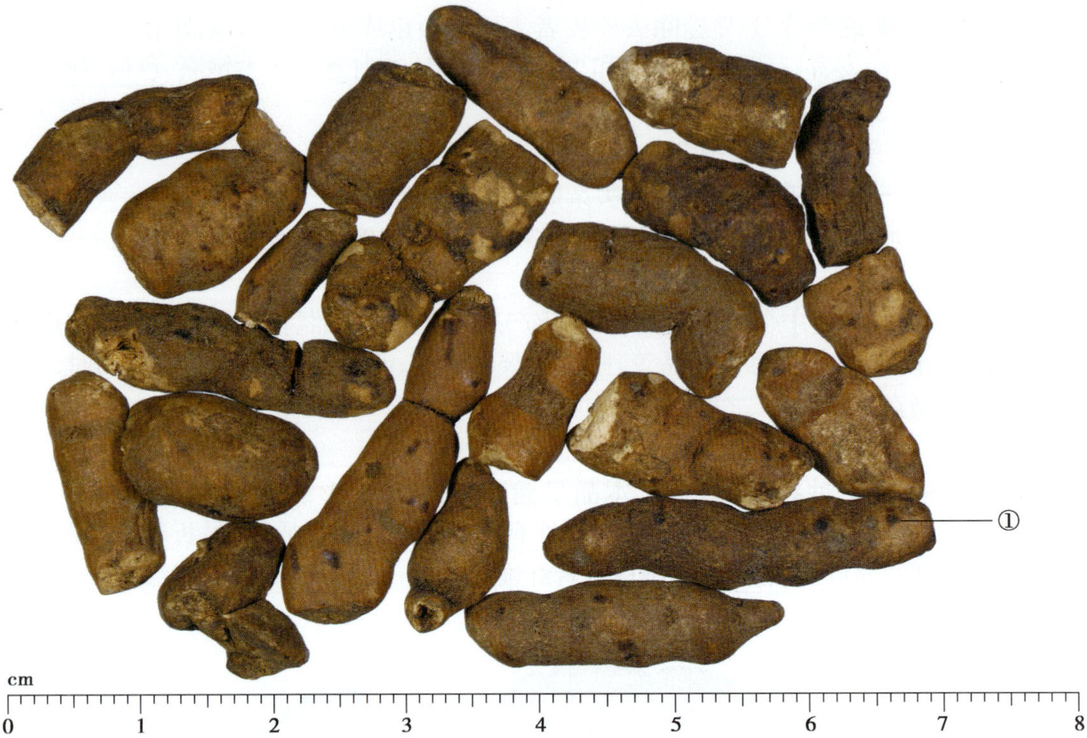

甘遂饮片(醋甘遂)

【饮片验收说明】生甘遂系毒性中药,毒性较大,口尝宜慎。验收时以药材大小、长度、色泽均匀为佳。甘遂伪品少见,偶见劣品,大多也是因为虫蛀发霉或炮制不符合规定。

38. 干姜(附炮姜、姜炭)

摘录自《中华人民共和国药典》(2025 年版)

【来源】本品为姜科植物姜 *Zingiber officinale* Rosc. 的干燥根茎。冬季采挖,除去须根和泥沙,晒干或低温干燥。趁鲜切片晒干或低温干燥者称为"干姜片"。全国大部分地区均产。

【说明】①干姜主产于四川、贵州、云南、山东、广东、广西等地；②作为药用，传统以四川犍为、贵州长顺产量大、质量优。

【药材验收】性状：干姜 呈扁平块状，具指状分枝，长3~7cm，厚1~2cm。①表面灰黄色或浅灰棕色，粗糙，具纵皱纹和明显的环节。分枝处常有鳞叶残存，分枝顶端有茎痕或芽。②质坚实。③断面黄白色或灰白色，粉性或颗粒性，内皮层环纹明显，维管束及黄色油点散在。④气香、特异，味辛辣。

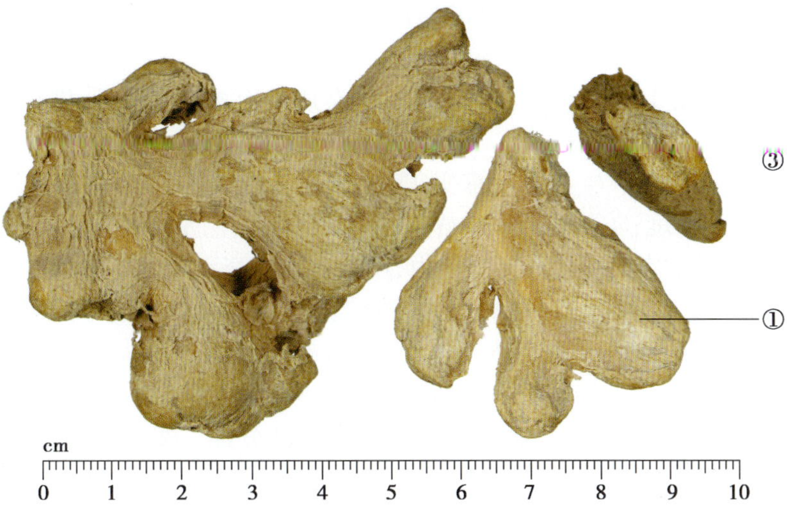

干姜原药材（原个）

干姜片 本品呈不规则纵切片或斜切片，具指状分枝，长1~6cm，宽1~2cm，厚0.2~0.4cm。①外皮灰黄色或浅黄棕色，粗糙，具纵皱纹及明显的环节。②切面灰黄色或灰白色，略显粉性，可见较多的纵向纤维，有的呈毛状。③质坚实，断面纤维性。气香、特异，味辛辣。

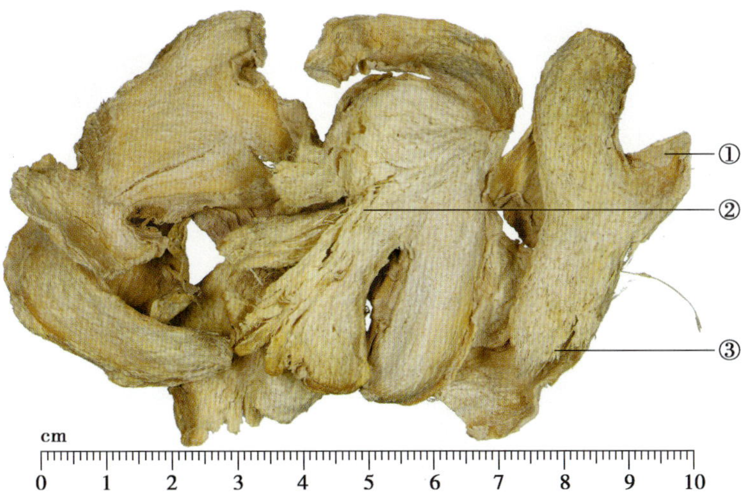

干姜原药材（干姜片）

【药材验收说明】①干姜断面有细小油点(油室),质坚有粉性,质松的则显粗糙。另有去皮干姜,商品习称"白干姜",形状与前者相同,呈淡黄白色,较光滑。②干姜以质坚实、断面色黄白、粉性足、气味浓者为佳。四川所产味辣粉足质佳。③干姜的混淆品极少,验收时以药材大小、长度、色泽均匀为宜。

【饮片生产】炮制:干姜 除去杂质,略泡,洗净,润透,切厚片或块,干燥。

炮姜 取干姜,照炒法(通则0213)用砂烫至鼓起,表面棕褐色。

姜炭 取干姜块,照炒炭法(通则0213)炒至表面黑色、内部棕褐色。

【生产注意事项】干姜:①切制前,需除去杂质后泡20~30分钟,捞起后每隔2小时洒水一次,润4~6小时至中间无白心,方可切制;②需切成2~4mm厚片或8~12mm的方块,切制后应及时干燥,避免产生异味或霉变;③干燥可选择自然干燥,注意铺药厚度不得超过5cm,翻晒至合格干度;④精选需筛去碎屑,并将异形片、色差片及杂质等挑选出来。

炮姜:①取适量洁净河砂置炒制容器内,用武火加热至滑利状态时,投入干姜,用砂烫至鼓起,表面棕褐色,立刻取出,摊凉;通常炒制温度为250~270℃,炒药时间14~15分钟;②精选需筛去碎屑,将生片(炮制程度不够)、煳片及杂质挑出。

姜炭:①将干姜块倒入炒药机内翻炒至表面焦黑色、内部棕褐色时,取出,灭尽火星,立刻放凉;通常炒制温度为370~390℃,炒药时间20~24分钟。②精选需筛去碎屑,将生片(炮制程度不够)、完全炭化者作为杂质挑出。

【饮片验收】性状:干姜 本品呈不规则纵切片或斜切片,具指状分枝,长1~6cm,宽1~2cm,厚0.2~0.4cm。①外皮灰黄色或浅黄棕色,粗糙,具纵皱纹及明显的环节。②切面灰黄色或灰白色,略显粉性,可见较多的纵向纤维,有的呈毛状。质坚实。③断面纤维性。④气香、特异,味辛辣。

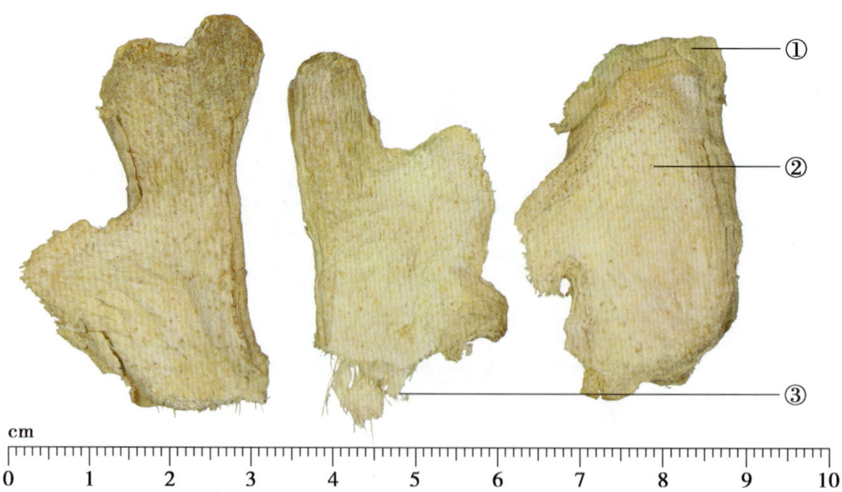

干姜饮片

炮姜 本品呈①不规则膨胀的块状，具指状分枝。②表面棕黑色或棕褐色，质轻泡；③断面边缘处显棕黑色，中心棕黄色，细颗粒性，维管束散在；④气香、特异，味微辛、辣。

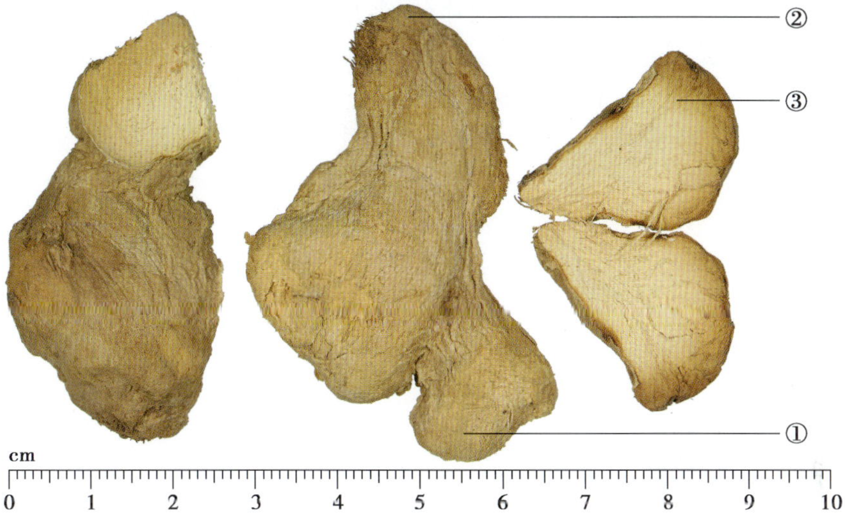

干姜饮片（炮姜）

姜炭 本品形如干姜片块。①表面焦黑色，内部棕褐色，体轻，质松脆；②味微苦，微辣。

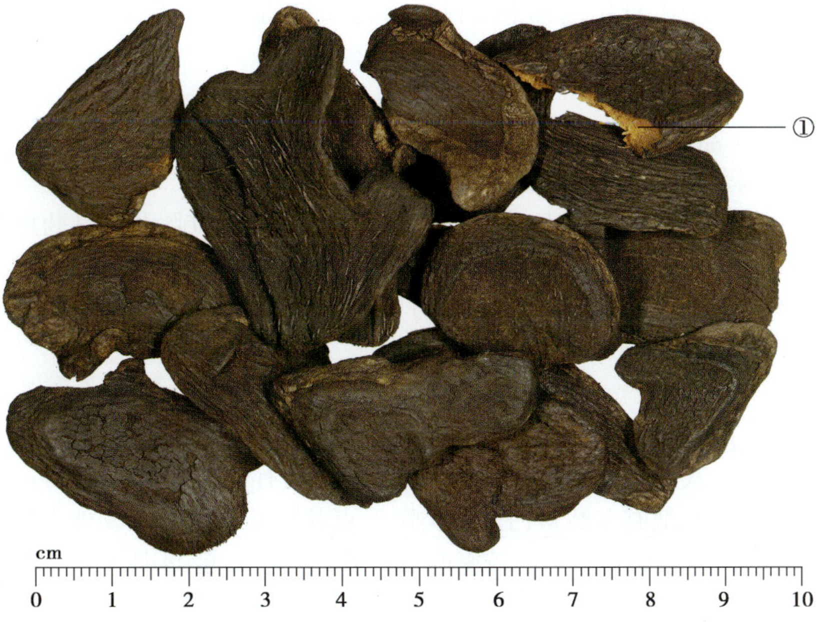

干姜饮片（姜炭）

【饮片验收说明】①干姜片以片大、色白、粉性足、香辣气味浓者为好。②炮姜应为膨胀轻泡的块状，表面棕黑色或棕褐色，断面边缘处显棕黑色，中心棕黄色，气香、特异，味微辛、辣。在验收时经常碰到一些质地坚硬的炮姜，不符合药典的炮制要求。③姜炭应存性，不能灰化。④"干姜"既是药材也是饮片(同名)，药材"干姜片"为趁鲜切片晒干或低温干燥而成，饮片"干姜"是经过药材"干姜"除去杂质，略泡，洗净，润透，切厚片或块，干燥而成。在实际生产中，"干姜"饮片大多没有按照药典中的要求进行炮制，其本质为"干姜片"。然而，药典中的"干姜片"只是药材而不是饮片，"干姜片"药材与"干姜"饮片的定义还需进一步明确。

39. 岗梅

摘录自《广东省中药材标准：第一册》

【来源】本品为冬青科植物梅叶冬青 *Ilex asprella* (Hook. et Arn.) Champ. ex Benth. 的干燥根及茎。全年均可采收，除去嫩枝及叶，洗净，趁鲜时切或劈成片、块或段，晒干。多生于丘陵地的灌木丛中，低山疏林下及村边、路旁的旷地上，主产于广东、广西、湖南、江西、福建等地。

【说明】①本品为广东地区常用中草药，根据广东的用药习惯，根及茎均作药用。而《中华人民共和国药典》(1977 年版)一部以及广西、贵州、福建、河北、宁夏等地的地方标准收载本品药用部位均为根；湖南、安徽、重庆等地的地方标准收载本品药用部位均为根及茎，与广东相同。②湖南、重庆、宁夏收载本品来源为冬青科植物秤星树，广西、贵州、福建、河北收载本品来源为冬青科植物岗梅，均与广东收载本品系冬青科植物梅叶冬青为同物异名。

【药材验收】**性状：**本品为类圆形或不规则片、段，片者厚 0.5~1.2cm，段者长 2~5cm。①根表面浅棕褐色、灰黄棕色或灰黄白色，稍粗糙，有的有不规则的纵皱纹或龟裂纹；②茎表面灰棕色或棕褐色，散有多数灰白色的类圆形点状皮孔，似秤星；③外皮稍薄，可剥落，剥去外皮处显灰白色或灰黄色，可见较密的点状或短条状突起；④质坚硬，不易折断，断面黄白色或淡黄白色，有的略显淡蓝色，有放射状及不规则纹理；⑤气微，味微苦后甘。

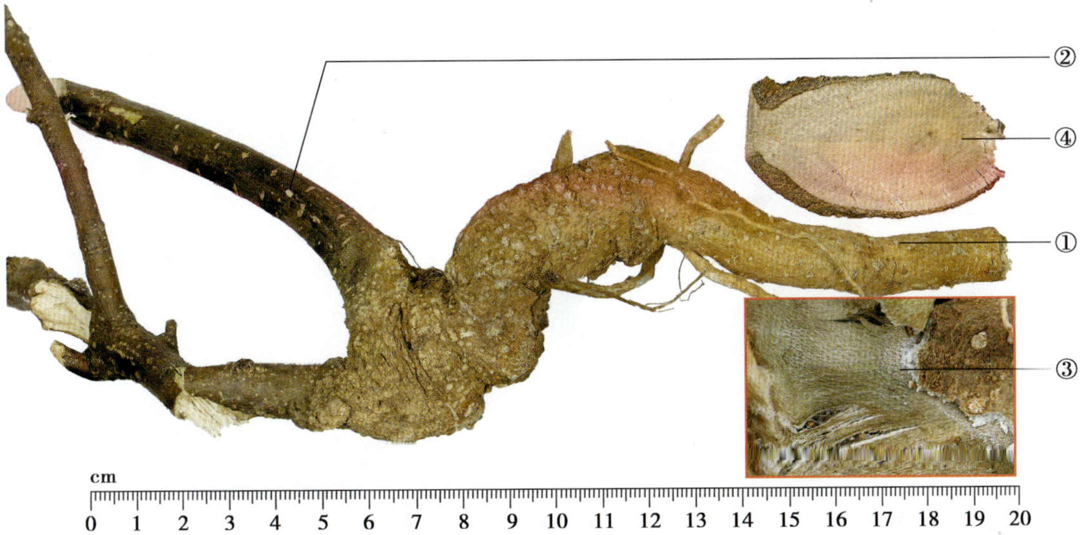

岗梅原药材

【药材验收说明】(1) 岗梅别名秤星树，其茎表面散有多数灰白色的类圆形点状皮孔，似秤星，可作其鉴别要点。

(2) 岗梅常见混淆品有同科植物毛冬青 *Ilex pubescens* Hook. et Arn. 的干燥根及茎。两者鉴别要点为：①毛冬青根及茎表面有细皱纹和横向皮孔，而岗梅有不规则的纵皱纹或龟裂纹；②毛冬青根及茎切面有细密的纹理，可见类白色致密的放射状纹及环纹，而岗梅断面有放射状及不规则纹理。

(3) 岗梅以大小均匀、断面黄白色、质坚实为佳。

(4) 验收时出现以下情况应拒收：①发霉或表面有霉斑；②断面色差；③虫蛀。

【饮片生产】炮制：取洁净、润透的岗梅，切或劈成片、块，干燥。

【生产注意事项】①切制前需先将药材用清水清洗，后润 8~12 小时至透，方可切制；②需切成 2~4mm 厚片；③若用自然晾晒，注意铺药厚度不宜超过 5cm，并定时翻动，晾晒至干；④精选过程需要筛去碎屑，并将异形片、色差片及杂质等挑选出来。

【饮片验收】性状：本品为类圆形或不规则片、段，厚 0.5~1.2cm，宽 1.5~5cm。①根表面浅棕褐色、灰黄棕色或灰黄白色，稍粗糙，有的有不规则的纵皱纹或龟裂纹；②茎表面灰棕色或棕褐色，散有多数灰白色的类圆形点状皮孔，似秤星；③外皮稍薄，可剥落，剥去外皮处显灰白色或灰黄色，可见较密的点状或短条状突起；④质坚硬，不易折断，断面黄白色或淡黄白色，有的略显淡蓝色，有放射状及不规则纹理；⑤气微，味微苦后甘。

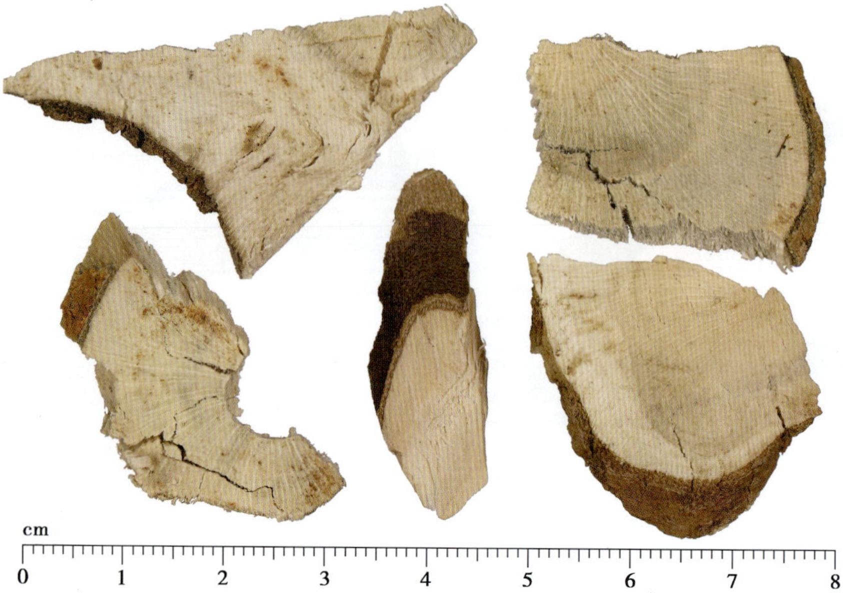

岗梅饮片

【饮片验收说明】①验收时注意与同属植物毛冬青的区分。毛冬青茎枝表面皮孔横向；根部与本品(岗梅)极相似，但毛冬青根横断面木部较致密，木部宽阔，有致密的放射状纹理及环纹，而岗梅根剥去外皮处可见较密的点状或短条状突起。②此外，各地收载药用部位有别，验收时需留意其执行标准以及本单位验收要求。

40. 岗稔

摘录自《广东省中药材标准：第一册》

【来源】本品为桃金娘科植物桃金娘 *Rhodomyrtus tomentosa*(Ait.) Hassk. 的干燥根。全年均可采挖，洗净、切成短段或片、块，晒干。野生于丘陵、旷野间、山坡地及山岗等灌木丛中，主要分布于广东、广西、湖南、贵州、云南等地。

【说明】①《中华人民共和国药典》(1977 年版)一部收载“桃金娘根”副名(岗稔根),以后历版药典及部颁标准均未收载此品种;②福建、河南以“桃金娘根”副名(岗稔根)收载,上海以岗稔根收载;③桃金娘属植物全世界有 18 种,中国仅有 1 种。

【药材验收】性状:本品呈不规则的片块或短段,少数呈长条形圆柱状,直径 0.5~5cm。①表面黑褐色、赭红色或红棕色,有粗糙的纵皱纹,外皮常脱落;②质硬而致密,不易折断,断面淡棕色,中部颜色较深,老根可见同心性环纹;③气微,味涩。

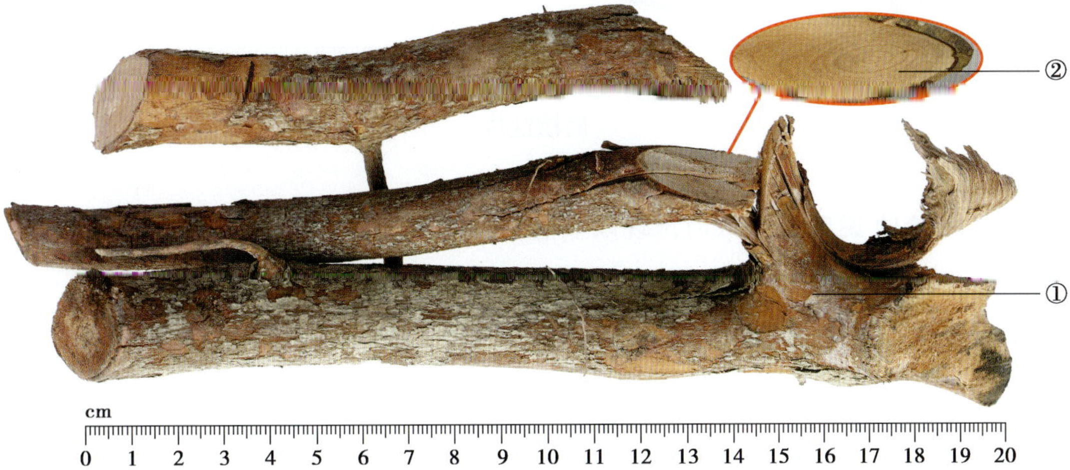

岗稔原药材

【药材验收说明】①岗稔入药部位为根,验收时注意根茎等非药用部位;②岗稔以根粗壮、大小均匀、质坚、色赭红者为佳。

【饮片生产】炮制:除去杂质,整理洁净,切段,晒干。

【生产注意事项】①岗稔切制前需润 6~8 小时至透,方可切制;②需切成 5~10mm 的短段;③若用自然晾晒,需注意铺药厚度不宜超过 5cm,并定时翻动,晾晒至干;④精选过程需筛去碎屑,并将异形片、色差片及其他杂质等挑出。

【饮片验收】性状:本品呈不规则的片块或短段,少数呈长条形圆柱状,直径 0.5~5cm。①表面黑褐色、赭红色或红棕色,有粗糙的纵皱纹,外皮常脱落;②质硬而致密,不易折断,断面淡棕色,中部颜色较深,老根可见同心性环纹;③气微,味涩。

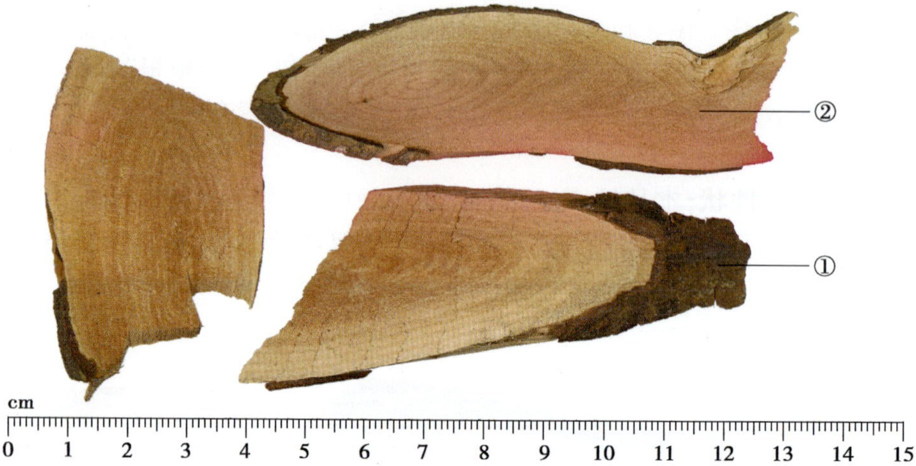

岗稔饮片

【饮片验收说明】验收时出现以下情况应拒收:①带根茎;②发霉;③断面色差;④虫蛀。

41. 藁本

摘录自《中华人民共和国药典》(2025年版)

【来源】本品为伞形科植物藁本 *Ligusticum sinense* Oliv. 或辽藁本 *Ligusticum jeholense* Nakai et Kitag. 的干燥根茎和根。秋季茎叶枯萎或次春出苗时采挖,除去泥沙,晒干或烘干。藁本主产于四川、陕西、甘肃、重庆、湖北、湖南等地;辽藁本主产于河北、北京、辽宁、山西、内蒙古等地。

【说明】①两种藁本均喜生高山林下、草甸、林缘、阴湿山坡等处。藁本多为野生,又称川藁本,在湖北、湖南、江西有栽培种植,商品称西芎藁本。辽藁本又称北藁本,多为野生,在黑龙江、辽宁、吉林、河北、山西等地有栽培,产量甚少。②《云南省中药饮片标准》收载的黄藁本为伞形科植物滇芹 *Sinodielsia yunnanensis* Wolff 的干燥根;近些年来,在全国许多省(区、市)有使用一种"新疆藁本",其来源为伞形科植物鞘山芎 *Conioselinum vaginatum* (Spreng.) Thell 的根茎,主产于新疆。

【药材验收】**性状:藁本**　根茎呈不规则结节状圆柱形,稍扭曲,有分枝,长 3~10cm,直径 1~2cm。①表面棕褐色或暗棕色,粗糙,有纵皱纹,上侧残留数个凹陷的圆形茎基,下侧有多数点状突起的根痕和残根;②体轻,质较硬,易折断,断面黄色或黄白色,纤维状;③气浓香,味辛、苦、微麻。

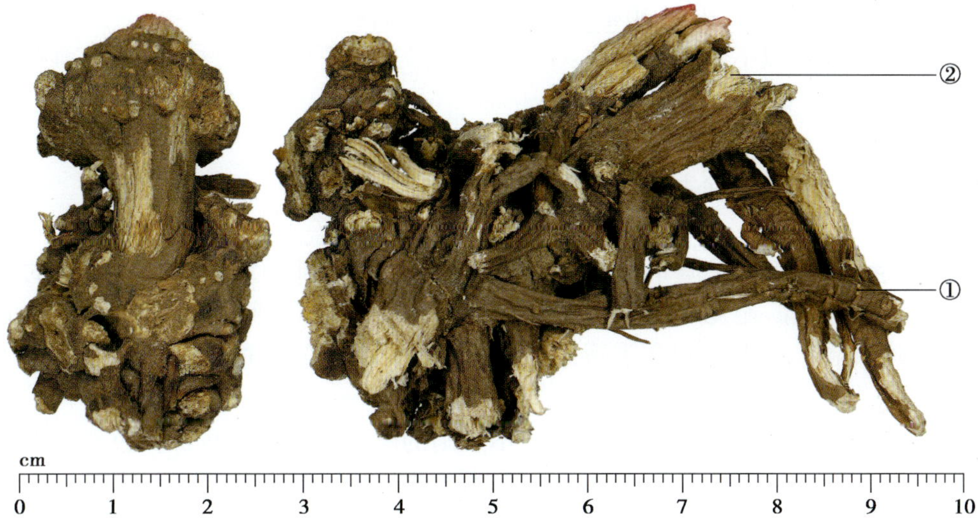

藁本原药材(藁本)

辽藁本　较小,根茎呈不规则的团块状或柱状,长 1~3cm,直径 0.6~2cm。①有多数细长弯曲的根。

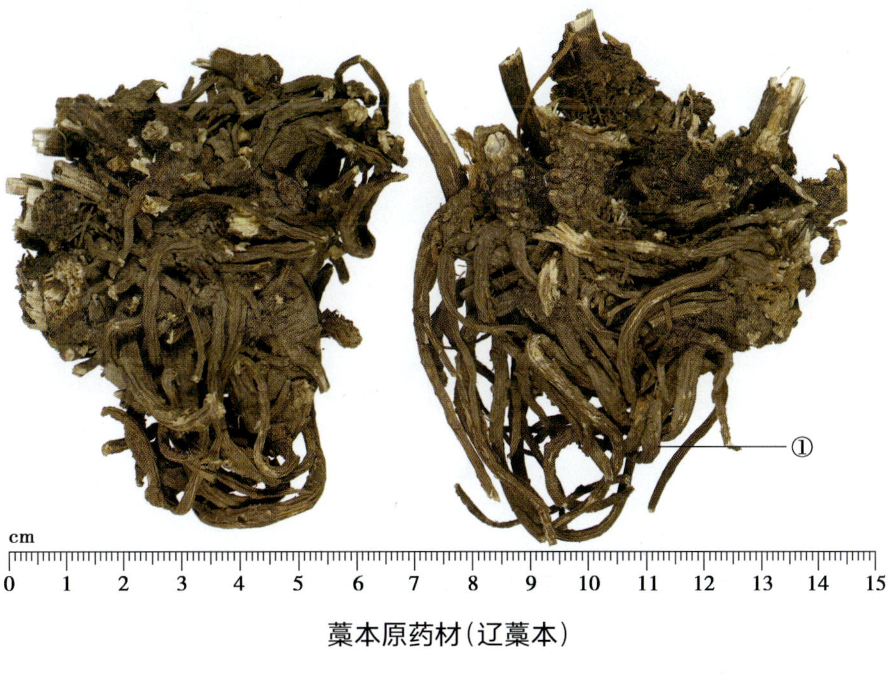

藁本原药材(辽藁本)

【药材验收说明】(1) 藁本常见的混淆品有：

①新疆藁本，为同科植物鞘山芎 *Conioselinum vaginatum* (Spreng.) Thell 的根茎，其鉴别特征为：质硬而微韧，折断而不平整，木部露出纤维状、中心色白显空隙；②水藁本 *Ligusticum sinense* Oliv.，其鉴别特征为：体较沉，质硬，难折断，断面略平坦，淡灰棕色，可见棕红色油点。

(2) 藁本以个大、茎残基短、须根少、气香浓郁者为佳。

(3) 验收时出现以下情况应拒收：①大小不均匀；②断面色差；③生虫，表面有蛀孔；④走油。

【饮片生产】**炮制：**除去杂质，洗净，润透，切厚片，晒干。

【生产注意事项】①藁本需润 2~3 小时至透，方可切制；②需切成 2~4mm 的厚片；③切制后应及时干燥，避免产生异味或霉变，自然晾晒时注意铺药厚度不宜超过 5cm，并定时翻动，晾晒至干；④精选过程需筛去碎屑，并将异形片、色差片及杂质等挑选出来。

【饮片验收】**性状：藁本片** 本品呈不规则的厚片。①外表皮棕褐色至黑褐色，粗糙；②切面黄白色至浅黄褐色，具裂隙或孔洞，纤维性；③气浓香，味辛、苦、微麻。

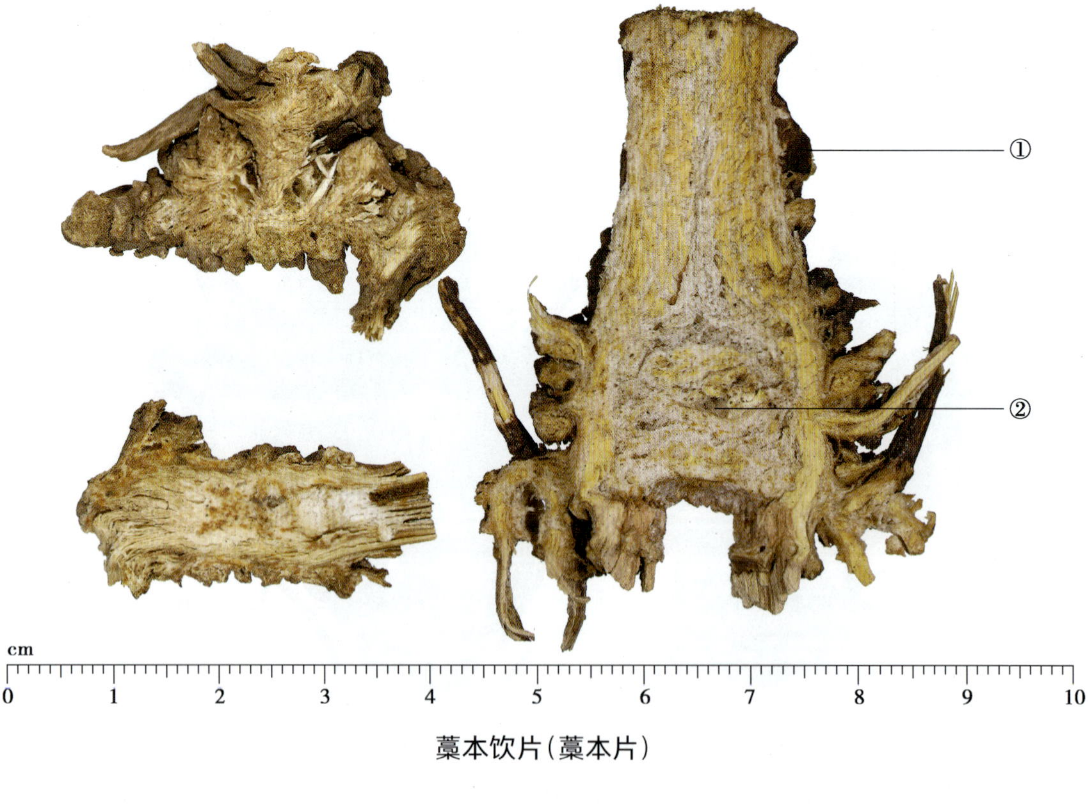

藁本饮片(藁本片)

辽藁本片 ①外表皮可见根痕和残根突起呈毛刺状；②或有呈枯朽空洞的老茎残基；③切面木部有放射状纹理和裂隙。

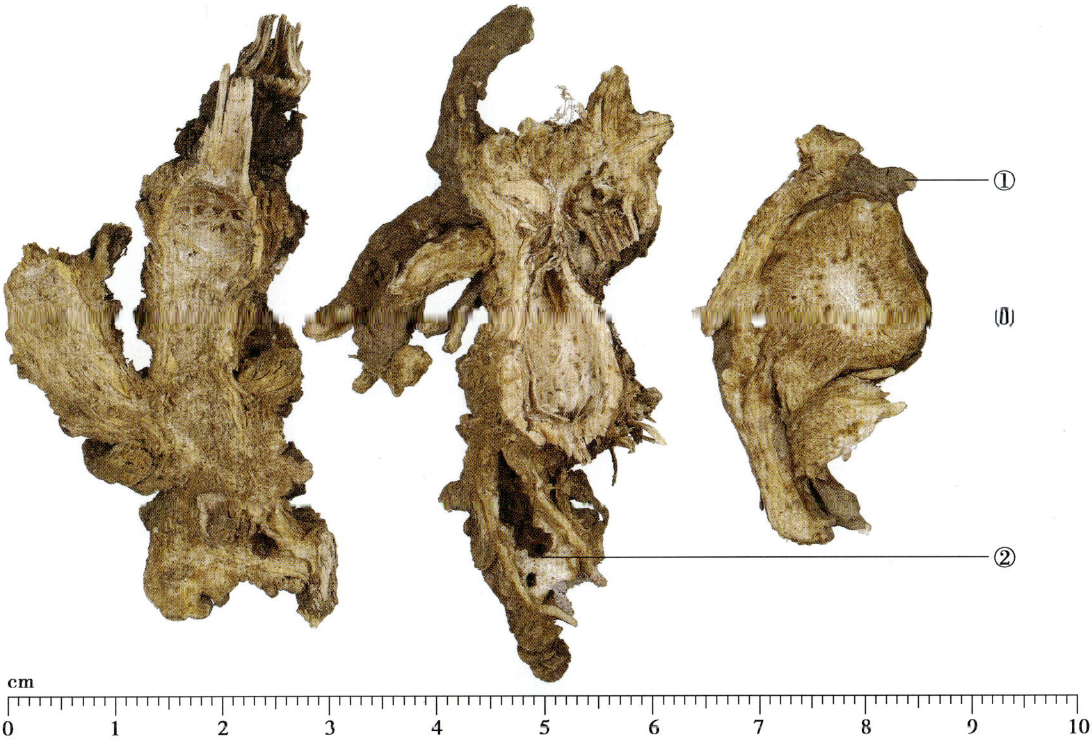

藁本饮片(辽藁本片)

【饮片验收说明】①两种藁本饮片气味特异，嗅之有类似芹菜样香气，口尝辛、苦、微麻。以片大、须根少、气香浓者为佳。②藁本素有西芎藁本之称，根茎呈团块状结节，少有分枝，类似小个川芎，质优；辽藁本较小，根茎呈不规则的团块状或柱状，被多数细根包裹，饮片中细根约占一半，质较次。③新疆藁本多呈不规则长形片，体较轻，断面纤维性，边缘根痕多且硬，中部有几个圆形茎痕或呈空心，气香燥烈，味苦微麻，气味比藁本冲鼻子。黄藁本为不规则厚片，外表面具密集环纹，切面黄白色至淡黄棕色，具多数散在的棕色油点，气香，味辛、微苦、麻。注意与正品区别。

42. 葛根

摘录自《中华人民共和国药典》(2025 年版)

【来源】 本品为豆科植物野葛 *Pueraria lobata*(Willd.) Ohwi 的干燥根。习称野葛。秋、冬二季采挖，趁鲜切成厚片或小块，干燥。主产于湖南、河南、广东、浙江、四川等地。

【说明】 ①葛根，又称为野葛，分布于全国除新疆、西藏、青海外的大部分地区，以湖南、河南、广东、浙江、四川等地产量最大。尤以湖南安化、衡阳和浙江开化、金华的质量为佳。②甘葛，又称为粉葛，分布于西南和华南地区。华南地区以之作葛根入药。应注意区别。

【药材验收】 **性状：** 本品呈纵切的长方形厚片或小方块，厚片长 5~35cm，厚 0.5~1cm。①外皮淡棕色至棕色，有纵皱纹，粗糙；②切面黄白色至淡黄棕色，有的纹理明显；③质韧，纤维性强；④气微，味微甜。

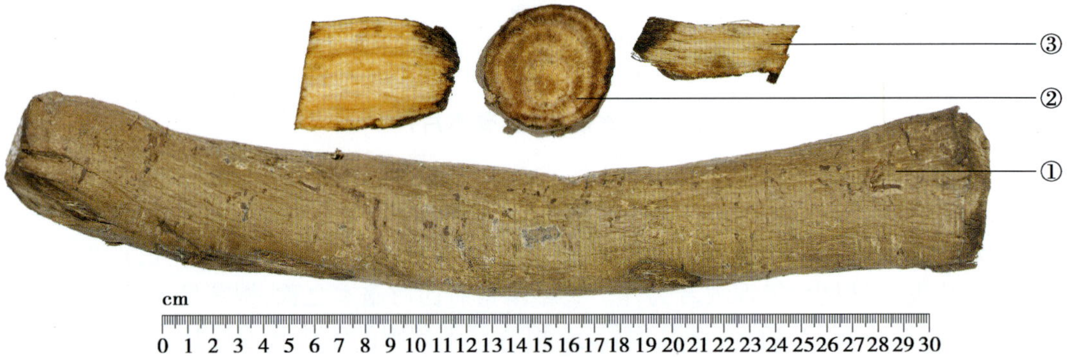

葛根原药材

【药材验收说明】（1）葛根与粉葛为同科植物，葛根为豆科植物野葛 *Pueraria lobata* (Willd.) Ohwi 的干燥根，粉葛为豆科植物甘葛藤 *Pueraria thomsonii* Benth. 的干燥根。两者鉴别要点为：葛根外皮淡棕色至棕色，切面黄白色至淡黄棕色，纤维性强；而粉葛表面黄白色或淡棕色，富粉性，有同心性环纹或纵条纹。

（2）葛根常见的混淆品为野葛的藤蔓，干燥、切块后冒充葛根入药。两者鉴别要点：①藤蔓中心有“髓点”，有黑色粗皮，而葛根无髓，外皮淡棕色至棕色；②葛根有甜味，而野葛藤蔓味淡。

(3) 葛根以块大、质韧、切面色黄白、甜味浓者为佳。

(4) 验收时出现以下情况应拒收:①色差;②生虫,表面有蛀孔。

【饮片生产】炮制:除去杂质,洗净,润透,切厚片,晒干。

【生产注意事项】①葛根需润 8~12 小时至透,方可切制。②需切成 2~4mm 的厚片或边长为 0.5~1.2cm 的方块。③切制后应及时干燥,避免产生异味或霉变;若用自然晾晒,注意铺药厚度不宜超过 5cm,翻晒至干度合格。④精选过程需筛去碎屑,并将异形片、色差片及杂质等挑出。

【饮片验收】性状:本品呈不规则的厚片、粗丝或方块。①切面浅黄棕色至棕黄色;②质韧,纤维性强;③气微,味微甜。

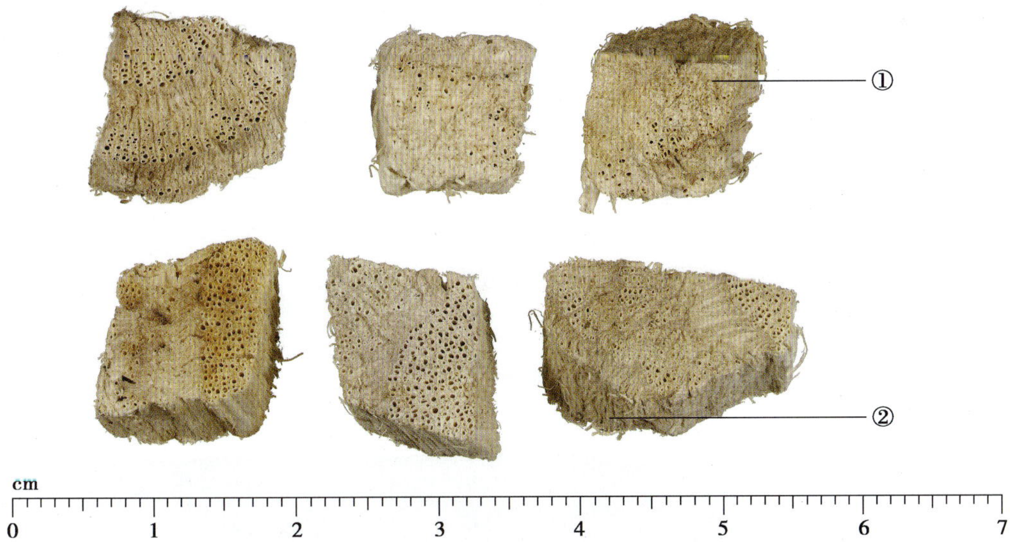

葛根饮片

【饮片验收说明】①葛根最突出的特点是:纤维性强,味微甜。②一般以粉性足否衡量其品质。以质坚实、色白、粉性足、纤维少、个大者为佳。验收时注意野葛藤蔓的掺伪。

42-1. 粉葛

摘录自《中华人民共和国药典》(2025 年版)

【来源】本品为豆科植物甘葛藤 *Pueraria thomsonii* Benth. 的干燥根。秋、冬二季采挖，除去外皮，稍干，截段或再纵切两半或斜切成厚片，干燥。主要分布于我国西南部和南部的广东、广西、福建、四川、云南等地。

【说明】①与野葛不同的是，甘葛藤地下块根呈圆柱形，断面粉性；②根据形状不同，可分为粉葛丁、粉葛根块两个商品规格；③粉葛与葛根成分基本一致，但葛根素、黄酮、水溶性与醇溶性总成分含量低于葛根；④在广东地区，粉葛多作为保健食材使用。

【药材验收】性状：本品呈圆柱形、类纺锤形或半圆柱形，长 12~15cm，直径 4~8cm；有的为纵切或斜切的厚片，大小不一。①表面黄白色或淡棕色，未去外皮的呈灰棕色；②体重，质硬，富粉性；③横切面可见由纤维形成的浅棕色同心性环纹，纵切面可见由纤维形成的数条纵纹；④气微，味微甜。

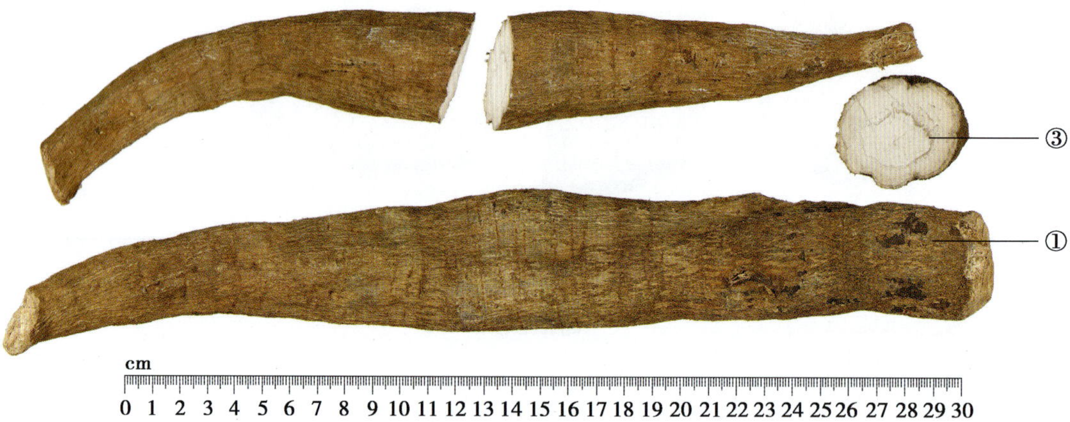

粉葛原药材

【药材验收说明】(1) 粉葛常见混淆品有木薯，木薯特征是表面较光滑，指甲划有粉末。
(2) 粉葛以身干、块大、色白、无筋、粉性多者为佳。
(3) 验收时出现以下情况应拒收：①含硫超标；②色差；③虫蛀。

【饮片生产】炮制：除去杂质，洗净，润透，切厚片或切块，干燥。

【生产注意事项】①粉葛需润 8~12 小时至透，方可切制；②需切成 2~4mm 的厚片或边长为 8~12mm 的方块；③切制后应及时干燥，避免产生异味或霉变，若用自然晾晒，注意铺药厚度不宜超过 5cm，翻晒至合格干度；④精选过程需筛去碎屑，并将异形片、色差片及杂质等挑出。

【饮片验收】性状：本品呈不规则的厚片或立方块状。①外表面黄白色或淡棕色。切面黄白色。②横切面有时可见由纤维形成的浅棕色同心性环纹。③纵切面可见由纤维形成的数条纵纹。④体重，质硬，富粉性。⑤气微，味微甜。

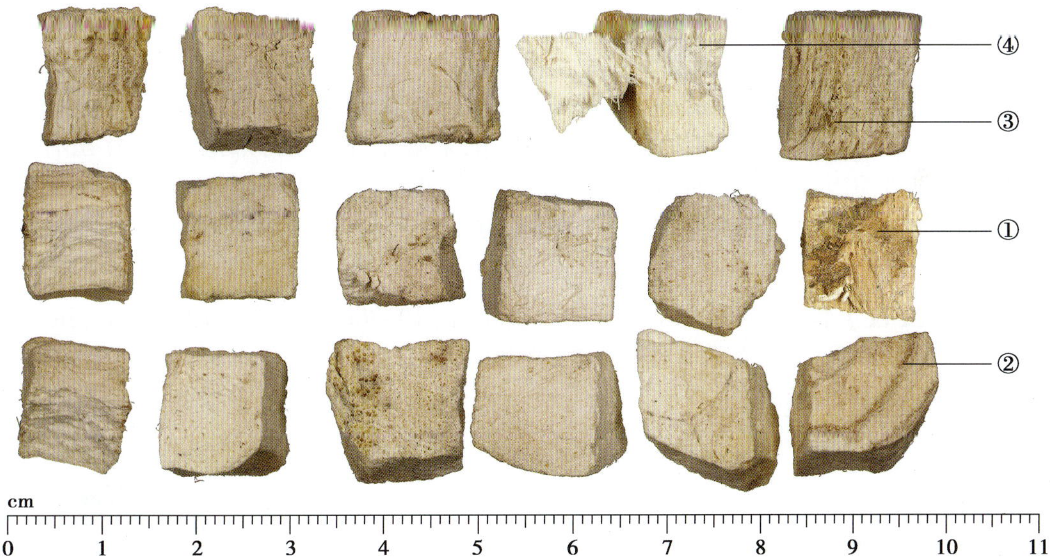

粉葛饮片

【饮片验收说明】①市场上粉葛多切成方形丁块状，要求粉性足、无酸味、无虫蛀霉变；②粉葛虽粉性较强，但仍可见纤维，且味微甜，可与性状相似的茯苓、木薯丁块区别开来。

43. 狗脊

摘录自《中华人民共和国药典》(2025 年版)

【来源】本品为蚌壳蕨科植物金毛狗脊 *Cibotium barometz*(L.) J. Sm. 的干燥根茎。秋、冬二季采挖,除去泥沙,干燥;或去硬根、叶柄及金黄色绒毛,切厚片,干燥,为"生狗脊片";蒸后晒至六七成干,切厚片,干燥,为"熟狗脊片"。主产于广东、广西、云南、贵州、四川等地。

【说明】①金毛狗脊 *Cibotium barometz*(L.) J. Sm. 为国家二级保护植物,须具备相应资质的单位或个人通过申请获批相关部门发放的采集证方可进行采挖;②近年虽有开始栽培种植,但目前市场流通的狗脊药材仍以野生资源为主,因用药需求量不大,国内资源暂能满足使用需要,但仍需进一步优化资源的合理利用。

【药材验收】**性状:**本品呈不规则的长块状,长 10~30cm,直径 2~10cm。①表面深棕色,残留金黄色绒毛;上面有数个红棕色的木质叶柄,下面残存黑色细根。②质坚硬,不易折断。③无臭,味淡、微涩。

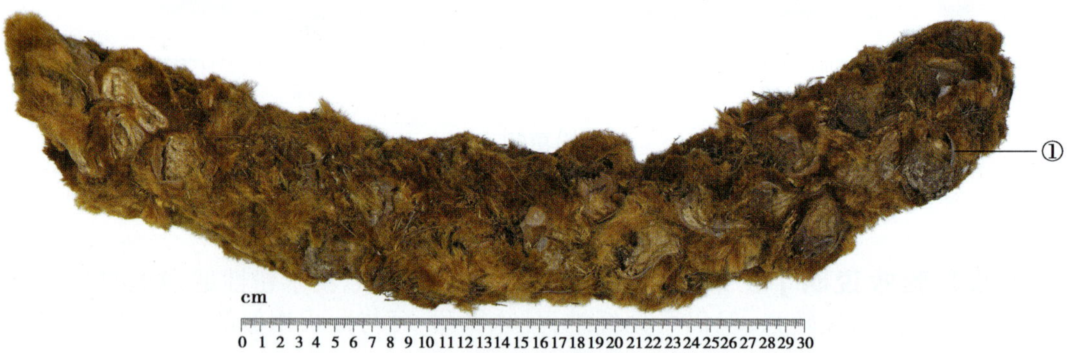

狗脊原药材

生狗脊片 呈不规则长条形或圆形,长 5~20cm,直径 2~10cm,厚 1.5~5mm。①切面浅棕色,较平滑,近边缘 1~4mm 处有 1 条棕黄色隆起的木质部环纹或条纹,边缘不整齐,偶有金黄色绒毛残留;②质脆,易折断,有粉性。

熟狗脊片 ①呈黑棕色;②质坚硬。

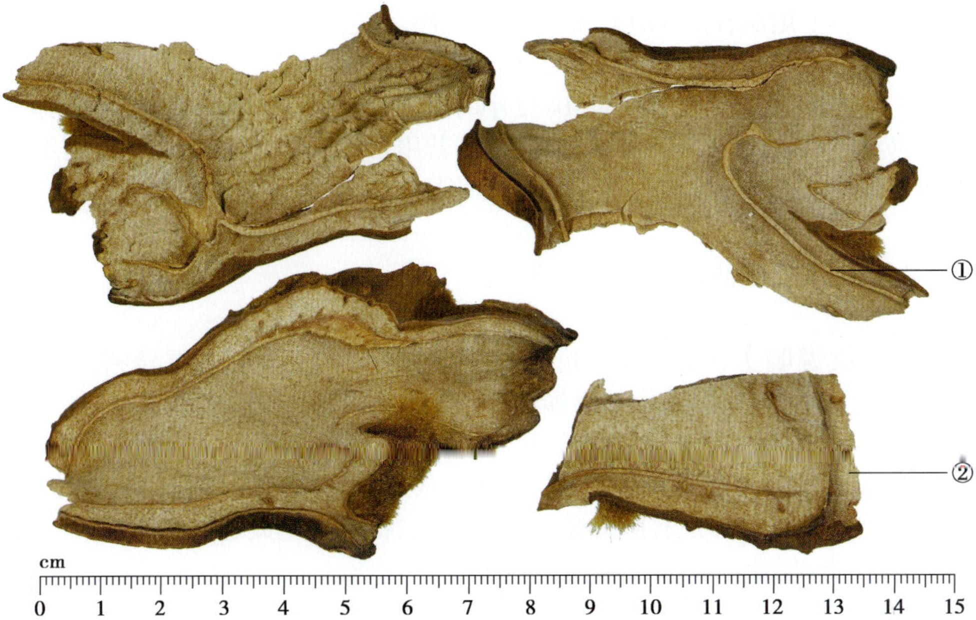

狗脊原药材（生狗脊片）

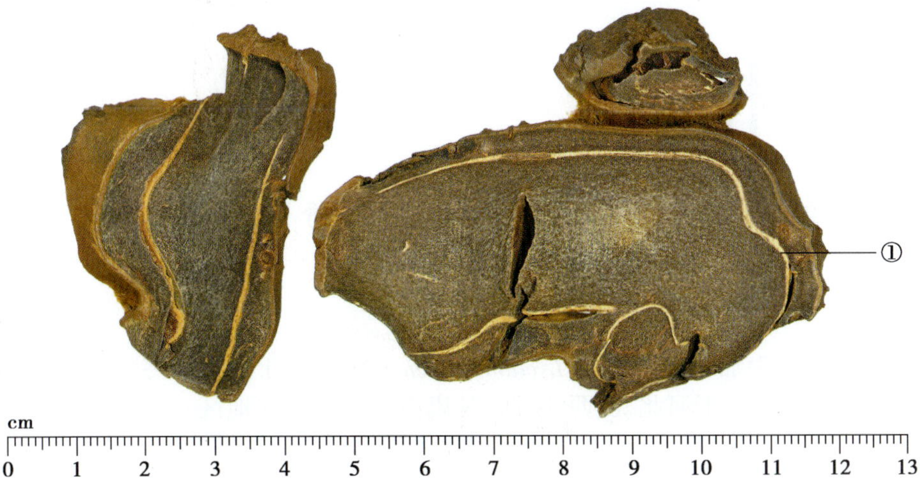

狗脊原药材（熟狗脊片）

【药材验收说明】(1) 狗脊常见混淆品有乌毛蕨科植物狗脊蕨 *Woodwardia japonica* (L. f.) Sm. 的干燥根茎。两者的鉴别点为：狗脊蕨的根茎较狗脊瘦小，且断面无隆起的木质部环纹。

(2) 狗脊以肥大、质坚实、无空心者为佳；狗脊片以厚薄均匀、坚实无毛、无空心者为佳。

(3) 验收时以下情况应拒收：①未除去叶柄及金黄色绒毛；②发霉；③虫蛀。

【饮片生产】**炮制:**除去杂质;未切片者,洗净,润透,切厚片,干燥。

【生产注意事项】①狗脊需润10~12小时至透,方可切制;②需切成2~4mm的厚片,且切制后应及时干燥,避免产生异味或霉变;③若用自然晾晒,需注意铺药厚度不宜超过5cm,并定时翻动。④精选过程需筛去碎屑,并将异形片、色差片及其他杂质等挑出。

【饮片验收】**性状:**同药材。

【饮片验收说明】①狗脊饮片包括生、熟狗脊片。但性状存在差异:生狗脊片浅棕色,质脆,易折断,有粉性;熟狗脊片黑棕色,质坚硬,无粉性。建议结合本单位习用品种,要求厂家统一定种送货,避免生、熟狗脊片混用所造成不必要的患者投诉。②验收时,饮片多为小块状厚片,可见切面隆起的木质部环纹或条纹,少毛或无毛,无臭,有特殊香气,味淡、微涩。③常见炮制品还有烫狗脊,其形如狗脊片,表面略鼓起。棕褐色。质酥脆,易折断。气微,味淡、微涩。

44. 枸杞根

摘录自《广东省中药材标准:第三册》

【来源】本品为茄科植物枸杞 *Lycium chinense* Mill. 的干燥根。冬季采挖,除去地上茎枝,洗净,干燥。主产于河北、山西、陕西、甘肃南部以及东北地区。

【说明】①本品与历版《中华人民共和国药典》一部收载的地骨皮来源及药用部位略有不同。地骨皮为茄科植物枸杞 *Lycium chinense* Mill. 或宁夏枸杞 *Lycium barbarum* L. 的干燥根皮。而枸杞根的基源只收载枸杞 *Lycium chinense* Mill. 一种,药用部位为根。②本品现收载于《广东省中药材标准:第三册》,为广东省部分医疗机构制剂的处方原料。

【药材验收】**性状:**本品主根呈圆柱形,弯曲,长短不一,直径1~3cm,有分枝,分枝直径0.1~1cm,主根顶端常带中空短段的地上茎残基。①外表皮灰黄色至灰棕色,粗糙疏松,有不规则的纵波纹及细根残痕;②质坚硬,不易折断;③切面皮部棕色,内侧类白色,木部黄色;④气微香,味微甘。

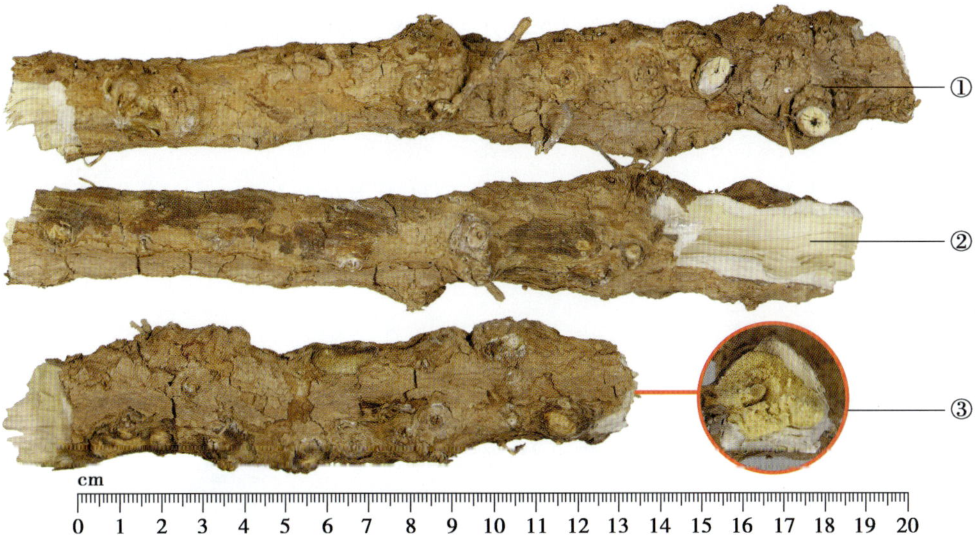

枸杞根原药材(主根)

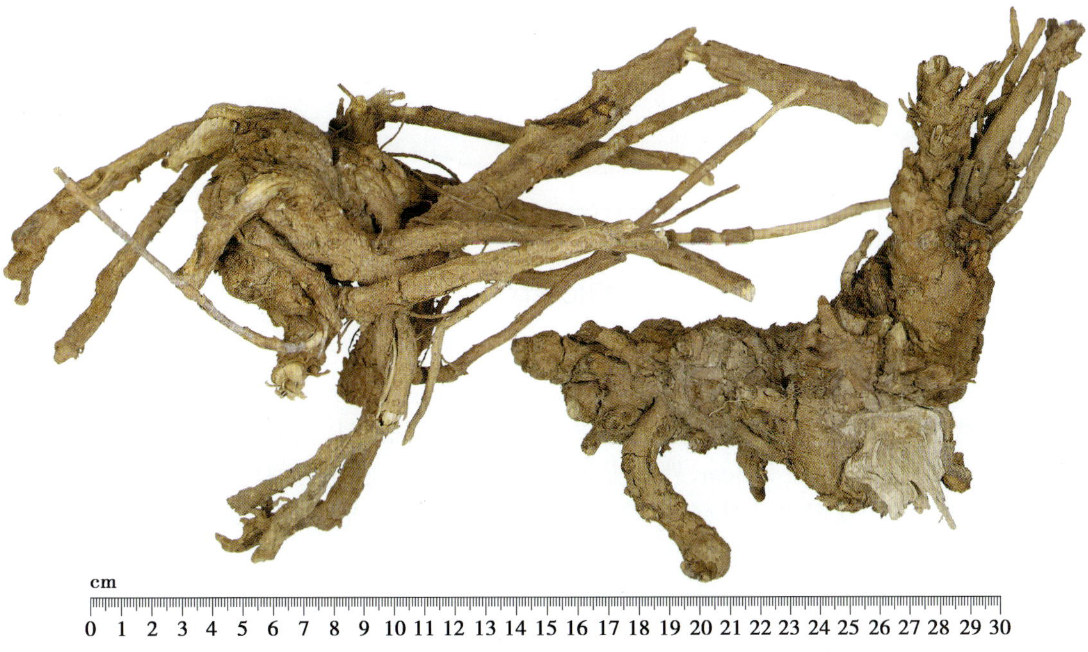

枸杞根原药材(带地上茎残基)

【药材验收说明】(1) 枸杞根以大小匀称、不带或少带地上茎残基为佳。(2) 验收时出现以下情况应拒收:①多数带有地上茎残基;②发霉;③虫蛀。

【饮片生产】炮制:除净地上茎枝,闷透,切段,干燥。

【生产注意事项】①切制前需润 2~4 小时至透，方可切制；②需切成 10~15mm 的长段；③若用自然晾晒，需注意铺药厚度不宜超过 5cm，并定时翻动，晾晒至干；④精选过程需筛去碎屑，并将异形片、色差片及其他杂质挑出。

【饮片验收】性状：本品呈不规则的段。①外表皮灰黄色至灰棕色，粗糙疏松；②切面皮部棕色，内侧类白色，木部黄色；③气微香，味微甘。

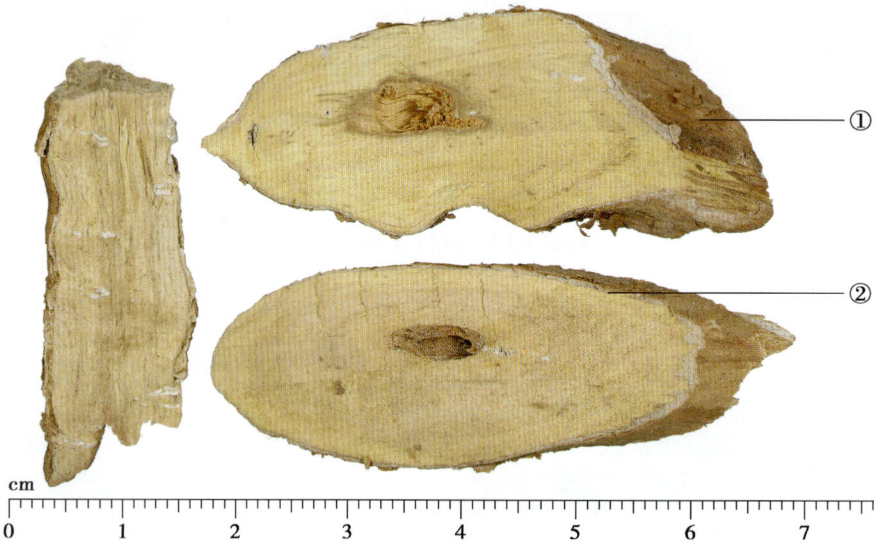

枸杞根饮片

【饮片验收说明】①本品药用部位为根，根茎及根茎以上的非药用部位应除去。②饮片以主根为主，直径 1~3cm，外表皮灰黄色至灰棕色，色泽均匀；闻之有淡淡的清香，口尝味微甘。③若发现明显混有根茎等非药用部位、直径不足 1cm 的细根较多、色泽偏深甚至发黑、无枸杞清香气者应拒收。

45. 骨碎补

摘录自《中华人民共和国药典》(2025 年版)

【来源】 本品为水龙骨科植物槲蕨 *Drynaria fortunei*(Kunze) J. Sm. 的干燥根茎。全年均可采挖,除去泥沙,干燥,或再燎去茸毛(鳞片)。主产于浙江、湖北、贵州、云南、四川等地。

【说明】 ①槲蕨为附生在老树或山林石壁上的一种蕨类植物,多为野生,亦可用根茎进行栽培繁殖,栽后 4~5 年即可采挖,但因各地野生资源丰富,目前家种货鲜见。②因能治疗折伤,故名"骨碎补"。其根状茎密被棕褐色小鳞片,状似姜状,遂有猴姜、申姜之称。亦有个别地区把去毛加工前的称为"猴姜"或"申姜",去毛加工后者称为"骨碎补",分别入药。

【药材验收】 **性状:** 本品呈扁平长条状,多弯曲,有分枝,长 4~20cm,宽 1~2cm,厚 0.2~0.5cm。①表面密被深棕色至暗棕色的小鳞片,柔软如毛,经火燎者呈棕褐色或暗褐色,两侧及上表面均具突起或凹下的圆形叶痕,少数有叶柄残基和须根残留;②体轻,质脆,易折断;③断面红棕色,维管束呈黄色或灰白色点状,排列成环;④气微,味淡、微涩。

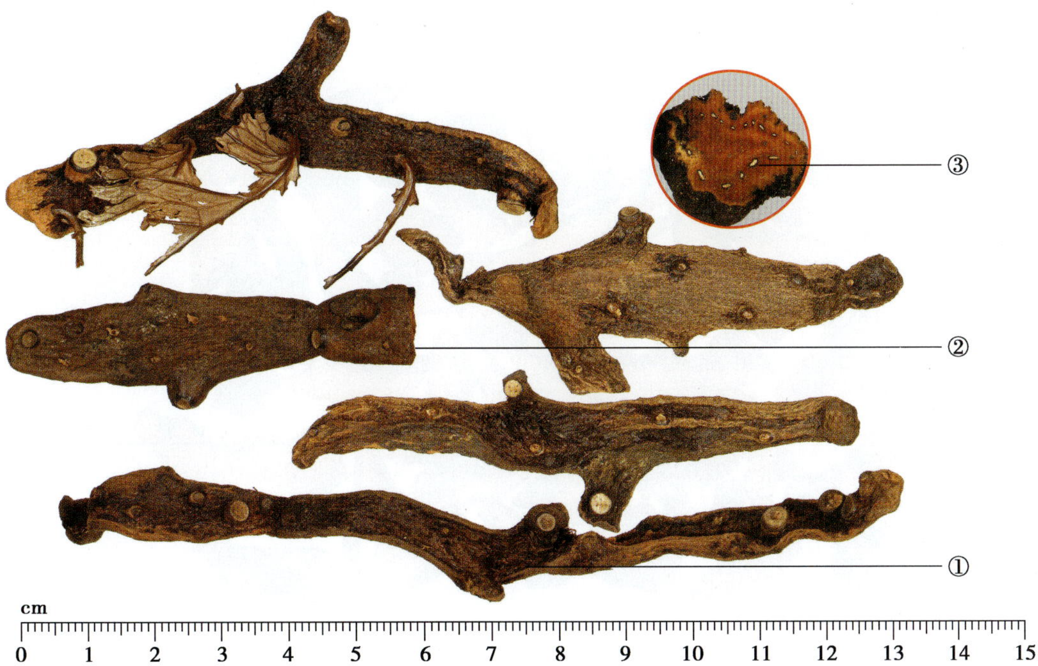

骨碎补原药材

【药材验收说明】(1) 骨碎补鉴别要点为:"骨碎补,必须扁,宽、厚标准遵药典。体轻质脆易折断,断面红棕一圈点"。

(2) 骨碎补常见的混淆品有同科植物中华槲蕨 *Drynaria baronii* (Christ) Diels、崖姜 *Drynaria coronans* J. Sm. 以及骨碎补科大叶骨碎补 *Davallia divaricata Blume* 的干燥根茎,其中后两者分别称为大骨碎补和硬骨碎补。它们鉴别要点为:中华槲蕨根茎黄棕色小鳞片易脱落,表面黄色至淡棕色,质较硬,断面黄色;大骨碎补表面黑棕色,横切面点状维管束的排列不呈单环状,条较粗大,质坚硬、不易折断;硬骨碎补表面棕红色至棕褐色,有明显的纵沟纹,横切面中央有 2 个大的弯月形维管束。

(3) 骨碎补以条大、色棕、毛茸少者为佳。

(4) 验收时出现以下情况应拒收:①大小不均匀,多为宽度不符;②未燎去茸毛;③有色差;④带叶柄。

【饮片生产】炮制:除去杂质,洗净,润透,切厚片,干燥。

【生产注意事项】①骨碎补需润 10~12 小时至透,方可切制。②需切成 2~4mm 的厚片。③切制后应及时干燥,避免物料产生异味或出现霉变。若用自然晾晒,注意铺药厚度不宜超过 5cm,翻晒至合格干度。④精选过程需筛去碎屑,并将异形片、色差片及杂质等挑选出来。

【饮片验收】性状:本品呈不规则厚片。表面深棕色至棕褐色。①常残留细小棕色的鳞片,有的可见圆形的叶痕;②切面红棕色,黄色或灰白色的维管束点状排列成环;③气微,味淡、微涩。

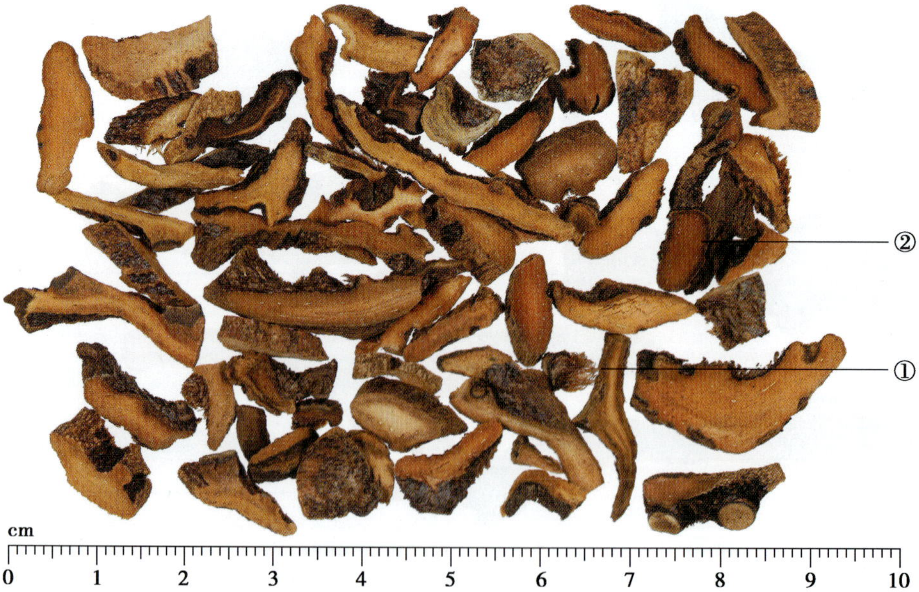

骨碎补饮片

【饮片验收说明】①无论片型是否完整，均应能看出骨碎补“扁平”的特征，与中华槲蕨 *Drynaria baronii* (Christ) Diels 的根茎等非正品（呈圆柱形）可区分开来；②正品宽度应为1~2cm，厚0.2~0.5cm，非正品宽度常不足1cm；③外皮残留“鳞片”与叶痕残基应尽量少；④体轻，质脆，断面点状维管束成环围绕。

46. 广东土牛膝

摘录自《广东省中药材标准：第一册》

【来源】本品为菊科植物华泽兰 *Eupatorium chinense* L. 的干燥根。秋季采挖，洗净，干燥。主产于浙江、福建、湖北、湖南、广东等地。

【说明】①本品为广东地区常用中草药，最早以“斑骨相思”之名记载于《生草药性备要》，其后，《本草求原》《岭南采药录》仍以此名收载该药；②全国大部分地区以苋科植物土牛膝 *Achyranthes aspera* L. 的根作“土牛膝”入药，与广东土牛膝名字相似却功效有异，应注意区分，避免混用；③本品别名“多须公”，其根如须成把，传统认为须根粗长者为佳。

【药材验收】**性状：**本品根多数，着生于粗壮的根状茎上；根呈细长圆柱形，有的稍弯曲，长5~35cm，最长可达50cm。①表面灰黄色至棕褐色，有细微纵皱及稍疏的须根痕。②质硬而脆，易折断。断面纤维状，皮部棕灰色，易分离，中心木部较大，黄白色。③气香，味微辛、苦。

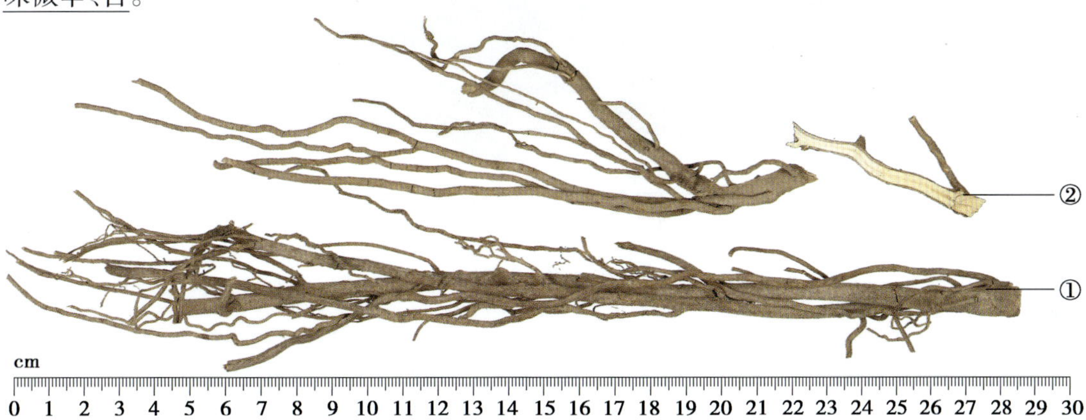

广东土牛膝原药材

【药材验收说明】(1) 广东土牛膝常见的混淆品有土牛膝 *Achyranthes aspera* L. 的根。两者鉴别点为:①广东土牛膝的根多数,而土牛膝根数条,相对较少;②广东土牛膝根细长,有的稍弯曲,土牛膝根常呈弯曲状;③广东土牛膝嚼之味微辛、苦,而土牛膝嚼之味微甘。

(2) 广东土牛膝品质以根条粗大饱满者为佳。

(3) 验收时有以下情况应拒收:①根茎未除去;②外皮泥土多或石子未除去。

【饮片生产】**炮制:**洗净,切段,干燥。

【生产注意事项】①将药材置筐内冲洗干净后,润 10~12 小时至透,方可切制;②需切成 10~15mm 的长段;③若用自然干燥,将物料均匀平摊于晾晒场上,厚度不得超过 5cm,定时翻动,晾晒至合格干度;④精选过程中挑出异形片及杂质。

【饮片验收】**性状:**本品呈圆柱形段。①表面灰黄色至棕褐色,有细微纵皱及稍疏的须根痕;②质硬而脆,易折断;③断面纤维状,皮部棕灰色,易分离,中心木部较大,黄白色;④气香,味微辛、苦。

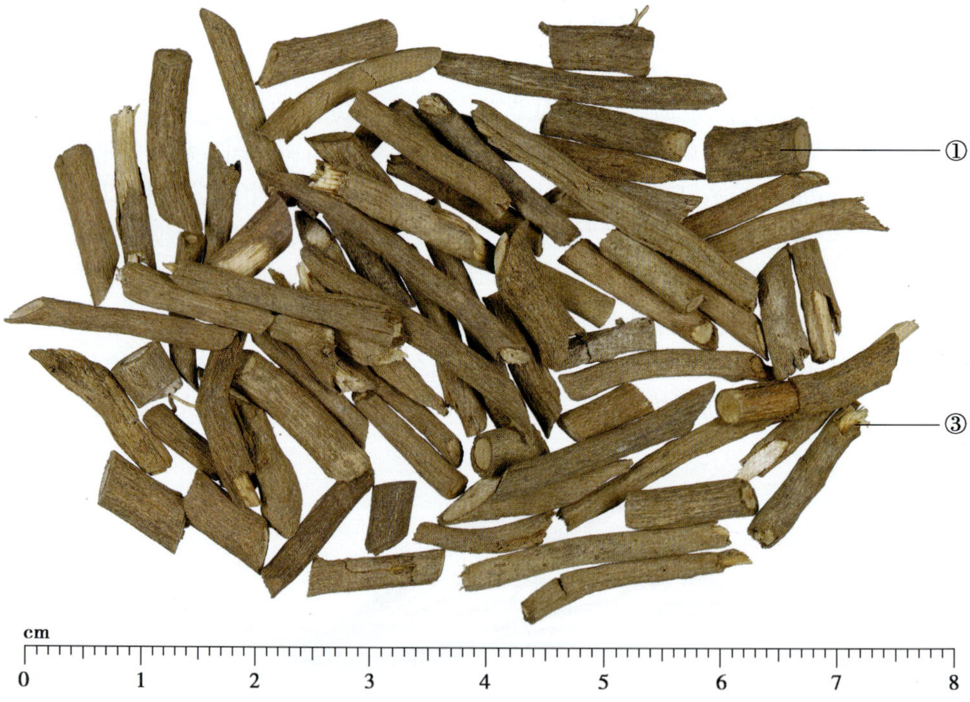

广东土牛膝饮片

【饮片验收说明】①本品以根入药,地上部分应清除干净。②横切面皮部薄,木部大。③气微香,嗅之略有橄榄样气味,味微辛、苦。验收时要注意与土牛膝区别,土牛膝嚼之味微甘。

47. 何首乌(附制何首乌)

摘录自《中华人民共和国药典》(2025 年版)

【来源】本品为蓼科植物何首乌 *Polygonum multiflorum* Thunb. 的干燥块根。秋、冬二季叶枯萎时采挖,削去两端,洗净,个大的切成块,干燥。主产于广东、广西、云南、贵州、四川等地。

【说明】①本品为常用中药,商品来源有野生和家种两种,以家种为主且质优。以广东德庆产何首乌为“道地药材”。②何首乌自古记载便有赤、白两种,蓼科植物何首乌 *Polygonum multiflorum* Thunb. 的干燥块根称赤首乌;认为何首乌变种蓼科植物棱枝何首乌 *Polygonum multiflorum* Thunb. var. *angulatum* S. Y. Liu 的块根称白首乌。③现仍有部分地区使用萝藦科植物牛皮消 *Cynanchum auriculatum* Royle ex Wight、隔山牛皮消 *Cynanchum wilfordii* (Maxim.) Hemsl.、戟叶牛皮消 *Cynanchum bungei* Dence. 的块根,作为白首乌地方习惯用药,与正品何首乌性状、功效均不同,应避免混用。

【药材验收】性状:本品呈团块状或不规则纺锤形,长 6~15cm,直径 4~12cm。①表面红棕色或红褐色,皱缩不平,有浅沟,并有横长皮孔样突起和细根痕;②体重,质坚实,不易折断;③断面浅黄棕色或浅红棕色,显粉性,皮部有 4~11 个类圆形异型维管束环列,形成云锦状花纹,中央木部较大,有的呈木心;④气微,味微苦而甘涩。

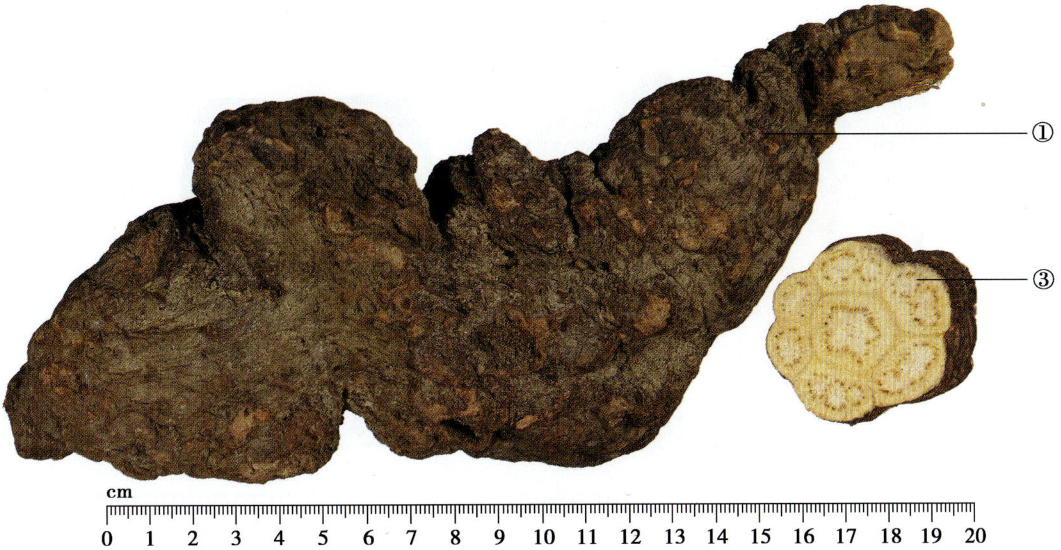

何首乌原药材

【药材验收说明】(1) 何首乌常见的伪品有翼蓼和毛脉蓼,何首乌断面浅黄棕色或浅红棕色,皮部有"云锦状花纹",而翼蓼切面呈粉红色,毛脉蓼切面呈黄棕色,两者断面皮部均无"云锦状花纹"。

(2) 一般原个何首乌以个大、体重、坚实、断面无裂隙、显粉性者为佳。何首乌片以切面黄棕色、"云锦花纹"明显、粉性足者为佳。

(3) 验收时有以下情况应拒收:①直径不符合;②有虫蛀或发霉。

【饮片生产】炮制:**何首乌** 除去杂质,洗净,稍浸,润透,切厚片或块,干燥。

制何首乌 取何首乌片或块,照炖法(通则 0213)用黑豆汁拌匀,置非铁质的适宜容器内,炖至汁液吸尽;或照蒸法(通则 0213),清蒸或用黑豆汁拌匀后蒸,蒸至内外均呈棕褐色,或晒至半干,切片,干燥。

【生产注意事项】①何首乌其直径要求为 4~12cm,为保证润药均匀,润药前需大小分档(直径≥7cm 为大档,直径<7cm 为小档);②分档后需清洗,每隔 1 小时洒水一次(小档 5~6 次,大档 7~8 次),再润 8~14 小时,接着 50~60℃蒸汽闷 2~5 小时至药材软化易切制;③需切成 2~4mm 的厚片或 8~12mm 的块;④切制后需及时干燥,自然晾晒,铺药厚度不宜超过 5cm,晾晒至干度合格,便于药物贮存;⑤净选需除去异形片及杂质等不合格品;⑥制何首乌生产时,需将已准备好的何首乌饮片与配制好的黑豆汁拌匀,闷润 4~8 小时后蒸 160~240 分钟,至表面黑褐色或棕褐色;⑦蒸制好的何首乌多采用自然晾晒法,晾晒至干度合格;⑧制何首乌精选需将色差片、未蒸透片及杂质等挑出。

【饮片验收】性状:**何首乌** 本品呈不规则的厚片或块。①外表皮红棕色或红褐色,皱缩不平,有浅沟,并有横长皮孔样突起及细根痕;②切面浅黄棕色或浅红棕色,显粉性;③横切面有的皮部可见云锦状花纹,中央木部较大,有的呈木心;④气微,味微苦而甘涩。

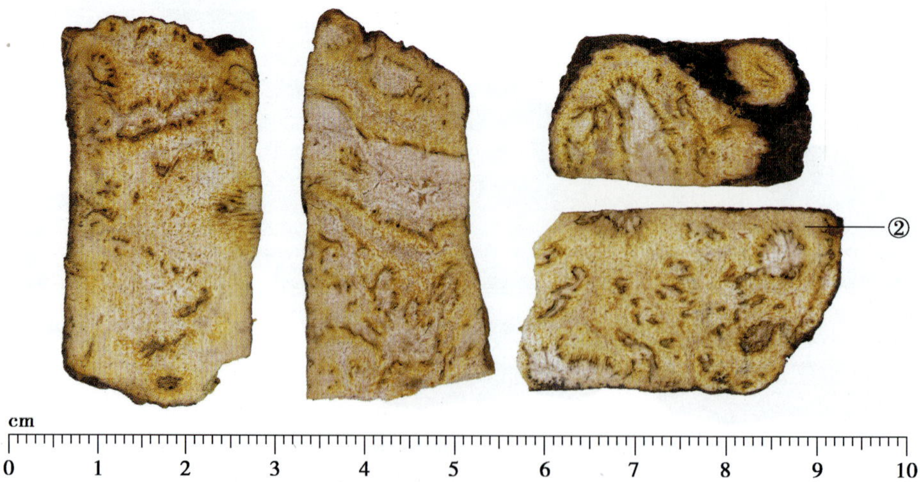

何首乌饮片(何首乌片)

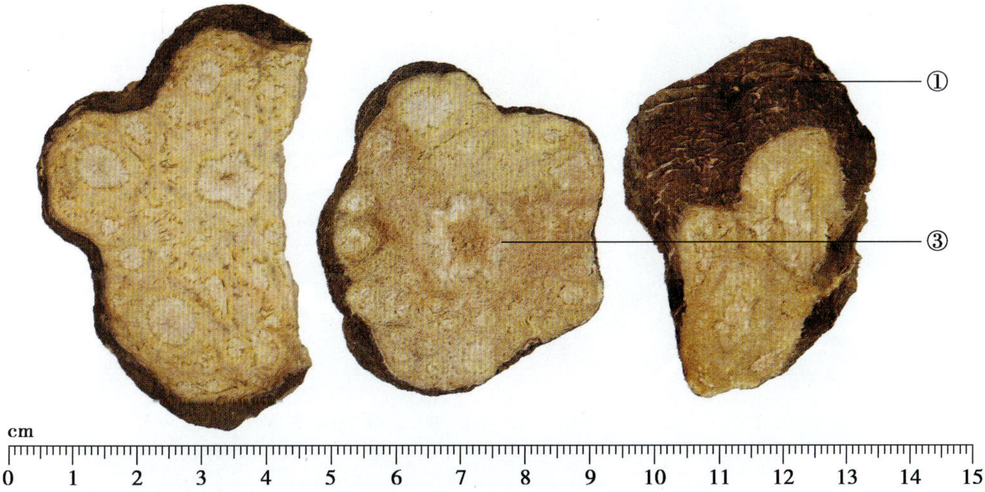

何首乌饮片（何首乌块）

制何首乌　本品呈不规则皱缩状的块片，厚约1cm。①表面黑褐色或棕褐色，凹凸不平；②质坚硬，断面角质样，棕褐色或黑色；③气微，味微甘而苦涩。

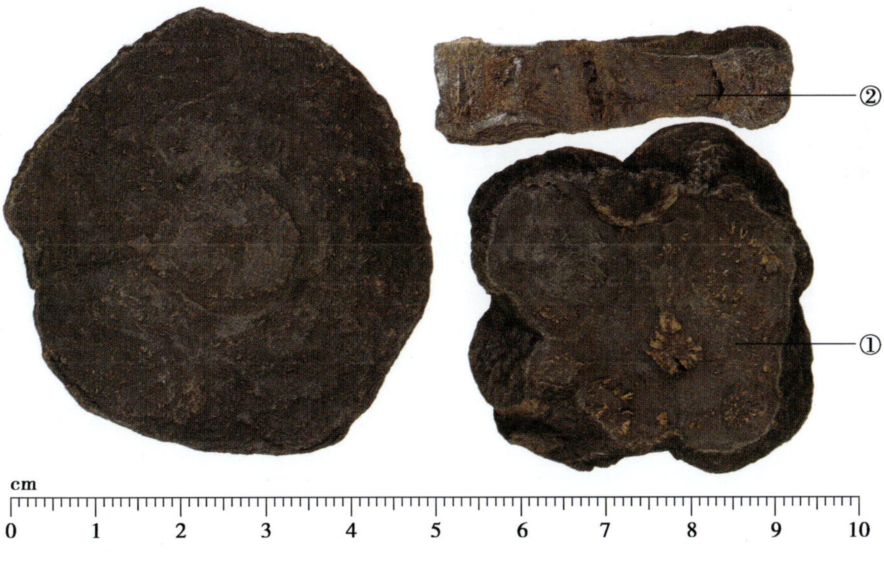

制何首乌饮片（块状）

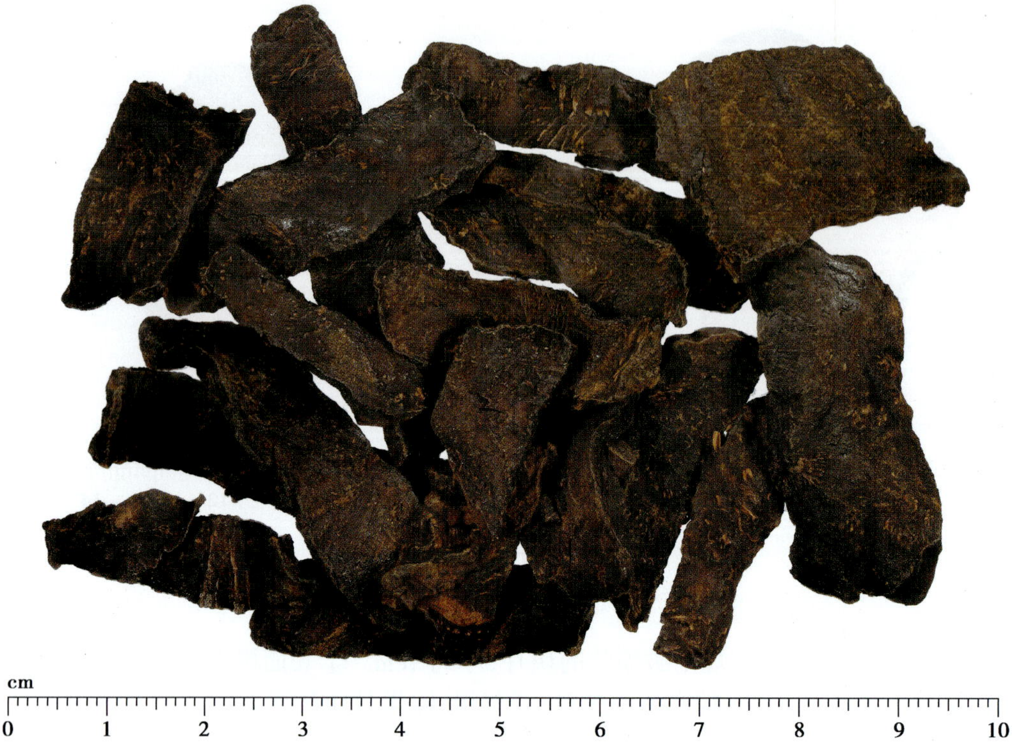

制何首乌饮片（片状）

【饮片验收说明】①验收何首乌片或块时应注意横切面是否有云锦状花纹，是否显粉性，非正品断面多见放射状纹理或显颗粒状，可较好鉴别区分；②制何首乌片横切面亦可见云锦状花纹，若为纵切片则可口尝，应为味微甘而苦涩；③炮制得当的制何首乌断面应为棕褐色或黑色，有玻璃样光泽（俗称“玻璃茬”），若断面仍是黄棕色或无玻璃样光泽，则可能为染色或炮制程度不足，应拒收。

48. 黑老虎

摘录自《广东省中药材标准:第一册》

【来源】本品为木兰科植物厚叶五味子 *Kadsura coccinea*(Lem.) A. C. Smith 的干燥根。全年均可采挖,洗净,干燥。生于山谷、山坡林下,其藤常缠绕于树上,主产于广东、广西、海南等地。

【说明】本品为广东地区常用中草药,始载于《岭南采药录》,谓:"黑老虎,蔓生,根有香气。连州、英德、清远出产。"《中华人民共和国药典》(1977 年版)以"黑老虎根"名收载。

【药材验收】性状:本品呈圆柱形,略弯曲,长短不一,直径 1~4cm。①表面深褐色或黑褐色,具纵皱纹及横向深裂,弯曲处深裂成横向沟纹。②皮部多横向断裂呈串珠状,易与木部剥离。③质坚韧,不易折断,断面纤维性。④皮部厚,浅蓝灰色,有密集的小白点和放射状的细纹;木部黄白色或浅棕色,可见多数小孔。⑤气微香,味微辛。

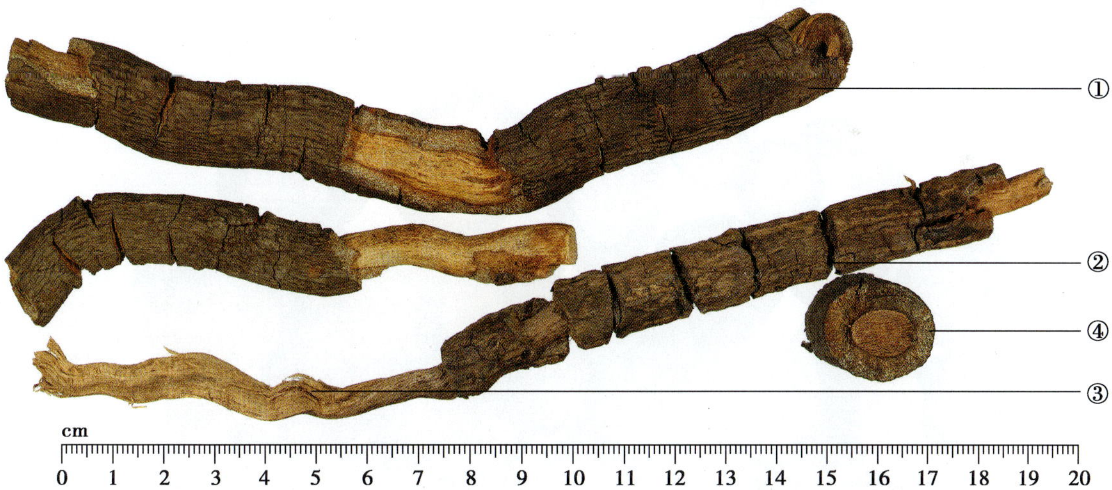

黑老虎原药材

【药材验收说明】(1) 红木香为木兰科植物南五味子 *Kadsura longipedunculata* Finet et Gagnep. 的干燥根(习称风沙藤根),广东海风藤根为异形南五味子 *Kadsura heteroclita* (Roxb.) Craib 的根(藤茎习称广东海风藤),这两种与黑老虎均为同属植物。这三者的不同点:黑老虎根皮部厚,易剥离,嚼之有生番石榴味,渣滓较少;红木香根皮部不如黑老虎厚,不太易剥离,嚼之有樟香味及凉喉感,渣滓比黑老虎多;异型南五味子根皮部薄,不易剥离，剥离后常有纤维黏附于木质部，嚼之有轻微香樟气及黏性感，渣滓多。以上三种药材性状和显微特征相似，不易区别，薄层色谱可辅助鉴别。

(2) 本品同属植物冷饭藤 *Kadsura oblongifolia* Merr. 的植物形态与厚叶五味子相似，主要不同点为：厚叶五味子的雄蕊柱椭圆状或圆锥状，顶端有线状钻形的附属体；冷饭藤的雄蕊柱圆球状，顶端无附属物。

(3) 有些地方将马钱科蓬莱葛属植物（*Garneria* sp.）的根误作黑老虎用，其与黑老虎的主要区别为：外皮较光洁，少横裂，显微特征无嵌晶纤维。

(4) 黑老虎以根条大小均匀、皮厚、表面黑褐色、无须根并香气浓者为佳。

(5) 验收时有以下情况应拒收：①直径小于 1cm；②皮部剥离过多，碎屑状。

【饮片生产】炮制：除去杂质，洗净，润透，切段，干燥。

【生产注意事项】①黑老虎润药前需大小分档，通常将直径≥2cm 分为大档，直径<2cm 分为小档；②大档需浸泡 2~4 小时后润 10~12 小时至透心，小档润 10~12 小时至透心，方可切制；③需切成 5~10mm 的短段；④切制后药物要及时干燥，若用自然晾晒，铺药厚度不宜超过 5cm，晾晒至合格干度，便于药物贮存；⑤精选过程需挑出色差片及杂质等。

【饮片验收】性状：本品呈圆柱形的段，略弯曲，直径 1~4cm。①表面深褐色或黑褐色，具纵皱纹及横向深裂，弯曲处深裂成横向沟纹。②皮部多横向断裂呈串珠状，易与木

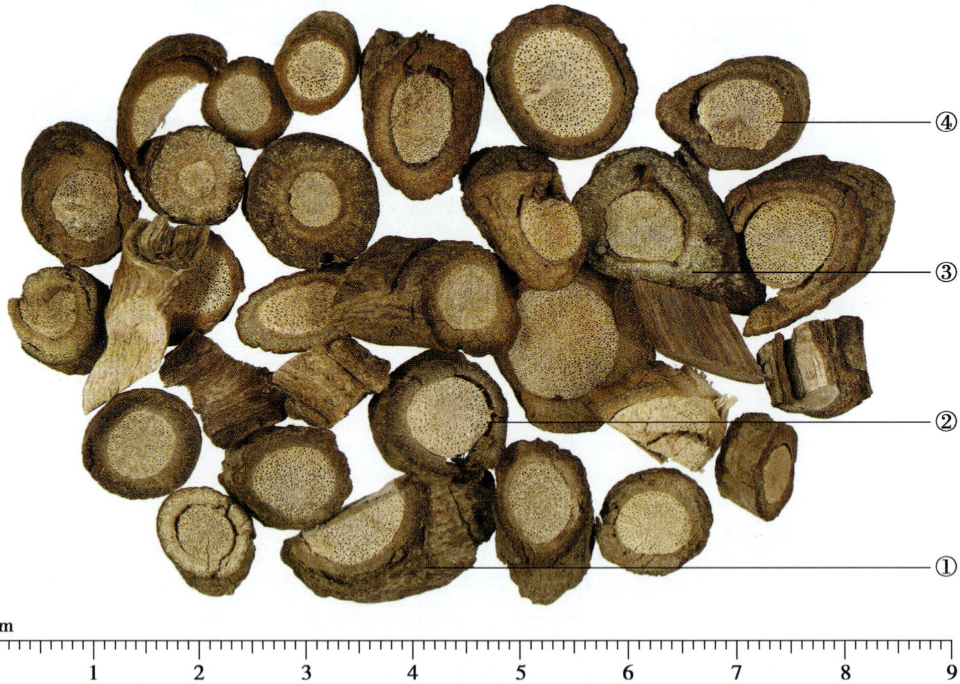

黑老虎饮片

部剥离。质坚韧，不易折断，断面纤维性。③皮部厚，浅蓝灰色，有密集的小白点和放射状的细纹。④木部黄白色或浅棕色，可见多数小孔。⑤气微香，味微辛。

【饮片验收说明】①验收时注意：直径范围为 1~4cm，不足 1cm 的须根应清除干净；②黑老虎根皮部与木部较易剥离，在生产环节中容易造成饮片皮木分离，验收时要注意已分离的木部的比例，过多应拒收；③黑老虎根皮部有密集的小白点，嚼与嗅之均有番石榴气味，气味不对或陈货者应拒收。

49. 虎杖

摘录自《中华人民共和国药典》(2025 年版)

【来源】本品为蓼科植物虎杖 *Polygonum cuspidatum* Sieb. et Zucc. 的干燥根茎和根。春、秋二季采挖，除去须根，洗净，趁鲜切短段或厚片，晒干。主产于华东、中南、西南等地。

【说明】①虎杖生长对土壤要求不高，野生品多分布在我国中部与南部的 23 个省(区、市)。随着需求量不断增大，全国多地也已开展大面积栽培种植，如湖北、安徽、贵州等，因此市场上野生品与栽培品均可见。②目前市场流通的虎杖药材有分偏肉质与偏柴性之说，偏肉质者的皮部与木部分离不明显，但有效成分含量较高；偏柴性者皮部与木部较易分离，性状相对更符合规定描述。③虎杖鲜根可随采随用，但鲜虎杖药材中白藜芦醇苷及其苷元含量容易受酶或微生物的影响而明显降低，所以鲜虎杖贮存时间不宜过长。

【药材验收】性状：本品多为圆柱形短段或不规则厚片，长 1~7cm，直径 0.5~2.5cm。①外皮棕褐色，有纵皱纹和须根痕；②切面皮部较薄，木部宽广，棕黄色，射线放射状，皮部与木部较易分离；③根茎髓中有隔或呈空洞状；④质坚硬；⑤气微，味微苦、涩。

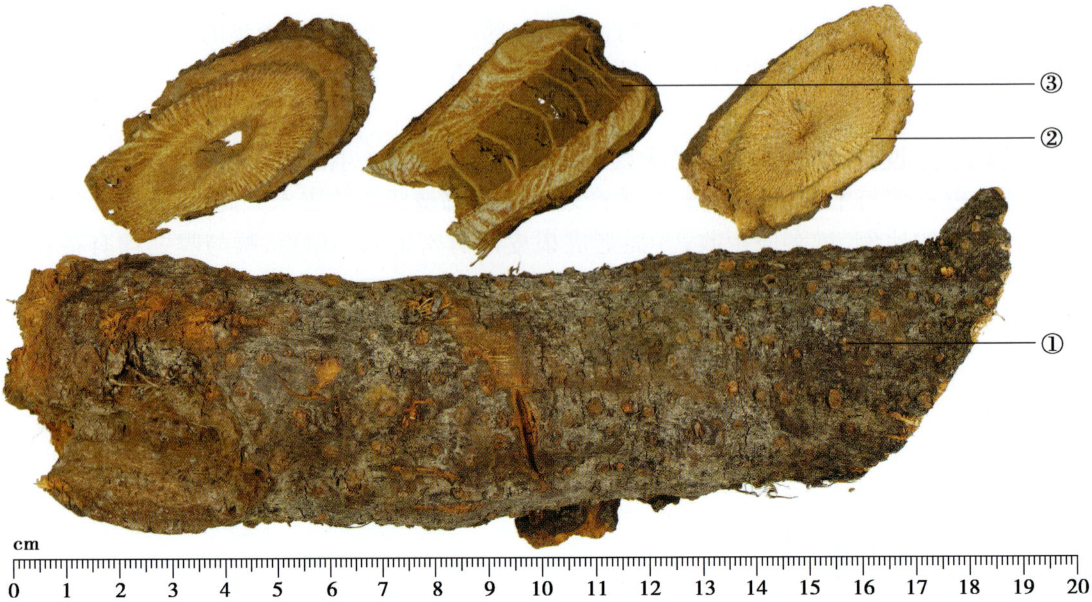

虎杖原药材

【药材验收说明】(1) 药典允许虎杖产地趁鲜切短段或厚片。

(2) 虎杖根皮部薄,纤维多,棕褐色,易与木部分离,木部占大部分,射线呈放射状;根茎中央有髓,空洞状,为虎杖鉴别的要点。

(3) 虎杖以粗壮、坚实、未见发霉和虫蛀、断面色黄者为佳。

(4) 据研究表明,虎杖的根茎、根、根茎表皮、根表皮、根茎木质部、根木质部中虎杖苷、白藜芦醇、大黄素等有效成分的含量各有不同,因此,在挑选虎杖原药材时应尽量选择表皮无破损、根茎和根完整者,以保证有效成分的含量。

(5) 虎杖混淆品少见,验收时有以下情况应拒收:①未除去地上茎;②皮部与木部均已分离;③有发霉和虫蛀。

【饮片生产】炮制:除去杂质,洗净,润透,切厚片,干燥。

【生产注意事项】①虎杖切制前需除去须根,用水冲洗至表面无泥沙;②需切2~4mm 的厚片;③切制后的饮片应及时干燥,若采用自然晾晒法,铺药厚度不宜超过 5cm,晾晒至合格干度,便于药物贮存;④精选需将地上茎,以及发霉、虫蛀、色差片及杂质等挑出。

【饮片验收】性状:本品为不规则厚片。①外表皮棕褐色,有时可见纵皱纹及须根痕;②切面皮部较薄,木部宽广,棕黄色,射线放射状,皮部与木部较易分离;③根茎髓中有隔或呈空洞状;④质坚硬;⑤气微,味微苦、涩。

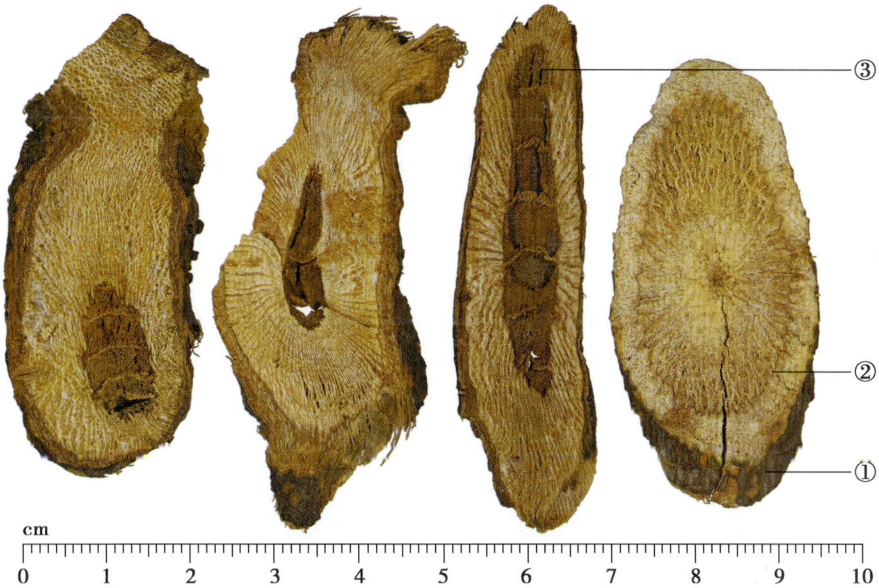

虎杖饮片

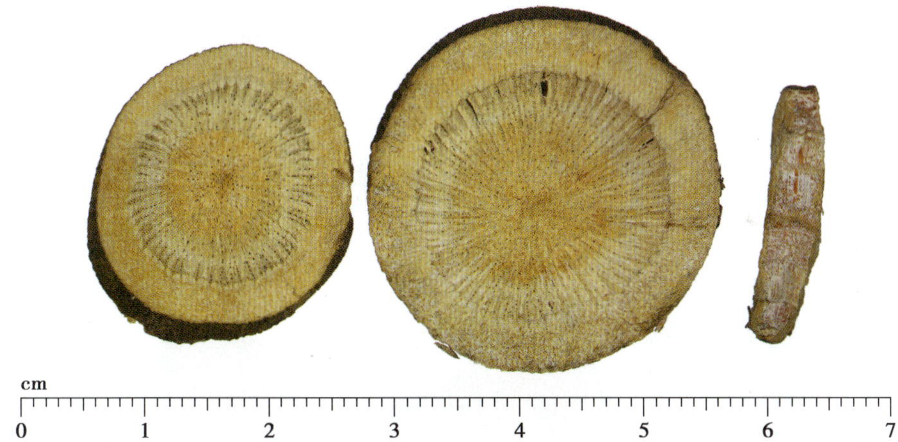

虎杖饮片(鲜切)

【饮片验收说明】①虎杖为避免混有较多残留须根,饮片直径最好在 1.0~2.5cm 范围内。②药典规定虎杖药用部位为根茎和根,《中华人民共和国药典》(2025 年版)中,虎杖药材和饮片以虎杖苷、大黄素的含量作为控制质量标准,相关文献报道虎杖苷在根茎表皮中最高;大黄素-8-*O*-β-D-葡萄糖苷在根茎木质部中最高;大黄素甲醚在根茎木质部中最高。因此也有说法认为应以根茎为主,根为次。但因根茎多有隔或中空,切制加工易成碎屑,而根易控制为均匀美观的片型,故有厂家的饮片中根的比例远大于根茎的情况。综合考虑,建议采用根茎和根均有且表皮无破损的饮片,以保证有效成分的含量。

50. 黄精（附酒黄精）

摘录自《中华人民共和国药典》（2025 年版）

【来源】本品为百合科植物滇黄精 *Polygonatum kingianum* Coll. et Hemsl.、黄精 *Polygonatum sibiricum* Red. 或多花黄精 *Polygonatum cyrtonema* Hua 的干燥根茎。按形状不同，习称“大黄精”“鸡头黄精”“姜形黄精”。春、秋二季采挖，除去须根，洗净，置沸水中略烫或蒸至透心，干燥。主产于河北、内蒙古、山西等地。

【说明】①历版《中华人民共和国药典》均收载黄精，其中 1963 年版收载其来源为多花黄精 *Polygonatum cyrtonema* Hua 和黄精 *Polygonatum sibiricum* Red. 两种，而 1977 年及以后各版本均增加了滇黄精 *Polygonatum kingianum* Coll. et Hemsl.。②野生黄精资源普遍锐减，人工栽培种植规模较大，主要栽培地有贵州遵义、湖南新化、安徽金寨、浙江江山等。③生黄精口尝有刺喉感，入药前多经蒸制或酒制。有报道黄精多糖含量会随蒸制次数以及炮制时间增加而减少，容易不达标，故坊间推崇的“九蒸九晒”或“久蒸久晒”黄精则更适合保健使用。

【药材验收】**性状：大黄精**　①呈肥厚肉质的结节块状，结节长可达 10cm 以上，宽 3~6cm，厚 2~3cm。表面淡黄色至黄棕色，具环节，有皱纹及须根痕，结节上侧茎痕呈圆盘

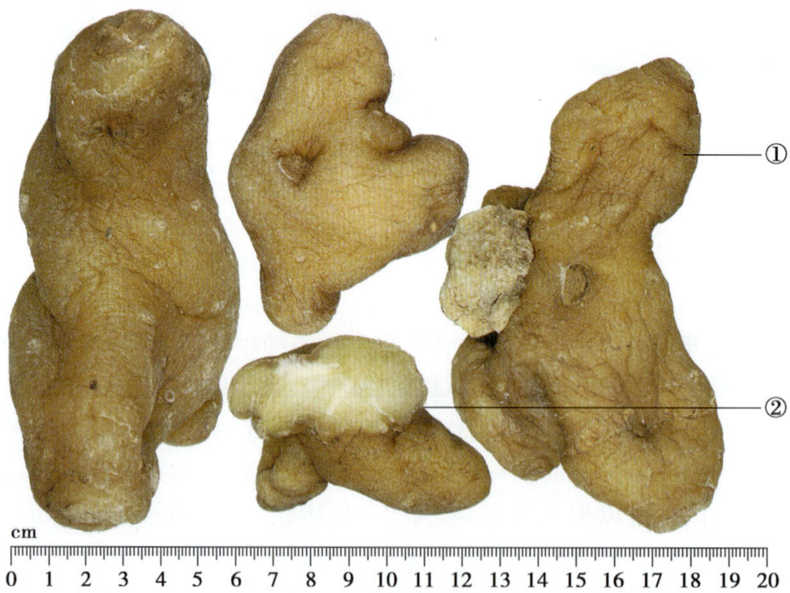

黄精原药材（大黄精）

状，圆周凹入，中部突出。②质硬而韧，不易折断，断面角质，淡黄色至黄棕色。③气微，味甜，嚼之有黏性。

鸡头黄精 ①呈结节状弯柱形，长3~10cm，直径0.5~1.5cm。结节长2~4cm，略呈圆锥形，常有分枝。②表面黄白色或灰黄色，半透明，有纵皱纹，茎痕圆形，直径5~8mm。

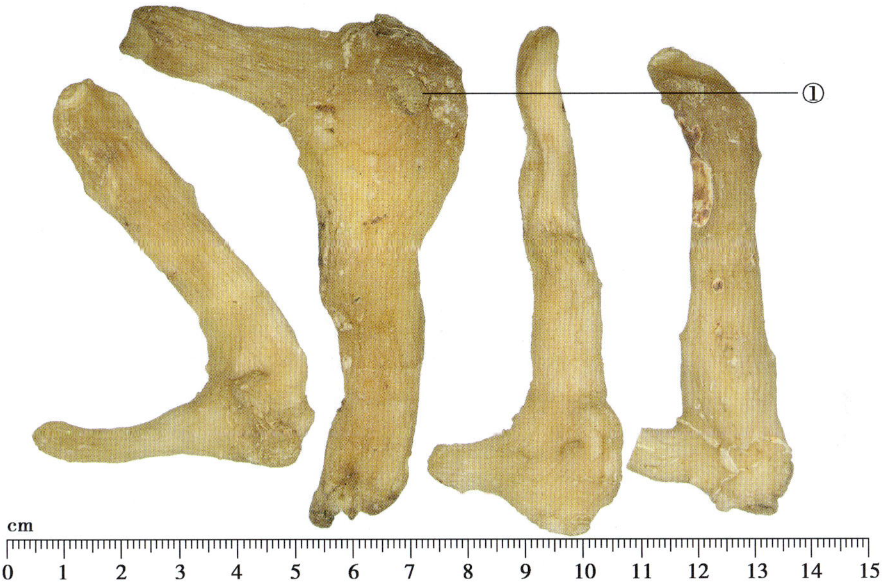

黄精原药材（鸡头黄精）

姜形黄精 ①呈长条结节块状，长短不等，常数个块状结节相连；②表面灰黄色或黄褐色，粗糙，结节上侧有突出的圆盘状茎痕，直径0.8~1.5cm。

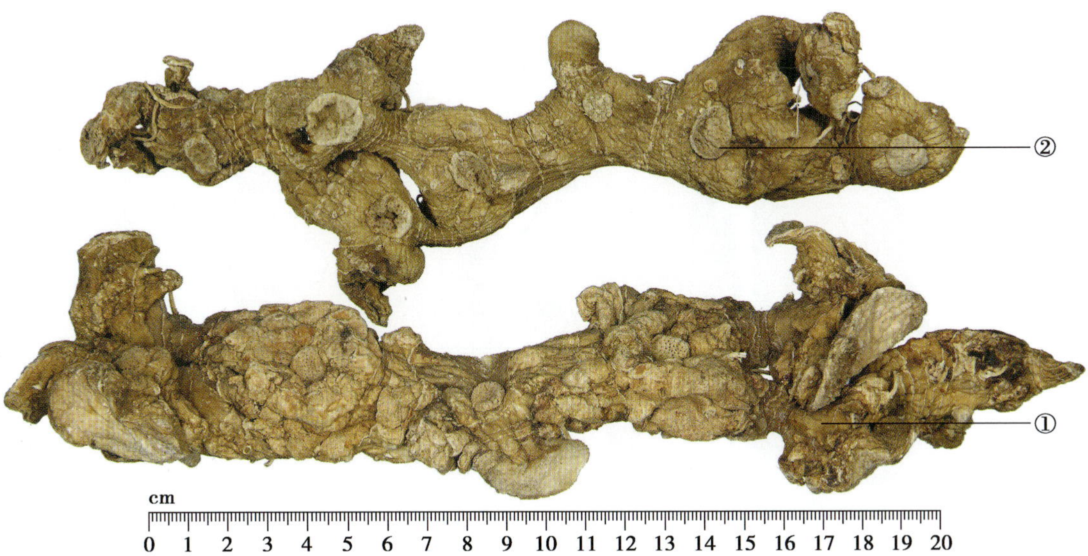

黄精原药材（姜形黄精）

【药材验收说明】(1) 黄精常见的混淆品为湖北黄精 *Polygonatum zanlanscianense* Pamp. 的根茎。两者鉴别点为:①黄精全体有细皱纹及隆起呈波状的环节,而湖北黄精有不规则较粗的皱纹;②黄精断面呈半透明角质样或蜡质状,而湖北黄精断面较平坦,不具有角质样或蜡质状;③黄精口尝味甜,嚼之有黏性,而湖北黄精口尝味甜而苦,嚼之不带有黏性。

(2) 黄精以个大肥厚、体重质坚而柔软者为佳。

(3) 验收时有以下情况应拒收:①带有地上茎;②个小不达标;③表面颜色呈现棕褐色至黑棕色;④有虫蛀或发霉现象。

【饮片生产】**炮制:黄精** 除去杂质,洗净,略润,切厚片,干燥。

酒黄精 取净黄精,照酒炖法或酒蒸法(通则 0213)炖透或蒸透,稍晾,切厚片,干燥。(每 100kg 黄精,用黄酒 20kg。)

【生产注意事项】**黄精:**①洗净后,需润 1~3 小时至透,方可切制;②需切成 2~4mm 的厚片;③切制后药物需及时干燥,若用自然晾晒,铺药厚度不宜超过 5cm,晾晒至合格干度,便于药物贮存;④精选过程中要除去异形片、木质化片及杂质等。

酒黄精:①取黄精加酒拌匀后,需闷润 16~20 小时,蒸至表面棕褐色至黑色、有光泽、微有酒香气时取出;②蒸制后的药物应及时干燥,自然晾晒时需将物料均匀平摊于晾晒场上,厚度不得超过 10cm,定时翻动,晾晒至约六成干,方可切制;③需切成 2~4mm 厚片,然后干燥至干;④精选过程需挑出未制透片、色差片和杂质等。

【饮片验收】**性状:黄精** 本品呈不规则的厚片。①外表皮淡黄色至黄棕色;②切面略呈角质样,淡黄色至黄棕色,可见多数淡黄色筋脉小点;③质稍硬而韧;④气微,味甜,嚼之有黏性。

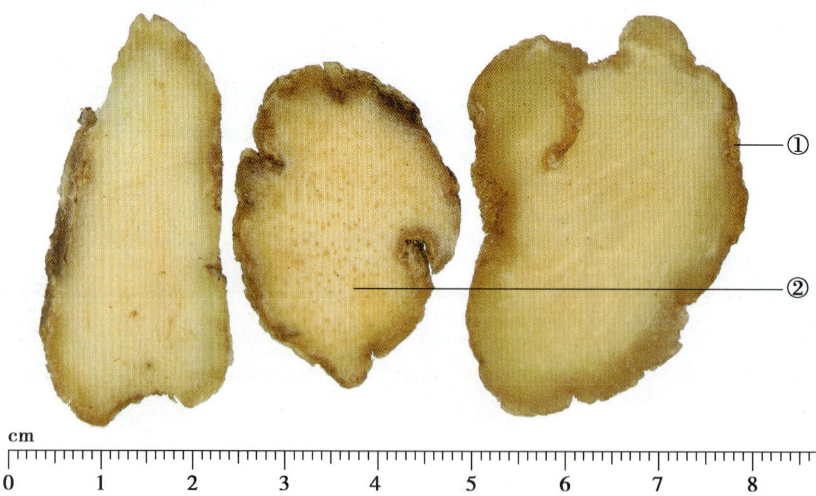

黄精饮片

酒黄精　本品呈不规则的厚片。①表面棕褐色至黑色，有光泽，中心棕色至浅褐色，可见筋脉小点；②质较柔软；③味甜，微有酒香气。

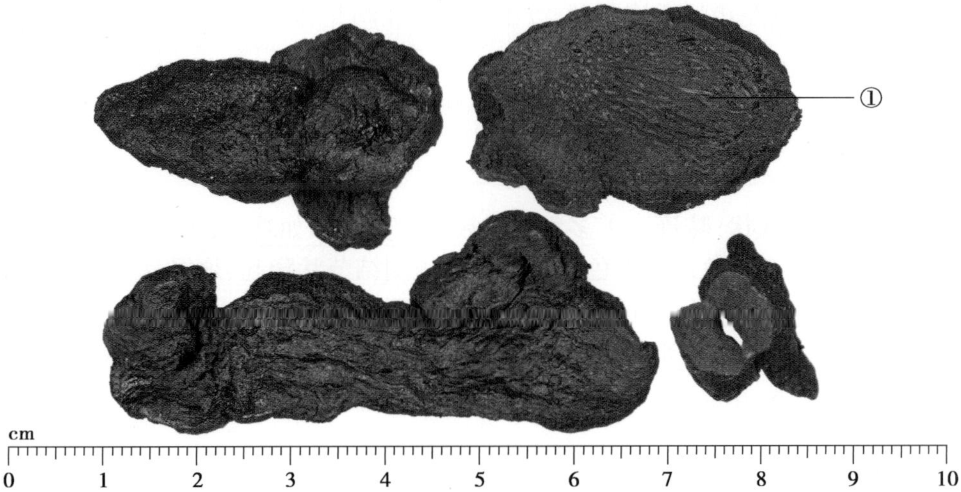

黄精饮片（酒黄精）

【**饮片验收说明**】①黄精饮片外皮可见环节，偶有茎痕。切面“冰糖碴”，可见淡黄色筋脉点。气微，味甜，嚼之有黏性，个别还有刺喉不适感。②酒黄精表面棕褐色至黑色，油亮有光泽。切面筋脉小点清晰可见，偶有气孔样小洞。闻之酒香气浓，口尝微爽脆而味纯甜，不刺喉。③常见酒黄精的伪品菊科菊芋（俗称洋姜）、易混淆品玄参科熟地黄等均没有正品酒黄精明显的筋脉小点，但掺杂在其中会增加鉴别难度。④偶有劣酒黄精片。由于原料较差或炮制程度不足，便用焦糖色染黑使其外面颜色符合标准，但其切面筋脉点不明显，掰断面仍是黄色，浸水会将水染黑，口尝带苦，验收时要多加留意。

51. 黄连

摘录自《中华人民共和国药典》（2025 年版）

【**来源**】本品为毛茛科植物黄连 *Coptis chinensis* Franch.、三角叶黄连 *Coptis deltoidea*

C. Y. Cheng et Hsiao 或云连 *Coptis teeta* Wall. 的干燥根茎。以上三种分别习称“味连”“雅连”“云连”。秋季采挖，除去须根和泥沙，干燥，撞去残留须根。

【说明】①味连是市场主流品种，以重庆石柱和湖北利川产量为大，雅连多产在四川峨眉山市洪雅县，又被誉为“雅连之乡”。②味连根茎多团结相抱，形似鸡爪，商品多为一个个簇状根茎团。但根茎团抱，里面易藏泥土和残留须根，因此也有将簇状根茎分开单枝出售的，习称“单枝连”。

【药材验收】性状:味连 ①多集聚成簇，常弯曲，形如鸡爪，单枝根茎长 3~6cm，直径 0.3~0.8cm。表面灰黄色或黄褐色，粗糙，有不规则结节状隆起、须根及须根残基。②有的节间表面平滑如茎秆，习称“过桥”。上部多残留褐色鳞叶，顶端常留有残余的茎或叶柄。③质硬，断面不整齐，皮部橙红色或暗棕色，木部鲜黄色或橙黄色，呈放射状排列，髓部有的中空。④气微，味极苦。

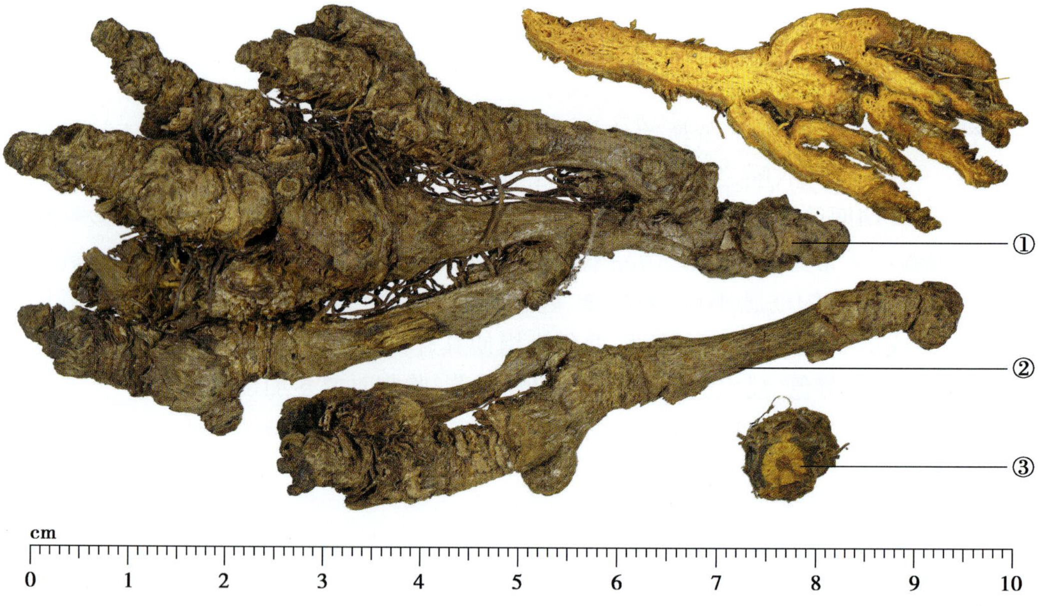

黄连原药材(味连)

雅连 ①多为单枝，略呈圆柱形，微弯曲，长 4~8cm，直径 0.5~1cm。②“过桥”较长。顶端有少许残茎。

云连 ①弯曲呈钩状，多为单枝，较细小。

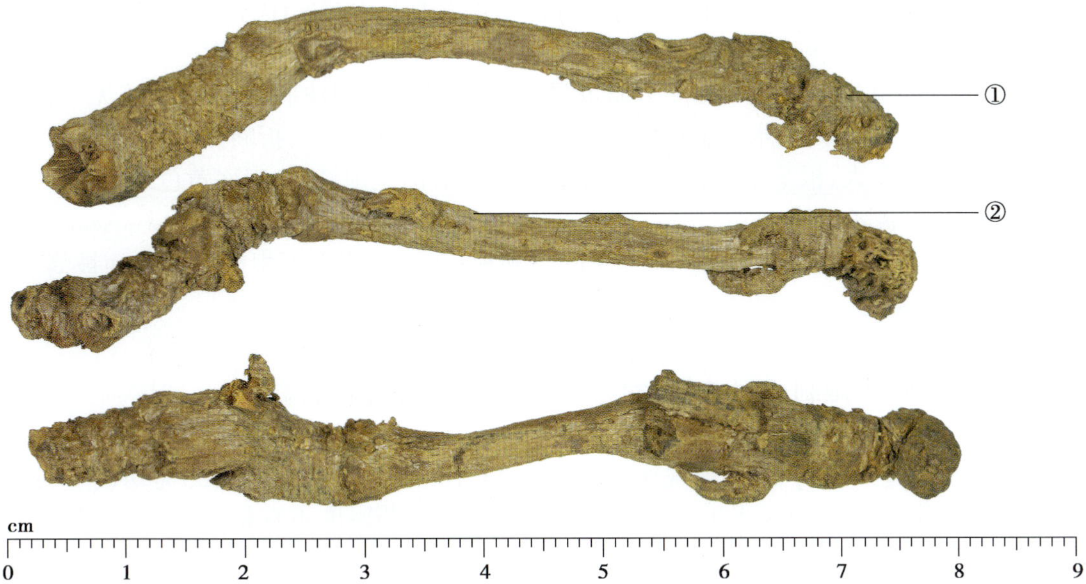

黄连原药材（雅连）

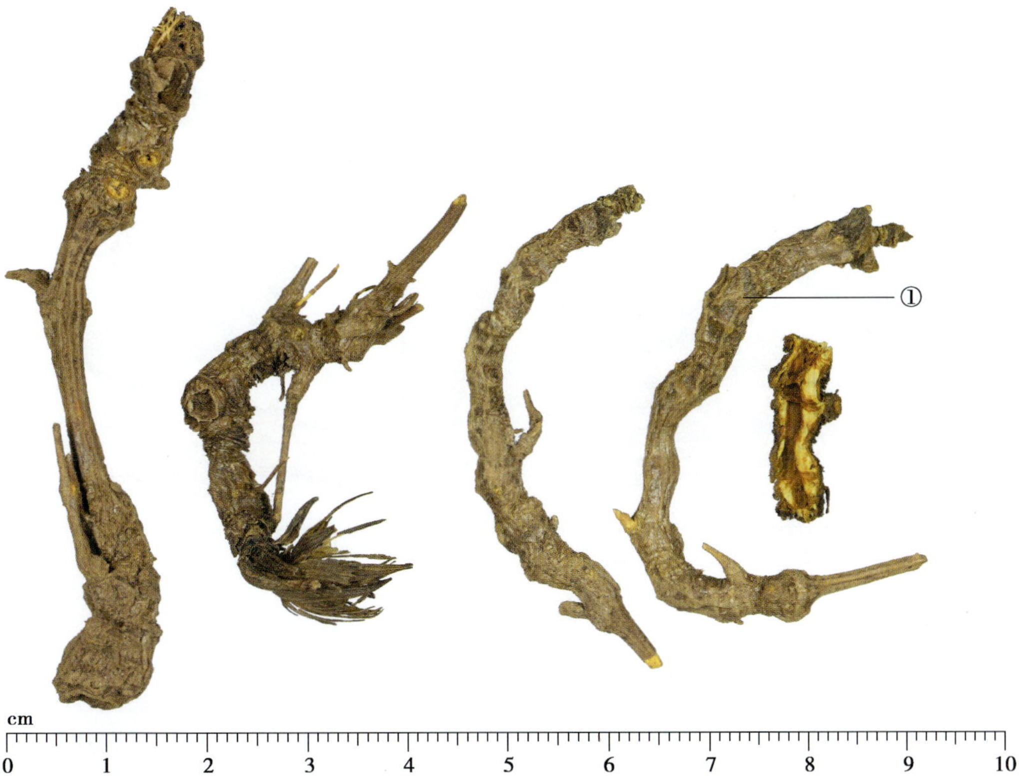

黄连原药材（云连）

【药材验收说明】(1) 黄连常见的混淆品较多,包括日本黄连(因州黄连)*Coptis japonica* Makino和短萼黄连*Coptis chinensis* var. *brevisepala* W. T. Wang et Hsiao的根茎。鉴别要点为:①日本黄连(因州黄连)具有明显的连珠状环节,而黄连略呈圆柱形;②短萼黄连无"过桥"特征,折断面皮部暗棕色,木部金黄色,而黄连具有"过桥"的特征,折断面呈黄棕色。

(2) 黄连以条大、根茎粗长、无过桥或过桥短细、去净毛须鳞叶、表面黄色或黄褐色、断面金黄色,味极苦者为佳。

(3) 验收时有以下情况应拒收:①未除去须根;②用火燎去须根时导致表面被烤焦;③断面呈现黑褐色。

【饮片生产】**炮制:**除去杂质,润透后切薄片,晾干,或用时捣碎。

【生产注意事项】①黄连洗净后,润12~14小时至透,方可切制;②需切成1~2mm的薄片;③切制后的药物需及时干燥,若用自然晾晒,铺药厚度不宜超过5cm,定时翻动,晾晒至合格干度;④精选过程需挑出异形片、色差片及杂质等。

【饮片验收】**性状:**本品呈不规则的薄片。①外表皮灰黄色或黄褐色,粗糙,有细小的须根;②切面或碎断面鲜黄色或红黄色,具放射状纹理;③气微,味极苦。

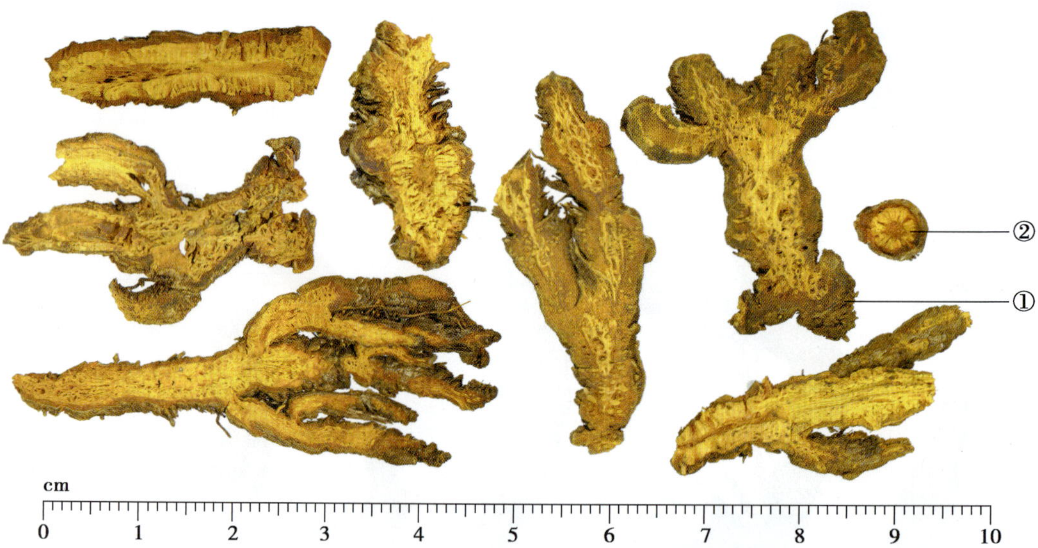

黄连饮片

【饮片验收说明】①黄连不耐放,存放时间越久,颜色越深,质量越差,因此验收时要求饮片切面或断碎面皮部鲜黄色,髓部红黄色,色泽均匀,拒收陈货。②黄连片为薄片,碎片及掉落须根尽量少,切成厚片或碎片较多者不收。③黄连味极苦,味微苦且断面颜色暗淡或发黑者不收。④雅连多为单枝,较味连短粗,连珠明显;云连亦多为单枝,切面呈黄绿色或棕黄色。这两种黄连产量较少,味连为主流品种。

52. 黄芪（附炙黄芪）

摘录自《中华人民共和国药典》（2025 年版）

【**来源**】本品为豆科植物蒙古黄芪 *Astragalus membranaceus*（Fisch.）Bge. var. *mongholicus*（Bge.）Hsiao 或膜荚黄芪 *Astragalus membranaceus*（Fisch.）Bge. 的干燥根。春、秋二季采挖，除去须根和根头，晒干。主产于山西、内蒙古、甘肃等地。

【**说明**】①《中华人民共和国药典》（1963 年版）收载黄芪的来源为豆科植物黄芪（后订正为膜荚黄芪）和蒙古黄芪两种。1977 年版收载其来源为豆科植物膜荚黄芪、蒙古黄芪和多序岩黄芪，前两者习称黄芪，后者习称红芪。从 1985 年版开始，《中华人民共和国药典》将黄芪与红芪分列收载。②黄芪栽培品甘肃产量最大，其次是内蒙古，而仿野生品则多产于山西浑源和陕西子洲。栽培品以蒙古黄芪为主，膜荚黄芪市场占有量较小。③市场上有川黄芪商品，其来源为豆科植物梭果黄芪 *Astragalus ernestii* Comb.、多花黄芪 *Astragalus floridus* Benth. 或金翼黄芪 *Astragalus chrysopterus* Bge.，收载于四川、重庆的地方标准中，应注意区分。④另有豆科植物扁茎黄芪 *Astragalus complanatus* R. Br.，个别地区有与正品黄芪混用情况，应注意区别。

【**药材验收**】**性状：**本品呈圆柱形，有的有分枝，上端较粗，长 30~90cm，直径 1~3.5cm。①表面淡棕黄色或淡棕褐色；②有不整齐的纵皱纹或纵沟；③质硬而韧，不易折断，断面纤维性强，并显粉性，皮部黄白色，木部淡黄色，有放射状纹理和裂隙，老根中心偶呈枯朽状，黑褐色或呈空洞；④气微，味微甜，嚼之微有豆腥味。

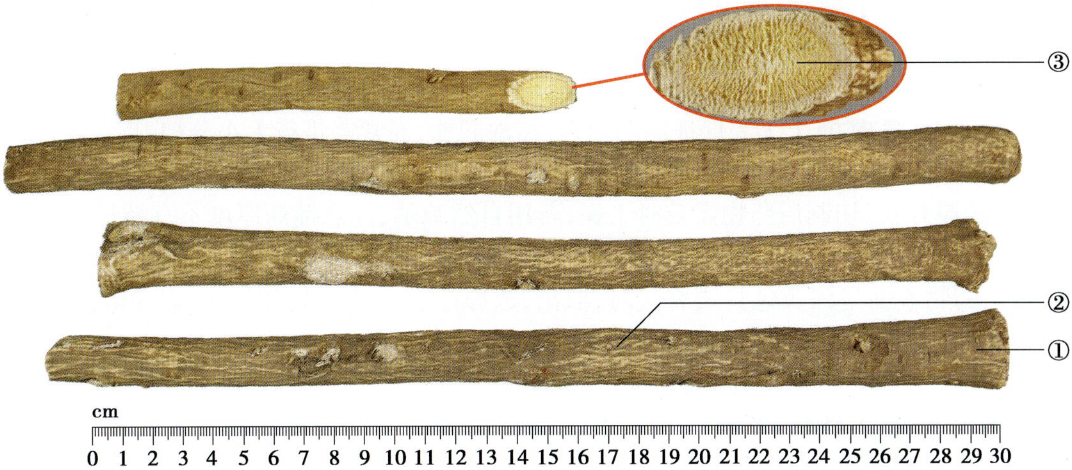

黄芪原药材

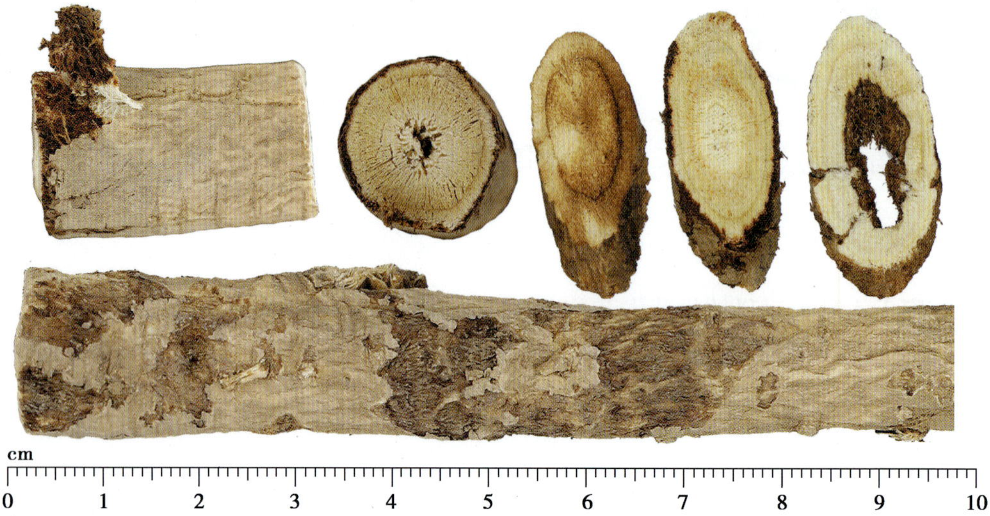

黄芪劣品(枯片)

【药材验收说明】(1) 黄芪常见的混淆品有同科植物锦鸡儿 *Caragana sinica* (Buc'hoz) Rehd. 和锦葵科植物圆叶锦葵 *Malva pusilla* Sm. 的根。三者鉴别要点为:①锦鸡儿的根表面有棕色的残存横向皮孔,而黄芪表面有不整齐的纵皱纹或纵沟,无横向皮孔;②圆叶锦葵的根因富含黏液而带有黏滑感,黄芪无黏滑感。

(2) 黄芪以条粗而不空心,皮细柔绵软而不硬,切面皮部白色,木部鲜黄色,"金盏银盘"明显且纤维性不强、裂隙少,味甜而有豆腥味者为佳。

(3) 验收时发现有以下情况应拒收:①直径小于 1cm;②外皮带泥土或花皮较多;③断面枯朽。

【饮片生产】**炮制:黄芪** 除去杂质,大小分开,洗净,润透,切厚片,干燥。

炙黄芪 取黄芪片,照蜜炙法(通则 0213)炒至不粘手。

【生产注意事项】①为保证润药均匀,在洗润前,通常需进行大小分档,直径≥1.5cm 为大档,直径<1.5cm 为小档;②黄芪洗净后,需润 8~12 小时至透,方可切制;③需切成 2~4mm 的厚片;④切制后药物需及时干燥,若用自然晾晒,注意铺药厚度不宜超过 5cm,晾晒至干度合格,便于药物贮存;⑤炙黄芪生产时,通常药物与炼蜜拌匀后,需闷润 12~24 小时再炒,药物表面呈深黄色具蜜香气时,取出,放凉后及时装密封袋保存,以免吸潮;⑥精选过程中需挑出异形、枯心、色差片及杂质。

【饮片验收】**性状:黄芪** 本品呈①类圆形或椭圆形的厚片。②外表皮黄白色至淡棕褐色,可见纵皱纹或纵沟。③切面皮部黄白色,木部淡黄色,有放射状纹理及裂隙,有的中心偶有枯朽状,黑褐色或呈空洞。气微。④味微甜,嚼之有豆腥味。

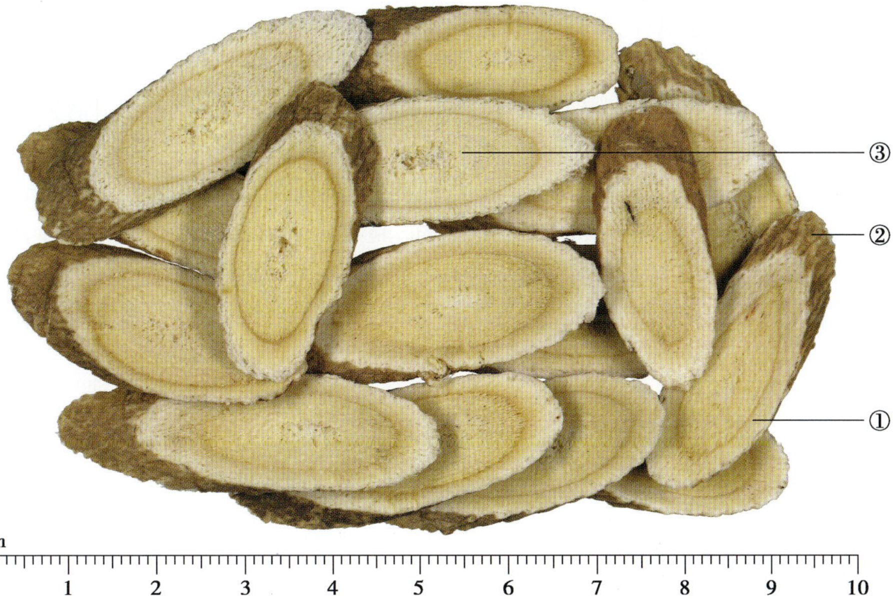

黄芪饮片

炙黄芪 本品为①圆形或椭圆形的片，直径 0.8~3.5cm，厚 0.1~0.4cm；②外表皮浅棕黄色或棕褐色，略有光泽，可见纵皱纹或纵沟；③切面皮部浅黄色，木部黄色，有放射状纹理和裂隙，有的中心偶有枯朽状，黑褐色或呈空洞；④具蜜香气，味甜，略带黏性，嚼之微有豆腥味。

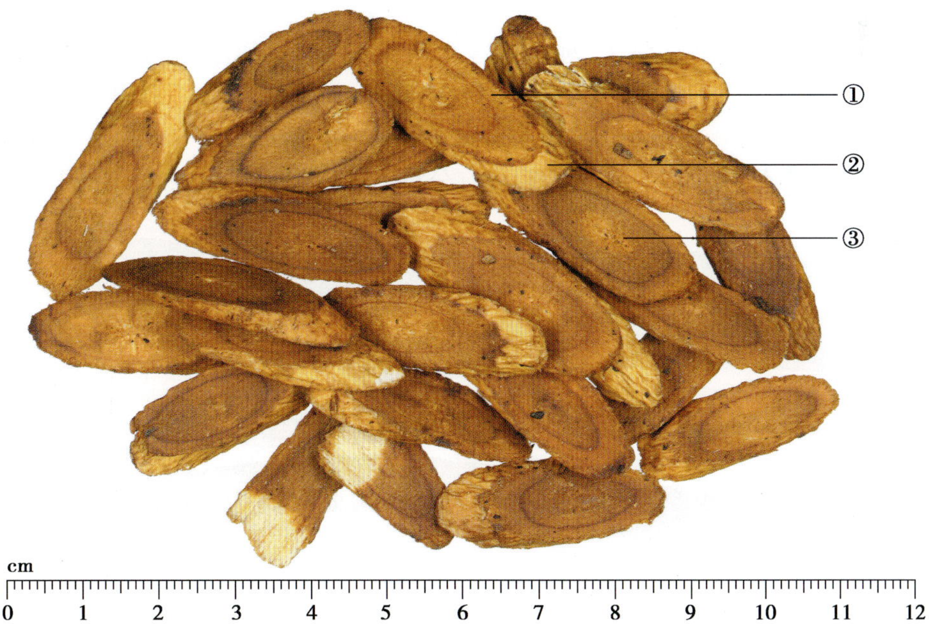

黄芪饮片（炙黄芪）

【饮片验收说明】①日常验收以甘肃栽培品多见，其质地较仿野生品结实，生品外皮纵皱纹明显，切面皮部黄白色，形成层环浅棕色，木部淡黄色，有放射状纹理及裂隙，味甜，嚼之略带黏性，微有豆腥味，有嚼不烂的纤维残渣。②炙黄芪外表皮应呈淡棕黄色或淡棕褐色，表面棕黄色，色泽均匀，不粘手，掰开断面淡黄色，有渗蜜痕迹。若表面焦黑，则炮制过度；若断面较白，与生品无异，则润蜜不足；若握之粘手，则干度不达标；以上情况均应拒收。此外，在炒制时容易产生焦屑并黏附在饮片表面，验收时应注意饮片表面是否干净。③仿野生黄芪生长年限多为6~7年或以上，其"金井玉栏、菊花心"较明显，质地绵韧，口尝清甜，带淡淡的豆腥味，嚼后几乎无残渣。若整根切制多取中段与中下段，接近根头部多枯心。

52-1. 红芪

摘录自《中华人民共和国药典》(2025年版)

【来源】本品为豆科植物多序岩黄芪 *Hedysarum polybotrys* Hand.-Mazz. 的干燥根。春、秋二季采挖，除去须根和根头，晒干。主产于甘肃、四川等地。

【说明】红芪以栽培品为主，种植后三年可采挖。采收后除去须根、芦头，晾晒至六七成干时进行揉搓，然后晾晒、发汗、再揉搓、再晾晒、再发汗，反复几次后晒干即可。

【药材验收】**性状：**本品呈圆柱形，少有分枝，上端略粗，长10~50cm，直径0.6~2cm。

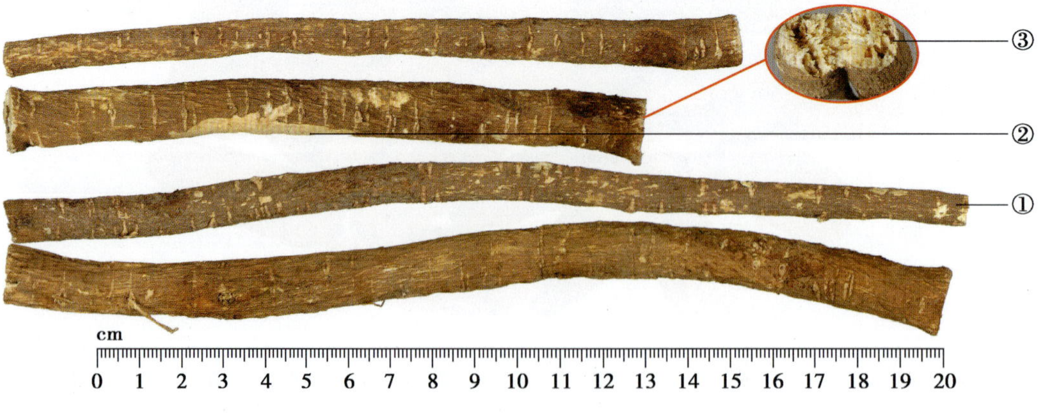

红芪原药材

①表面灰红棕色；②有纵皱纹、横长皮孔样突起及少数支根痕，外皮易脱落，剥落处淡黄色；③质硬而韧，不易折断，断面纤维性，并显粉性，皮部黄白色，木部淡黄棕色，射线放射状，形成层环浅棕色；④气微，味微甜，嚼之有豆腥味。

【药材验收说明】(1) 红芪常见的混淆品有同科植物太白岩黄芪 *Hedysarum taipeicum* (Hand.-Mazz.) K. T. Fu 的干燥根。两者鉴别要点为：太白岩黄芪的根较粗大，扭曲，而红芪呈圆柱形，不扭曲。

(2) 红芪以条粗均匀、表面红棕色、质坚柔韧、断面黄白色、粉性足、味甜、有豆腥味者为佳。

(3) 验收时发现有以下情况应拒收：①直径小于 0.6cm；②外皮带泥土或花皮多；③断面枯朽。

【饮片生产】炮制：除去杂质，大小分开，洗净，润透，切厚片，干燥。

【生产注意事项】①红芪在润药前，需进行大小分档，通常直径≥1.5cm 为大档，直径<1.5cm 为小档；②红芪洗净后，润 14~16 小时至透，方可切制；③需切成 2~4mm 的厚片；④切制后药物要及时干燥，若用自然晾晒，注意铺药厚度不宜超过 5cm，晾晒至合格干度，便于药物贮存；⑤精选过程中需挑出异形片、色差片及杂质。

【饮片验收】性状：本品①呈类圆形或椭圆形的厚片；②外表皮红棕色或黄棕色；③切面皮部黄白色，形成层环浅棕色，木质部淡黄棕色，呈放射状纹理；④气微，味微甜，嚼之有豆腥味。

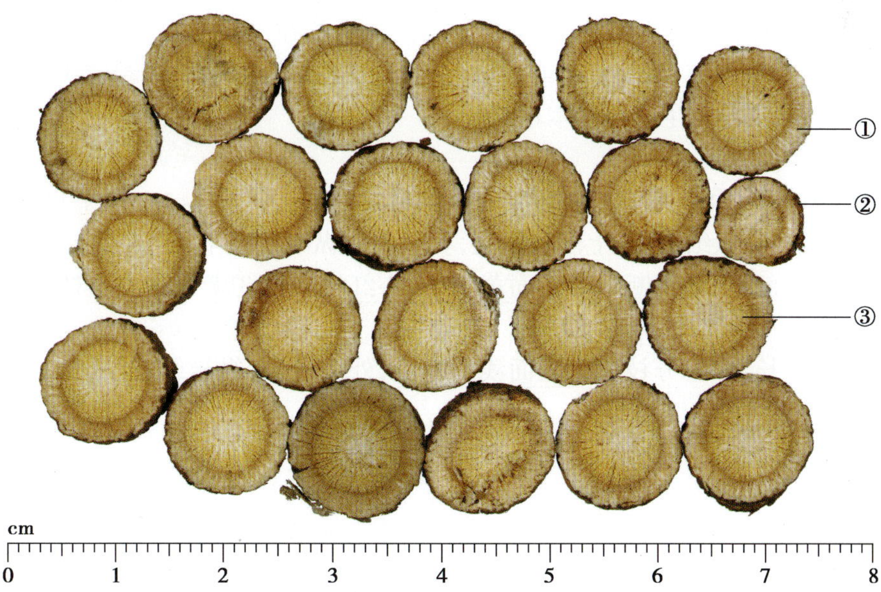

红芪饮片

【饮片验收说明】红芪饮片多为类圆形厚片,直径在0.6~2.0cm之间,初看与黄芪圆片相似,细看外皮有差异。红芪外皮红棕色或黄棕色,纵皱纹不明显;黄芪外皮则为黄白色至淡棕褐色,纵皱纹或纵沟明显。

53. 黄芩

摘录自《中华人民共和国药典》(2025年版)

【来源】本品为唇形科植物黄芩 *Scutellaria baicalensis* Georgi 的干燥根。春、秋二季采挖,除去须根和泥沙,晒后撞去粗皮,晒干。主产于山西、陕西、河北、内蒙古、甘肃等地。

【说明】①黄芩以栽培为主,以山西产量大,以河北产质量较佳,尤其承德(旧称"热河")产者质优,习称"热河枝芩",为驰名"道地药材"。②黄芩以生长3~4年者为佳,家种黄芩2~3年可以收获。黄芩加工需在晴天进行,随撞随晾,避免暴晒。反复操作,切忌撞至中途堆放起来。特别要避免雨淋,因受雨淋后黄芩的根会先变绿,最后发黑,影响质量。③黄芩栽培品因生长地区不同,性状会有所不同。生长在平原的根多细长,表面浅棕色,外皮紧贴,纵皱纹较细腻,断面黄色或浅黄色,略呈角质样,多实心,味苦较淡;而栽培在山区的黄芩,其性状则与野生黄芩基本相同。

【药材验收】性状:本品呈圆锥形,扭曲,长8~25cm,直径1~3cm。①表面棕黄色或深黄色,有稀疏的疣状细根痕,上部较粗糙,有扭曲的纵皱纹或不规则的网纹,下部有顺纹和细皱纹。质硬而脆,易折断。②断面黄色,中心红棕色。③老根中心呈枯朽状或中空,暗棕色或棕黑色。④气微,味苦。

栽培品较细长,多有分枝。①表面浅黄棕色,外皮紧贴,纵皱纹较细腻。②断面黄色或浅黄色,略呈角质样。味微苦。

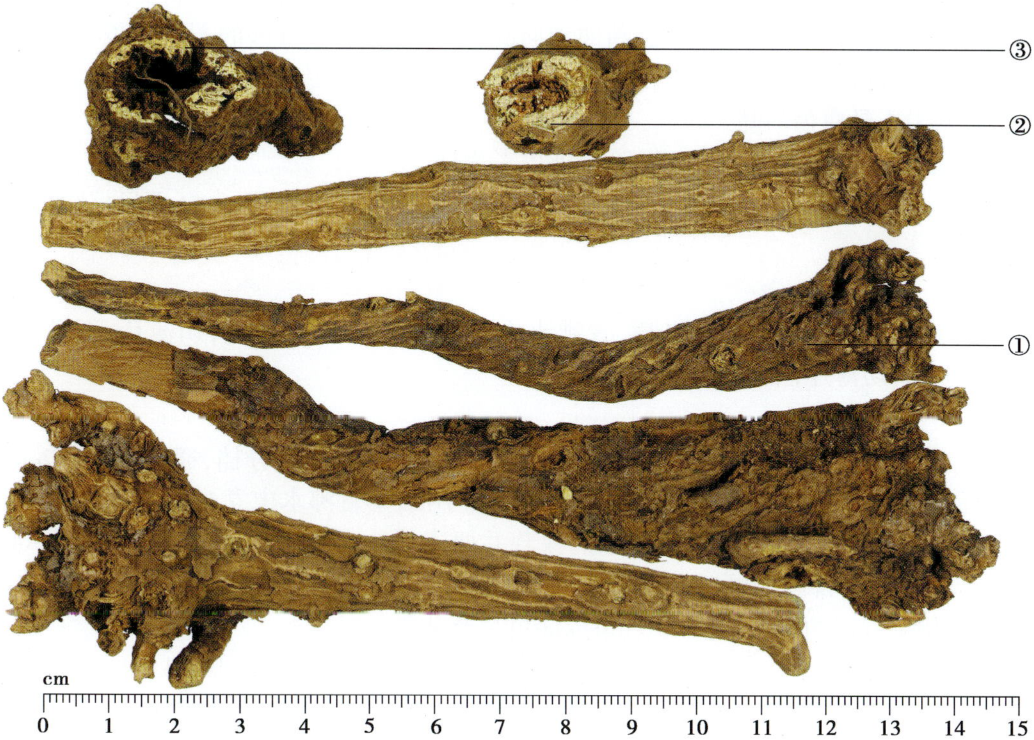

黄芩原药材

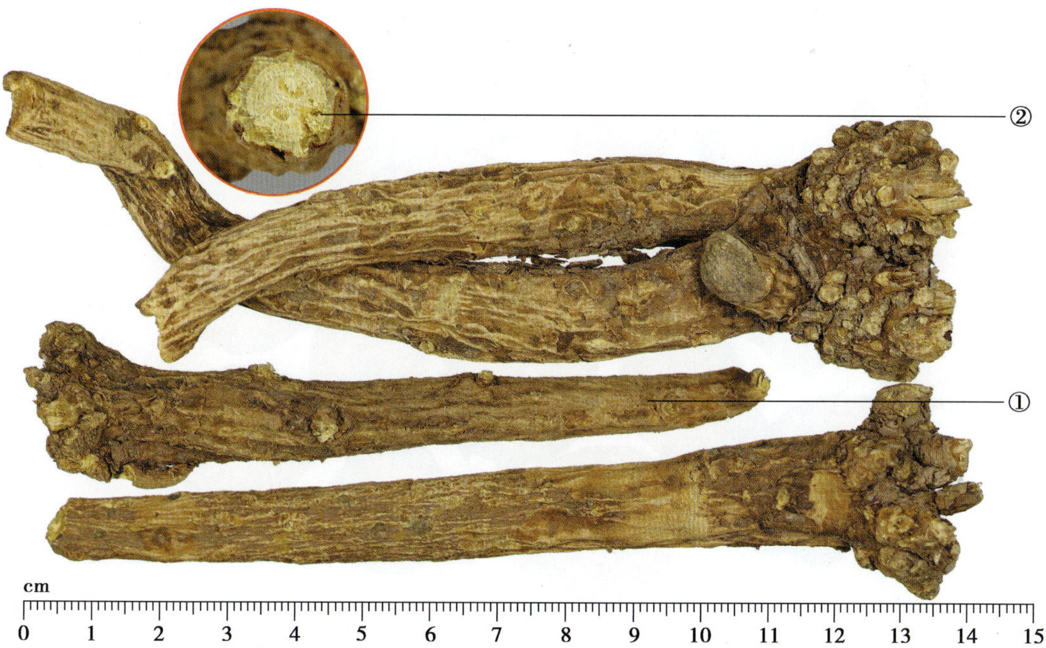

黄芩原药材（栽培品）

【药材验收说明】(1) 黄芩常见混淆品有滇黄芩和甘肃黄芩。鉴别要点为:黄芩呈长圆锥形,表面呈棕黄色或深黄色,断面硬而脆;而滇黄芩呈圆锥形的不规则条状,表面黄褐色,断面有纤维;甘肃黄芩略呈圆锥形,表面可见棕褐色厚粗皮,断面多不规则裂隙或呈片状,有的中心具白色的髓。

(2) 黄芩以粗长、质坚实、色黄、除净外皮者为佳。

(3) 验收时有以下情况应拒收:①未撞去外皮;②未除去地上茎;③断面呈棕绿色或黑褐色。

【饮片生产】炮制:除去杂质,置沸水中煮10分钟,取出,闷透,切薄片,干燥;或蒸半小时,取出,切薄片,干燥(注意避免暴晒)。

【生产注意事项】①黄芩直径要求1~3cm,润药前需大小分档,通常直径≥2cm为大档,直径≥1.5cm且<2cm为中档,直径<1.5cm为小档;②置沸水中煮10分钟至药物煮透,软化至易切制时捞起,沥干水,确保杀酶保苷并便于切片;③需切成1~2mm的薄片;④切制后需及时干燥,自然晾晒时铺药厚度不宜超过5cm,晾晒至合格干度,便于药物贮存;⑤净选需挑出残留的地上茎和根茎、呈棕绿色片及杂质。

【饮片验收】性状:本品为①类圆形或不规则形薄片;②外表皮黄棕色或棕褐色;③切面黄棕色或黄绿色,具放射状纹理,有的中心呈棕色或中空,味苦。

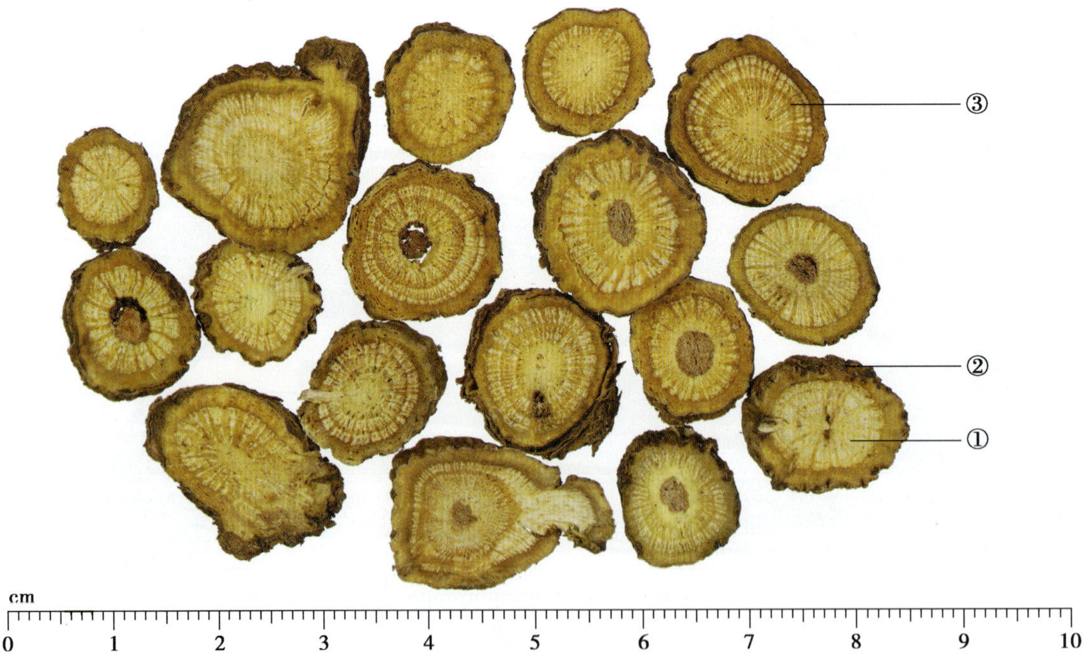

黄芩饮片

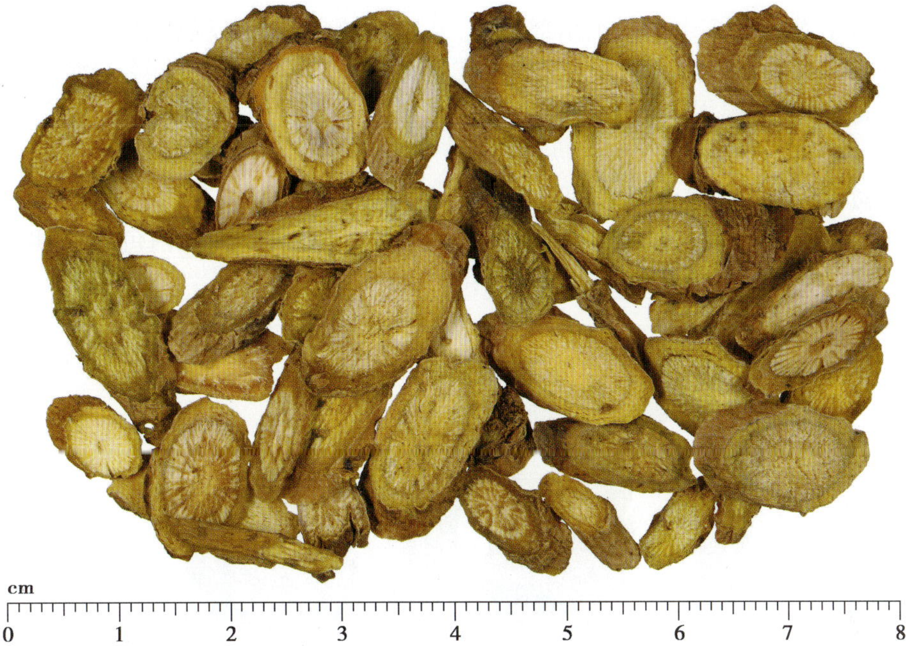

黄芩混淆品(甘肃黄芩)

【饮片验收说明】①市场上的黄芩多为栽培品,直径 1.0~3.0cm,直径不达标者偏多应拒收;且黄芩质坚实,放射性纹理明显,如质地疏松、纹理不明显应考虑伪品或劣品。②药典要求为薄片,应注意厚度超过 2mm 的厚片或不规则碎片的比例;同时,黄芩药用部位为根,如根茎或地上部分过多者均应拒收。③黄芩加工成饮片时须经过沸水煮或蒸,以达到"杀酶保苷"的效果,但若后续的工序处理不当(如切片后干燥不及时)或存放环境湿度较大时,黄芩片切面仍容易变成黄绿色甚至墨绿色,验收时应注意变色。

54. 鸡骨香

摘录自《广东省中药材标准:第二册》

【来源】本品为大戟科植物鸡骨香 *Croton crassifolius* Geisel. 的干燥根。秋、冬二季采挖,洗净,干燥。

【说明】鸡骨香多生于我国南部地区，其别称较多，如山豆根、木沉香、土沉香、驳骨消、过山香、黄牛香、滚地龙、鸡脚香、矮脚猪、透地龙等，应注意与其同名异物的情况，且鸡骨香有小毒，要避免误用。

【药材验收】**性状：**本品呈圆柱形，直径 2~10mm。①表面黄色或淡黄色，有纵纹及突起，具厚而浮离状的粗糙栓皮，或已脱落；②质脆易断，断面黄白色，不平坦，纤维性；③皮部约占 1/4~1/3，呈淡黄色。木部黄色；④气微香，味苦涩。

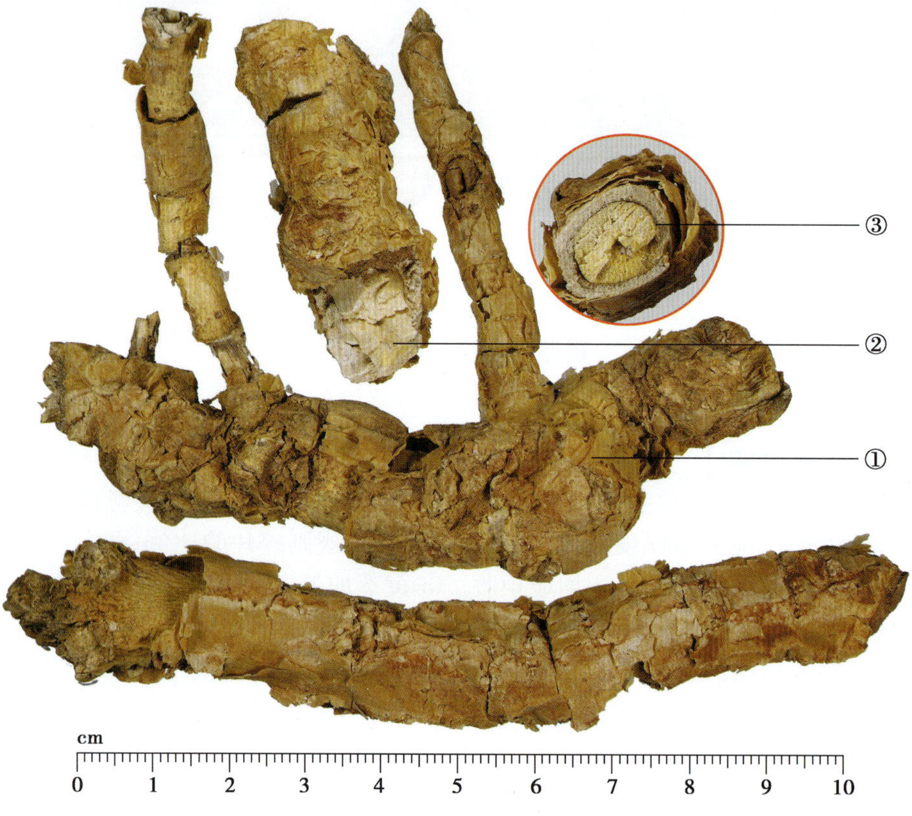

鸡骨香原药材

【药材验收说明】(1) 鸡骨香混淆品少见，其表面黄色或淡黄色，可见栓皮常脱落，质脆易断，断面黄白色可作其鉴别要点。

(2) 鸡骨香以粗壮、坚实、断面色黄白者为佳。

(3) 验收时有以下情况应拒收：①断面可见髓部；②有色差，断面皮部或木部呈灰黄色。

【饮片生产】**炮制：**除去杂质，洗净，润透，切短段，干燥。

【生产注意事项】①鸡骨香洗净后，需润 12~16 小时至透，方可切制；②需切成 5~10mm 的短段；③若用自然晾晒，铺药厚度不宜超过 5cm，晾晒至合格干度；④精选过程中需将断面色差的饮片及其他杂质等挑出。

【饮片验收】性状：本品呈①圆柱形短段，直径 2~10mm。②表面黄色或淡黄色，有纵纹及突起，具厚而浮离状的粗糙栓皮，或已脱落。③质脆易断，断面黄白色，不平坦，纤维性。④皮部约占 1/4~1/3，呈淡黄色。木部黄色。⑤气微香，味苦涩。

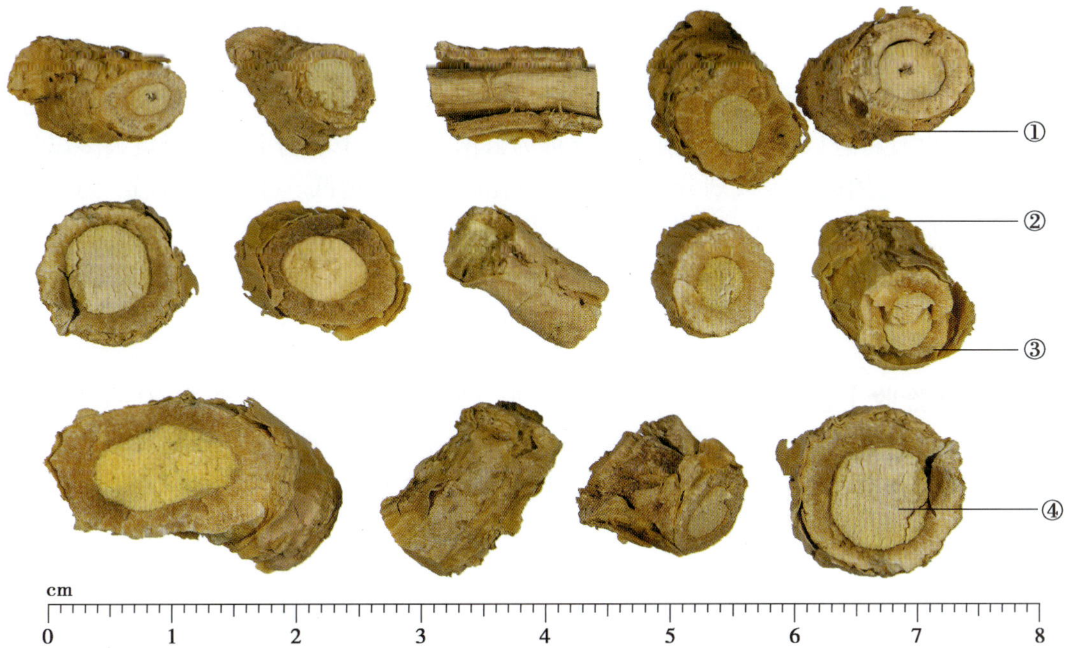

鸡骨香饮片

【饮片验收说明】①鸡骨香为岭南地区以及贵州等地的地方习用药，根据各地药材标准或炮制规范的规定，饮片多为短段，长度 5~10mm，亦有研末使用；②鸡骨香饮片质脆易断，断面色黄白，气清香，若质地发软，颜色加深，香气较淡或无，甚至有霉味，则可能受潮变质或为陈货，拒收；③鸡骨香较易生虫，验收时需多留意是否有虫蛀痕迹。

55. 姜黄

摘录自《中华人民共和国药典》(2025 年版)

【来源】 本品为姜科植物姜黄 *Curcuma longa* L. 的干燥根茎。冬季茎叶枯萎时采挖，洗净，煮或蒸至透心，晒干，除去须根。主产于四川、云南、广东、广西等地。

【说明】 ①姜黄以四川所产为优，印度、越南、缅甸等国主要用以进行提取或用作食用色素。②姜黄规格主要分为川姜黄和其他产区姜黄，而其他产区又以云南姜黄和进口姜黄为主，也有将进口姜黄与云南姜黄统称为云南姜黄。③市场上的川姜黄大多以母姜（主根茎）占的比例进行等级划分销售，母姜占比越多等级越低。④"黄丝郁金"为姜科植物姜黄 *Curcuma longa* L. 的干燥块根，与中药姜黄植物基源相同而药用部位不同；片姜黄为姜科植物温郁金 *Curcuma wenyujin* Y. H. Chen et C. Ling 的干燥根茎，名字与姜黄一字之差，来源各异，均应注意区别使用。

【药材验收】 **性状：**本品呈不规则卵圆形、圆柱形或纺锤形，常弯曲，有的具短叉状分枝，长 2~5cm，直径 1~3cm。①表面深黄色，粗糙，有皱缩纹理和明显环节，并有圆形分枝痕及须根痕；②质坚实，不易折断；③断面棕黄色至金黄色，角质样，有蜡样光泽，内皮层

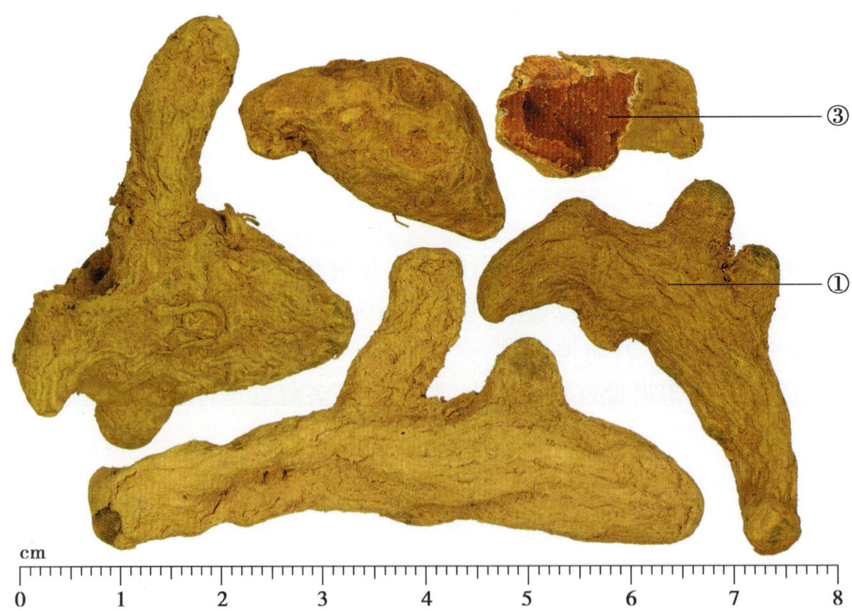

姜黄原药材

环纹明显，维管束呈点状散在；④气香特异，味苦、辛。

【药材验收说明】(1) 市场上的姜黄主要来源为栽培品，商品常分为圆形姜黄（姜头）和长形姜黄（子姜）两种。①圆形姜黄为姜黄的主根茎，呈类球形，身松体长，断面色较淡；②长形姜黄为侧生根茎，呈圆柱形而稍扁，质坚实，略弯曲，断面色金黄。

(2) 姜黄以长圆形、断面金黄色、质坚实、气味辛香者为佳；通常长形姜黄优于圆形姜黄。

(3) 姜黄验收时有以下情况应拒收：①个大质松；②断面色发黄绿者。

【饮片生产】**炮制：**除去杂质，略泡，洗净，润透，切厚片，干燥。

【生产注意事项】①为确保润药均匀，在润药前，要进行大小分档（直径<2cm 的为小档，≥2cm 的为大档）。②小档浸泡 6~7 小时；大档浸泡 7~8 小时后润 4~6 小时，再用蒸汽 45~50℃闷润 1~2 小时，至药物润透无硬心，确保软化易切片。③切成 2~4mm 的厚片。④切制后药物要及时干燥，自然晾晒时铺药厚度不宜超过 5cm，晾晒至干度合格，便于药物贮存。⑤挑出异形片、色差片及杂质等。

【饮片验收】**性状：**本品为①不规则或类圆形的厚片；②外表皮深黄色，有时可见环节；③切面棕黄色至金黄色，角质样，内皮层环纹明显，维管束呈点状散在；④气香特异，味苦、辛。

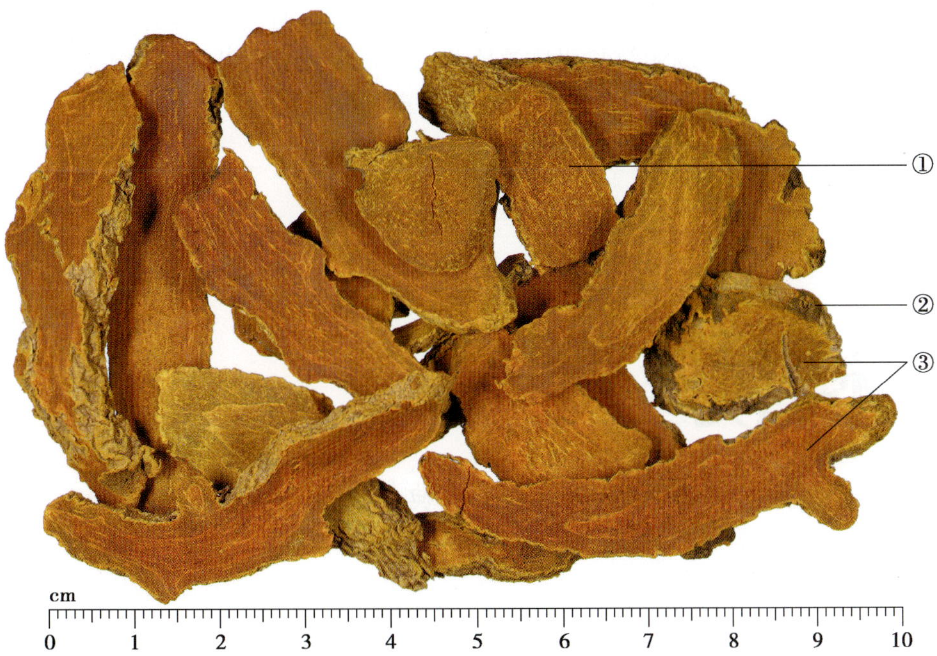

姜黄饮片

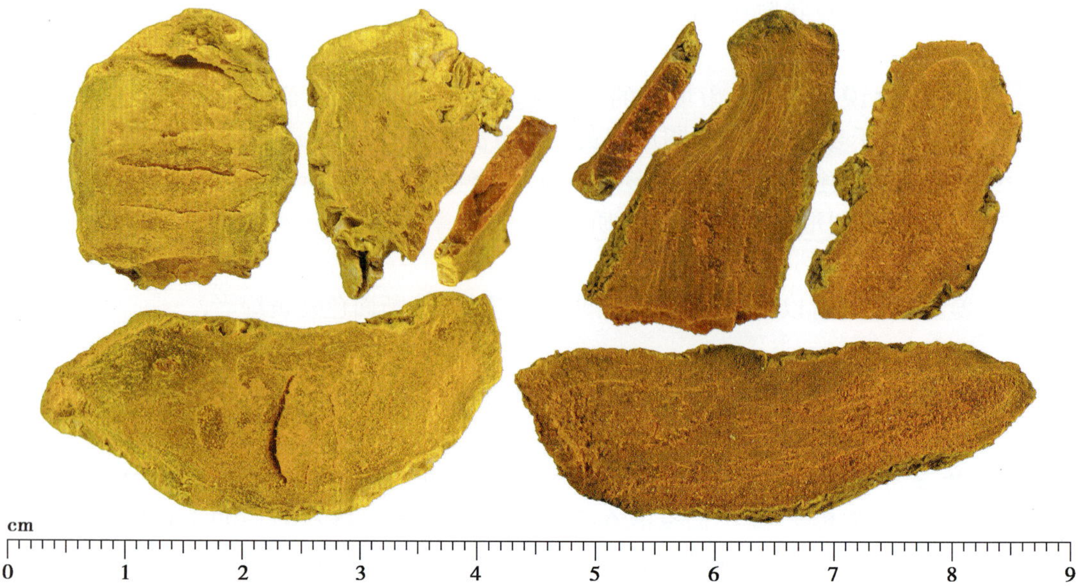

姜黄饮片（药典两种颜色：金黄与棕黄）

【饮片验收说明】①姜黄药用部位为根茎，根据生长情况分为母姜（主根茎）和子姜（侧生根茎）两种。鉴别点为：母姜呈卵圆形或纺锤形，表面棕黄色至淡棕色，附短的须根，并有多数点状下陷的须根或少数圆形侧生根茎痕，质坚实，击破面深黄棕色至红黄色，角质，具蜡样光泽，有点状维管束；子姜则呈圆柱形或稍扁，略弯曲，常有短的分枝，一端圆钝，另一端为断面，表面有纵皱纹和明显的环节。②市场上姜黄断面以金黄色或棕黄色多见，不管是哪种颜色，均以其香气越浓，辛、苦味越重越好。

56. 桔梗

摘录自《中华人民共和国药典》（2025 年版）

【来源】本品为桔梗科植物桔梗 *Platycodon grandiflorum*（Jacq.）A. DC. 的干燥根。春、秋二季采挖，洗净，除去须根，趁鲜剥去外皮或不去外皮，干燥。

【说明】①桔梗有甜、苦之别，苦桔梗即为桔梗科植物桔梗 *Platycodon grandiflorum* (Jacq.) A. DC.，而甜桔梗为同科沙参属植物荠苨 *Adenophora trachelioides* Maxim.，应注意区分。②桔梗野生、栽培均有，全国大部分地区均有分布，内蒙古产区货源多销食用。③桔梗种植后两年或三年采收，以秋季采者体重坚实，质量较佳。一般在茎叶枯萎时采挖，过早根部尚未充实，折干率低，影响药材质量；过迟则不易剥皮。

【药材验收】性状：本品呈圆柱形或略呈纺锤形，下部渐细，有的有分枝，略扭曲，长7~20cm，直径0.7~2cm。①表面淡黄白色至黄色，不去外皮者表面黄棕色至灰棕色，具纵扭皱沟，并有横长的皮孔样斑痕及支根痕，上部有横纹。②有的顶端有较短的根茎或不明显，其上有数个半月形茎痕。质脆。③断面不平坦，形成层环棕色，皮部黄白色，有裂隙，木部淡黄色。④气微，味微甜后苦。

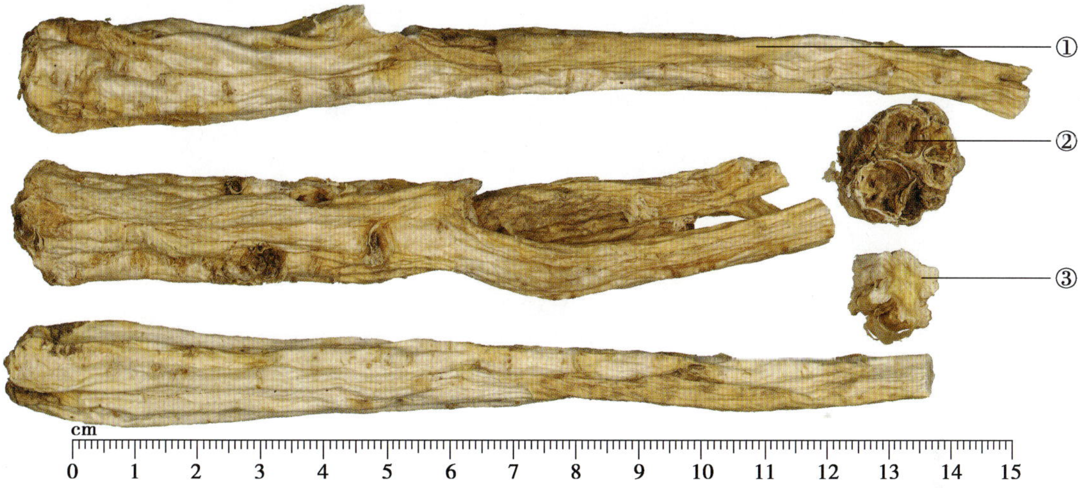

桔梗原药材

【药材验收说明】(1) 桔梗常见的混淆品为长蕊丝石竹 *Gypsophila oldhamiana* Miq. 的根。区别点为：桔梗质脆，易折断，口尝微甜后苦，而长蕊丝石竹的根质坚实，口尝味苦涩而辣。

(2) 桔梗以条粗、色洁白、体实、味苦者为佳。

(3) 验收时有以下情况应拒收：①直径小于0.7cm；②根茎未去除；③断面走油变色。

【饮片生产】炮制：除去杂质，洗净，润透，切厚片，干燥。

【生产注意事项】①用清水抢水洗，将药材清洗至表面洁净无泥沙后装框沥尽水；②桔梗需切制成2~4mm的厚片；③切制后药物要及时干燥，自然晾晒时铺药厚度不宜超过5cm，定时翻动，晾晒至干度合格；④需挑出异形片、色差片、走油片及杂质等。

【饮片验收】**性状**：本品呈①椭圆形或不规则厚片；②外皮多已除去或偶有残留；③切面皮部黄白色，较窄；④形成层环纹明显，棕色；⑤木部宽，有较多裂隙；⑥气微，味微甜后苦。

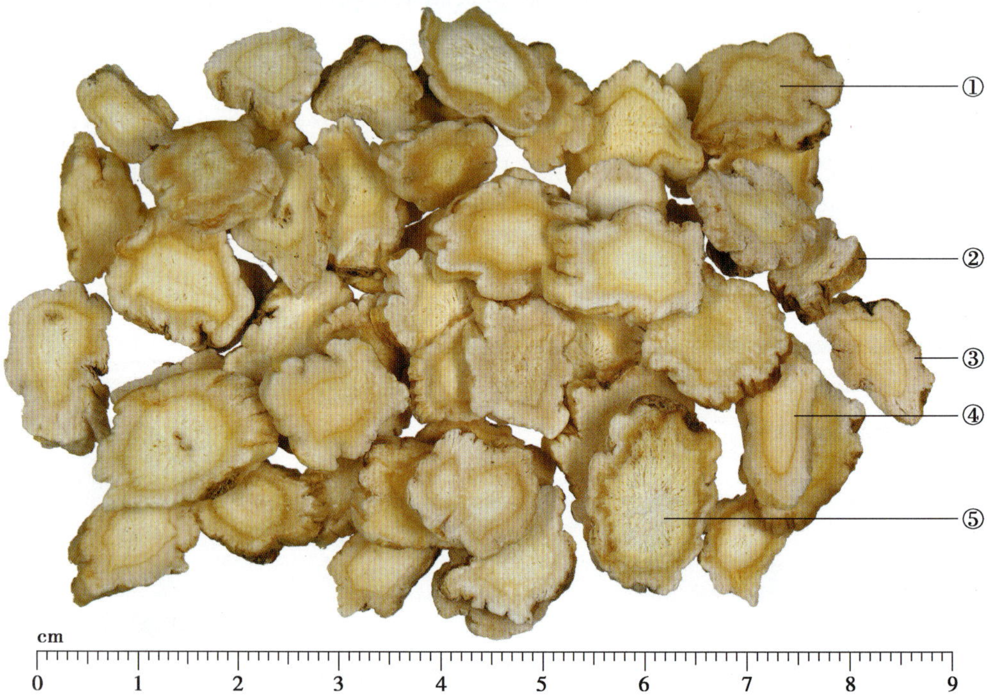

桔梗饮片

【饮片验收说明】①药典描述有不去外皮者，亦有说市场上有掺增重粉者，笔者目前还没有遇到过，日常来货常见混有根茎部位，若非药用部位占比超过 2%，应拒收。②饮片断面皮部黄白色，形成层环棕色或浅棕色，木部黄色，宽且有较多裂隙，习称"金井玉栏"。曾见有来货切面皮部、形成层、木部均为白色至淡黄白色，口尝苦味稍淡或无，疑为种植年限不足的嫩根，拒收了。③桔梗易被虫蛀、受潮变软、发霉、变色，泛油，应留意来货是否有酸味，以防厂家为避免桔梗变质而熏硫处理。④桔梗劣货或陈货多色深质稍软，形成层棕褐色，皮部、木部浅棕色。⑤验收时，口尝桔梗应微甜而后苦，且苦味会持续一小会儿。

57. 金荞麦

摘录自《中华人民共和国药典》(2025 年版)

【来源】本品为蓼科植物金荞麦 *Fagopyrum dibotrys* (D. Don) Hara 的干燥根茎。冬季采挖,除去茎和须根,洗净,晒干。主产于四川、云南、贵州等地。

【说明】①我国金荞麦种质资源分布广泛,多为野生,也有栽培。早年大量采挖,导致野生资源减少,1999 年便被列为国家二级保护野生植物。②《中华人民共和国药典》(2025 年版)产地加工为采收后晒干,目前浙江、重庆发布的地方标准允许趁鲜切制加工。

【药材验收】性状:本品呈不规则团块或圆柱状,常有瘤状分枝,顶端有的有茎残基,长 3~15cm,直径 1~4cm。①表面棕褐色,有横向环节和纵皱纹,密布点状皮孔,并有凹陷的圆形根痕和残存须根;②质坚硬,不易折断;③断面淡黄白色或淡棕红色,有放射状纹理,中央髓部色较深;④气微,味微涩。

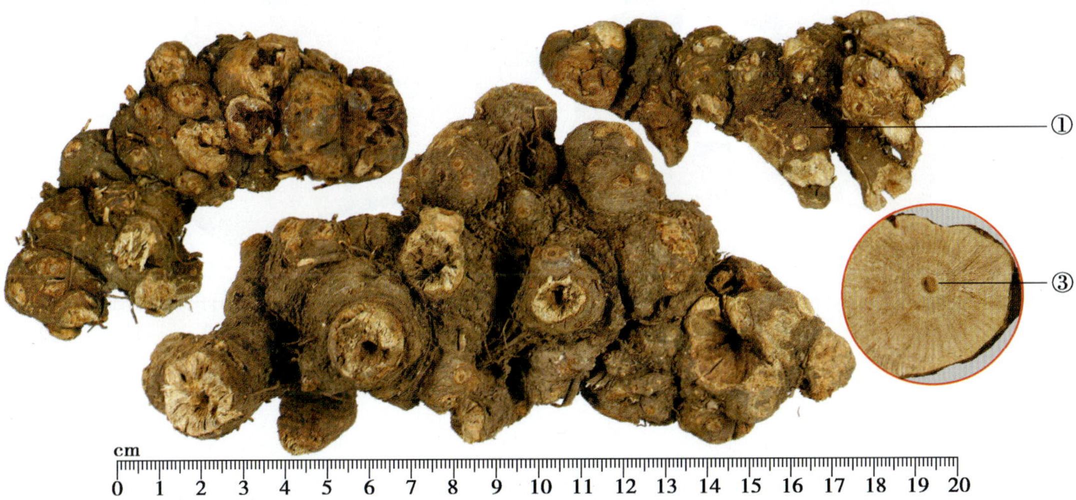

金荞麦原药材

【药材验收说明】(1) 金荞麦市场上混淆品少见。

(2) 金荞麦以粗大、质坚实者为佳。

(3) 验收时有以下情况应拒收:①表面带有泥土和小石头;②掰开断面有虫蛀或发霉;③切面带有青灰色。

【饮片生产】**炮制**：除去杂质，洗净，润透，切厚片，干燥。

【生产注意事项】①为确保润药均匀，在润药前，要进行大小分档（直径<3cm 的为小档，直径≥3cm 的为大档）；②金荞麦置润药池中浸润 12~14 小时（小档 12~13 小时，大档 13~14 小时）至药材软化易切片；③将金荞麦切制成 2~4mm 的厚片；④切制后药物要及时干燥，若采用自然晾晒法，铺药厚度不宜超过 5cm，晾晒至干度合格，便于药物贮存；⑤挑出异形片、色差片及杂质等。

【饮片验收】**性状**：本品呈①不规则的厚片；②外表皮棕褐色，或有时脱落；③切面淡黄白色或淡棕红色，有放射状纹理，有的可见髓部，颜色较深；④气微，味微涩。

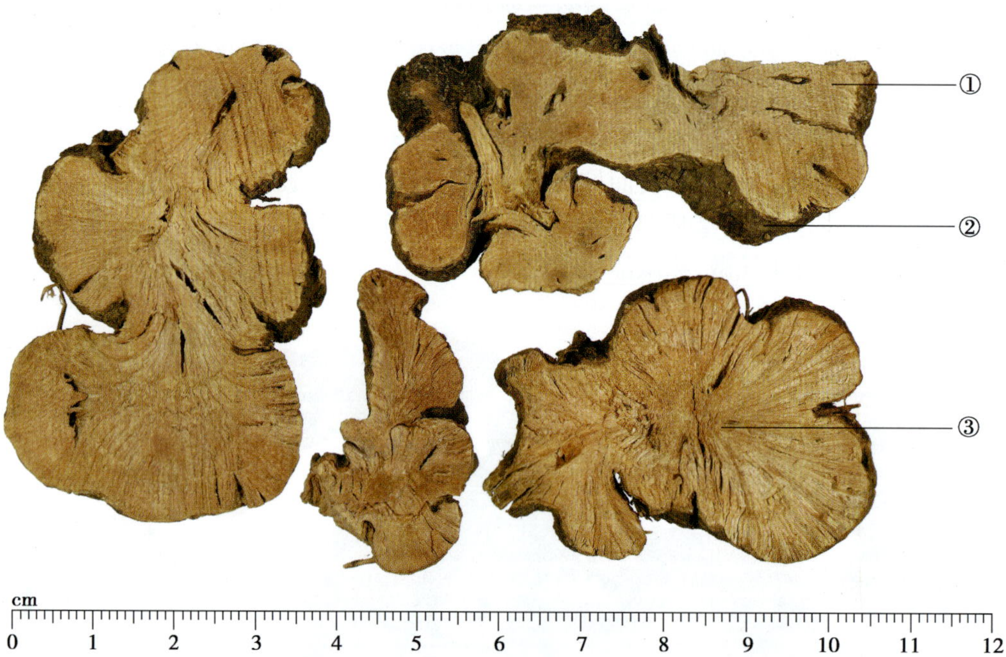

金荞麦饮片

【饮片验收说明】①金荞麦容易发生虫蛀现象，验收时要注意虫蛀痕迹；②药用部位为根茎，验收时偶见根或残留茎，占比超 2% 者应拒收；③标准要求饮片为厚片，曾遇到碎片与脱落的外皮较多，应拒收；④以前来货多为切面淡棕红色，现以黄白色为多见，质地相似，均有放射状纹理，偶见髓部，颜色较深；⑤验收时口尝味应微涩，否则应拒收；⑥如质地疏松，颜色变灰或黑，疑似被提取过，应注意是否掺杂在饮片当中。

58. 苦参

摘录自《中华人民共和国药典》(2025 年版)

【来源】本品为豆科植物苦参 *Sophora flavescens* Ait. 的干燥根。春、秋二季采挖,除去根头和小支根,洗净,干燥,或趁鲜切片,干燥。主要分布在辽宁、黑龙江、吉林、内蒙古、河北等地。

【说明】苦参早期以野生为主,质地疏松,现多栽培,用种子繁殖,质地较紧密。

【药材验收】性状:本品呈长圆柱形,下部常有分枝,长 10~30cm,直径 1~6.5cm。①表面灰棕色或棕黄色,具纵皱纹和横长皮孔样突起,外皮薄,多破裂反卷,易剥落,剥落处显黄色,光滑。②质硬,不易折断,断面纤维性;切片厚 3~6mm;③切面黄白色,具放射状纹理和裂隙,有的具异型维管束呈同心性环列或不规则散在。④气微,味极苦。

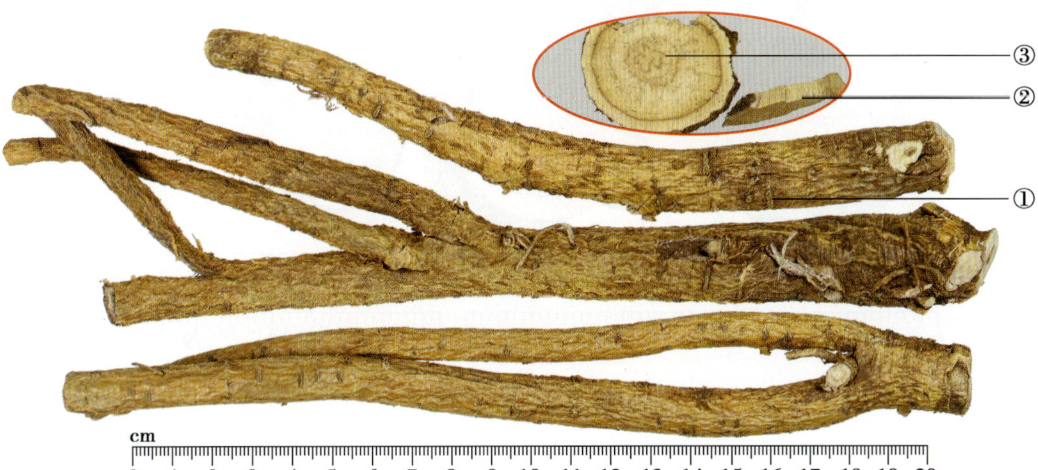

苦参原药材

【药材验收说明】①药典允许苦参产地鲜切,市场上苦参多为鲜切片;②苦参以不带疙瘩头、皮细、无须根、皮部与中心部分裂隙未见发霉、味苦者为佳;③验收时,不能残留根头部位,掰断其断面应为黄白色,色泽均匀。

【饮片生产】**炮制**：除去残留根头，大小分开，洗净，浸泡至约六成透时，润透，切厚片，干燥。

【生产注意事项】①苦参如为鲜切片，仅需挑选分档即可；②原药材切片前需除去残留根头和小支根，大小分档，多采用喷水润至透心，手掰易弯曲方可进行切制；③切制过程需控制片型厚度，如偏薄则碎屑多损耗大，片厚>4mm 则不符合药典要求；④净选过程需要将发霉片、色差片及杂质等挑选出来。

【饮片验收】**性状**：本品呈①类圆形或不规则形的厚片。外表皮灰棕色或棕黄色，有时可见横长皮孔样突起；②外皮薄，常破裂反卷或脱落，脱落处显黄色或棕黄色，光滑；③切面黄白色，纤维性，具放射状纹理和裂隙，有的可见同心性环纹；④气微，味极苦。

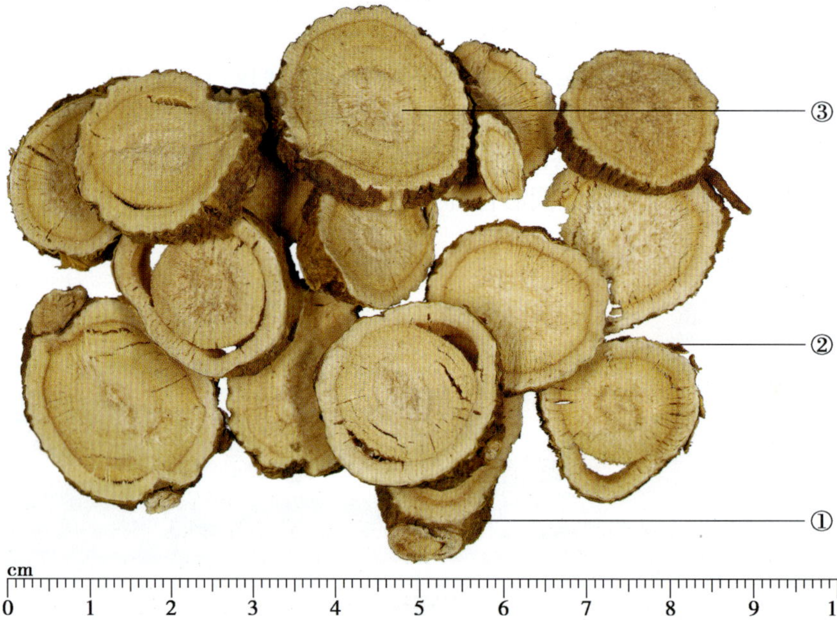

苦参饮片

【饮片验收说明】①直径较小的苦参饮片与甘草片有些相似，口尝味道即可区分。且苦参外皮薄，常破裂反卷或脱落，切面纤维性，具放射状纹理和裂隙，有的可见同心性环纹，有时皮部与木部较易分离。②苦参野生品质地疏松，裂隙较多；栽培品质地紧密，少有裂隙。③取苦参横切片，加氢氧化钠试液数滴，栓皮呈橙红色，渐变为血红色，久置不退，木质部不呈颜色反应。④苦参之味极苦，与黄连、山豆根的苦各有千秋，可对比尝试。⑤有发现用古羊藤即萝藦科植物马莲鞍 *Streptocaulon griffithii* Hook. f. 的根，以及豆科植物刺果甘草 *Glycyrrhiza pallidiflora* Maxim. 的根充苦参使用。古羊藤栓皮较厚，不易剥落，断面略显粉性，味微苦；刺果甘草的根滴氢氧化钠试液仅显淡红色，且味为苦涩；均较易与正品苦参相区别。

59. 两面针

摘录自《中华人民共和国药典》(2025 年版)

【来源】本品为芸香科植物两面针 *Zanthoxylum nitidum* (Roxb.) DC. 的干燥根。全年均可采挖,洗净,切片或段,晒干。分布于台湾、福建、广东、海南、广西、贵州及云南。

【说明】①广东地区以"入地金牛"副名(两面针)收载,植物来源与药典一致,但药用部位为根及茎,而广西地区收载本品为芸香科植物两面针或毛两面针(变种)的干燥全株;②花椒属多种植物的根在某些地区也作两面针用,如湖南省收载本品为芸香科植物竹叶花椒的干燥根和茎,其气微,味稍苦,应注意区分。

【药材验收】性状:本品为厚片或圆柱形短段,长 2~20cm,厚 0.5~6(10)cm。①表面淡棕黄色或淡黄色,有鲜黄色或黄褐色类圆形皮孔样斑痕;②切面较光滑,皮部淡棕色,木部淡黄色,可见同心性环纹和密集的小孔;③质坚硬;④气微香,味辛辣麻舌而苦。

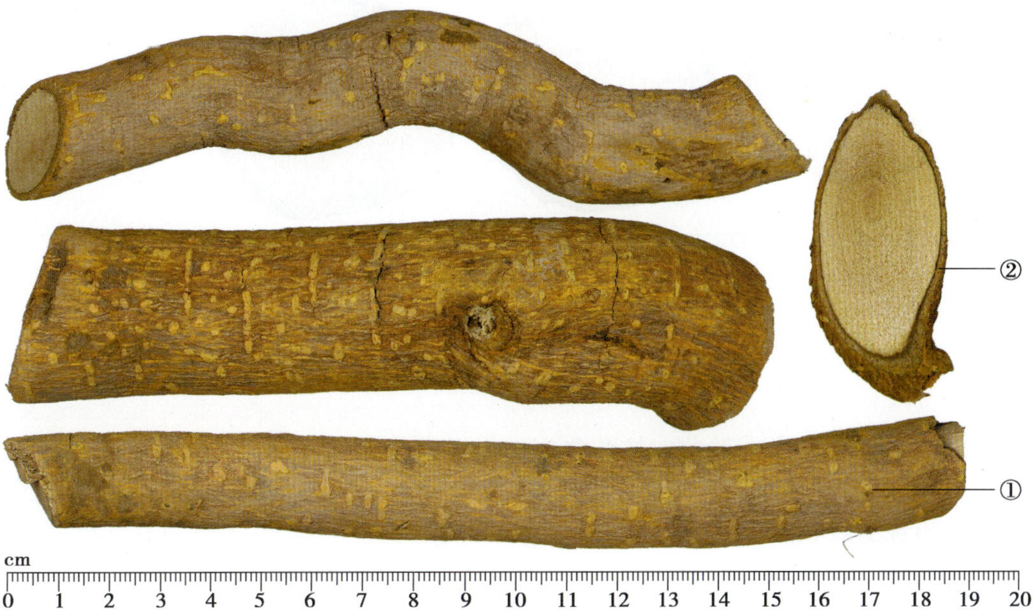

两面针原药材

【药材验收说明】①两面针药典规定产地切成片或段，市场上两面针多为鲜切品；②两面针的混淆品极少，其断面光滑，可见同心性环纹和密集的小孔，口尝味辛辣麻舌而苦，可作为鉴别要点；③验收时，偶有发现断面有髓部，应注意比例不超 2%。

【饮片生产】炮制：除去杂质，筛去灰屑。

【生产注意事项】多为鲜切片，精选需将色差片和其他杂质挑出。

【饮片验收】性状：本品为厚片或圆柱形短段，长 2~20cm，厚 0.5~6（10）cm。①表面淡棕黄色或淡黄色，有鲜黄色或黄褐色类圆形皮孔样斑痕；②切面较光滑，皮部淡棕色，木部淡黄色，可见同心性环纹和密集的小孔；③质坚硬；④气微香，味辛辣麻舌而苦。

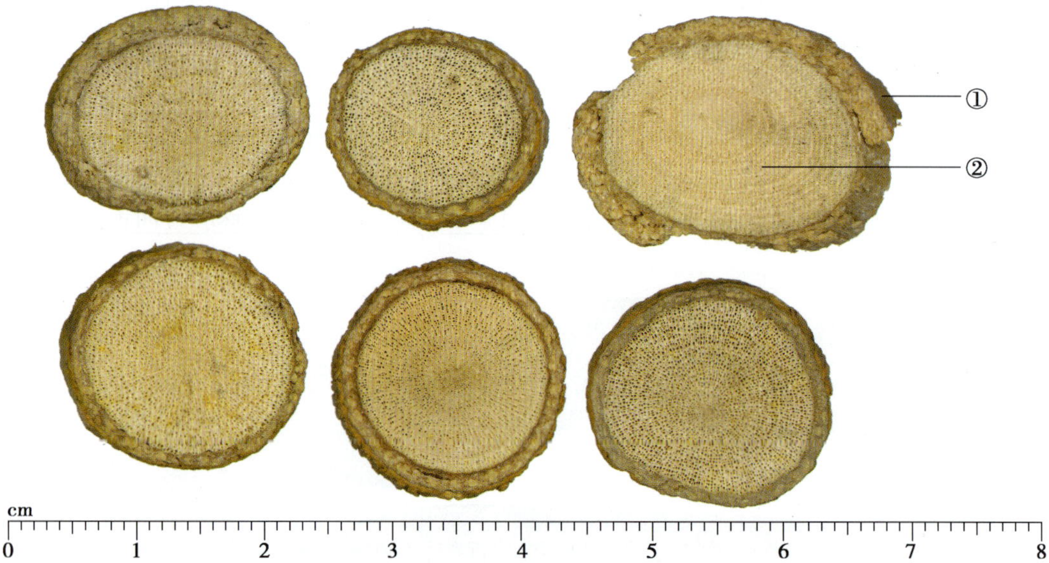

两面针饮片

【饮片验收说明】①验收时按药典规定以根入药，以根皮厚、气味辛辣麻舌感强者为佳。②验收时发现掺有地上茎部分应拒收；茎表面灰褐色或棕褐色，有散在的黄白或灰白色小点，有纵皱纹和散在的钉刺或钉刺痕。

60. 龙胆

摘录自《中华人民共和国药典》(2025 年版)

【来源】本品为龙胆科植物条叶龙胆 *Gentiana manshurica* Kitag.、龙胆 *Gentiana scabra* Bge.、三花龙胆 *Gentiana triflora* Pall. 或坚龙胆 *Gentiana rigescens* Franch. 的干燥根和根茎。前三种习称“龙胆”,后一种习称“坚龙胆”。春、秋二季采挖,洗净,干燥。

【说明】①龙胆主产于东北地区及河北、内蒙古等地,以东北地区所产龙胆最佳,以辽宁清原最为道地;坚龙胆产于江苏、安徽、浙江、广西等地。②龙胆以苦而得名,所以多地称之为苦龙胆或苦胆草,但个别地区以石竹科剪秋罗的根和萝藦科白薇、合掌消的根混充龙胆,且称之为“甜龙胆”或“甜胆草”。有文章论述称此种“甜”与“胆”并称,很不合理。剪秋罗、白薇、合掌消应以本名入药,“甜龙胆”“甜胆草”诸名应废止不用。

【药材验收】**性状:龙胆** ①根茎呈不规则的块状,长 1~3cm,直径 0.3~1cm;表面暗灰棕色或深棕色,上端有茎痕或残留茎基,周围和下端着生多数细长的根。②根圆柱形,略扭曲,长 10~20cm,直径 0.2~0.5cm;表面淡黄色或黄棕色,上部多有显著的横皱纹,下部较细,有纵皱纹及支根痕。③质脆,易折断,断面略平坦,皮部黄白色或淡黄棕色,木部色较浅,呈点状环列。④气微,味甚苦。

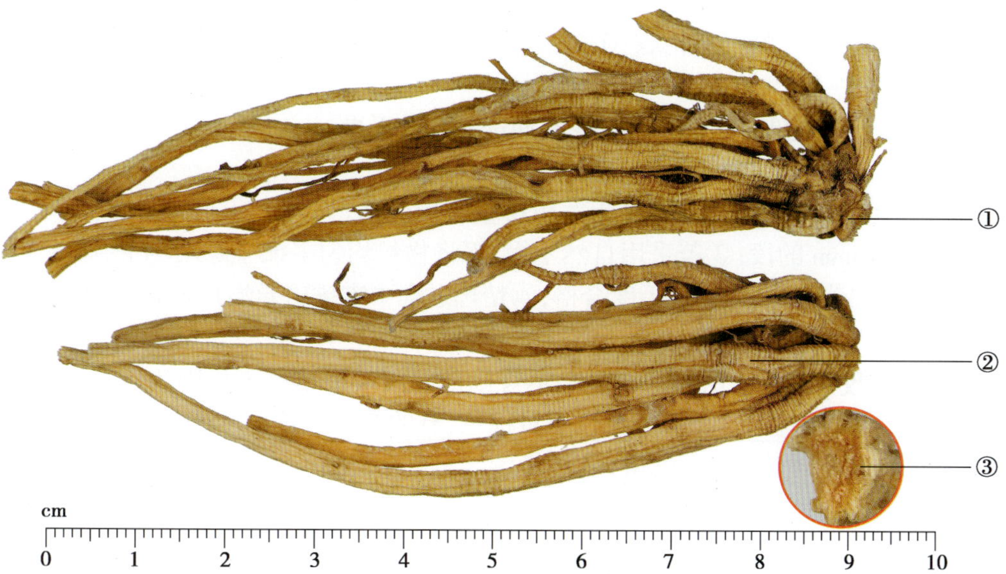

龙胆原药材(龙胆)

坚龙胆　表面无横皱纹。①外皮膜质，易脱落；②木部黄白色，易与皮部分离。

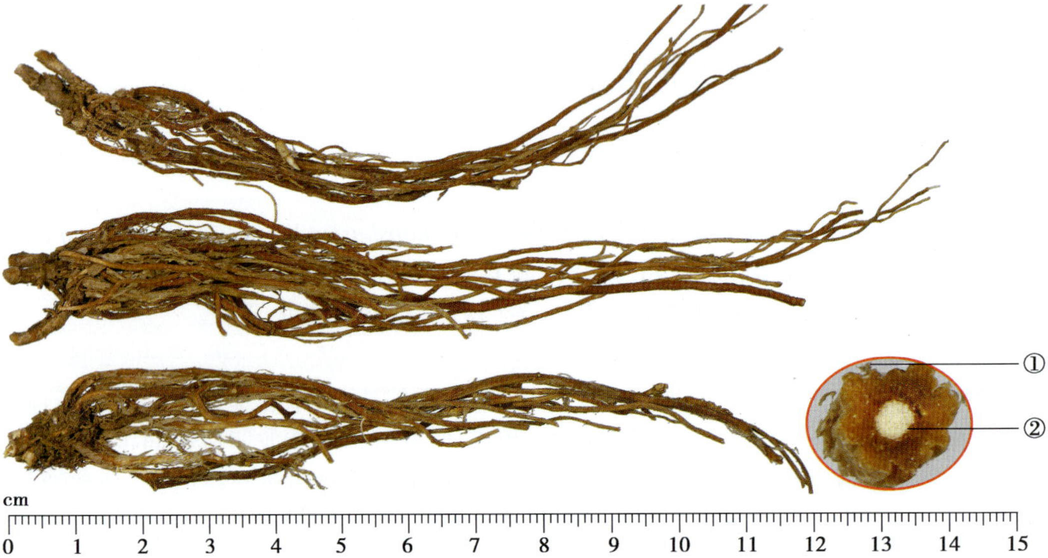

龙胆原药材（坚龙胆）

【药材验收说明】（1）龙胆常见的伪品有桃儿七（鬼臼）*Sinopodophyllum hexandrum* (Royle) T. S. Ying 的根及根茎。鉴别点为：①龙胆根上部多有显著的横皱纹，而鬼臼根为细纵皱纹；②龙胆根断面平坦，无粉性，而鬼臼根断面平坦，显粉性。

（2）龙胆以根条粗大饱满、长条顺直、根上有环纹、质柔软、色黄或黄棕、不带茎枝、味极苦者为佳。

（3）验收时有以下情况应拒收：①多数须根，直径小于 0.3cm；②外皮沾有泥土或石子。

【饮片生产】炮制：除去杂质，洗净，润透，切段，干燥。

【生产注意事项】①用清水冲洗药材至表面无泥沙，润 2~4 小时至透，方可切制；②需切成 10~15mm 的段；③若采用自然干燥，需将物料均匀平摊于晾晒场上，厚度不得超过 10cm，定时翻动，晾晒至物料干度合格；④精选过程中需挑出异形片及其他杂质。

【饮片验收】性状：龙胆　本品呈不规则形的段。根茎呈不规则块片，表面暗灰棕色或深棕色。①根圆柱形，表面淡黄色至黄棕色，有的有横皱纹，具纵皱纹；②切面皮部黄白色至棕黄色，木部色较浅；③气微，味甚苦。

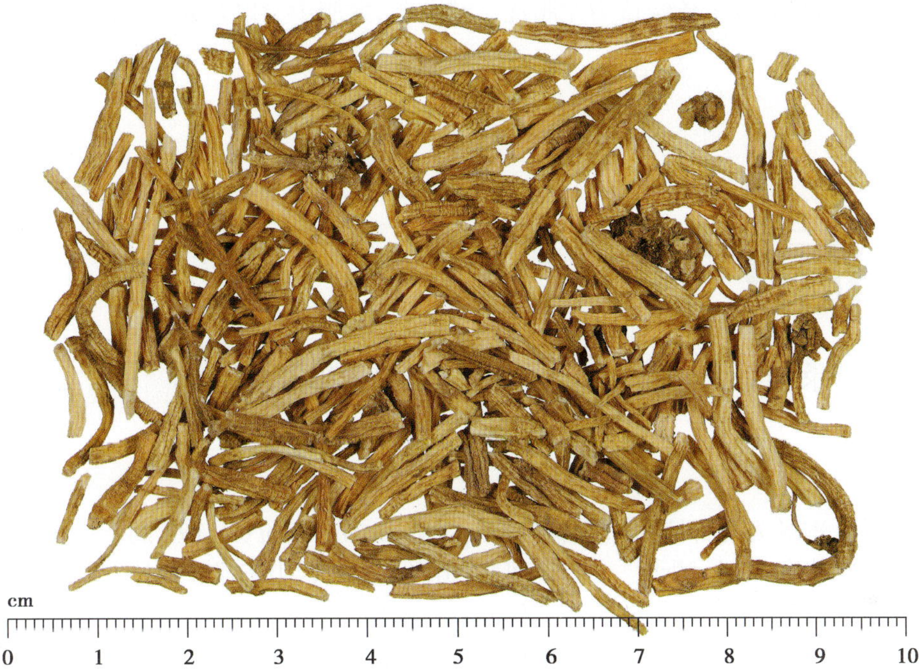

龙胆饮片(龙胆)

坚龙胆 本品呈不规则形的段。①根表面无横皱纹,膜质外皮已脱落,表面黄棕色至深棕色;②切面皮部黄棕色,木部色较浅。

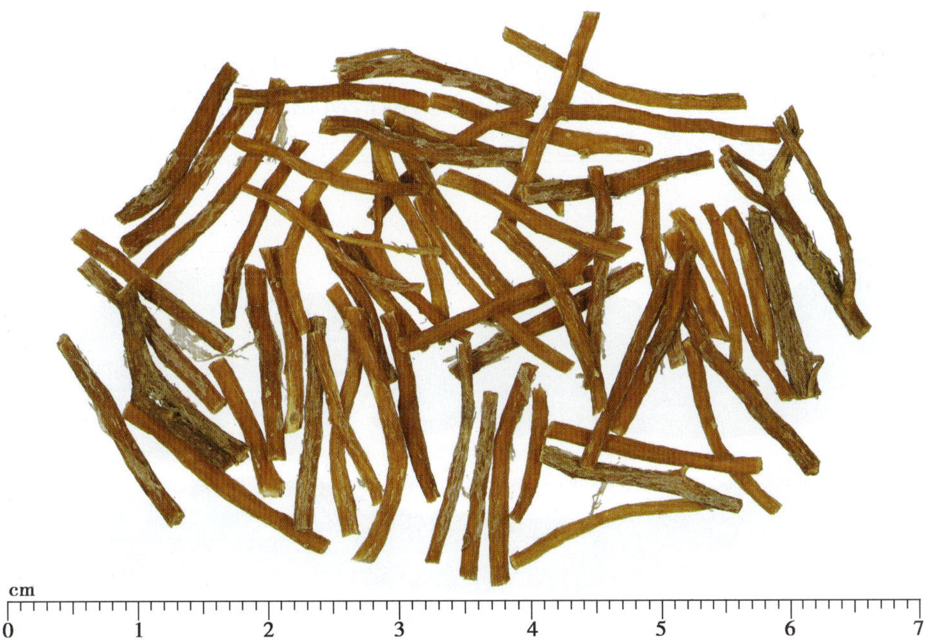

龙胆饮片(坚龙胆)

【饮片验收说明】 传统认为龙胆优于坚龙胆，龙胆中又以东北地区产者质佳。

61. 漏芦

摘录自《中华人民共和国药典》(2025年版)

【来源】 本品为菊科植物祁州漏芦 *Rhaponticum uniflorum* (L.) DC. 的干燥根。春、秋二季采挖，除去须根和泥沙，晒干。主产于河北、山西、内蒙古、山东、陕西、甘肃以及东北地区。

【说明】 ①祁州漏芦春、秋两季采挖，以秋季产者为佳；②在1963年版至1990年版这几版《中华人民共和国药典》中，漏芦项下还收录"禹州漏芦"，后来的历版药典已单独分列，其来源为菊科植物驴欺口 *Echinops latifolius* Tausch. 或华东蓝刺头 *Echinops grijsii* Hance 的干燥根；③祁州漏芦的根，因根的顶端带有白毛，也常与毛茛科植物白头翁 *Pulsatilla chinensis* (Bge.) Regel 根相混淆，应注意区分。

【药材验收】性状： 本品呈圆锥形或扁片块状，多扭曲，长短不一，直径1~2.5cm。①表面暗棕色、灰褐色或黑褐色，粗糙，具纵沟及菱形的网状裂隙；②外层易剥落，根头部膨大，有残茎和鳞片状叶基，顶端有灰白色绒毛；③体轻，质脆，易折断，断面不整齐，灰黄色，有裂隙，中心有的呈星状裂隙，灰黑色或棕黑色；④气特异，味微苦。

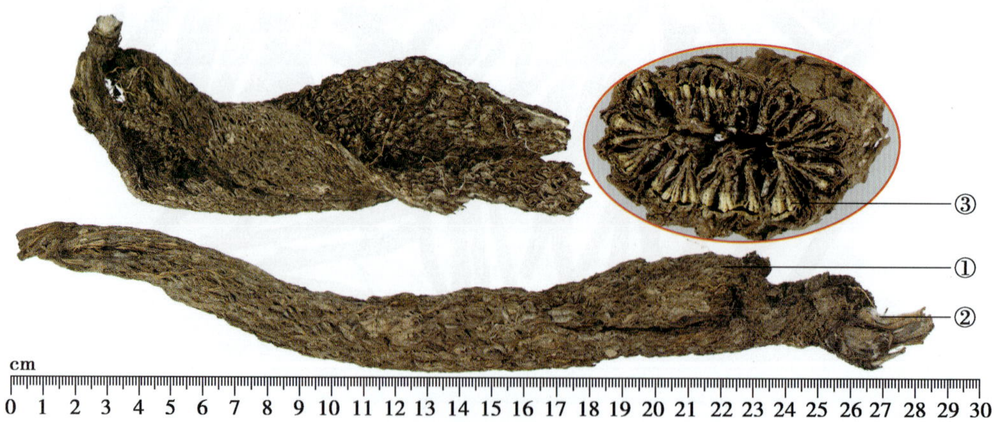

漏芦原药材

【药材验收说明】①漏芦根头膨大，有棕色鳞片状叶基覆盖在其顶端的白毛上，如同头戴斗笠（习称"戴斗笠"），可作为其鉴别要点；②漏芦常见的伪品为同属野棉花 *Anemone vitifolia* Buch.-Ham. ex DC. 的根，两者区别是野棉花根质地坚硬，外层不易剥落，而漏芦质脆，易折断，且外层易剥落；③漏芦以条粗、色灰褐、质坚不裂者为佳；④漏芦以根入药，验收时如混入大量茎、外皮发黑、枯老或碎块多者，应拒收。

【饮片生产】**炮制：**除去杂质，洗净，润透，切厚片，晒干。

【生产注意事项】①粗选时漏芦需剪去残茎等非药用部位；②需用水冲洗干净，润 2~4 小时，用弯曲法检查透心，确保润透，方可切制；③需切成 2~4mm 的厚片；④精选需将碎屑粉末筛去，并将杂质、发黑的枯片或异形片挑选出来。

【饮片验收】**性状：**本品呈类圆形或不规则的厚片。①外表皮暗棕色至黑褐色，粗糙，有网状裂纹；②切面黄白色至灰黄色，有放射状裂隙；③气特异，味微苦。

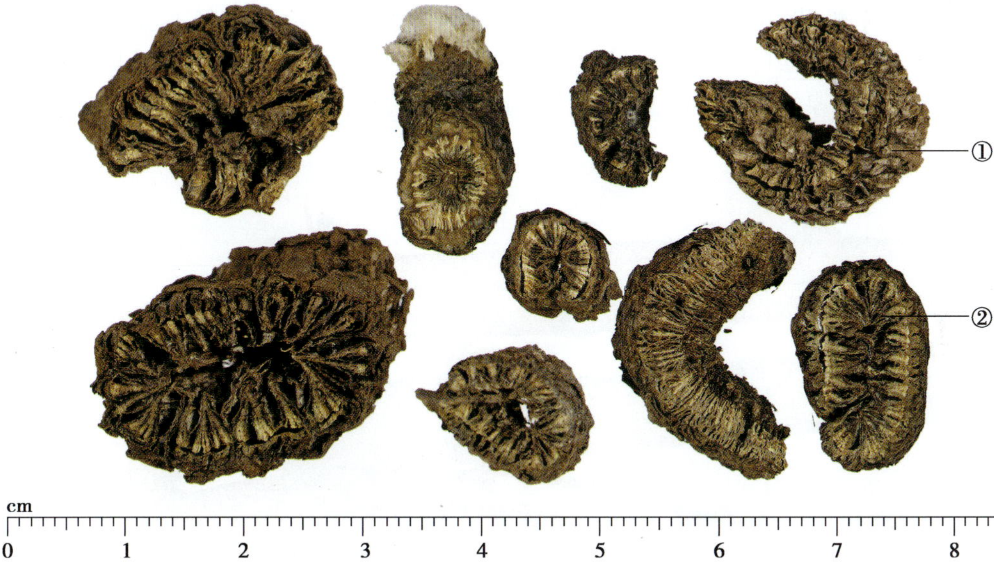

漏芦饮片

【饮片验收说明】①漏芦饮片特征是质轻脆易断，验收基本要求为：厚片，片型相对完整，外皮和皮部色黑，易剥落，木部黄白色至灰黄色，放射状裂隙明显或有网状纹理，中心发黑或中空。笔者曾验收小包装饮片，有些袋子里都是碎片，不符合厚片要求，且太碎容易混进杂质，拒收了。②漏芦气香特异，验收时需注意是否有败油味。③漏芦易混淆品白头翁皮部黄白色或淡黄棕色，木部淡黄色；断面较平坦，木部与皮部易分离。

62. 芦根

摘录自《中华人民共和国药典》(2025 年版)

【来源】 本品为禾本科植物芦苇 *Phragmites communis* Trin. 的新鲜或干燥根茎。全年均可采挖,除去芽、须根及膜状叶,鲜用或晒干。主产于江苏、浙江、安徽、湖北等地。

【说明】 ①芦根可鲜用或晒干入药,鲜品用量要加倍,或捣汁用。鲜芦根不易贮藏,须埋于湿沙中;干芦根使用较广泛。②部分地区将芦根称为苇根,这与广东地区习用品苇根是同名异物。广东使用的苇根是禾本科植物茭笋(菰)*Zizania latifolia* (Griseb.) Turcz. ex Stapf 的根状茎,性状与功效和芦根均有相似之处,常作为地方习用品使用。

【药材验收】 **性状:鲜芦根** 呈长圆柱形,有的略扁,长短不一,直径 1~2cm。①表面黄白色,有光泽,外皮疏松可剥离,节呈环状,有残根和芽痕;②体轻,质韧,不易折断;③切断面黄白色,中空,壁厚 1~2mm,有小孔排列成环;④气微,味甘。

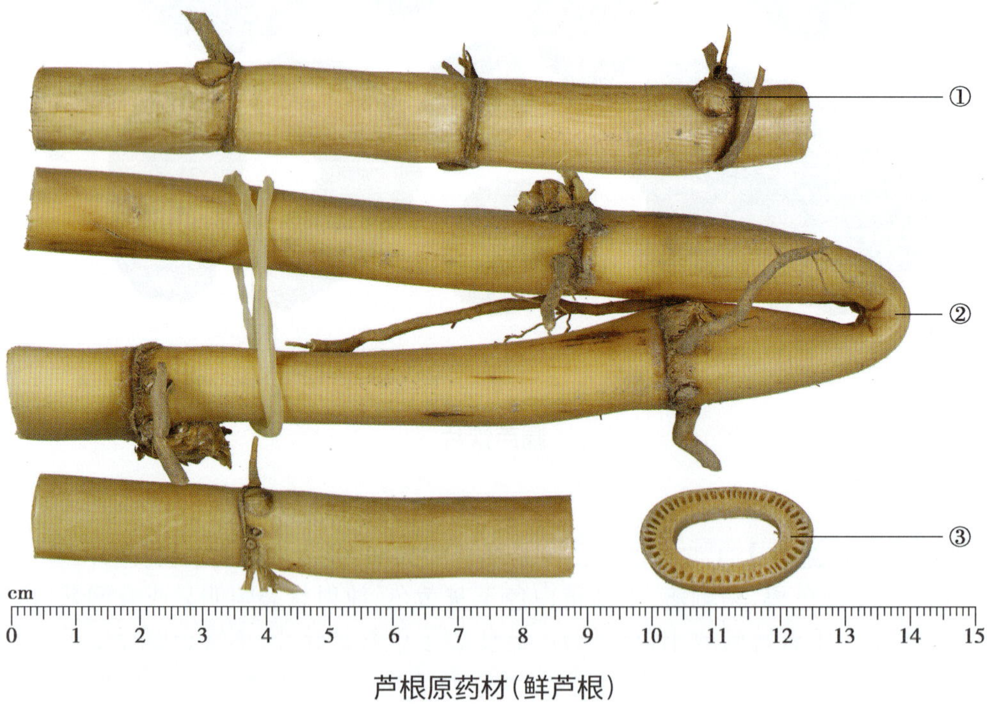

芦根原药材(鲜芦根)

芦根 ①呈扁圆柱形。②节处较硬,节间有纵皱纹。

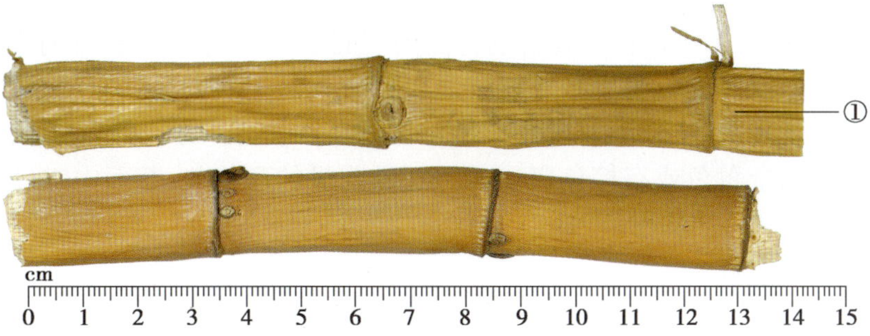

芦根原药材

【药材验收说明】(1) 芦根鉴别要点为:切面中空、有小孔排列成环。

(2) 芦根以条粗均匀、黄白色、有光泽、无须根者为佳。

(3) 芦根的混淆品少见。验收时以下情况应拒收:①内表面有霉斑;②熏硫增白,整体颜色偏白,且口尝或鼻闻有酸味;③变色,表面深棕色或棕褐色。

【饮片生产】炮制:除去杂质,洗净,切段,干燥。

【生产注意事项】①需切 10~15mm 的长段;②切制后应及时干燥,自然晾晒时铺药厚度不宜超过 5cm,定时翻动,晾晒至物料合格干度,便于药物贮存;③精选过程需将碎屑筛去,并将变色片及异形片挑选出来。

【饮片验收】性状:本品呈①扁圆柱形段;②表面黄白色,节间有纵皱纹;③切面中空,有小孔排列成环。

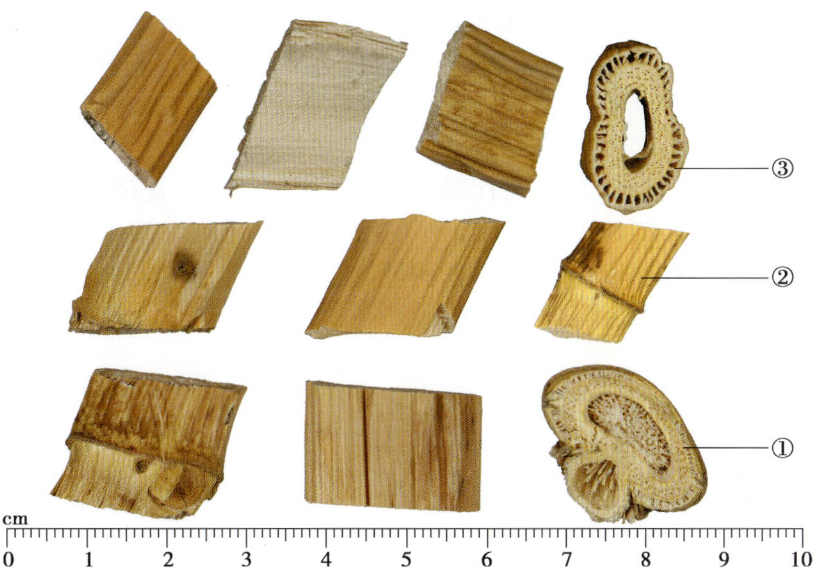

芦根饮片

【饮片验收说明】①芦根主要鉴别特征为切面中空、有小孔整齐排列成环。鲜芦根味甘明显。②芦根饮片验收时要注意观察内表面有无发黑的情况，笔者曾发现未及时干燥处理导致的霉变现象，应按不符合药典性状要求拒收。③广东习用品苇根的性状特征为：呈扁带状，表面金黄色或有棕色斑，有纵皱，具明显的环状节；断面中空，内表面白色、光滑，纵向撕裂纤维质，味微甜。

63. 麻黄根

摘录自《中华人民共和国药典》(2025 年版)

【来源】本品为麻黄科植物草麻黄 *Ephedra sinica* Stapf 或中麻黄 *Ephedra intermedia* Schrenk et C. A. Mey. 的干燥根和根茎。秋末采挖，除去残茎、须根和泥沙，干燥。主产于甘肃、宁夏、内蒙古等地。

【说明】①《中华人民共和国药典》(2025 年版) 收录麻黄根来源于草麻黄 *Ephedra sinica* Stapf 或中麻黄 *Ephedra intermedia* Schrenk et C. A. Mey.，而木贼麻黄 *Ephedra equisetina* Bge. 非麻黄根的收录品，请注意。②麻黄采收为秋季采割绿色草质茎，麻黄根则为秋末采挖根和根茎，并去除残茎。由于两者化学成分与功效差异较大，加工炮制麻黄根时应去尽地上部分及杂质，避免影响药效。

【药材验收】**性状：**本品呈圆柱形，略弯曲，长 8~25cm，直径 0.5~1.5cm。①表面红棕色或灰棕色，有纵皱纹和支根痕；②外皮粗糙，易成片状剥落；③根茎具节，节间长 0.7~2cm，表面有横长突起的皮孔；④体轻，质硬而脆；⑤断面皮部黄白色，木部淡黄色或黄色，射线放射状，中心有髓；⑥气微，味微苦。

【药材验收说明】①麻黄根外皮粗糙易脱落，验收时可折断观察，在折断处能看到片状剥落的外皮，薄如纸。木部多为黄色，气特异类似奶香。②麻黄根以条粗均匀、去尽头尾、气味明显者为佳。③麻黄根的伪品少见，药材常掺有地上木质茎及须根，验收时需留意。

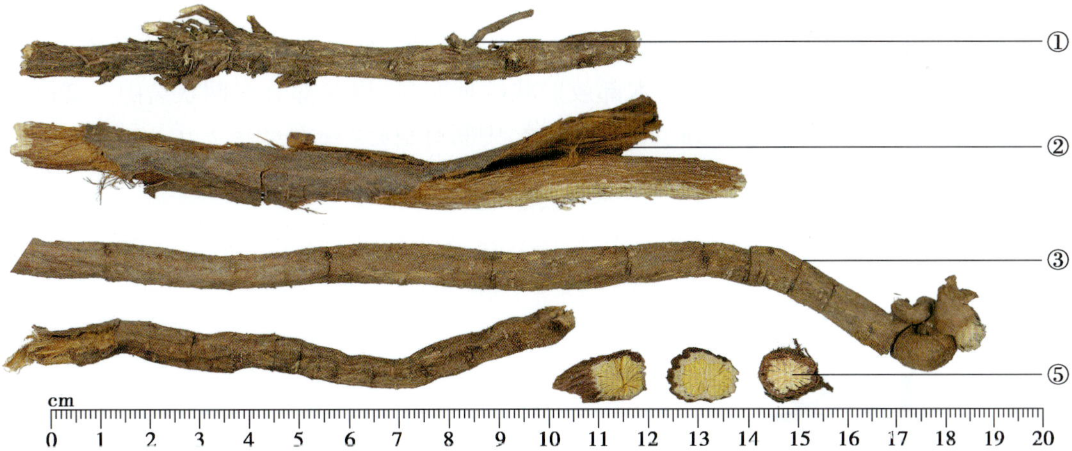

麻黄根原药材

【饮片生产】炮制:除去杂质,洗净,润透,切厚片,干燥。

【生产注意事项】①麻黄根需用水洗干净后,置塑料筐润 4~8 小时至透,方可切制;②切 2~4mm 的厚片;③精选需筛去碎屑,并将残留的茎、变色或异形片挑选出来。

【饮片验收】性状:本品呈类圆形的厚片。①外表面红棕色或灰棕色,有纵皱纹及支根痕。②切面皮部黄白色,木部淡黄色或黄色,纤维性,具放射状纹,有的中心有髓。气微,味微苦。

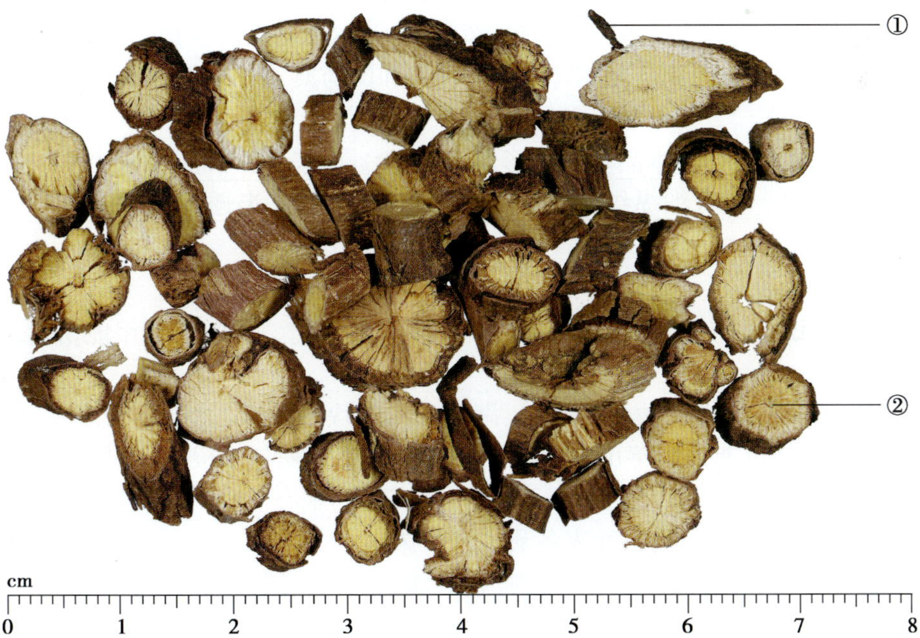

麻黄根饮片

【饮片验收说明】①麻黄根验收时注意色泽要新，外皮红棕色，切面黄白色，直径0.5~1.2cm为优。外皮粗糙易脱落，木部放射状纹理明显，根茎部分多网状裂隙。②麻黄根饮片里常混有地上木质茎，较细，外皮灰棕色，中间有空心。

64. 麦冬

摘录自《中华人民共和国药典》(2025年版)

【来源】本品为百合科植物麦冬 *Ophiopogon japonicus* (L. f.) Ker-Gawl. 的干燥块根。夏季采挖，洗净，反复暴晒、堆置，至七八成干，除去须根，干燥。主产于四川、浙江、江苏等地。

【说明】①麦冬栽培、野生兼有，以栽培品为主，分为浙麦冬和川麦冬两类，浙麦冬也称杭麦冬，常见典型的"葫芦腰"特征，主产于浙江慈溪；川麦冬主产于四川绵阳等地，现在已有规范化种植基地；②传统经验认为浙麦冬味道浓，质量更优，现在浙麦冬在市场少见；市场货90%以上为川麦冬，其生产周期短，产量高；③山麦冬是同科植物湖北麦冬或短葶山麦冬的干燥块根，以前当麦冬使用，《中华人民共和国药典》自2015年版开始单列收载。

【药材验收】**性状：**①本品呈纺锤形，两端略尖。②长1.5~3cm，直径0.3~0.6cm。表面淡黄色或灰黄色。③有细纵纹。质柔韧。④断面黄白色，半透明，中柱细小。⑤气微香，味甘、微苦。

【药材验收说明】(1) 麦冬又叫"寸冬"，长不超过1寸，质柔韧，指甲能切割，能弯曲至45°不全断。

(2) 麦冬伪品较多，同科短葶山麦冬、湖北麦冬的块根与其性状相似，短葶山麦冬块根较长，超过1寸的可能是短葶山麦冬块根。麦冬与湖北麦冬块根可通过以下两个方法鉴别：①掰，轻轻折断，湖北麦冬块根断面平齐，而麦冬的木心明显，不易折断或断面不平；②口尝，湖北麦冬块根甜而不苦，而麦冬甜中有苦味。

(3) 麦冬以饱满、皮细、糖性足、木心细、内外淡黄白色不泛油者为佳。

(4) 验收时以下情况应拒收：①熏硫，表面颜色偏白，口尝或鼻闻有酸味；②走油，断面棕色至褐色，有败油气；③色差，表面颜色偏黑。

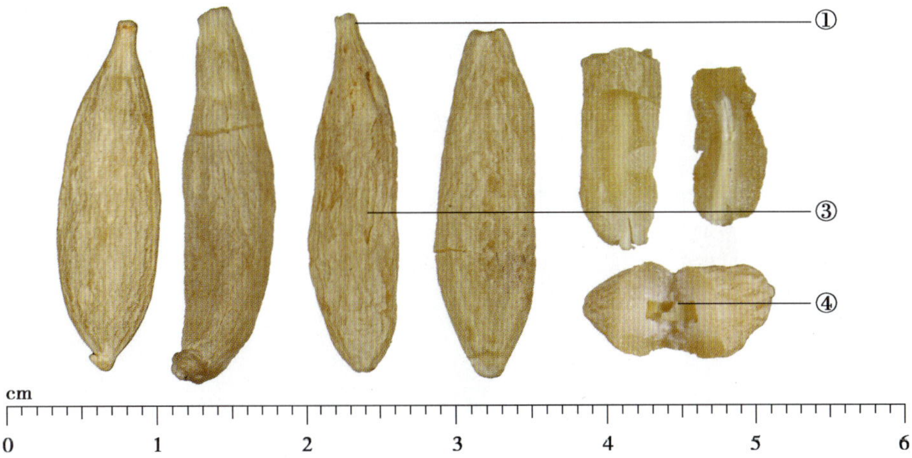

麦冬原药材

【饮片生产】炮制：除去杂质，洗净，干燥；或洗净，润透，轧扁，干燥。

【生产注意事项】①经轧扁后的麦冬部分开裂，属正常现象；②精选需将杂质、粘连片、走油片、碎片挑选出来。

【饮片验收】性状：本品形如麦冬，或为轧扁的纺锤形块片。①表面淡黄色或灰黄色，有细纵纹。质柔韧。②断面黄白色，半透明。③中柱细小。④气微香，味甘、微苦。

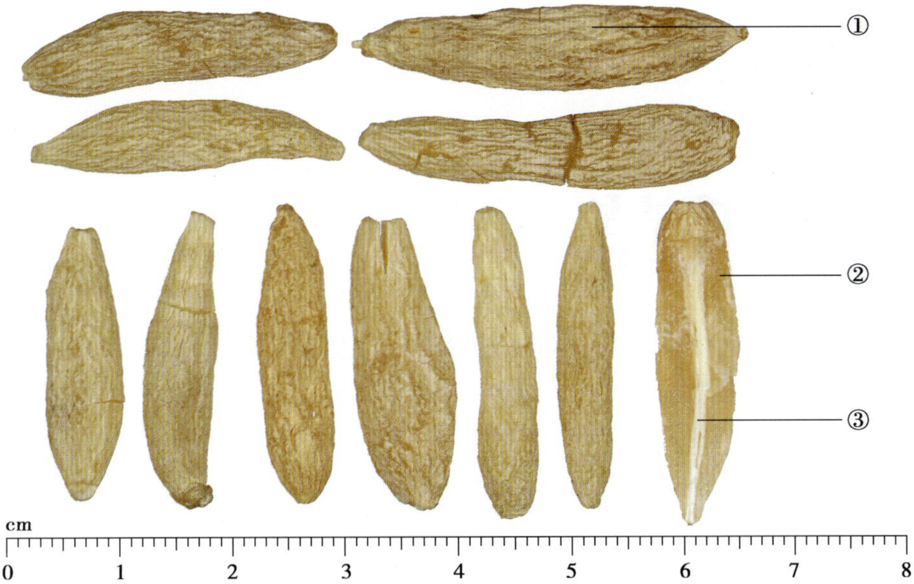

麦冬饮片

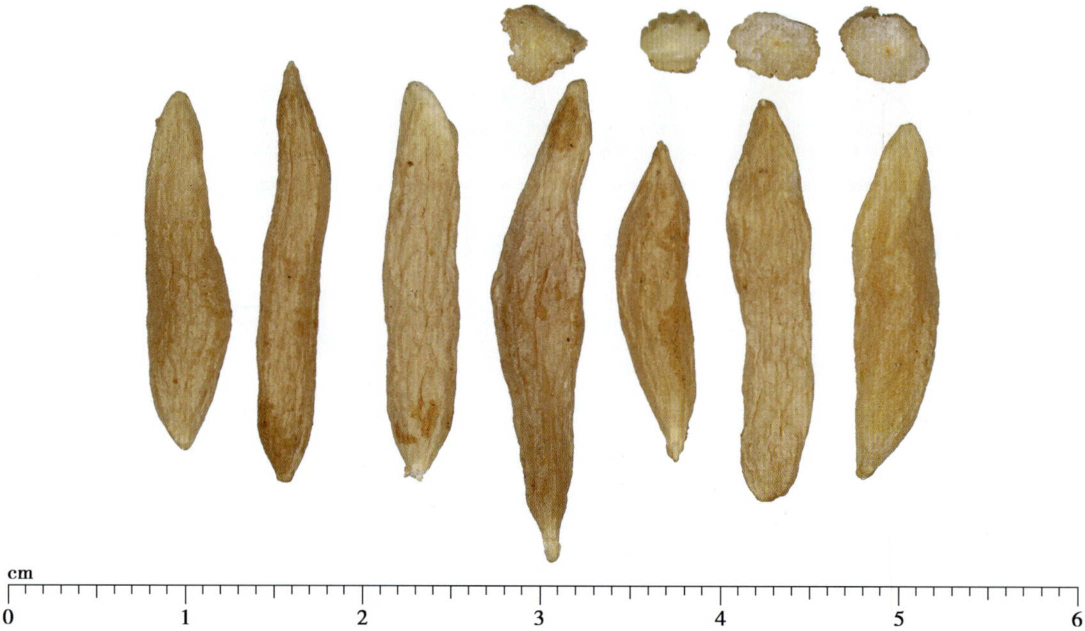

麦冬混淆品（湖北麦冬）

【饮片验收说明】虽然麦冬要求长度不过寸，但验收时常见长度小于1.5cm的情况，比例多也不符合药典要求；另外，质地太过柔软的说明干度不够，颜色发黑有败油味的是走油货，均需要注意。

65. 猫爪草

摘录自《中华人民共和国药典》（2025 年版）

【来源】本品为毛茛科植物小毛茛 *Ranunculus ternatus* Thunb. 的干燥块根。春季采挖，除去须根和泥沙，晒干。主产于南方各省（区、市）大部分地区。

【说明】①猫爪草有野生品与栽培品两种,两者“猫爪”个数有较大差异,前者一般只有几个,较瘦长;后者密集,数量多达十几二十个,且较短。②猫须草是唇形科植物肾茶 *Orthosiphon aristatus* (Blume) Miq. 的干燥地上部分,湖南、福建、宁夏等地方标准均有收载,因名称相似,容易混淆。

【药材验收】性状:①本品由数个至数十个纺锤形的块根簇生,形似猫爪;②顶端有黄褐色残茎或茎痕;③块根长 3~10mm,直径 2~3mm,表面黄褐色或灰黄色,久存色泽变深,微有纵皱纹,并有点状须根痕和残留须根;④质坚实,断面类白色或黄白色,空心或实心,粉性;⑤气微,味微甘。

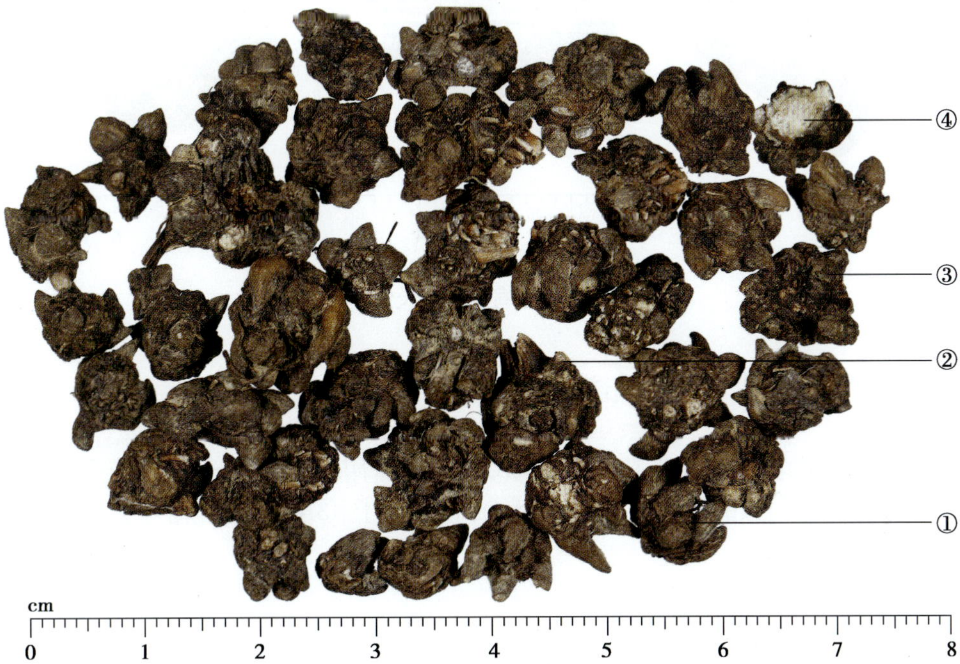

猫爪草原药材(栽培品)

【药材验收说明】(1) 猫爪草由数个至数十个纺锤形的块根簇生,形似猫爪,可作为其鉴别要点。

(2) 猫爪草的混淆品有罂粟科植物夏天无 *Corydalis decumbens* (Thunb.) Pers. 的干燥块茎。两者鉴别要点为:夏天无块茎没有“猫爪”的特征,它表面只有一些瘤状突起,不尖锐,且顶端钝圆,茎痕也不明显。

(3) 猫爪草以大小均匀、泥少身干、色黄褐、质坚实饱满者为佳。

(4) 验收时出现以下情况应拒收:①表面泥土多;②带地上部分和须根多;③生虫,表面有蛀孔;④质软,干度不够。

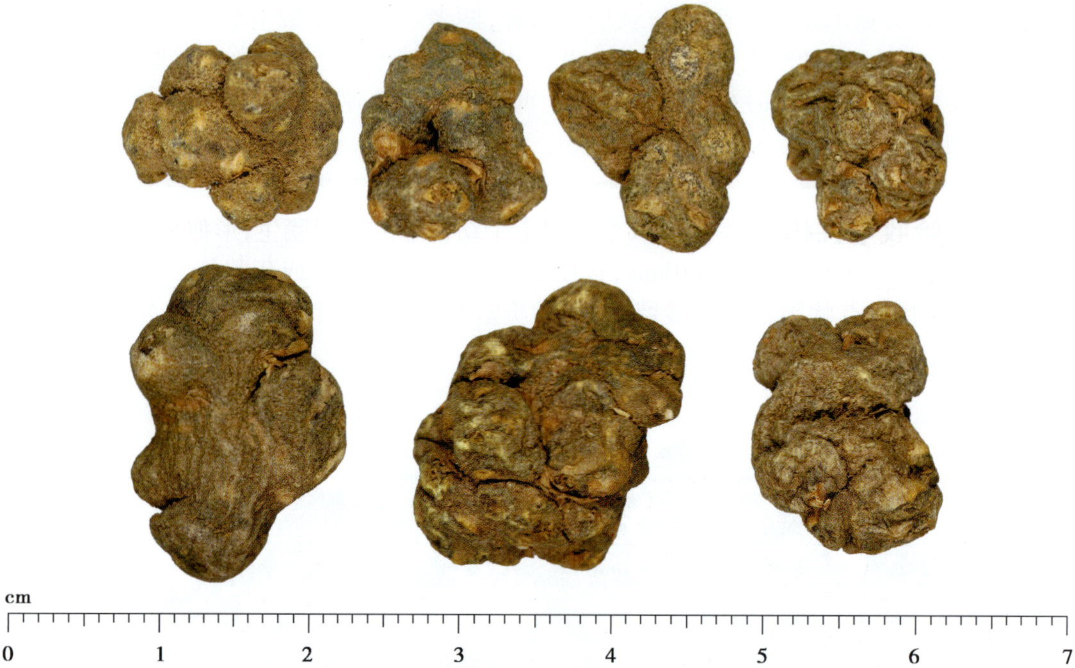

猫爪草混淆品（夏天无）

【饮片生产】炮制：除去杂质，洗净，干燥。

【生产注意事项】①猫爪草主要杂质为泥沙，需用清水冲洗至无泥沙；②自然晾晒时需注意铺药厚度不宜超过 5cm，并定时翻动，晾晒至干；③精选过程需除去地上部分、须根等杂质。

【饮片验收】性状：同药材。

【饮片验收说明】①猫爪草的须根属于非药用部位，验收时发现“猫爪”之间夹有泥土，需要注意。②干燥的猫爪草掷于硬地有清脆声，并能反弹至一定高度；反之，掷地声音不够响脆的就是干度不够。另外，猫爪草质地坚硬，小刀都难以切开，切开后断面呈粉性；有些不干货甚至用指甲都能掐进去。以上经验可以检查猫爪草的干度。③猫爪草容易生虫，验收时曾发现药材表面有一个小洞，砸开后里面有很多虫粉，所以需要注意。

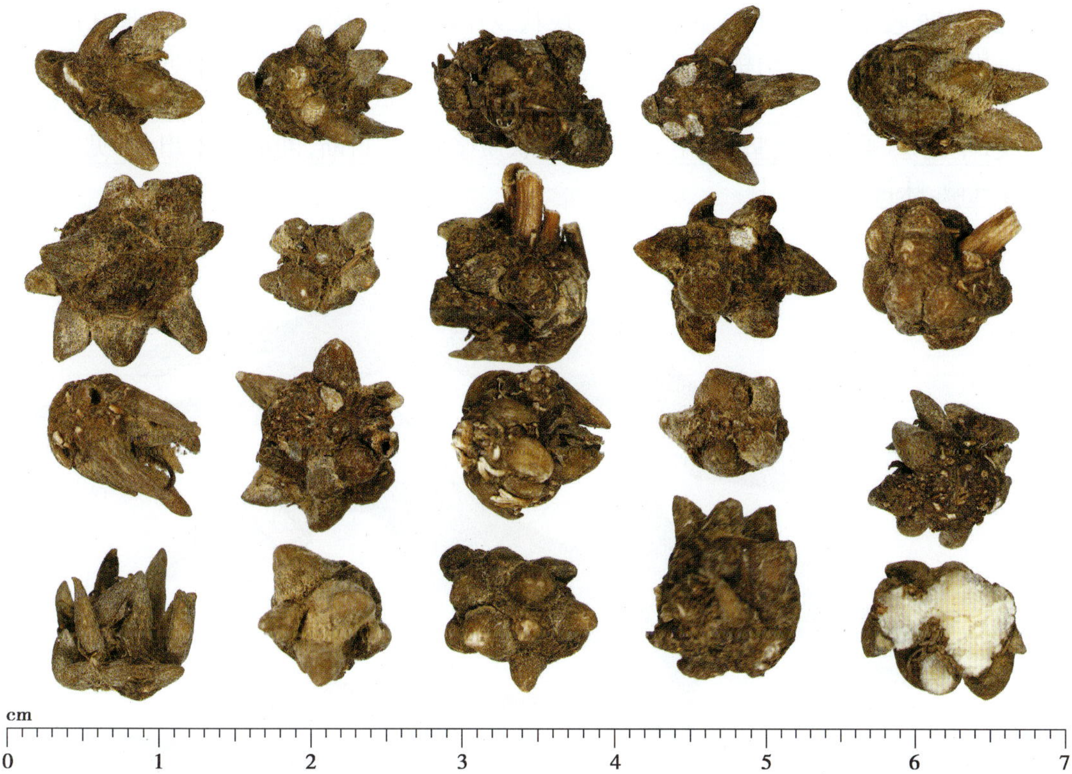

猫爪草饮片

66. 毛冬青

摘录自《广东省中药材标准:第二册》

【来源】本品为冬青科植物毛冬青 *Ilex pubescens* Hook. et Arn. 的干燥根及茎。全年均可采挖,洗净,砍成块或片,晒干。分布于广东、广西、安徽、福建、浙江等地。

【说明】毛冬青为南方地区常用药,湖北、湖南、江西、上海等地方标准均有收载,其入药部位均为"根",但《广东省中药材标准:第二册》收载的入药部位是"根及茎",需注意区分。

【药材验收】**性状**：本品呈不规则的块状或片状，大小不等，直径1~8cm，厚0.1~1cm。①表面灰褐色或棕褐色，稍粗糙，有细皱纹和横向皮孔。②切面皮部薄，有时脱落，老根稍厚。③木部幼结，黄白色或淡黄棕色，有细密的纹理，可见类白色致密的放射状纹（射线）及环纹（年轮）。④块状质坚实，不易折断；片状质坚实，易折断，断面不平坦，可见纵向纹理。⑤气微，味苦、涩而后甘。

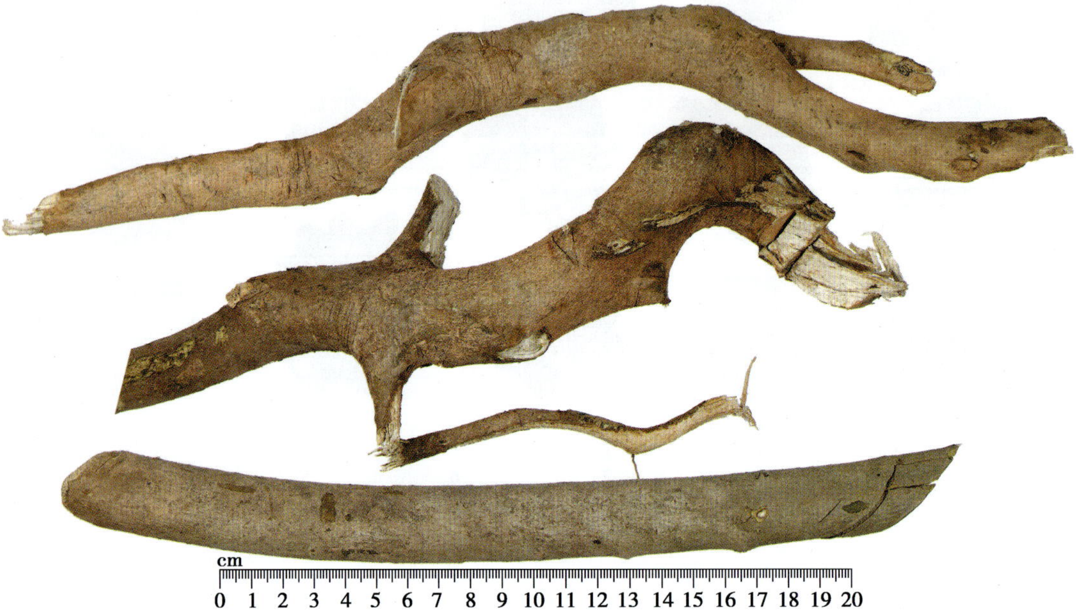

毛冬青原药材（上为根，下为茎）

【药材验收说明】(1) 根断面有细密的纹理，可见类白色致密的放射状纹（射线）及环纹（年轮），断面皮薄，去除外皮可见多数褐色的短条状凹陷，可作鉴别要点。

(2) 常见的易混品种有岗梅，为冬青科植物秤星树（梅叶冬青）*Ilex asprella*（Hook. et Am.）Champ. ex Benth. 的根及茎。岗梅的鉴别点为：①岗梅茎表面散有多数灰白色的类圆形点状皮孔，似秤星；②外皮稍薄，可剥落，剥去外皮可见较密的点状或短条状突起；③断面有的略显淡蓝色；④味微苦后甘，无涩味。

(3) 毛冬青以根粗大、黄白色或淡黄棕色、断面多环纹者为佳。

(4) 验收时以下情况应拒收：①气味不对，带霉味或霉斑；②熏硫，颜色偏白。

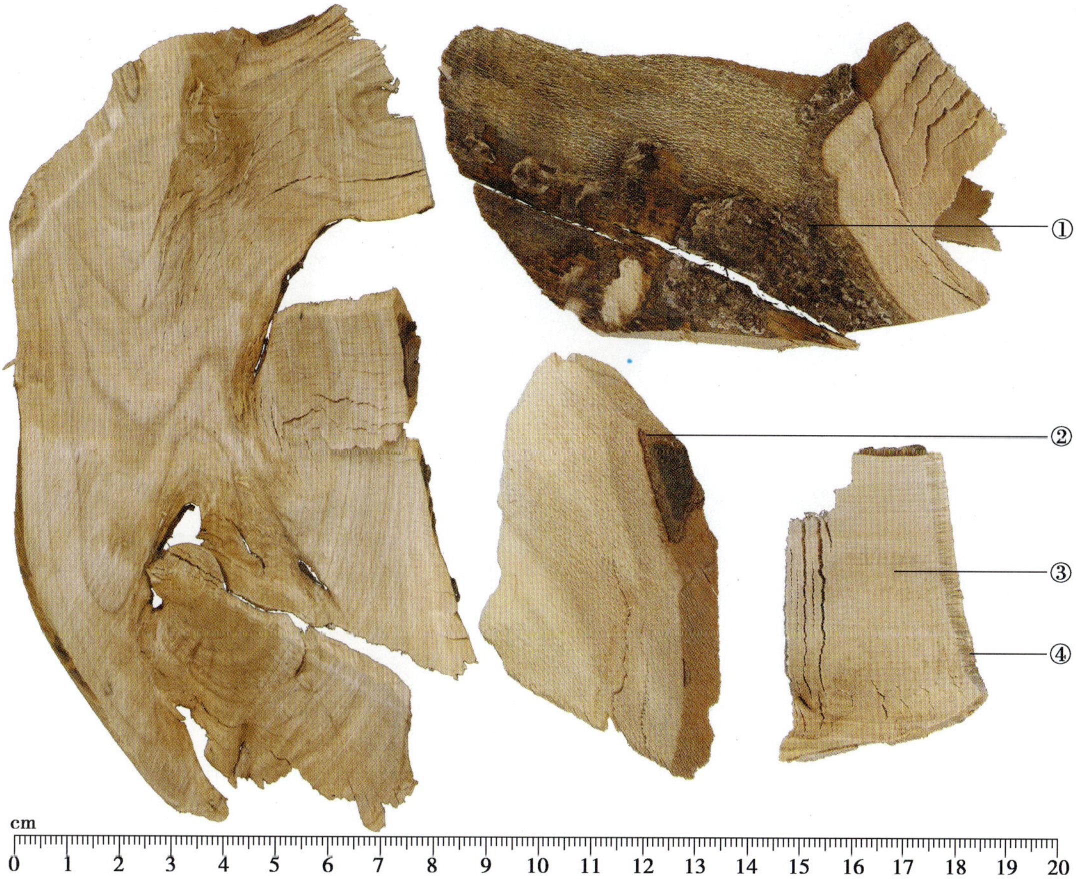

毛冬青原药材（切片）

【饮片生产】炮制:除去杂质,洗净,润透,切片,晒干。

【生产注意事项】①《广东省中药材标准:第二册》允许毛冬青产地鲜切,故来货多为切片;②若未切片者,需先将药材浸泡 8~12 小时,润 10~16 小时至透,方可切制;③自然晾晒时注意铺药厚度不宜超过 5cm,并定时翻动,晾晒至合适干度;④精选过程需筛去碎屑,并将异形片、色差片及杂质等挑选出来。

【饮片验收】性状:同药材。

【饮片验收说明】①毛冬青用量不大,野生资源丰富,且因市场价格低,伪品较少。其鉴别特征不甚明显,与许多树的根及茎相类似。②《广东省中药材标准:第二册》收录毛冬青入药部位为根及茎,与其他地方标准不一致,需明确本单位的执行标准。

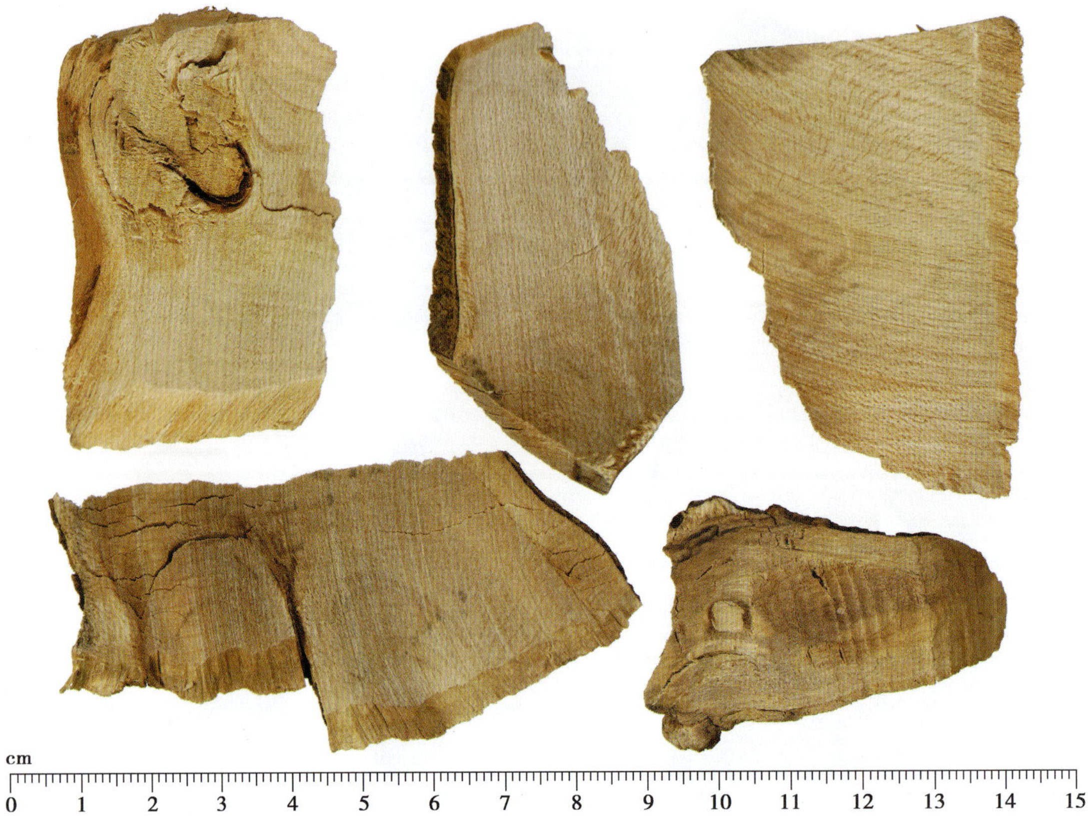

毛冬青饮片

67. 茅莓根

摘录自《广东省中药材标准:第三册》

【来源】 本品为蔷薇科植物茅莓 *Rubus parvifolius* L. 的干燥根。秋、冬季至次春采挖,除去须根及泥沙,洗净,干燥。分布于河北、山西、陕西、四川及我国中南地区和华东各省(区、市)。

【说明】 ①茅莓根为民间习用药,野生资源丰富;②《中华人民共和国药典》(1977 年版)曾收载茅莓根,此后版本均未收载;③该植物的干燥地上部分也作药用,名天青地白草,《浙江省中药炮制规范》(2015 年版)、《上海市中药饮片炮制规范》(2018 年版)均有收载。

【药材验收】性状：①本品呈圆柱形，多扭曲，长 10~30cm，直径 0.3~1.2cm；②根头较粗大，多凹凸不平，可见茎残基；③表面灰棕色至棕褐色，具纵皱纹，偶见外皮片状剥落，剥落处显红棕色；④质坚硬，断面略平坦，淡黄色，可见放射状纹理；⑤气微，味微涩。

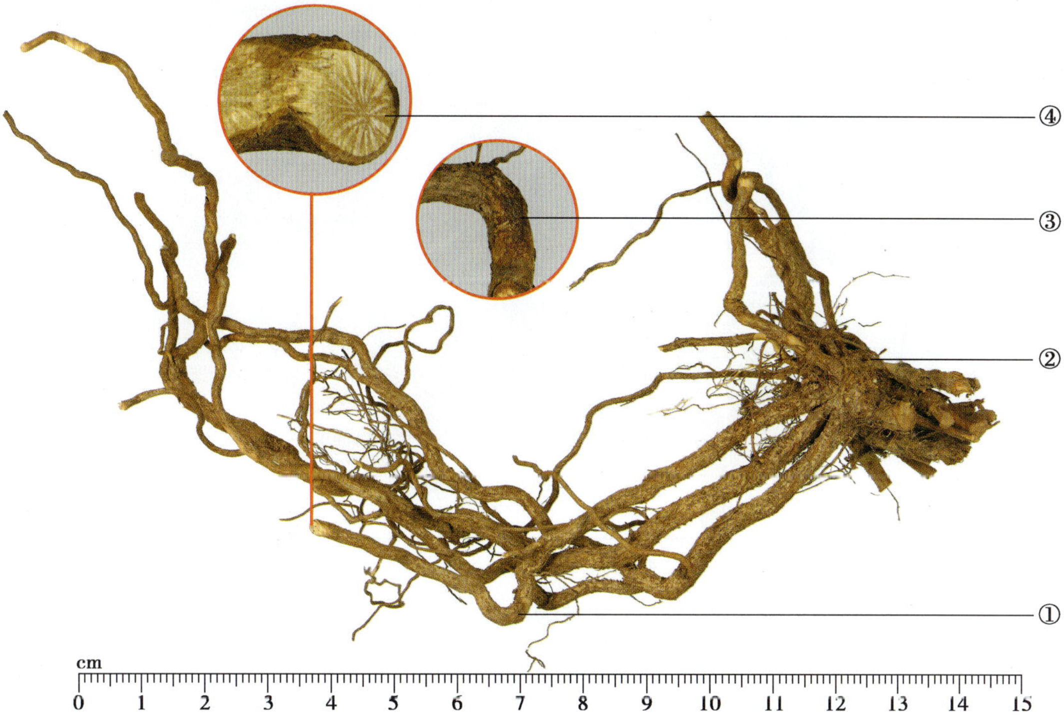

茅莓根原药材

【药材验收说明】(1) 茅莓根表面灰棕色至棕褐色，刮去外皮可见红棕色。质坚硬，断面淡黄色，放射状纹理，可作其鉴别要点。

(2) 茅莓根以根粗壮、棕褐色、不带地上残茎、质坚实者为佳。

(3) 茅莓根混伪品少见。验收时遇以下情况应拒收：①断面色差；②未除去地上茎及须根。

【饮片生产】炮制：除去杂质，洗净，切成段或片，干燥。

【生产注意事项】①将药材润 8~14 小时至透，方可切制。②《广东省中药材标准：第三册》要求切段或片，段长 1.0~1.5cm，片厚 0.2~0.4cm；切制后的饮片应及时干燥。③精选过程需筛去碎屑，并将异形片和其他杂质挑出。

【饮片验收】性状：本品呈不规则的段或片。①表面灰棕色至棕褐色，具纵皱纹。质坚硬。②切面淡黄色，可见放射状纹理。③气微，味微涩。

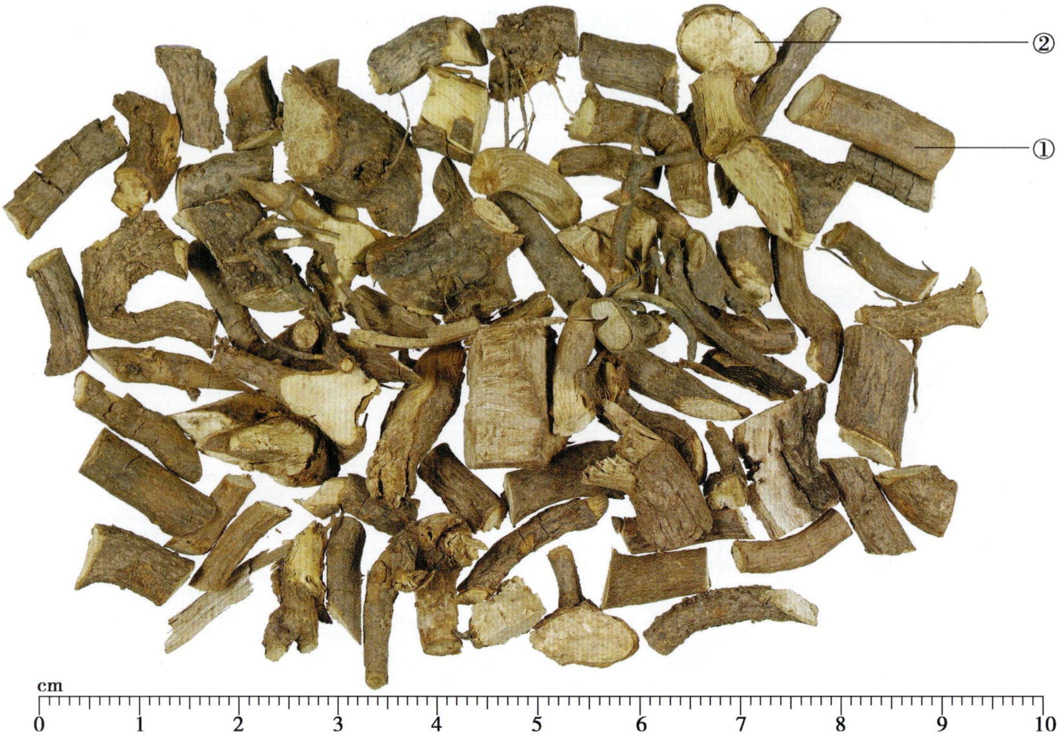

茅莓根饮片

【饮片验收说明】茅莓根根头处多凹凸不平且带有茎残基，来货有时可见未清洗干净的泥土等杂质，另外根头部位容易生虫，需要注意。

68. 木香

摘录自《中华人民共和国药典》(2025 年版)

【来源】本品为菊科植物木香 *Aucklandia lappa* Decne. 的干燥根。秋、冬二季采挖，除去泥沙和须根，切段，大的再纵剖成瓣，干燥后撞去粗皮。主产于云南、重庆、四川、贵州、湖北等地。

【说明】①木香原产于印度、缅甸等国，历史上经广州进口转销到国内各地，故称为“广木香”。20世纪40年代，云南丽江将广木香引种成功，商品称为“云木香”，两者实为同一个品种。②木香在云南、湖北、四川、甘肃等地大量种植，以老产区云南丽江、大理所产的质量最好，个条均匀，油性足，香气浓。③《中华人民共和国药典》(2025年版)分别收载了川木香和土木香，前者为菊科植物川木香 *Vladimiria souliei* (Franch.) Ling 或灰毛川木香 *Vladimiria souliei* (Franch.) Ling var. *cinerea* Ling 的干燥根；后者为菊科植物土木香 *Inula helenium* L. 的干燥根，请注意区分。

【药材验收】**性状：**本品呈圆柱形或半圆柱形，长5~10cm，直径0.5~5cm。表面黄棕色至灰褐色。①有明显的皱纹、纵沟及侧根痕；②质坚，不易折断，断面灰褐色至暗褐色，周边灰黄色或浅棕黄色；③形成层环棕色；④有放射状纹理及散在的褐色点状油室；⑤气香特异，味微苦。

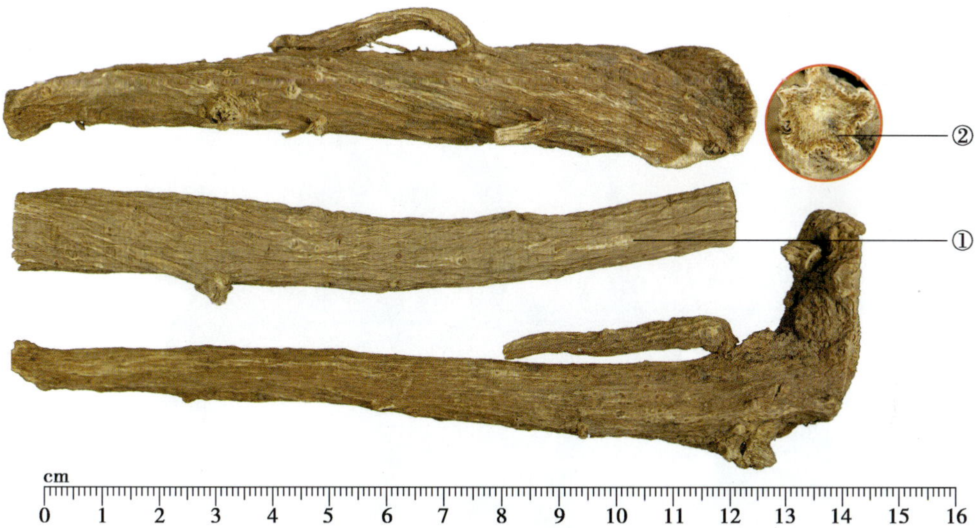

木香原药材

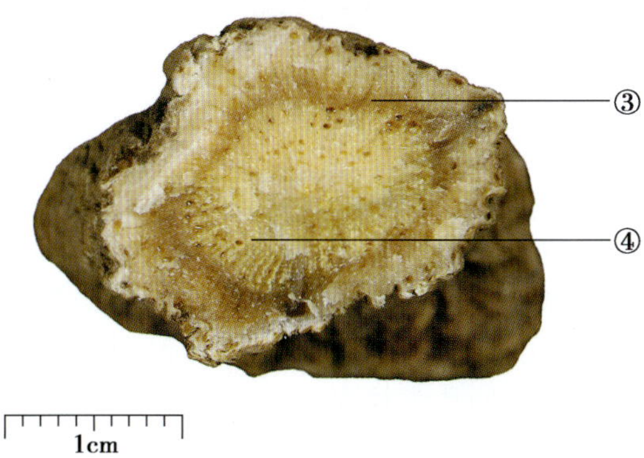

木香原药材（切面特征）

【药材验收说明】①土木香、川木香虽名称与木香相近，但前两者香气淡，而木香气香特异。川木香外皮脱落处可见丝瓜络状细筋脉，可作为两者区别点。②木香以条均匀、质坚实、断面油点多、香气浓郁者为佳。③验收木香要注意是否掺走油的劣品，若发现颜色发黑、气味怪异或淡薄应拒收。另外，木香以根入药，验收时要注意是否有茎掺入。

【饮片生产】炮制：除去杂质，洗净，闷透，切厚片，干燥。

【生产注意事项】①木香质地较坚实，润药前应大小分档，通常直径0.5~3cm为小档，3cm以上为大档；②小档浸泡1~3小时，大档浸泡2~4小时，捞出，闷润7~12小时至透心，方可切制；③需切2~4mm的厚片；④精选需筛去碎屑，并将变色片、走油片及异形片挑选出来。

【饮片验收】性状：本品呈类圆形或不规则的厚片。①外表皮黄棕色至灰褐色，有纵皱纹。切面棕黄色至棕褐色。②中部有明显菊花心状的放射状纹理。③形成层环棕色。④褐色油点（油室）散在。⑤气香特异，味微苦。

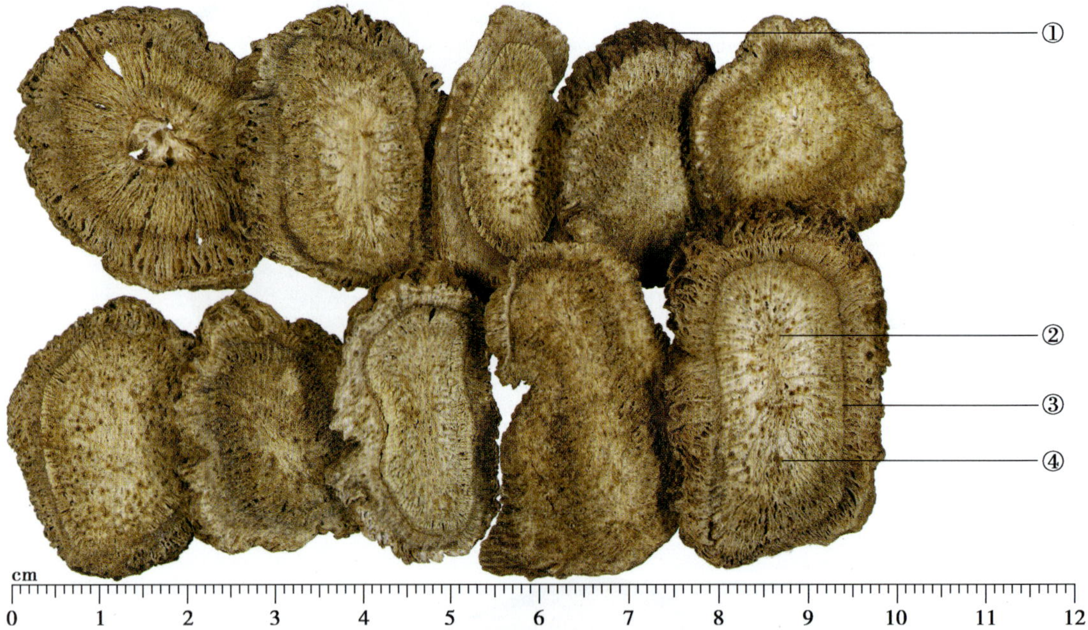

木香饮片 1

【饮片验收说明】①验收时看断面的油点，闻一闻味道，气味越清香浓郁质量越好。笔者曾经验收过一批货，外观看起来与以往来货差别不大，但是香气却很淡，拒收了。②市场上有用染色的牛蒡根掺伪冒充木香的情况，两者气味差别明显，验收时一定要掰开闻一闻，气味不足的就要怀疑了。③走油片常掺杂在其中，特征是颜色发黑、质地较软，且气味怪异，验收时发现颜色明显加深的饮片要注意甄别。④"油头""槽子木香"是木香的鉴别术语，川木香、土木香虽然也叫"木香"，但其实两者基本闻不到什么香气，与正品木香相差甚远。

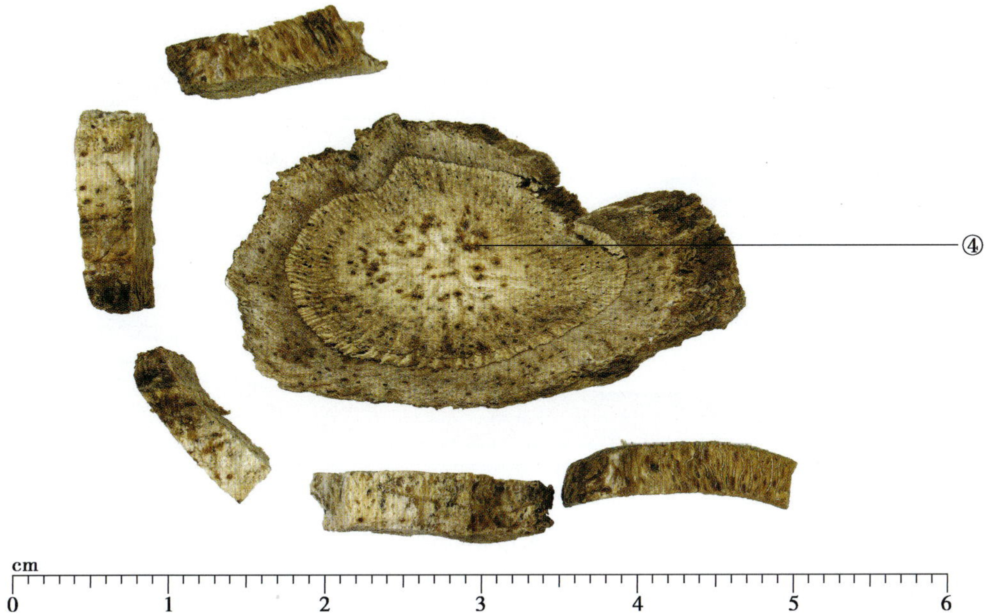

木香饮片 2

69. 牛大力

摘录自《广东省中药材标准:第一册》

【来源】本品为豆科植物美丽崖豆藤 *Millettia speciosa* Champ. 的干燥根。全年均可采挖,洗净,除去芦头及须根,切厚片,晒干。主产于广东、广西、福建、湖南、云南等地。

【说明】①牛大力有栽培和野生两种,形状有膨大和不膨大之分;②豆科崖豆藤属植物全世界约 200 种,中国约 40 种,正品牛大力也叫甜牛大力,而商品中另有一种苦味牛大力,据考证原植物为同科的绿花夏藤(绿花崖豆藤)*Wisteriopsis championii*。

【药材验收】性状:①本品呈圆柱形或似多个纺锤形连接在一起,常切成不规则的块片,大小不一;②表面黄白色或褐黄色,粗糙,有环状横纹;③质硬,难折断,断面皮部灰白色;④放射状纹理明显,纤维性;⑤中间灰白色而略松泡,富粉性;⑥气微,味微甜。

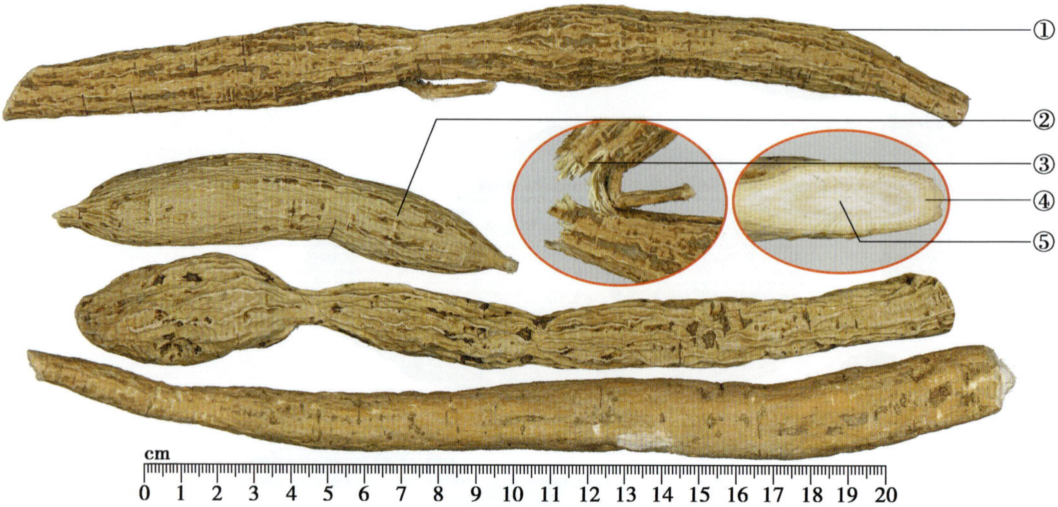

牛大力原药材

【药材验收说明】(1) 牛大力,表面黄白色或褐黄色,木部放射状纹理明显,切面白色,富粉性,味微甜,这可作其鉴别特点。

(2) 常见的伪品是苦牛大力,两者的鉴别要点为:苦牛大力根为圆锥形,不呈连珠状,味苦;而牛大力呈圆柱形或似多个纺锤形连接在一起,味微甜。

(3) 牛大力以根粗、纺锤形、切面白色、粉性足者为佳。

(4) 验收时发现以下情况应拒收:①粉性不足,木质化或角质化;②断面色差;③熏硫,或气味低劣不可闻者。

【饮片生产】炮制:除去杂质,洗净,润透,切片,干燥。

【生产注意事项】①牛大力洗净后,需润 6~10 小时至透;②需切成 2~4mm 的厚片;③若用自然晾晒,注意铺药厚度不宜超过 5cm,并定时翻动,晾晒至干;④精选过程需要筛去碎屑,并将异形片、木质化片、色差片和杂质挑选出来。

【饮片验收】性状:本品呈不规则的片状,大小不一。①表面黄白色或褐黄色,粗糙,有环状横纹。质硬,难折断,断面皮部灰白色。②放射状纹理明显,纤维性,中间灰白色而略松泡。③富粉性。④气微,味微甜。

【饮片验收说明】①牛大力质地有粉性和纤维性两种,粉性质量好于纤维性;②常有不法商家将地上茎掺入其中,需要仔细鉴别,地上茎呈纤维性,并且有明显的髓部;③我们验收时要求直径 1~2.5cm,直径不达标者拒收。

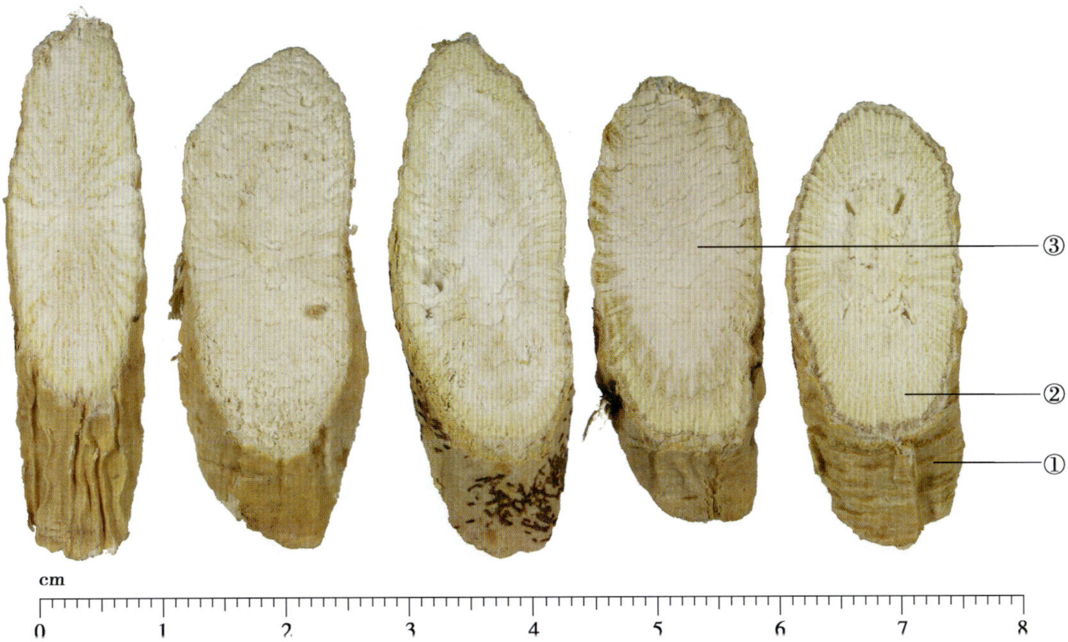

牛大力饮片

70. 牛膝（附盐牛膝）

摘录自《中华人民共和国药典》(2025 年版)与《广东省中药饮片炮制规范:第一册》

【来源】本品为苋科植物牛膝 *Achyranthes bidentata* Bl. 的干燥根。冬季茎叶枯萎时采挖,除去须根和泥沙,捆成小把,晒至干皱后,将顶端切齐,晒干。主产于河南、河北、辽宁、内蒙古、山西等地。

【说明】①牛膝主要为栽培品,主产于河南武陟、温县、夏邑、孟州、博爱、沁阳等地,传统认为武陟、温县最为地道,量大质优,称为“怀牛膝”;河北安国、内蒙古赤峰作为新兴产区,因量大也形成商品规模。②传统多将鲜牛膝去泥去芦,晒至干皱,捆把熏硫后晒干,现多不熏硫。③多个地方炮制规范均收录盐牛膝,其炮制方法多为盐炙或盐炒。④川牛膝来源于苋科植物川牛膝 *Cyathula officinalis* Kuan 的干燥根，广东土牛膝为菊科植物多须公（华泽兰）*Eupatorium chinense* L. 的干燥根，应注意区别。

【药材验收】性状：本品呈细长圆柱形，挺直或稍弯曲，长 15~70cm，直径 0.4~1cm。①表面灰黄色或淡棕色，有微扭曲的细纵皱纹、排列稀疏的侧根痕和横长皮孔样的突起；②质硬脆，易折断，受潮后变软；③断面平坦，淡棕色，略呈角质样而油润，中心维管束木质部较大，黄白色；④其外周散有多数黄白色点状维管束，断续排列成 2~4 轮；⑤气微，味微甜而稍苦涩。

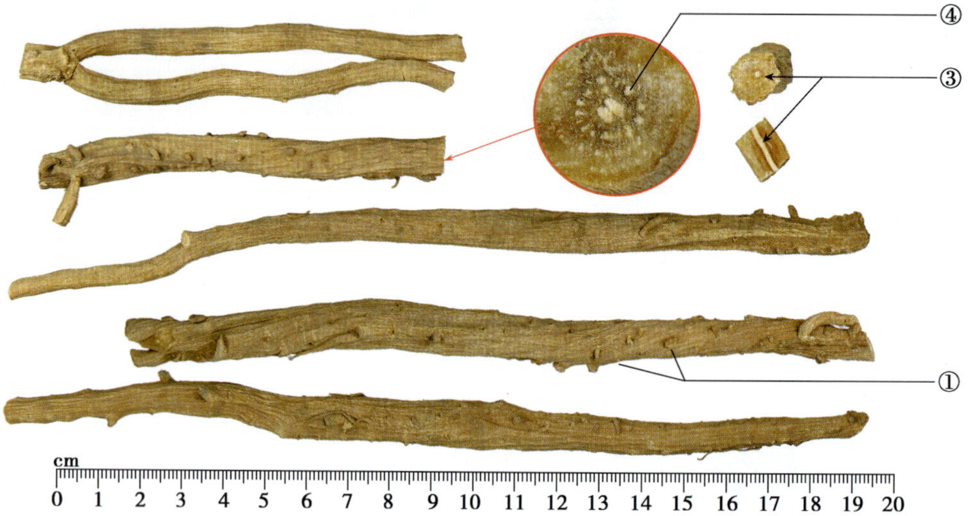

牛膝原药材

【药材验收说明】（1）牛膝与川牛膝为同科不同属植物，两者的主要鉴别点为：①牛膝断面点状维管束 2~4 轮，川牛膝为 3~8 轮（常多于 4 轮）；②牛膝虽坚硬，但口咬无声，且易受潮变软，而川牛膝十分坚硬，牙咬不动，剪之声响；牛膝甜中带苦涩，川牛膝味甜不苦，习称“甜牛膝”。另外，常见伪品有：①味牛膝（爵床科腺毛马蓝）无异形维管束；②麻牛膝（苋科头花杯苋）异形维管束散在，纤维性强，味甘，后苦麻刺舌；③红牛膝（苋科柳叶牛膝）有数轮异形维管束，味甜苦带有麻舌感，可作区别牛膝的鉴别要点。

（2）牛膝以身干、皮细、肉肥、条长、梢净、色淡黄、质坚实者为佳。皮粗色深或分枝多质次，传统认为怀牛膝最优。

（3）牛膝易受潮变软，验收时注意干度，弯曲易折断为宜，断口色泽黄棕，不变黑（走油），白色筋脉点明显。

【饮片生产】**炮制:牛膝** 除去杂质,洗净,润透,除去残留芦头,切段,干燥。

盐牛膝 ①取净牛膝段,用2%食盐水拌匀,润透,置锅内,用文火炒干,取出,放凉;②取食盐置炒制容器内炒热,加入净牛膝段拌炒至表面鼓起,取出,筛去食盐,摊凉。每100kg净牛膝段,用食盐2kg。(摘录自《广东省中药饮片炮制规范:第一册》)

【生产注意事项】①牛膝富含糖分,易受潮变软,生产多采用喷润法,手掰易弯曲即可切段,润制时间不宜过长,以免药效流失或引起霉变,且润制需要大小分档。②岭南地区习惯将牛膝切成长段(1.5~3cm),2%盐水润透,晾至六七成干,砂炒至微黄并膨胀鼓起,该方法收录于《广东省中药材炮制规范》(1984年版),目前已不用,多按《广东省中药饮片炮制规范:第一册》盐炒法执行。③盐炒牛膝时,需将盐炒热后,倒入牛膝迅速翻炒,炒至表面鼓起即可,筛去盐粒,迅速摊凉。另外,如采用盐炙法,饮片很难达到外皮隆起,断面有裂隙的程度,可能盐炙温度不及盐炒法。④牛膝及盐牛膝精选工序需将断面发黑、异形片、泥沙等杂质挑选出来;牛膝一般杂质较少,收率较高。

【饮片验收】**性状:牛膝** 本品呈圆柱形的段。①外表皮灰黄色或淡棕色,有微细的纵皱纹及横长皮孔;②质硬脆,易折断,受潮变软;③切面平坦,淡棕色或棕色,略呈角质样而油润,中心维管束木质部较大,黄白色;④其外围散有多数黄白色点状维管束,断续排列成2~4轮;⑤气微,味微甜而稍苦涩。

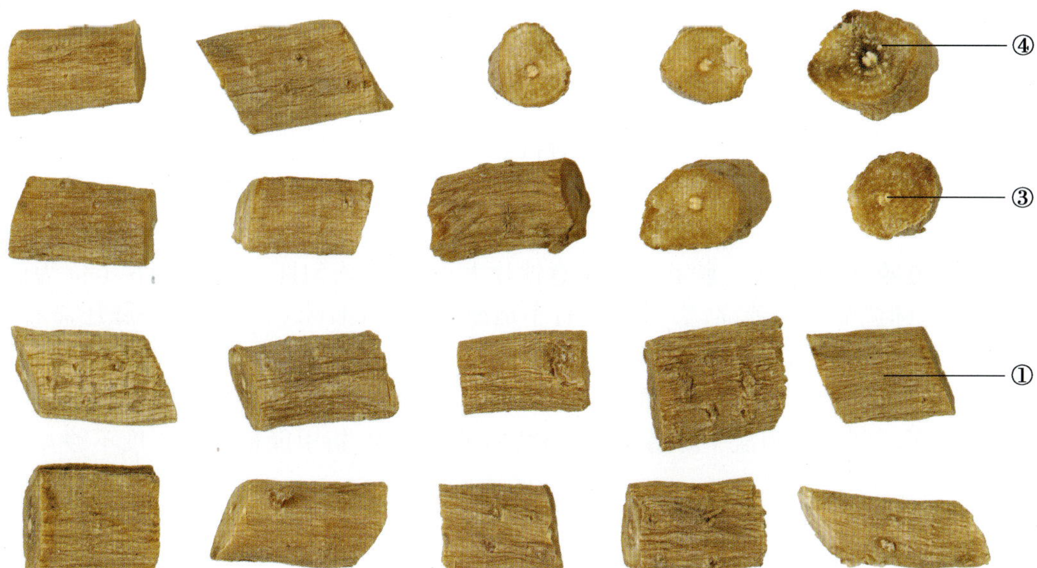

牛膝饮片

盐牛膝　本品呈细长圆柱形的短段或长段，直径 0.4~1cm。①外表皮鼓起，灰黄色或淡棕色，有微扭曲的细纵纹。②切面棕色或棕褐色，中心木质部颜色较浅。质硬，折断面棕黄色或棕褐色。③有裂隙。④气微，味微咸而稍苦涩。

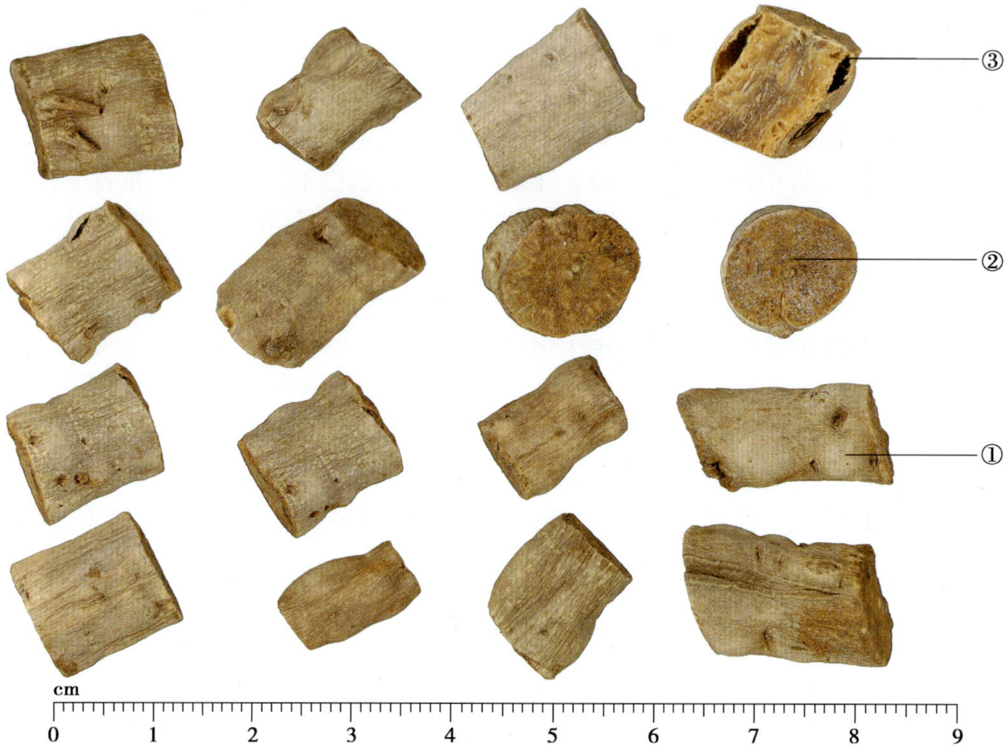

牛膝饮片（盐牛膝）

【饮片验收说明】①牛膝验收时注意饮片大小、颜色均匀性，直径在 0.6~1cm 为佳，无发黑走油，味微甜而稍苦涩，尝后喉咙有不适感，不应有酸味（熏硫）；盐牛膝还需看炮制火候，应外表皮鼓起，断面颜色加深呈棕色或棕褐色；有裂隙，笔者曾验收盐牛膝时发现有质地坚硬、外皮也不鼓起、断面没裂隙的情况，厂家说是盐炙法炮制的，但因性状不符退货处理了。②牛膝和盐牛膝易受潮变软，如手捏变软，指甲能掐入则干度不够，应退货处理。

70-1. 川牛膝（附酒川牛膝）

摘录自《中华人民共和国药典》(2025 年版)

【来源】本品为苋科植物川牛膝 *Cyathula officinalis* Kuan 的干燥根。秋、冬二季采挖，除去芦头、须根及泥沙，烘或晒至半干，堆放回润，再烘干或晒干。主产于四川、云南、贵州等地。

【说明】①川牛膝以四川天全、金河口栽培量大且质优。②川牛膝在药材行业中别名“拐膝”，因其根茎部常弯曲呈拐杖状。③同属植物头花杯苋（麻牛膝）*Cyathula capitata*Moq. 在四川金沙江一带及云南、贵州等省也作川牛膝入药。过去曾将这个品种误订为川牛膝，常在采收时相混。

【药材验收】性状：本品呈近圆柱形，微扭曲，向下略细或有少数分枝，长 30~60cm，直径 0.5~3cm。①表面黄棕色或灰褐色，具纵皱纹、支根痕和多数横长的皮孔样突起；②质韧，不易折断，断面浅黄色或棕黄色；③维管束点状，排列成数轮同心环；④气微，味甜。

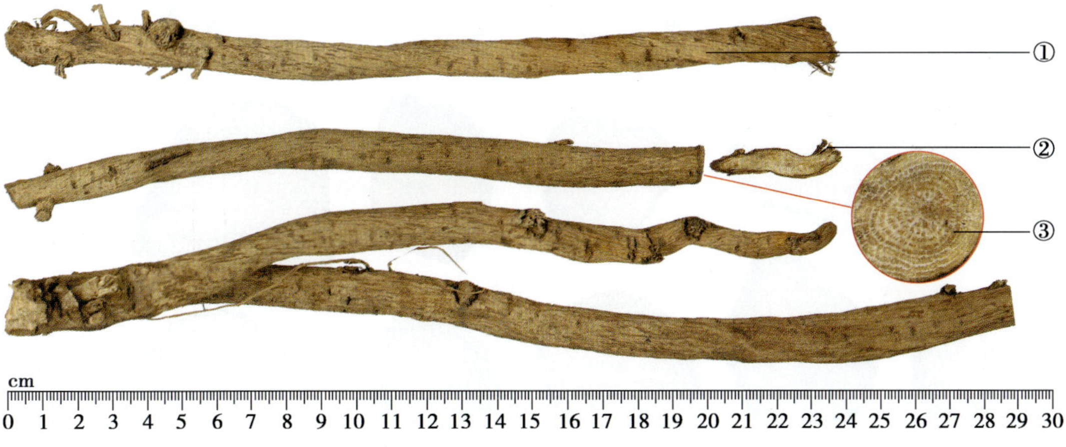

川牛膝原药材

【药材验收说明】①川牛膝与牛膝及其相似品的区别点见牛膝项。②川牛膝以身干、皮细、条粗壮、质柔韧、分支少、断面色浅黄、不泛油、味甘者为佳。市场以栽培品为主，天全、金口河等道地产区所产药材，体质软糯少筋（纤维），外皮细、色灰黑、内色较淡，其枝条粗壮且挺直不曲。其余产地栽培品则多质较硬且常有白心。野生川牛膝质量多不及栽培品，其直径多在 1cm 以下，枝条坚硬，老瘦如筋，外皮粗皱，条弯不直。

【饮片生产】**炮制：川牛膝** 除去杂质及芦头，洗净，润透，切薄片，干燥。

酒川牛膝 取川牛膝片，照酒炙法（通则 0213）炒干。

【生产注意事项】①川牛膝质韧，皮部呈纤维性，药典要求切制成薄片，常将其大小分档，喷水润至质软易弯曲，润制不好易产生碎片，收率降低。②《广东省中药炮制规范》（1984 年版）也收录酒川牛膝：酒拌润，炒至棕褐色，该方法目前已不用，药典方法同样也是酒炙，但颜色为棕黑色。③酒炙川牛膝时，酒拌润吸收后，文火炒至断面呈棕黑色，迅速摊凉，炒制时间过久易变黑成炭。④川牛膝精选工序需将走油片、异形片、泥沙等杂质挑选出来，酒川牛膝还需注意炮制火候。

【饮片验收】**性状：川牛膝** 本品呈圆形或椭圆形薄片。①外表皮黄棕色或灰褐色；②切面浅黄色至棕黄色；③可见多数排列成数轮同心环的黄色点状维管束；④气微，味甜。

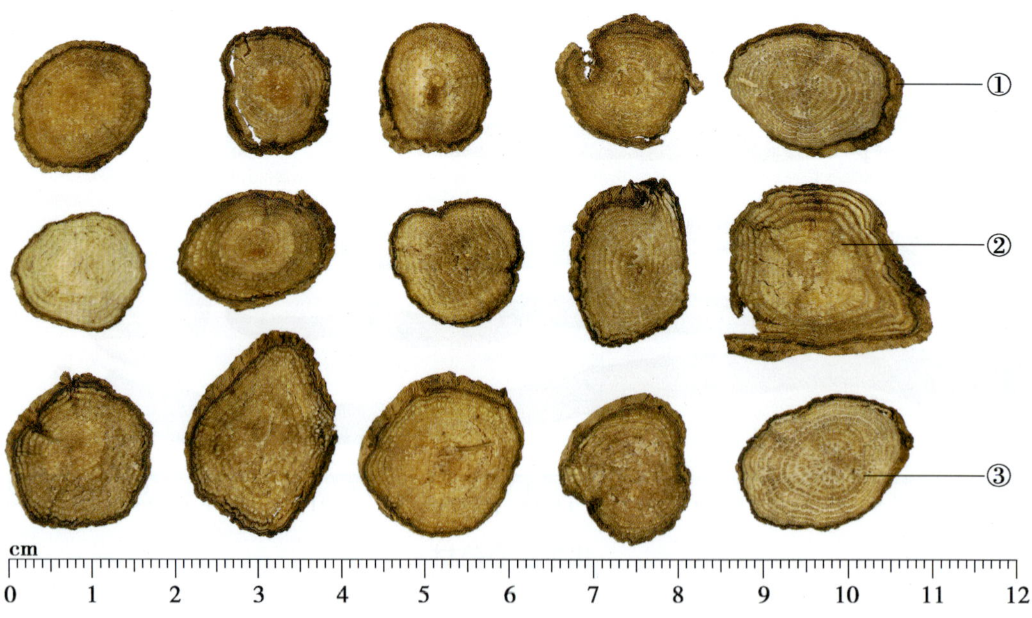

川牛膝饮片

酒川牛膝 本品形如川牛膝片。①表面棕黑色;②可见多数排列成数轮同心环的黄色点状维管束;③微有酒香气,味甜。

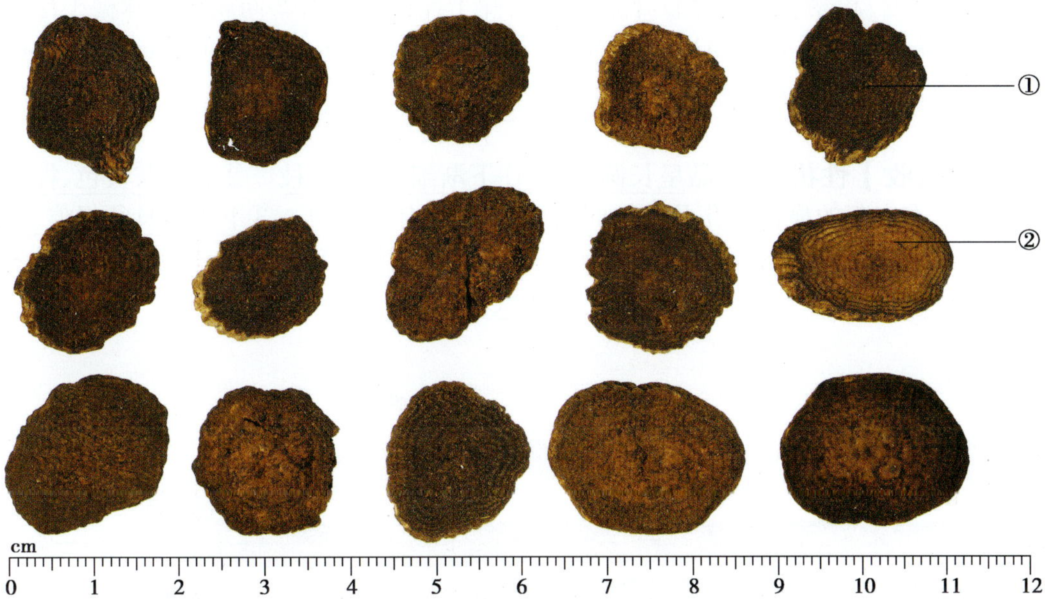

川牛膝饮片(酒川牛膝)

【饮片验收说明】①川牛膝饮片验收时注意饮片大小、颜色均匀性,直径在 1.0~3cm 为佳,无走油,味甜;酒川牛膝还需看炮制火候,表面棕黑色,点状维管束隐约可见,有酒香气。②酒川牛膝来货常因颜色不达标而被退货,药典要求棕黑色,收货时常为棕褐色。

71. 千斤拔

摘录自《广东省中药材标准:第三册》

【来源】本品为豆科植物千斤拔 *Flemingia philippinensis* Merr. et Rolfe 的干燥根。全年均可采挖,洗净,干燥;或趁鲜切片,干燥。分布于广东、湖北、湖南、福建、江西等地。

【说明】①千斤拔是南方地区习用品种，湖北、湖南、贵州、广西、福建等地方标准均有收载，植物名多为蔓性千斤拔，《广东省中药材标准：第一册》千斤拔植物名也是蔓性千斤拔，然而《广东省中药材标准：第三册》植物名则更改为千斤拔；《广西壮族自治区中药饮片炮制规范》植物名包含蔓性千斤拔和大叶千斤拔两种。②同属植物球穗千斤拔 *Flemingia strobilifera*（L.）W. T. Aiton 和大叶千斤拔 *Flemingia macrophylla*（Willd.）Kuntze ex Merr.，民间也作千斤拔使用，应注意区别。

【药材验收】性状：①本品呈长圆柱形，往下渐细，少有分枝。②表面灰黄色、棕黄色或棕褐色，有突起的横长皮孔及稍扭曲的细纵皱纹，茎基残留。③下半部具须根痕，残痕处可见棕褐色树脂状分泌物。④质坚韧，不易折断。断面皮部棕红色，显纤维性。⑤木部宽广，淡黄白色，可见细微放射状纹理。⑥气微，味微甘、涩。

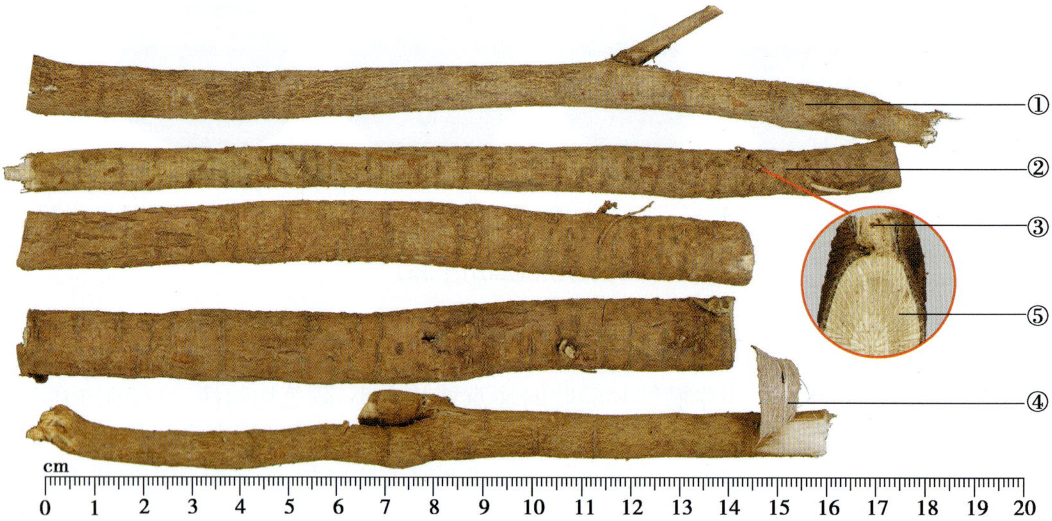

千斤拔原药材

【药材验收说明】①千斤拔上粗下细，少分枝，刮去栓皮可见棕红色皮部，质坚硬，断面皮部棕红色，木部淡黄白色，呈菊花心，可作为其鉴别要点。②千斤拔的常见混淆品有同科的大叶千斤拔（又名千斤红）*Flemingia macrophylla*（Willd.）Kuntze ex Merr. 与球穗千斤拔 *Flemingia strobiliferae*（L.）Ait. F. 的根。三者鉴别点为：大叶千斤拔的根粗壮，表面深红棕色，常有分枝，且气味较浓厚；球穗千斤拔的根表面灰黄色，栓皮较光滑，根末端极少分岔，形如老鼠尾巴；千斤拔的根表面灰黄色、棕黄色或棕褐色，有突起的横长皮孔及稍扭曲的细纵皱纹，气微。③千斤拔以根条粗长、均匀，除净芦茎及须根、断面黄白色、有香味者为佳。④千斤拔易发霉，且常混有茎及未除去的须根，验收时需留意。

【饮片生产】炮制:除去杂质,未切片者,洗净,润透,切片,干燥。

【生产注意事项】①《广东省中药材标准:第三册》允许千斤拔产地趁鲜切制,若原料已切,需筛去粉末、挑出杂质即可;②若未鲜切的原药材,切制前需将药材洗净,润6~8小时至透,方可切制;③需切成2~4mm的厚片;④精选过程中需筛去碎屑,挑出色差、异形片和其他杂质等。

【饮片验收】性状:本品呈不规则的类圆形或椭圆形片。①外表皮灰黄色、棕黄色或棕褐色,可见有突起的横长皮孔及稍扭曲的细纵皱纹;②切面皮部棕红色,显纤维性;③木部宽广,淡黄白色,可见细微放射状纹理;④气微,味微甘、涩。

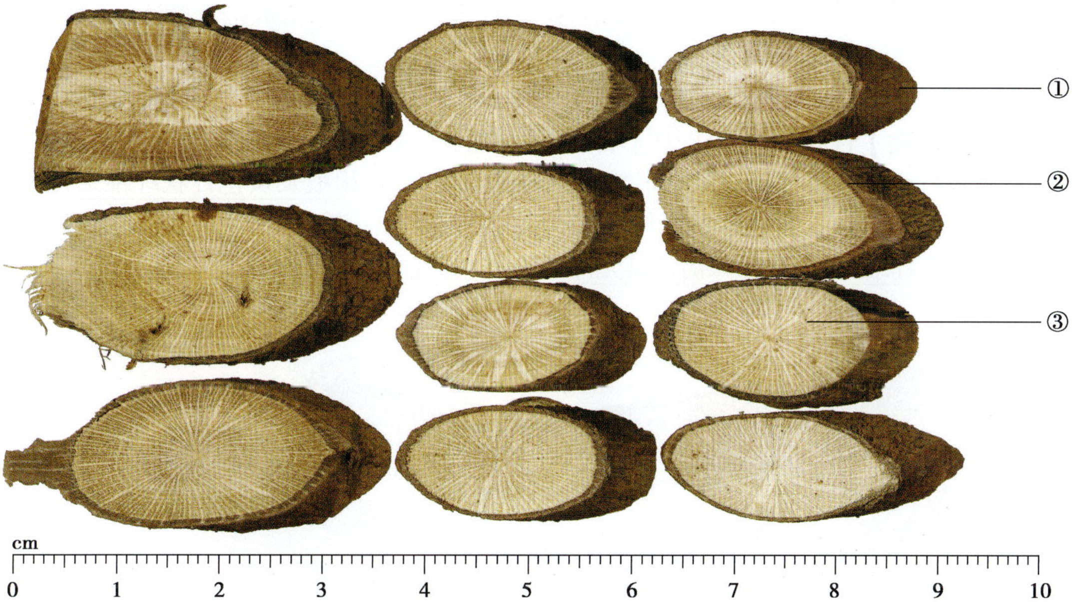

千斤拔饮片

【饮片验收说明】千斤拔皮部棕红色,木部宽广呈淡黄白色,容易辨认,来货多切成斜片,我们验收要求直径为0.8~1.5cm,来货太细者拒收。

72. 千年健

摘录自《中华人民共和国药典》(2025 年版)

【来源】本品为天南星科植物千年健 *Homalomena occulta* (Lour.) Schott 的干燥根茎。春、秋二季采挖,洗净,除去外皮,晒干。主产于广东、广西、云南、海南、福建、台湾等地。

【说明】①国内产区主要是广西和云南两地,现在野生资源不足,所以从东南亚进口流入市场的货很多,尤以越南为最多;②采收后不宜切成片或纵切成细条晒干,容易造成挥发油散失而降低药效。

【药材验收】性状:本品呈圆柱形,稍弯曲,有的略扁,长 15~40cm。①直径 0.8~1.5cm;②表面黄棕色或红棕色,粗糙,可见多数扭曲的纵沟纹、圆形根痕及黄色针状纤维束;③质硬而脆,断面红褐色;④黄色针状纤维束多而明显,相对另一断面呈多数针眼状小孔及有少数黄色针状纤维束;⑤可见深褐色具光泽的油点;⑥气香,味辛、微苦。

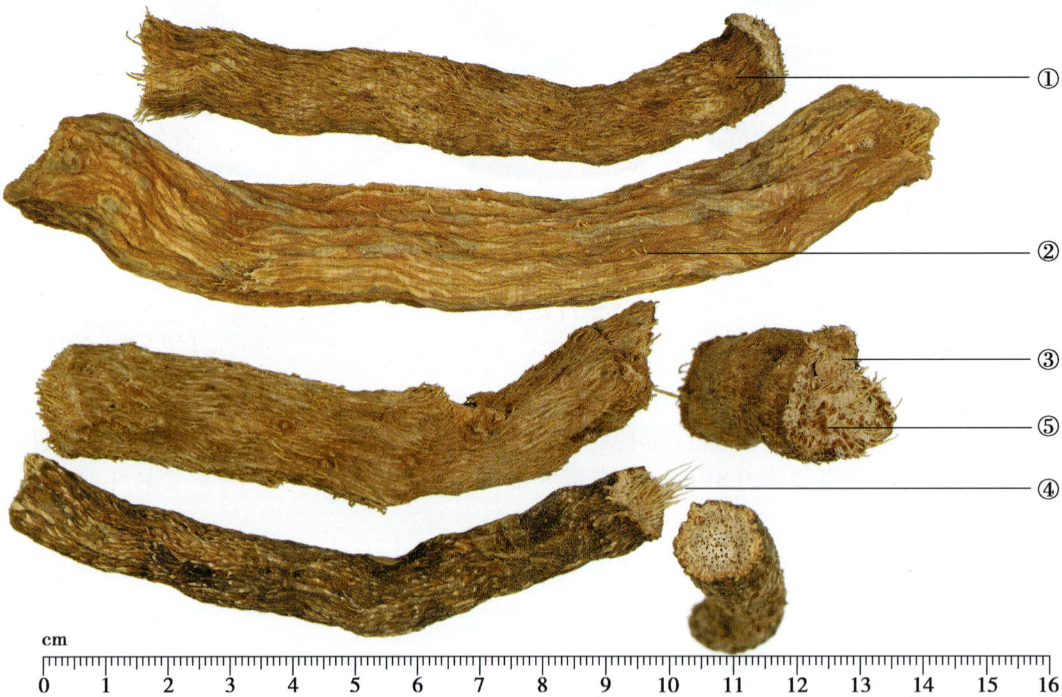

千年健原药材

【药材验收说明】(1) 千年健断面红褐色，黄色针状纤维束多，折断后纤维束多而明显，参差不齐，外露如针(习称“一包针”)，相对另一断面呈多数针眼状小孔及有少数黄色针状纤维束，可见深褐色具光泽的油点，气香，可作其鉴别要点。

(2) 千年健常见混淆品有同科植物大千年健 *Homalomena pendula* (Blume) Bakh. f. 的根茎，其根茎直径约 3cm。

(3) 千年健以色棕红、条粗均匀、香气浓郁者为佳。

(4) 验收时以下情况应拒收：①外皮未去除；②表面发霉；③表面色差，呈黄白色或灰白色，或切面粉白色。

【饮片生产】炮制：除去杂质，洗净，润透，切片，干燥。

【生产注意事项】①千年健净选后需置塑料筐内，洒水润 8~10 小时至透，方可切制，可用弯曲法检查润药效果；②需切成 2~4mm 的厚片；③精选过程需将部分带皮片、色差片及异形片等挑出。

【饮片验收】性状：本品呈类圆形或不规则形的片。①外表皮黄棕色至红棕色，粗糙，有的可见圆形根痕；②切面红褐色，具有众多黄色纤维束，有的呈针刺状；③气香，味辛、微苦。

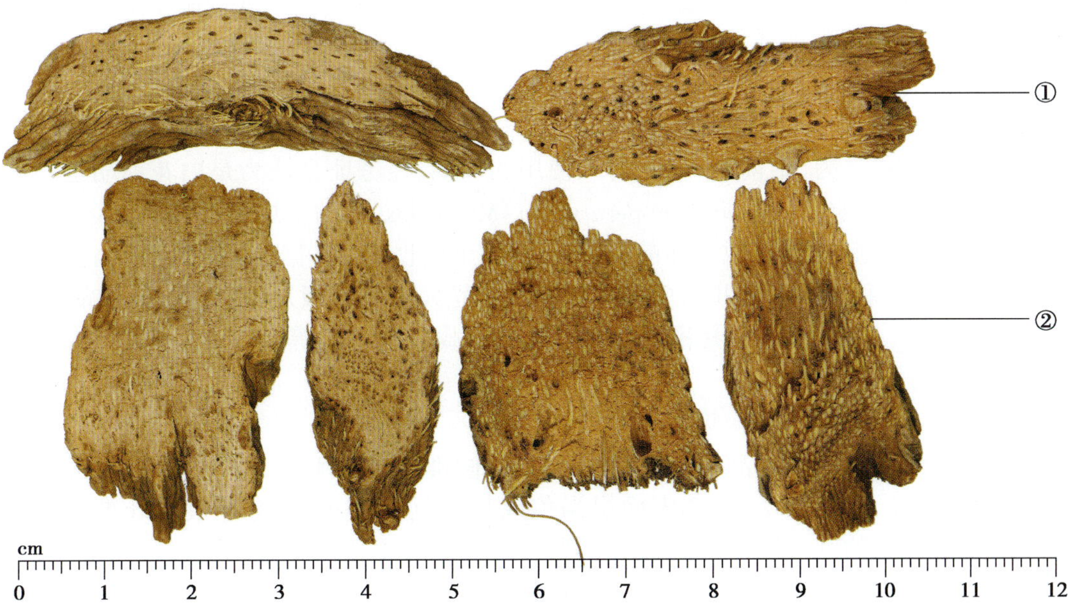

千年健饮片

【饮片验收说明】①千年健药材“一包针”的特征在切制成饮片后也可体现，即断面有多数维管束筋脉点。②市场上千年健切面颜色有两种，一种断面颜色深，呈红褐色；另外一种断面颜色浅，呈黄色甚至黄白色。后者与药典记载的颜色明显不符，可能跟产地、加工炮制方法有关。验收时要闻一闻气味，质量好的千年健一定是气香的，一般情况下，我们认为红褐色的质量更优。③本品临床使用不多，市场多陈货，容易生虫，验收时需要注意。

73. 前胡

摘录自《中华人民共和国药典》(2025 年版)

【来源】本品为伞形科植物白花前胡 *Peucedanum praeruptorum* Dunn 的干燥根。冬季至次春茎叶枯萎时采挖未抽花茎植株的根，除去须根，洗净，晒干或低温干燥。主产于浙江、湖南、四川、广西、安徽等地。

【说明】①前胡主流品种为栽培品，以浙江产量最大，主要是淳安、临安、新昌等地，品质优，行业内称之为“淮前胡”。②古人使用的前胡，经考证多认为是白花前胡这一来源。同科植物紫花前胡 *Peucedanum decursivum* (Miq.) Maxim. 的干燥根在《中华人民共和国药典》(2005 年版)之前也收录在前胡项下，后均单列收载。③据《新编中药志》记载，各地前胡有 4 属 16 种，例如《四川省中药饮片炮制规范》(2015 年版)分别收载“长前胡”“光前胡”“毛前胡”,《陕西省药材标准》(2015 年版)收载“硬前胡”等。以上品种均是伞形科不同种植物，应注意区别。

【药材验收】**性状:**本品呈不规则的圆柱形、圆锥形或纺锤形。①稍扭曲，下部常有分枝，长 3~15cm，直径 1~2cm；②表面黑褐色或灰黄色，根头部多有茎痕和纤维状叶鞘残基，上端有密集的细环纹，下部有纵沟、纵皱纹及横向皮孔样突起；③质硬，可折断，断面不整齐，淡黄白色，皮部散有多数棕黄色油点，形成层环纹棕色，射线放射状；④气芳香，味微苦、辛。

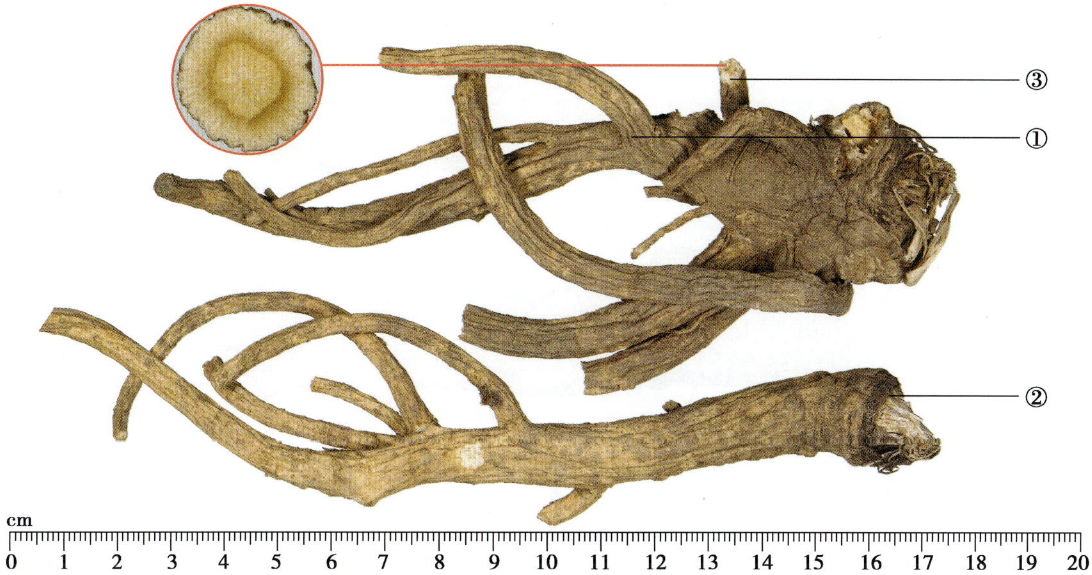

前胡原药材

【药材验收说明】(1) 前胡常见的混淆品有同科植物紫花前胡 *Peucedanum decursivum* (Miq.) Maxim. 和华中前胡 *Peucedanum medicum* Dunn. 的干燥根。三者鉴别点为:紫花前胡的根折断时皮部与中心木质部易分离,皮部较窄,散有黄色油点,木部较大,黄白色,油点少或无;华中前胡的根个头较大、质坚韧,不易折断,气香,味微辛;前胡饮片质较柔软,可折断,味微苦、辛。

(2) 前胡品质以身干、条粗壮、质柔软、香气浓者为佳。

(3) 验收时以下情况应拒收:①木质化严重;②未除尽须根及茎;③不完整,多为碎者;④熏硫。

【饮片生产】炮制:除去杂质,洗净,润透,切薄片,晒干。

【生产注意事项】①需用清水冲洗至前胡表面洁净,沥去水,再润 6~8 小时至透,方可切制;②需切 1~2mm 的薄片;③若用自然晾晒,需将物料均匀平摊于晾晒场上,注意厚度不得超过 5cm,定时翻动,晾晒至合格干度;④精选过程需筛去碎屑,将茎、木质化片及异形片等挑选出来。

【饮片验收】性状:本品呈类圆形或不规则形的薄片。①外表皮黑褐色或灰黄色,有时可见残留的纤维状叶鞘残基;②切面黄白色至淡黄色,皮部散有多数棕黄色油点,可见一棕色环纹及放射状纹理;③气芳香,味微苦、辛。

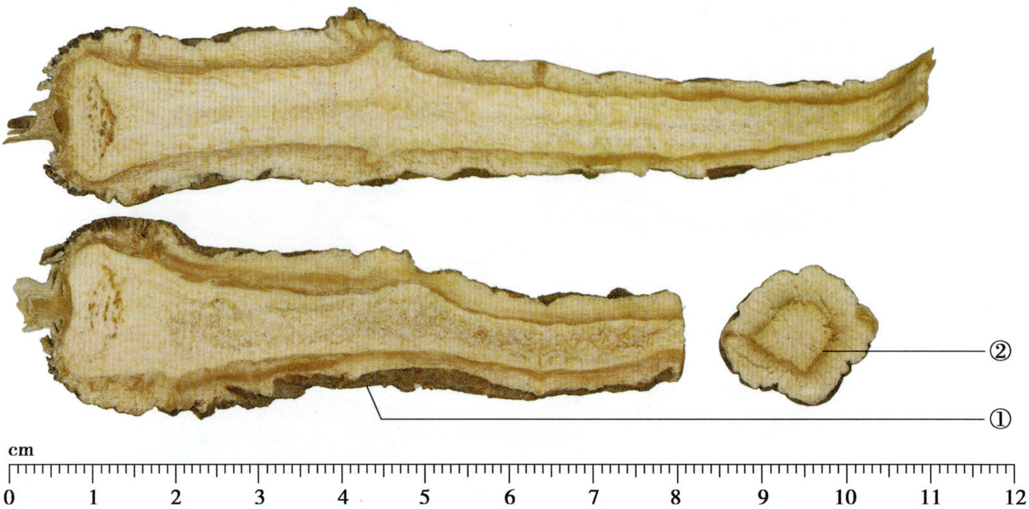

前胡饮片

【饮片验收说明】①前胡原药材与当归差异较大，但是切成纵切片时与当归片却很相似，唯前胡的外皮稍规整一些；另外，两者虽然都是气香，但闻起来明显不同。②干燥的前胡易折断并伴有清脆声，反之含水量高的质柔软不易折断；断面颜色发黄泛油的为陈货，有时会掺入新货中，需注意；另外，本品容易生虫，贮存时需注意养护。

74. 茜草

摘录自《中华人民共和国药典》(2025 年版)

【来源】本品为茜草科植物茜草 *Rubia cordifolia* L. 的干燥根和根茎。春、秋二季采挖，除去泥沙，干燥。全国大部分地区均有分布，主产于陕西、河南、安徽、河北、山东等地。

【说明】①有十几种同科属植物在全国各地当茜草药用。《甘肃省中药材标准》(2020年版)收载小茜草,为同科植物金剑草 *Rubia alata* Roxb. 或卵叶茜草 *Rubia ovatifolia* Z. R. Zhang 的干燥根及根茎;《四川省中药饮片炮制规范》(2015 年版)、《重庆市中药材质量标准》(2022 年版)收载大叶茜草,为同科植物大叶茜草 *Rubia schumanniana* Pritz. 的干燥根茎;《青海省藏药炮制规范》(2010 年版)收载藏茜草,为同科植物光茎茜草 *Rubia wallichiana* Decne. 或西藏茜草 *Rubia tibetica* Hook. f. 的干燥根及根茎;此外,长江以南常用同科植物披针叶茜草的干燥根及根茎;云南用同科植物小红参的根,称"滇茜草";山东烟台使用同科植物狭叶茜草(山东茜草)*Rubia truppeliana* Loes. 的根茎及根,等等。应注意区分。②江苏、安徽等地使用茜草科植物茜草的干燥地上部分作药用,称为"茜草藤",也有止血的功效。

【药材验收】性状:①本品根茎呈结节状,丛生粗细不等的根。根呈圆柱形,略弯曲,长 10~25cm,直径 0.2~1cm。②表面红棕色或暗棕色,具细纵皱纹和少数细根痕;皮部脱落处呈黄红色。③质脆,易折断,断面平坦皮部狭,紫红色,木部宽广,浅黄红色,导管孔多数。④气微,味微苦,久嚼刺舌。

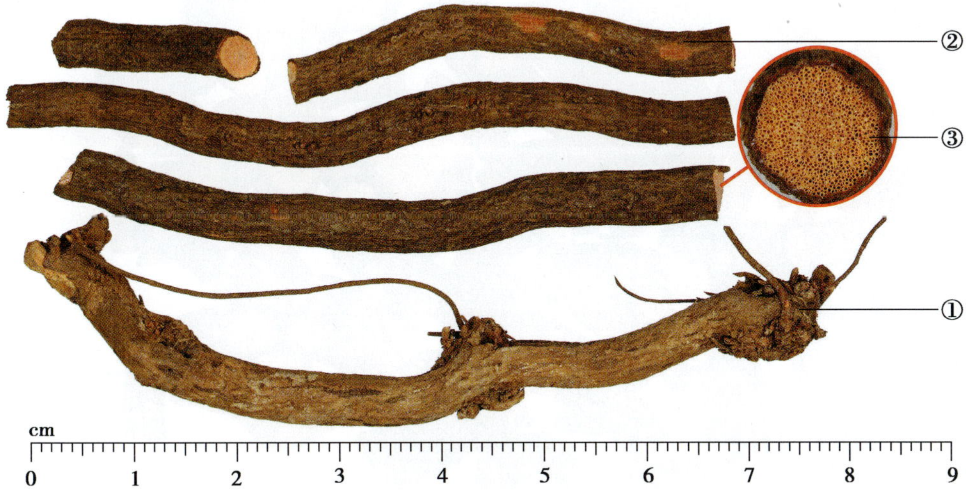

茜草原药材

【药材验收说明】(1) 茜草常见的混伪品有蓬子菜和大叶茜草。①蓬子菜为茜草科植物蓬子菜 *Galium verum* L. 的干燥根及根茎,两者鉴别要点为:蓬子菜口尝味淡,无苦味和刺舌感,用热水浸泡后水呈淡黄色。②大叶茜草为茜草科植物大叶茜草 *Rubia schumanniana* Pritz. 的干燥根茎,两者鉴别要点为:大叶茜草根茎中央有髓,且味微甜。

(2) 茜草以条粗、外皮红棕色、断面黄红色、无茎基及泥土者为佳。

(3) 茜草验收时发现以下情况应拒收:①大小不均匀,直径小于 0.2mm;②断面色差;③混有地上茎。

【饮片生产】**炮制**：除去杂质，洗净，润透，切厚片或段，干燥。

【生产注意事项】①茜草洗净后，需润 4~8 小时至透，方可切制；②需切成 2~4mm 的厚片或 10~15mm 的长段；③茜草切制后需及时干燥，自然晾晒时注意铺药厚度不宜超过 5cm，并定时翻动，晾晒至干；④精选过程中需筛去碎屑，并将异形片、色差片及杂质等挑出。

【饮片验收】**性状**：本品呈不规则的厚片或段。根呈圆柱形。①外表皮红棕色或暗棕色，具细纵纹；皮部脱落处呈黄红色。②切面皮部狭，紫红色，木部宽广，浅黄红色，导管孔多数。③气微，味微苦，久嚼刺舌。

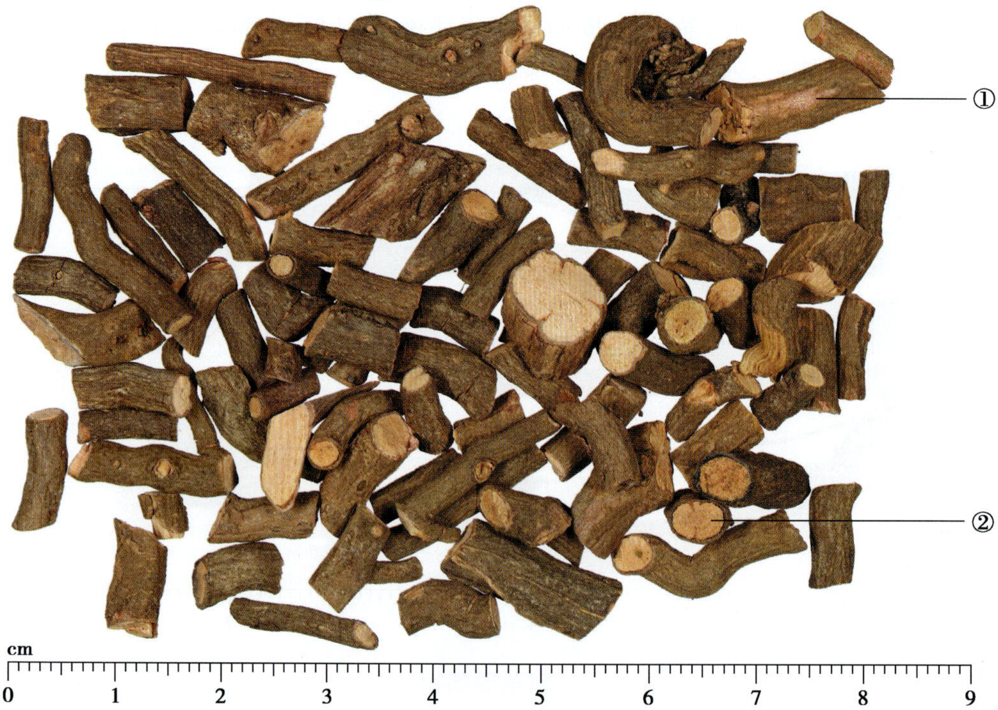

茜草饮片

【饮片验收说明】①市场上茜草均为统货，饮片多切成段，实际上粗根少细根多，大小悬殊，属正常现象；②用放大镜观察切面，可见小孔（导管孔）密集散在；③茜草的根茎断面中心有髓，这一点在药典中并未描述，导致大家看到有髓的茜草就误以为是同属植物大叶茜草，因为大叶茜草的药用部位是根茎，其特征是中心有髓，但是大叶茜草的另一个特征是味微甜，而茜草味微苦，应注意区分；④本品容易生虫，验收时注意观察有无虫洞。

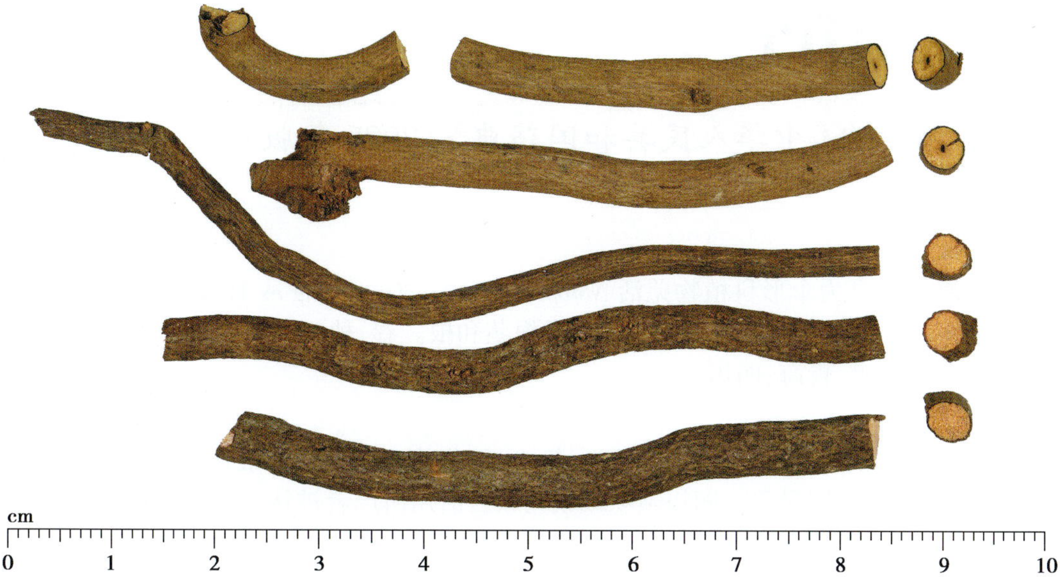

茜草原药材（上：带髓的根茎；下：不带髓的根）

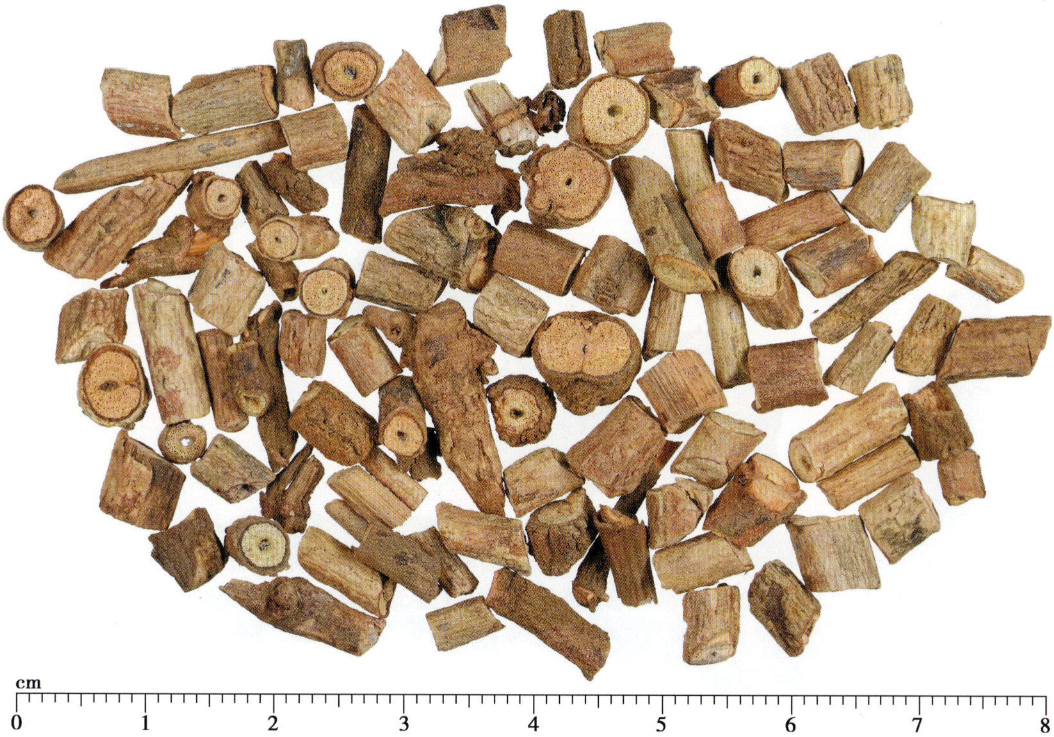

茜草伪品

75. 羌活

摘录自《中华人民共和国药典》(2025 年版)

【来源】 本品为伞形科植物羌活 *Notopterygium incisum* Ting ex H. T. Chang 或宽叶羌活 *Notopterygium franchetii* H. de Boiss. 的干燥根茎和根。春、秋二季采挖,除去须根及泥沙,晒干。主产于甘肃、青海、四川。

【说明】 羌活按性状不同分为蚕羌、条羌、竹节羌、大头羌,一般认为蚕羌质优,条羌和竹节羌次之,大头羌最差。四川阿坝藏族羌族自治州所产者被认为是道地药材。

【药材验收】性状:羌活 为圆柱状略弯曲的根茎,长 4~13cm,直径 0.6~2.5cm,①顶端具茎痕。表面棕褐色至黑褐色,外皮脱落处呈黄色。②节间缩短,呈紧密隆起的环状,形似蚕,习称“蚕羌”。③节间延长,形如竹节状,习称“竹节羌”。④节上有多数点状或瘤状突起的根痕及棕色破碎鳞片。⑤体轻,质脆,易折断,断面不平整,有多数裂隙,皮部黄棕色至暗棕色,油润,有棕色油点,木部黄白色,射线明显,髓部黄色至黄棕色。⑥气香,味微苦而辛。

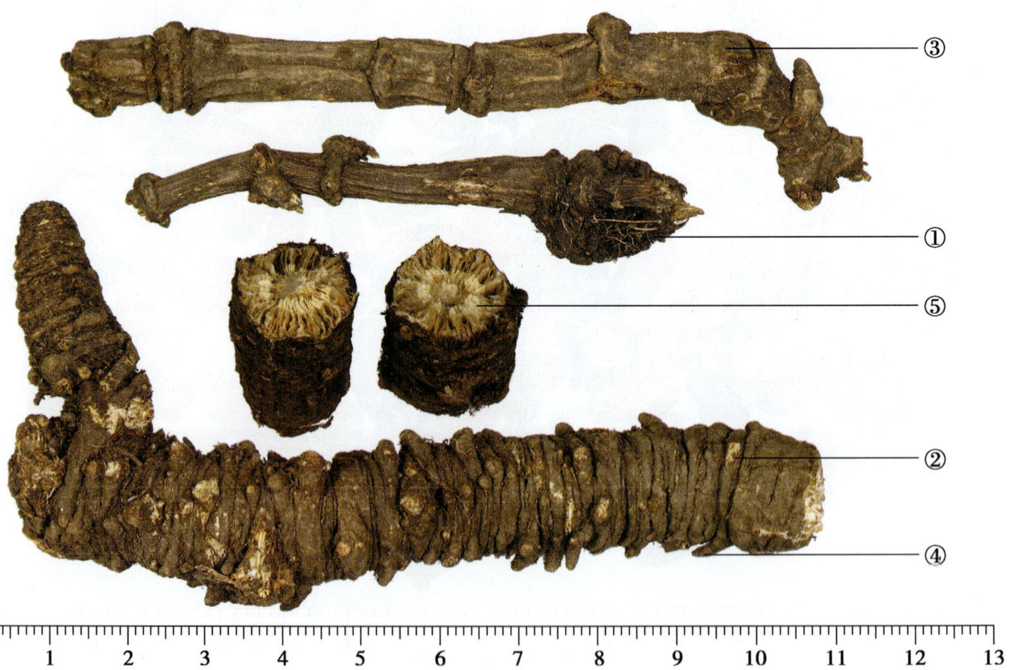

羌活原药材(羌活)

宽叶羌活　为根茎和根。①根茎类圆柱形，顶端具茎和叶鞘残基，根类圆锥形，有纵皱纹和皮孔；②表面棕褐色，近根茎处有较密的环纹，长8~15cm，直径1~3cm，习称"条羌"；③有的根茎粗大，不规则结节状，顶部具数个茎基，根较细，习称"大头羌"；④质松脆，易折断，断面略平坦，皮部浅棕色，木部黄白色；⑤气味较淡。

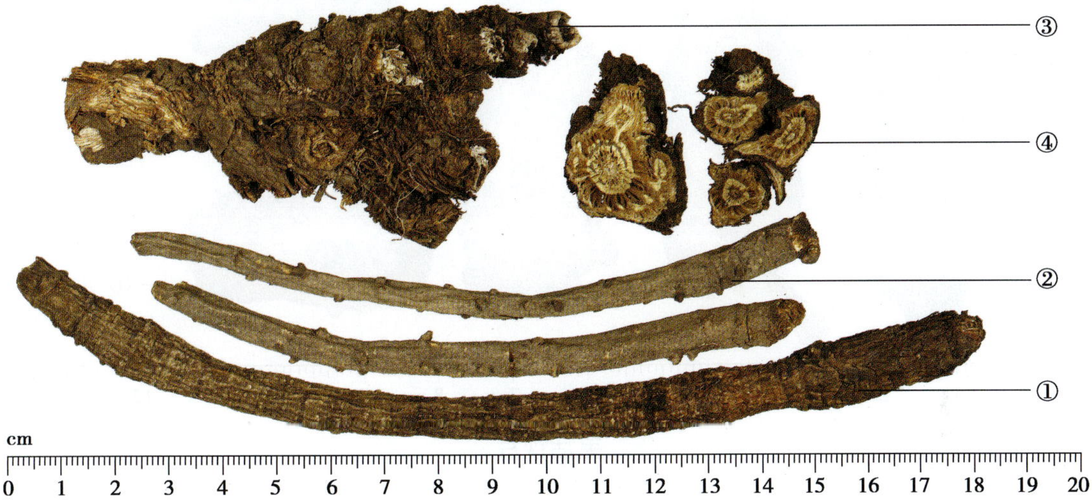

羌活原药材（宽叶羌活）

【药材验收说明】(1) 羌活香气特异且浓郁，体轻，皮部、木部密布放射状裂隙，这可作其鉴别特征。

(2) 羌活常见混淆品有同科植物短毛独活 *Heracleum moellendorffii* Hance 的干燥根及根茎。短毛独活根及根茎表面灰黄色至灰棕色，较羌活浅；断面皮部黄白色至淡棕色，多裂隙，木部淡黄色，形成层环棕色，无髓。

(3) 羌活以条粗长、表面棕褐色、有环节、断面紧密、油点多、香气浓郁者为佳。

(4) 验收羌活以下情况应拒收：①香气不浓郁；②熏硫；③色差；④未除去须根；⑤表面泥土多；⑥长短、直径大小不均匀。

【饮片生产】炮制：除去杂质，洗净，润透，切厚片，干燥。

【生产注意事项】①羌活切制前需洗净，润10~12小时至透；②需切成2~4mm的厚片；③若用自然晾晒，可将物料均匀平摊于晾晒场上，注意厚度不得超过5cm，定时翻动，晾晒至合格干度，便于贮存管理；④精选过程需要筛去碎屑，将色差片、异形片等挑选出来。

【饮片验收】性状：本品呈类圆形、不规则形横切或斜切片。①表皮棕褐色至黑褐色；②切面外侧棕褐色，木部黄白色，有的可见放射状纹理；③体轻，质脆；④气香，味微苦而辛。

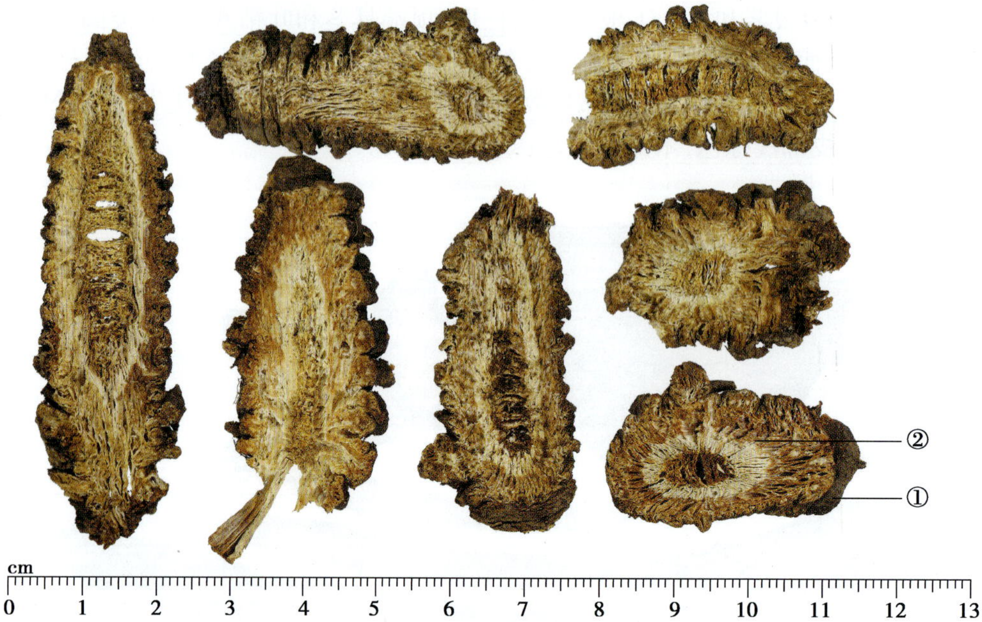

羌活饮片

【饮片验收说明】羌活体轻，切面色泽要新，放射状纹理和裂隙要明显，皮部油润，油点密集。羌活的根茎切面从外到里分三层：皮部棕色，木部黄色，髓部棕色。羌活的根只有皮部棕色、木部黄白两层。有特异香气且浓烈，越香越好。

76. 秦艽

摘录自《中华人民共和国药典》(2025 年版)

【来源】本品为龙胆科植物秦艽 *Gentiana macrophylla* Pall.、麻花秦艽 *Gentiana straminea* Maxim.、粗茎秦艽 *Gentiana crassicaulis* Duthie ex Burk. 或小秦艽 *Gentiana dahurica* Fisch. 的干燥根。前三种按性状不同分别习称“秦艽”和“麻花艽”，后一种习称“小秦艽”。春、秋二季采挖，除去泥沙；秦艽和麻花艽晒软，堆置“发汗”至表面呈红黄色或灰黄色时，摊开晒干，或不经“发汗”直接晒干；小秦艽趁鲜时搓去黑皮，晒干。秦艽、麻花秦艽、粗茎秦艽主要分布于四川西北部、青海南部、甘肃南部、陕西南部；小秦艽主要分布于内蒙古东南部、河北北部、北京山区、山西、宁夏等地。

【说明】《青海省藏药炮制规范》(2010 年版)收载有秦艽花，为麻花秦艽 *Gentiana straminea* Maxim. 的干燥花。

【药材验收】性状：秦艽 ①呈类圆柱形，上粗下细，扭曲不直，长 10~30cm，直径 1~3cm；②表面黄棕色或灰黄色，有纵向或扭曲的纵皱纹，顶端有残存茎基及纤维状叶鞘；③质硬而脆，易折断，断面略显油性，皮部黄色或棕黄色，木部黄色；④气特异，味苦、微涩。

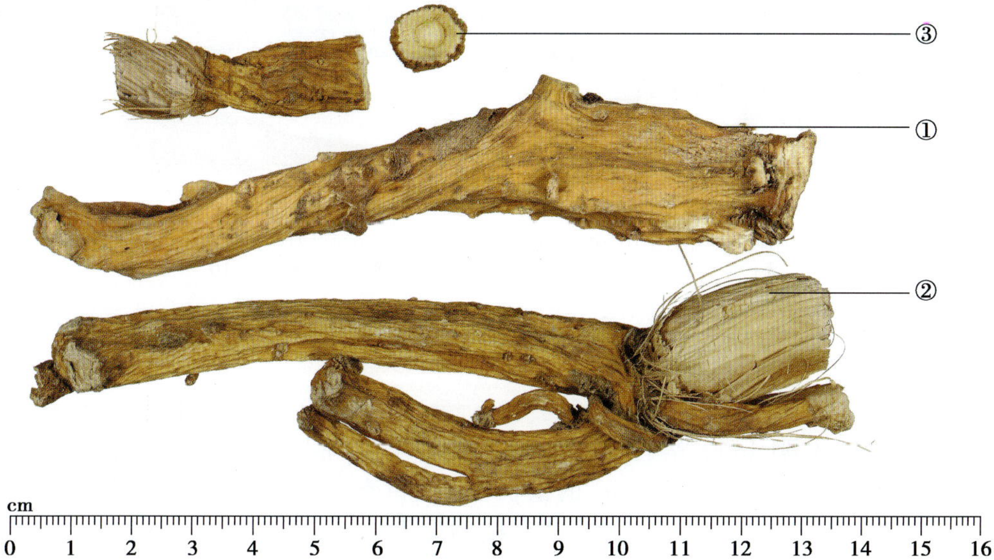

秦艽原药材(秦艽)

麻花艽 ①呈类圆锥形，多由数个小根纠聚而膨大，直径可达 7cm；②表面棕褐色，粗糙，有裂隙呈网状孔纹；③质松脆，易折断，断面多呈枯朽状。

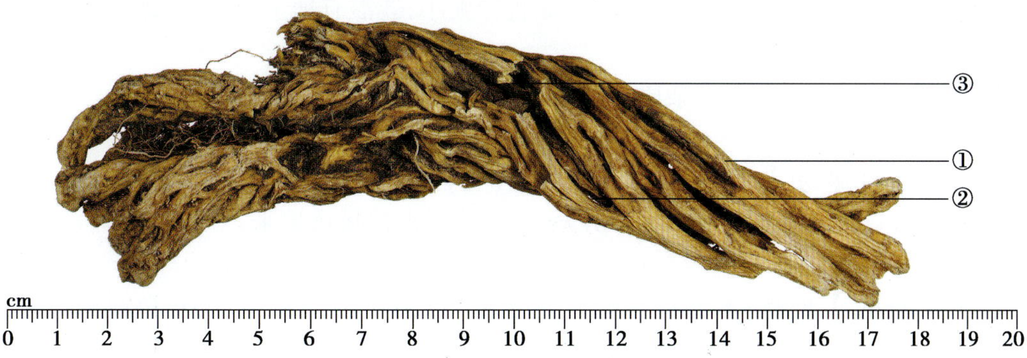

秦艽原药材(麻花艽)

小秦艽 ①呈类圆锥形或类圆柱形，长 8~15cm，直径 0.2~1cm。②表面棕黄色。主根通常 1 个，残存的茎基有纤维状叶鞘，下部多分枝。③断面黄白色。

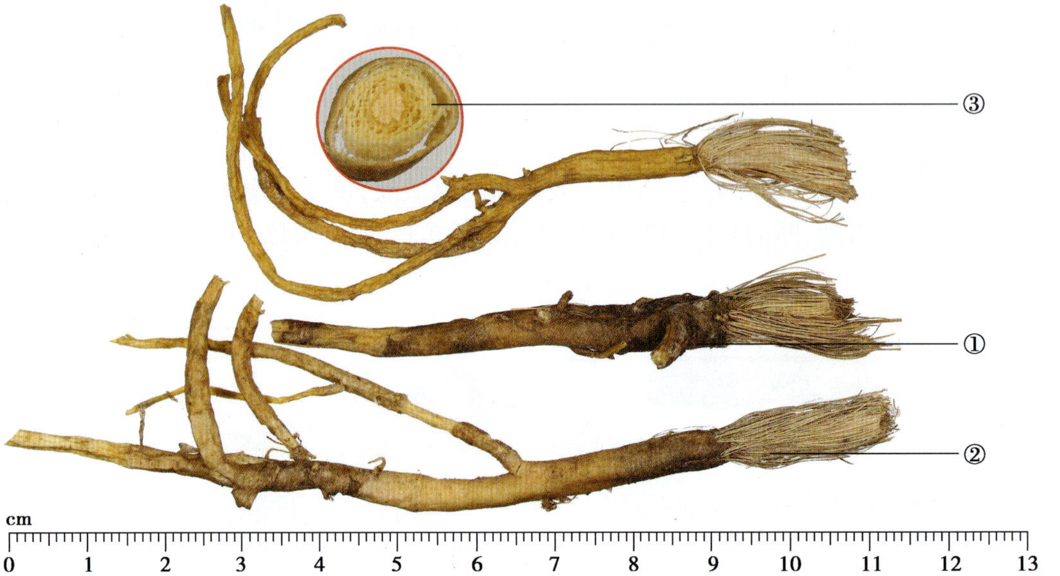

秦艽原药材（小秦艽）

【药材验收说明】(1) 秦艽货源很混乱，伪品较多，常见伪品有红秦艽(唇形科植物甘西鼠尾草 *Salvia Przewalskii* Maxim. 的根及根茎)、黄秦艽(龙胆科植物滇黄芩 *Veratrilla baillonii* Franch. 的干燥根)、黑大艽(毛茛科植物黑大艽 *Aconitum barbatum* var. *puberulum* ledeb. 的干燥根)。四者的鉴别点为：红秦艽根表面红褐色，有纵向沟纹，断面多数呈黄色，无气味；黄秦艽表面灰褐色棕红色，有纵沟纹，断面鲜黄色，气微，味苦；黑大艽根头部由数个小根纠集合生而膨大，表面颜色较深，呈黑褐色或棕褐色，断面中心腐朽有黑色残渣，气微，有毒性。

(2) 秦艽以主根粗壮、质坚实而柔润、色棕黄、气味浓厚者为佳。

(3) 验收时以下情况应拒收：①色差；②直径太小；③混有地上茎；④熏硫。

【饮片生产】炮制：除去杂质，洗净，润透，切厚片，干燥。

【生产注意事项】①秦艽洗净后，需润 8~14 小时至透，方可切制；②需切成 2~4mm 的厚片；③精选过程需筛去碎屑，将部分茎、枯片或异形片挑选出来。

【饮片验收】性状：本品呈类圆形的厚片。①外表皮黄棕色、灰黄色或棕褐色，粗糙，有扭曲纵纹或网状孔纹；②切面皮部黄色或棕黄色，木部黄色，有的中心呈枯朽状；③气特异，味苦，微涩。

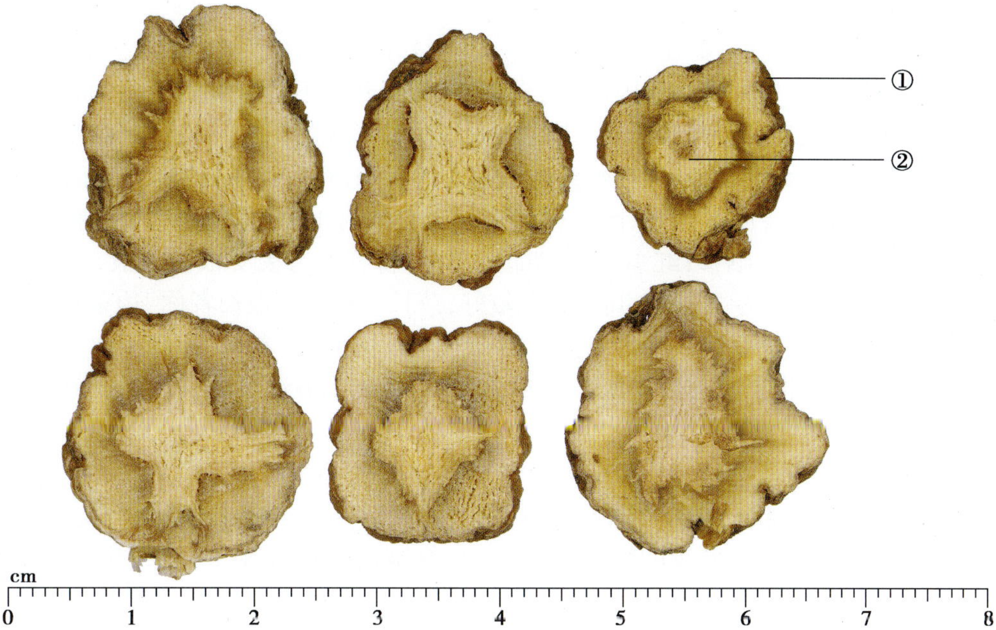

秦艽饮片

【饮片验收说明】①厚片，直径一般为1~2cm，断面色泽黄棕色。②野生品表面颜色较深，旋转扭曲纹理明显，上段中心部多枯朽；栽培品皮色较浅，切片较完整，上段形成层多呈“金钱眼”，下段形成层多类圆形，一般没有枯朽现象。现在来货基本为栽培品。

77. 人参（附红参）

摘录自《中华人民共和国药典》（2025年版）

【来源】本品为五加科植物人参 *Panax ginseng* C. A. Mey. 的干燥根和根茎。多于秋季采挖，洗净，晒干或烘干。栽培的俗称“园参”；播种在山林野生状态下自然生长的称“林下山参”，习称“籽海”。主产于吉林、辽宁、黑龙江等地。

【说明】①吉林抚松、集安、靖宇产量最大，尤其抚松素有“人参之乡”之称。纯正的野山参现已濒危，《中华人民共和国药典》自2005年版开始不再收载野山参，而收载林下山参。林下山参一般包括籽海、趴货（挑选5~6年生参形好的园参移植到深山中，让其自然生长多年后采挖）和池底参（种植园参遗漏挖起的参条，经多年的自然生长而成）。②现在市场上销售的人参主要是园参，园参采收后加工方法有生晒、蒸制和糖浸三种，生晒参分全须生晒参和下须生晒参；红参为园参的蒸制品，将鲜参剪去支根与须根，蒸2~2.5小时，取出烘干或晒干，即为“红参”；其中形态较好，芦长、身长、侧根长者称“边条红参”。将剪下的支根与须根如法蒸熟并干燥，称为“红参须”。③朝鲜红参，又称高丽参，由韩国进口，朝鲜也产。其植物来源与我国所产红参为同种，但加工方法不同，其性状特征与国产红参也有所不同。

【药材验收】**性状：人参** 主根呈纺锤形或圆柱形，长3~15cm，直径1~2cm。①表面灰黄色，上部或全体有疏浅断续的粗横纹及明显的纵皱，下部有支根2~3条，并着生多数细长的须根，须根上常有不明显的细小疣状突出。②根茎（芦头）长1~4cm，直径0.3~1.5cm，多拘挛而弯曲，具不定根（艼）和稀疏的凹窝状茎痕（芦碗）。③质较硬，断面淡黄白色，显粉性，形成层环纹棕黄色，皮部有黄棕色的点状树脂道及放射状裂隙。④香气特异，味微苦、甘。⑤或主根多与根茎近等长或较短，呈圆柱形、菱角形或人字形，长1~6cm。表面灰黄色，具纵皱纹，上部或中下部有环纹，支根多为2~3条，须根少而细长，清晰不乱，有较明显的疣状突起。根茎细长，少数粗短，中上部具稀疏或密集而深陷的茎痕。不定根较细，多下垂。

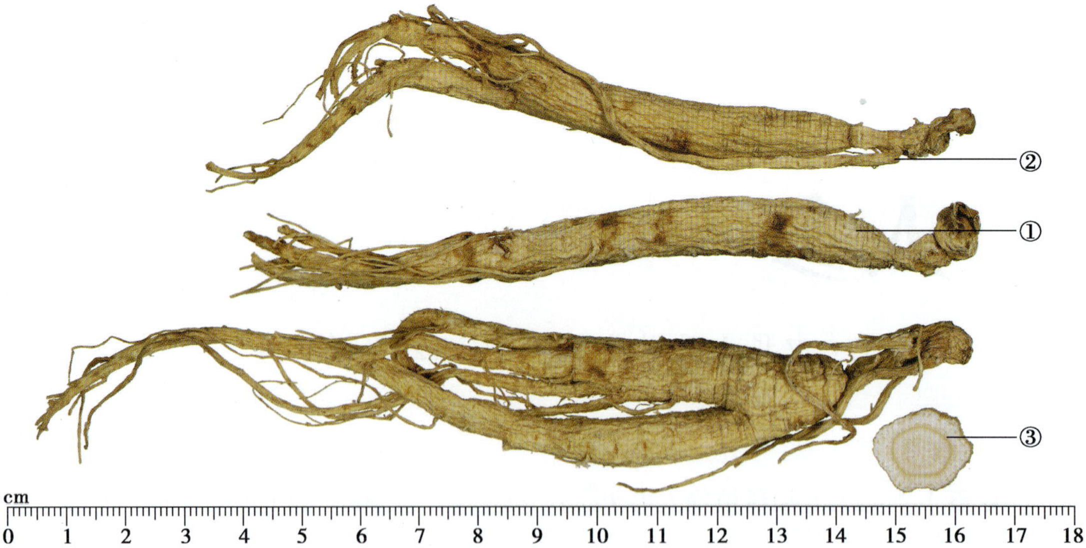

人参原药材1

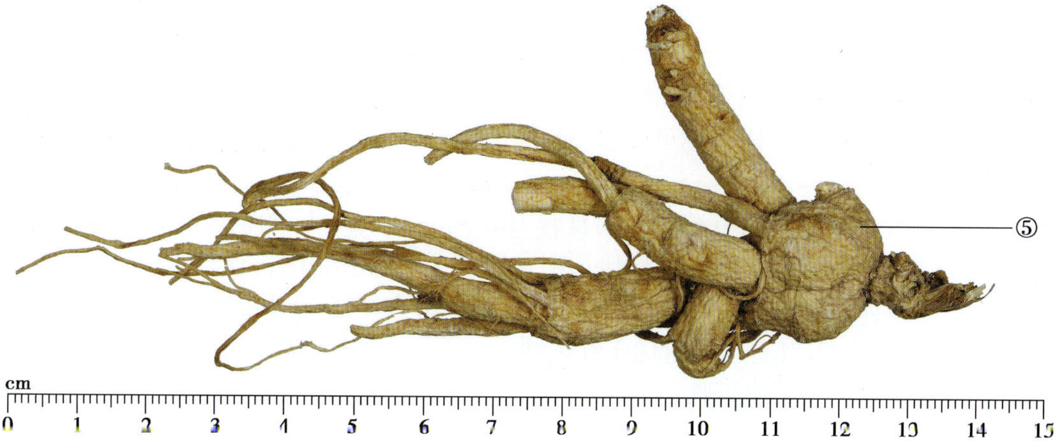

人参原药材 2

红参 主根呈纺锤形、圆柱形或扁方柱形，长 3~10cm，直径 1~2cm。①表面半透明，红棕色，偶有不透明的暗黄褐色斑块，具纵沟、皱纹及细根痕；上部有时具断续的不明显环纹；下部有 2~3 条扭曲交叉的支根，并带弯曲的须根或仅具须根残迹。②根茎（芦头）长 1~2cm，上有数个凹窝状茎痕（芦碗），有的带有 1~2 条完整或折断的不定根（艼）。③质硬而脆，断面平坦，角质样。④气微香而特异，味甘、微苦。

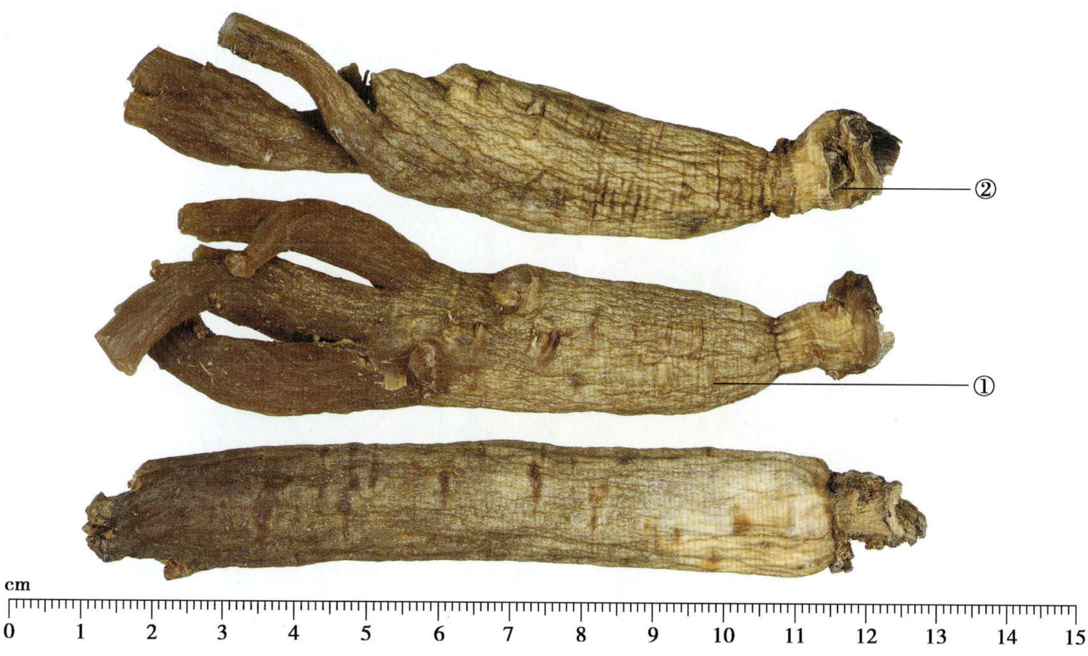

红参原药材

【药材验收说明】(1) 人参常见的混淆品有桔梗科植物桔梗 *Platycodon grandiflorum* (Jacq.) A. DC. 的干燥根。两者鉴别要点为：①人参有凹窝状茎痕（芦碗），而桔梗是半月形茎痕；②人参味微苦、甘，而桔梗味微甜后苦。

(2) 通常认为野生参优于林下山参，林下山参优于园参。人参以条粗、质硬、完整、气味浓厚者为佳。

(3) 红参常见的混淆品有茄科植物莨菪 *Hyoscyamus niger* L. 的根。两者鉴别要点为：①红参断面平坦，而莨菪根断面不平坦；②红参气微香而特异，味甘，而莨菪微臭，味淡。

(4) 红参以体长、色棕红或棕黄、半透明、皮纹细密有光泽、无黄皮、无破疤者为佳。边条红参优于普通红参，红直须质量优于红弯须。

(5) 验收时以下情况应拒收：①直径太小；②虫蛀；③破疤。

【饮片生产】**炮制：人参**　用时捣碎；或润透，切薄片，干燥。

红参　用时捣碎；或润透，切薄片，干燥。

【生产注意事项】①人参软化时，需润 4~6 小时，再用蒸汽熏蒸，闷润 2~4 小时至透，方可切制。红参软化时，需润 14~16 小时至透，方可切制。②切片需切成 1~2mm 的薄片。③自然晾晒时，将物料均匀平摊于晾晒场上，注意铺药厚度不得超过 5cm，定时翻动，晾晒至合格干度，便于贮存管理。④精选过程中需挑出异形片、色差片及其他杂质。

【饮片验收】**性状：人参片**　本品呈圆形或类圆形薄片。①外表皮灰黄色；②切面淡黄白色或类白色，显粉性，形成层环纹棕黄色，皮部有黄棕色的点状树脂道及放射性裂隙；③体轻，质脆；④香气特异，味微苦、甘。

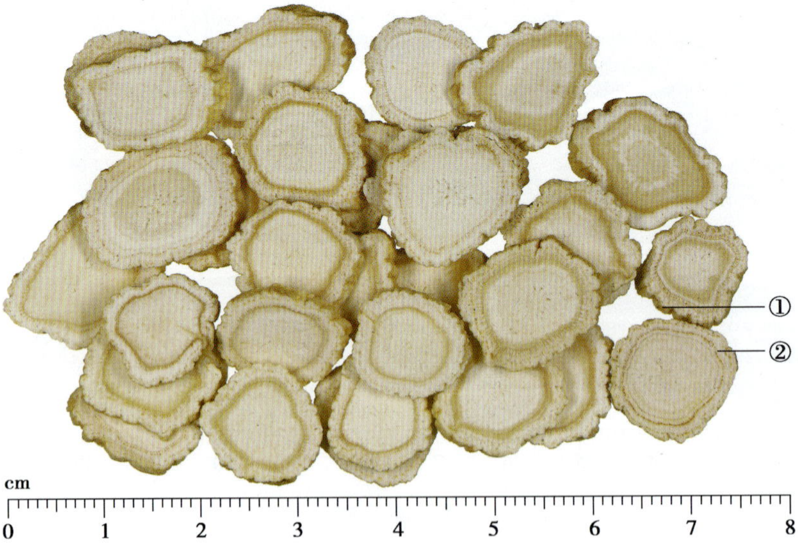

人参饮片（人参片）

红参片 本品呈类圆形或椭圆形薄片。①外表皮红棕色,半透明。②切面平坦,角质样。③质硬而脆。④气微香而特异,味甘、微苦。

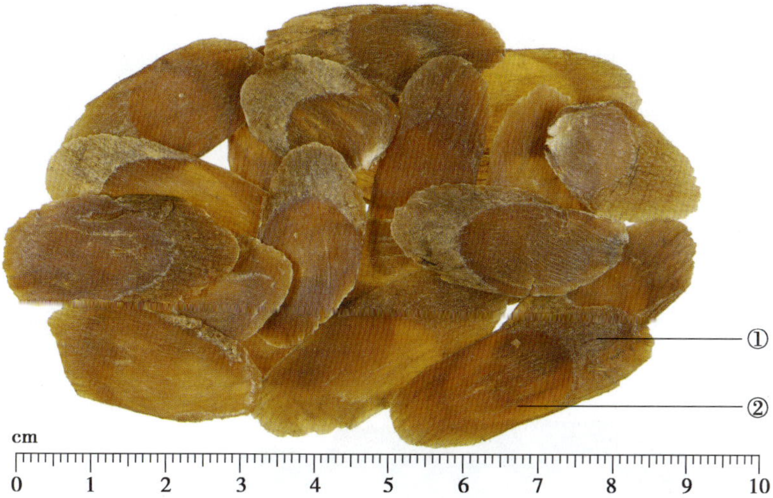

人参饮片(红参片)

【饮片验收说明】①人参片验收时注意饮片大小、颜色均匀性,直径在 1~1.5cm 为佳;切面淡黄色或类白色,色泽均匀,皮部树脂道及形成层纹理明显,粉性足,无走油。人参片嚼之甜中带苦,有土腥气,味淡或无味者质劣。②人参与西洋参饮片的主要区别是:人参片皮部和中间常有放射状的裂隙,西洋参片致密无裂隙;口尝两者味道不同,人参偏甜,西洋参偏苦。③红参掺糖是很常见的现象,饮片外观一般不易分辨,有的含糖片颜色较浅。含糖的红参软韧可弯曲,舔外皮即可感觉到明显的甜味,嚼之甜味更重,苦味轻。蒸制红参是不需要放糖的,甜味来自红参本身,嚼之无味和纯苦不甜者,都不符合药典要求,应拒收。

78. 肉苁蓉

摘录自《中华人民共和国药典》(2025 年版)

【来源】本品为列当科植物肉苁蓉 *Cistanche deserticola* Y. C. Ma 或管花肉苁蓉

Cistanche tubulosa (Schenk) Wight 的干燥带鳞叶的肉质茎。春季苗刚出土时或秋季冻土之前采挖,除去茎尖。切段,晒干。肉苁蓉主产于内蒙古,管花肉苁蓉为新疆地区的特有品种。

【说明】肉苁蓉为我国西北地区特有的草本寄生药材,主要寄生在藜科植物梭梭或者白梭梭的灌木根上,为药用肉苁蓉的主流品种;管花肉苁蓉主要寄生在柽柳科植物柽柳和密花柽柳等灌木或乔木的根上。肉苁蓉以内蒙古产者品质最优,有道地药材之称。

【药材验收】性状:肉苁蓉 呈扁圆柱形,稍弯曲,长 3~15cm,直径 2~8cm。①表面棕褐色或灰棕色,密被覆瓦状排列的肉质鳞叶,通常鳞叶先端已断;②体重,质硬,微有柔性,不易折断;③断面棕褐色,有淡棕色点状维管束,排列成波状环纹;④气微,味甜、微苦。

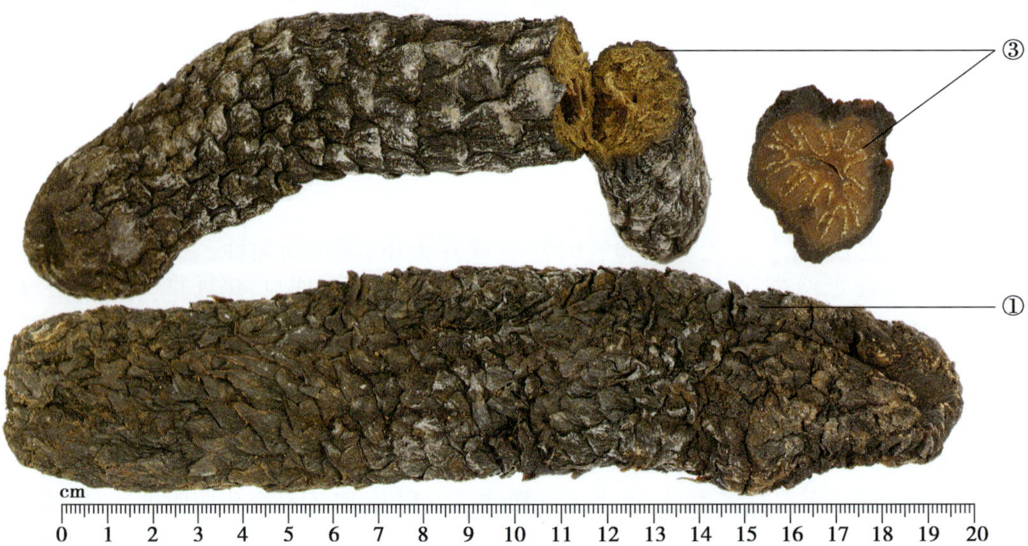

肉苁蓉原药材(肉苁蓉)

管花肉苁蓉 呈类纺锤形、扁纺锤形或扁柱形,稍弯曲,长 5~25cm,直径 2.5~9cm。①表面棕褐色至黑褐色;②断面颗粒状,灰棕色至灰褐色,散生点状维管束。

【药材验收说明】(1) 肉苁蓉常见的混淆品是盐生肉苁蓉,其为同科植物盐生肉苁蓉 *Cistanche salsa* (C. A. Mey.) G. Beck 的干燥带鳞叶的肉质茎。这两者的主要鉴别点为:①肉苁蓉微有柔性,且断面点状维管束排列成波状环纹,而盐生肉苁蓉无柔性,断面维管束排列为菊花状纹;②肉苁蓉味甜,而盐生肉苁蓉味微咸、苦。

(2) 肉苁蓉以条粗壮、密生鳞片、质柔润者为佳。

(3) 肉苁蓉验收时以下情况应拒收:①断面色差;②发霉;③未去除茎尖。

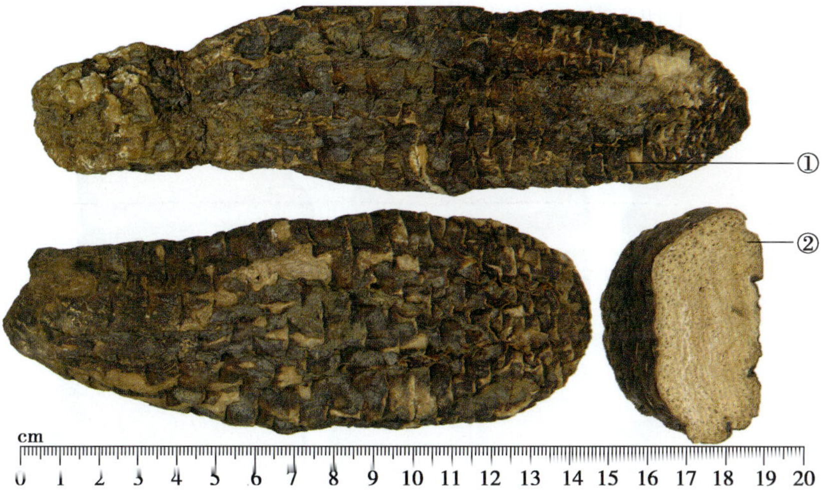

肉苁蓉原药材（管花肉苁蓉）

【饮片生产】炮制：除去杂质，洗净，润透，切厚片，干燥。

【生产注意事项】①肉苁蓉洗净后，需润 0.5~3 小时至透，方可切制；②切成 2~4mm 的厚片；③若采用自然干燥法干燥，将物料均匀平摊于晾晒场上，厚度不得超过 5cm，定时翻动，晾晒至物料干度合格，便于贮存管理。④精选过程需将异形片、木质化片及其他杂质等挑选出来。

【饮片验收】性状：肉苁蓉片 本品呈不规则形的厚片。①表面棕褐色或灰棕色。有的可见肉质鳞叶。②切面有淡棕色或棕黄色点状维管束，排列成波状环纹。③气微，味甜、微苦。

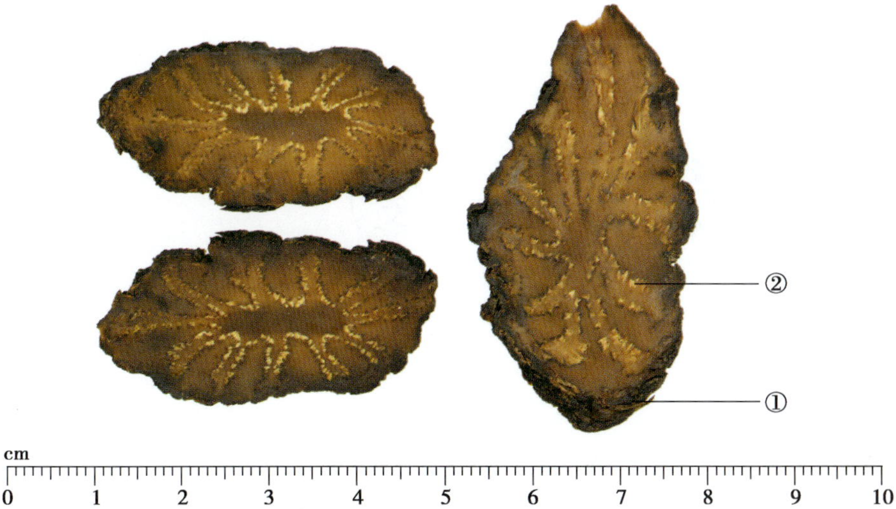

肉苁蓉饮片（肉苁蓉片）

管花肉苁蓉片 ①切面散生点状维管束。

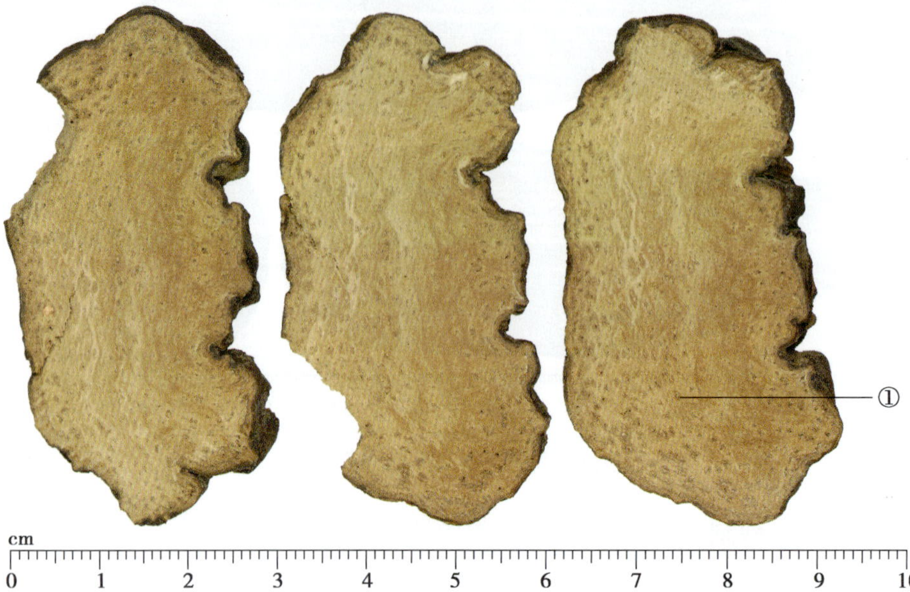

肉苁蓉饮片(管花肉苁蓉片)

【饮片验收说明】来货一般要求肉苁蓉厚片,直径 2~4cm,不掺杂茎尖,切面波状环纹明显,质地软、油润,甜味明显。注意锁阳与管花肉苁蓉还是很好区分的,因为锁阳的维管束是三角形的,而且质地较硬。盐生肉苁蓉质硬,断面维管束排列为菊花状纹,味微咸苦,与肉苁蓉也好区分。

79. 三棱(附醋三棱)

摘录自《中华人民共和国药典》(2025 年版)

【来源】本品为黑三棱科植物黑三棱 *Sparganium stoloniferum* Buch.-Ham. 的干燥块茎。冬季至次年春采挖,洗净,削去外皮,晒干。主产于河南长葛、郑州,安徽含山、滁州,以及浙江东阳等地。

【说明】东北、华北地区及江苏、安徽等地有将莎草科植物荆三棱的块茎当三棱使用，习称“泡三棱”或“黑三棱”。两者的商品名称与植物名称恰恰相反，应注意鉴别。

【药材验收】性状：本品呈圆锥形，略扁，长 2~6cm，直径 2~4cm。①表面黄白色或灰黄色，有刀削痕；②须根痕小点状，略呈横向环状排列；③体重，质坚实；④气微，味淡，嚼之微有麻辣感。

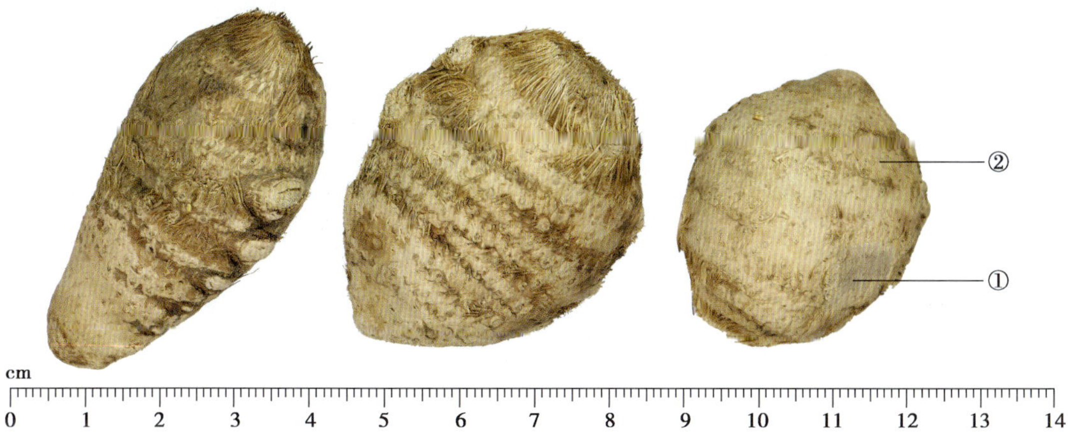

三棱原药材

【药材验收说明】（1）三棱常见的混淆品有莎草科植物荆三棱 *Bolboschoenus yagara* (Ohwi) Y. C. Yang & M. Zhan 的块茎。两者鉴别要点为：三棱体重，而荆三棱皮色黑、体轻，入水能浮。

（2）三棱以个匀、体重、质坚实、色黄白、去净外皮者为佳。

（3）三棱验收时以下情况应拒收：①直径大小不符合；②表面烧黑。

【饮片生产】炮制：三棱　除去杂质，浸泡，润透，切薄片，干燥。

醋三棱　取净三棱片，照醋炙法（通则 0213）炒至色变深。每 100kg 三棱，用醋 15kg。

【生产注意事项】三棱：①三棱润药前需大小分档，通常直径≥3cm 为大档，直径<3cm 为小档；②需将净选后的三棱置润药池中常温浸泡 1~3 小时后放水，再用蒸汽 80~90℃熏蒸，闷润 2~4 小时至透（大档 3~4 小时，小档 2~3 小时）；③需切成 1~2mm 的薄片；④若用自然晾晒，需注意将物料均匀平摊于晾晒场上，厚度不得超过 5cm，定时翻动，晾晒至物料干度合格，便于贮存管理；⑤精选过程中需挑出异形片、色差片及杂质等。

醋三棱:①炮制前需将三棱大小分档，通常直径≥3cm为大档，直径<3cm为小档；②三棱加醋拌匀（每100kg三棱用醋15kg），闷润2~4小时至醋被吸尽，然后将物料倒入炒药机内进行翻炒，炒药温度控制在320~340℃，小档炒16~18分钟，大档炒17~19分钟至切面黄色至黄棕色，偶见焦黄斑，微有醋香气时取出，放凉；③精选过程中需挑出生片、煳片及杂质等。

【饮片验收】性状:三棱 本品呈类圆形的薄片。①外表皮灰棕色；②切面灰白色或黄白色，粗糙，有多数明显的细筋脉点；③气微，味淡，嚼之微有麻辣感。

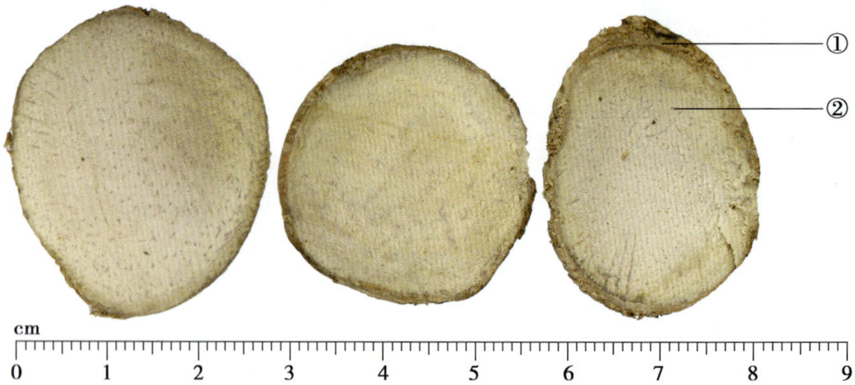

三棱饮片

醋三棱 本品形如三棱片。①切面黄色至黄棕色，偶见焦黄斑；②微有醋香气。

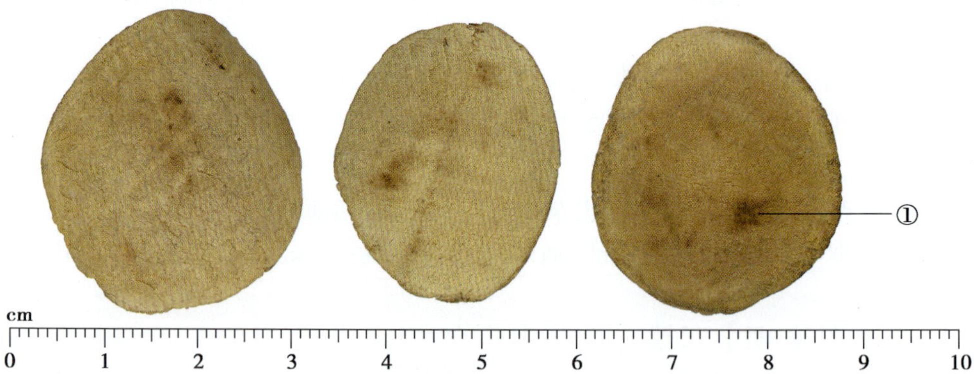

三棱饮片（醋三棱）

【饮片验收说明】醋三棱切面黄棕色，质地坚实，切成薄片后仍折之费劲，坚如木质，口尝嚼之如嚼木头；手摸粗糙，散生多数筋脉小点；偶见焦斑，微有醋香气。

80. 三七[附三七(片)]

摘录自《中华人民共和国药典》(2025 年版)与《广东省中药饮片炮制规范:第二册》(2023 年版)

【来源】本品为五加科植物三七 *Panax notoginseng* (Burk.) F. H. Chen. 的干燥根和根茎。秋、冬二季采挖,洗净,分开主根、支根及根茎,干燥。支根习称"筋条",根茎习称"剪口"。主产于云南、广西。

【说明】三七因历史上主要集散地在广西田阳,故有"田七"和"田三七"之称,又因盛产于云南,又称"滇三七",云南文山地区所产三七最富盛名,为道地产区。

【药材验收】性状:主根 呈类圆锥形或圆柱形,长 1~6cm,直径 1~4cm。①表面灰褐色或灰黄色,有断续的纵皱纹和支根痕;②顶端有茎痕,周围有瘤状突起;③体重,质坚实;④断面灰绿色、黄绿色或灰白色,木部微呈放射状排列;⑤气微,味苦回甜。

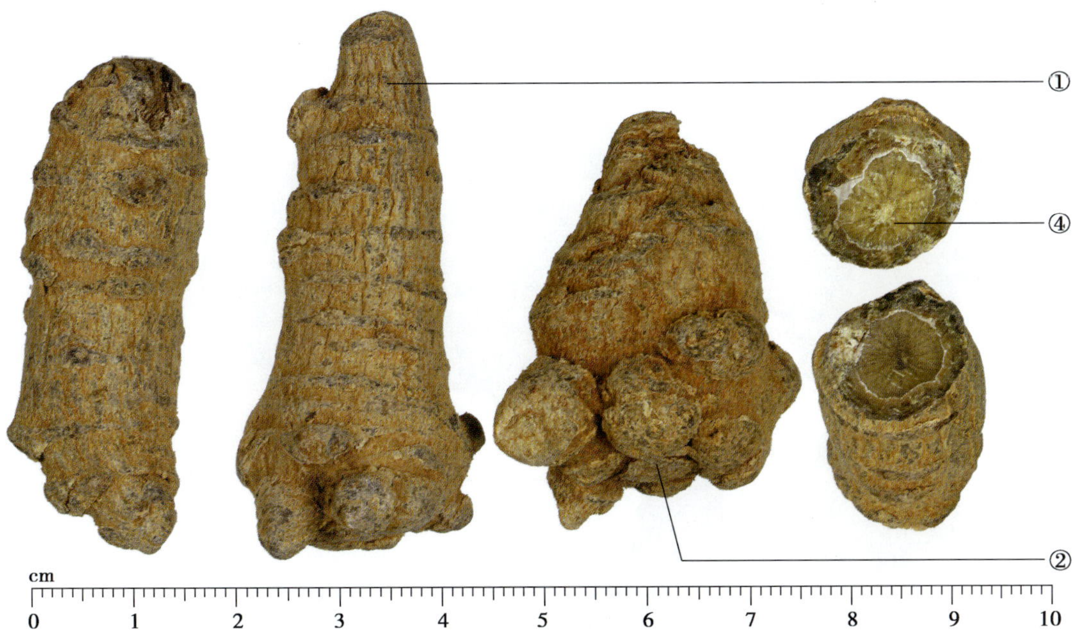

三七原药材(主根)

筋条 呈圆柱形或圆锥形,长 2~6cm,上端直径约 0.8cm,下端直径约 0.3cm。

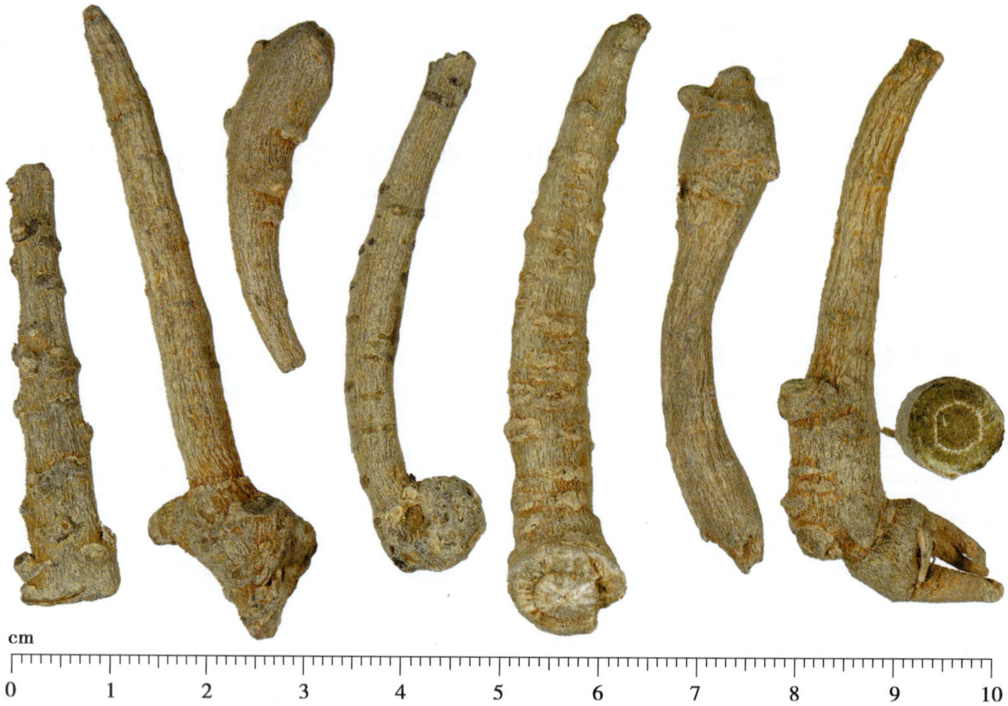

三七原药材(支根:筋条)

剪口 ①呈不规则的皱缩块状或条状,表面有数个明显的茎痕及环纹,②<u>断面中心灰绿色或白色,边缘深绿色或灰色</u>。

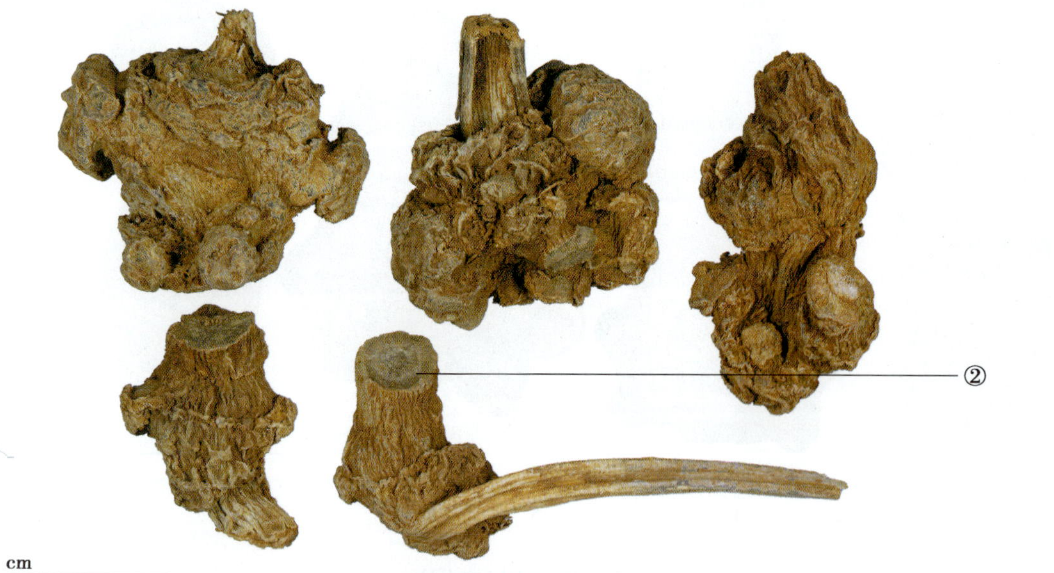

三七原药材(根茎:剪口)

【药材验收说明】(1) 三七常见混淆品有菊三七 *Gynura japonica* (Thunb.) Juel 的根。鉴别点为：①三七断面木部微呈放射状排列，而菊三七根断面维管束放射状排列，呈菊花心；②三七气微，味苦回甜，而菊三七根气无，味微苦。

(2) 三七以个大、根部粗壮、颗粒大而圆（俗称“猴头”“狮子头”或“田螺笃”）、表面灰褐色有光、肉色黑褐带绿无裂隙（俗称“铜皮铁骨”）、味苦回甘浓厚的春七为佳。以云南文山产者为佳，广西次之。

(3) 三七表皮易带泥土，易发霉，验收时多注意。

【饮片生产】**炮制：三七粉** 取三七，洗净，干燥，粉碎成细粉。

三七（片） 取净三七，洗净，润透，切薄片或厚片，干燥。［摘录自《广东省中药饮片炮制规范：第二册》(2020年版)］

【生产注意事项】三七粉：①用水将三七表面洗至无泥沙。清洗完应及时干燥，避免霉变、异味现象。②若用干燥机干燥，可将三七平铺在干燥机传送带上，厚度不宜超过5cm，温度控制在80℃左右干燥至干。③用振动磨碾成细粉，粉碎后的饮片需过五号筛，并含有通过六号筛的不少于95%。

【饮片验收】**性状：三七粉** 本品为①灰黄色的粉末；②气微，味苦回甜。

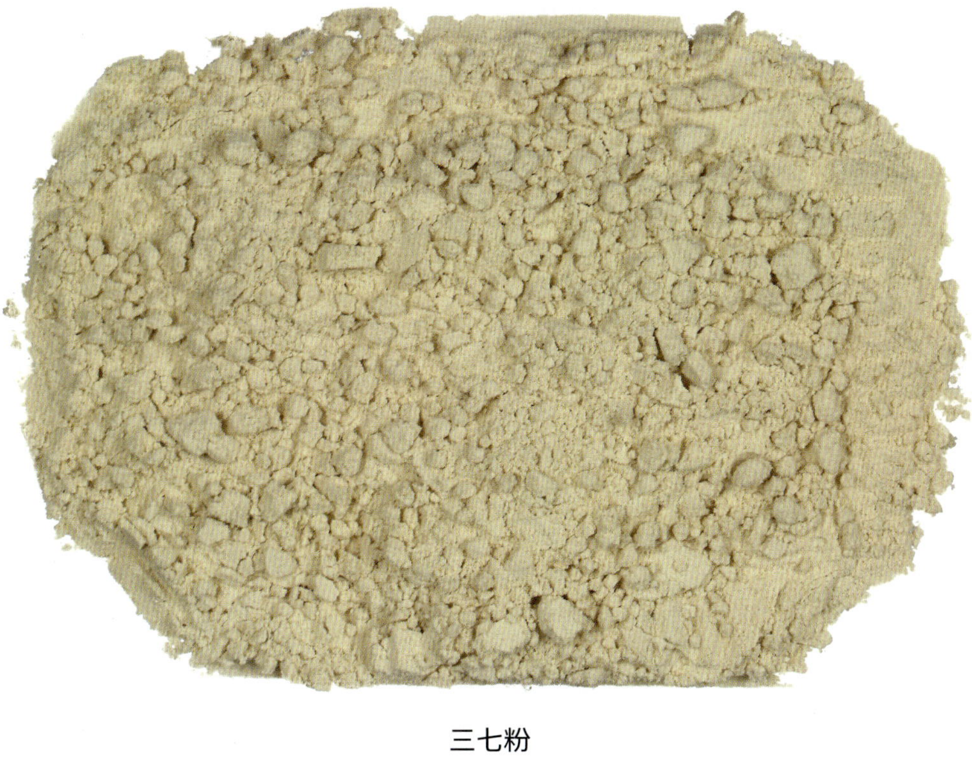

三七粉

三七(片) 本品为类圆形或不规则形的切片。①周边灰褐色或灰黄色,具纵皱纹,有的可见突出的支根或支根痕;②切面灰绿色、黄绿色或灰白色,粉性或呈角质状,可见一深色环纹和放射状纹理,有的环纹处具裂隙或脱落而成中空;③质坚;④气微,味苦回甜。

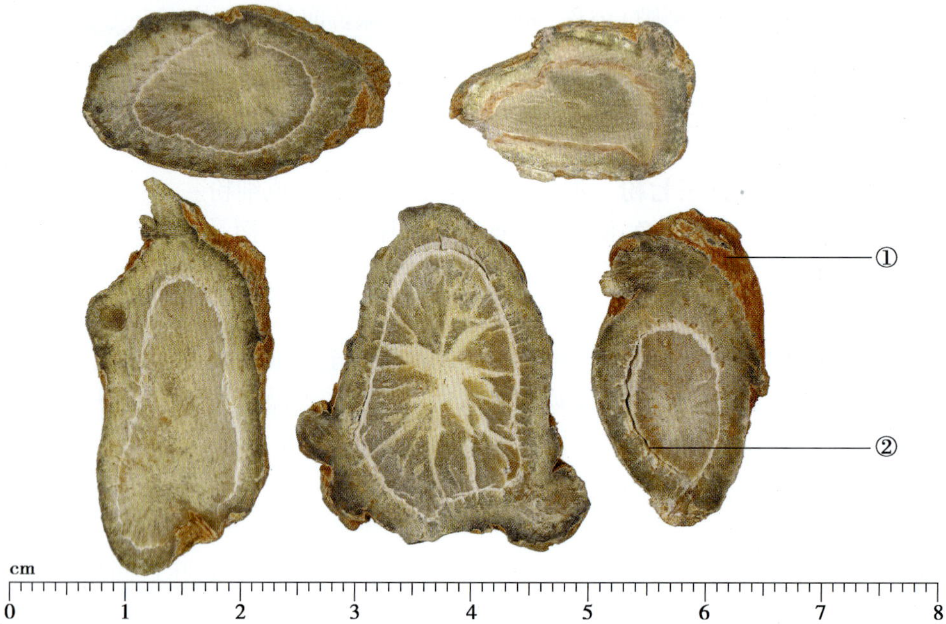

三七饮片[三七(片)]

【饮片验收说明】①饮片切薄片,直径1.2~2.5cm,切面黄绿色或灰白色,皮部有细小的斑点(树脂道),中心木质部微显放射状纹理(菊花心);②入口嚼烂,味苦回甜,有类似于西洋参的苦甜味,有土腥气,这个味越浓越好。

81. 山慈菇

摘录自《中华人民共和国药典》(2025年版)

【来源】本品为兰科植物杜鹃兰 *Cremastra appendiculata* (D. Don) Makino、独蒜兰

Pleione bulbocodioides (Franch.) Rolfe 或云南独蒜兰 *Pleione yunnanensis* Rolfe 的干燥假鳞茎。前者习称“毛慈菇”,后二者习称“冰球子”。夏、秋二季采挖,除去地上部分、体轻干瘪者及泥沙,分开大小置沸水锅中蒸煮至透心,干燥。主产于四川、贵州、云南等地。

【说明】①山慈菇始载于《本草拾遗》,但古今对山慈菇品种的记述与使用较为混乱。对照形态描述、疗效等分析,古今本草记载的山慈菇品种有兰科植物杜鹃兰、百合科植物老鸦瓣、薯蓣科植物黄独等。独蒜兰与云南独蒜兰鲜见在本草上收载。②曾经贵州产毛慈菇经四川集散,分为天、地、金、玉四等。现山慈菇商品多为统货,也有一部分选货。

【药材验收】性状:毛慈菇 呈不规则扁球形或圆锥形,高 1.5~4cm,膨大部直径 1~3cm。①上部渐尖起,顶端残留 1~2 个叶柄或花葶残基。②中部有 2~3 条微突起的环节,节上有鳞片叶干枯腐烂后留下的丝状纤维,节间多有明显凹陷,有的中下部侧面有连接其他假鳞茎的痕迹;底部有须根痕。表面灰白色、黄白色或棕褐色。③质坚硬,难折断,断面灰白色或黄白色至浅黄褐色,略呈角质或呈细颗粒状。④气微,味淡,带黏性。

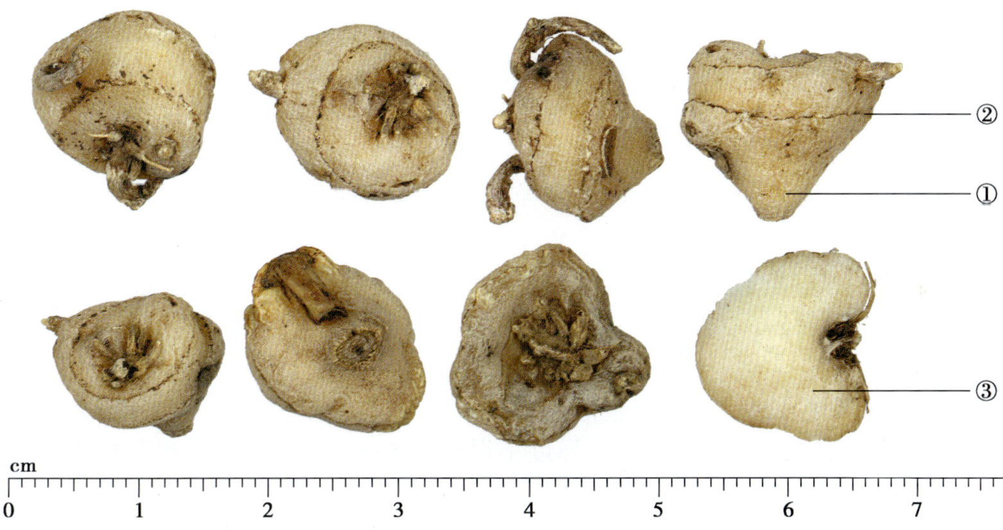

山慈菇原药材(毛慈菇)

冰球子 呈圆锥形、卵状圆锥形或不规则团块,高 1.5~4.5cm,膨大部直径 0.8~2.5cm。①上部多呈瓶颈状,顶端断头处呈盘状;有的侧面可见残留芽痕;基部多膨大,有的圆平,底部中央微凹入,有的下部有 1~2 条环节,多偏向一侧。②表面黄白色、浅紫红色或浅棕色至棕褐色,有的瓶颈部呈墨绿色,光滑,或有不规则皱纹;③断面浅黄色或浅棕褐色,角质半透明。

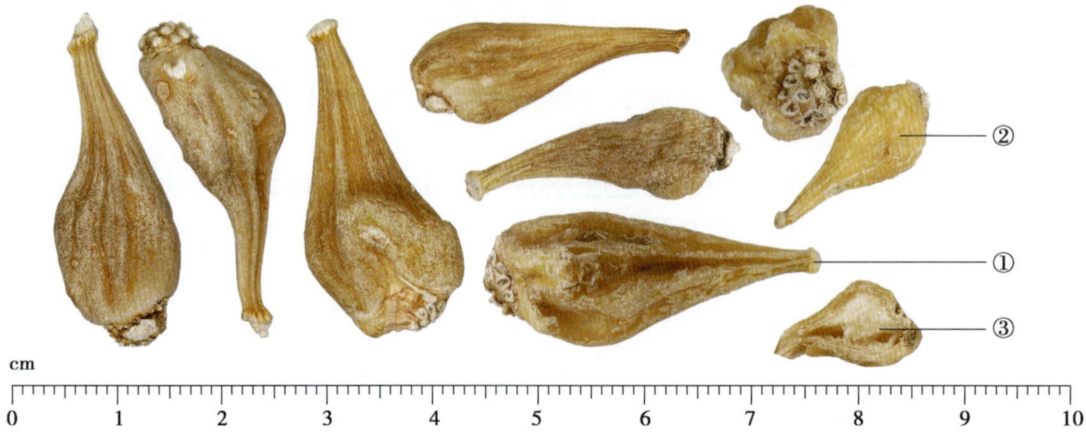

山慈菇原药材(冰球子)

【药材验收说明】(1) 山慈菇常见混淆品有兰科植物山兰的假鳞茎,与毛慈菇极为相似,山兰的环节微凹下,而毛慈菇的环节微突起。另外,还有防己科金果榄(青牛胆)*Paratinospora sagittate* (Oliv.) Wei Wang 的根。两者鉴别点为:毛慈菇断面略呈角质,冰球子断面角质半透明,而金果榄根断面有断续的放射状维管束,呈细线状。

(2) 山慈菇以个大、身干、有明显横纹、质坚、半透明、断面白色、富粉性者为佳。以贵州所产毛慈菇最佳。

(3) 验收时以下情况应拒收:①大小、直径不符;②表面带黑色或带绿色。

【饮片生产】炮制:除去杂质,水浸约 1 小时,润透,切薄片,干燥;或洗净干燥,用时捣碎。

【生产注意事项】①山慈菇洗润后应及时干燥,避免霉变,便于贮存管理;②若用自然干燥,需将物料均匀平摊于晾晒场上,厚度不得超过 5cm,定时翻动,晾晒至物料干度合格。③精选过程需将色差片及杂质挑选出来。

【饮片验收】性状:毛慈菇 形如毛慈菇或呈不规则的片状。①外表皮灰白色,黄白色或棕褐色。②切面类白色或黄白色至浅黄褐色,略呈角质或细颗粒状。③气微,味淡,带黏性。

冰球子 形如冰球子或呈圆锥形、不规则的片状。①外表皮浅黄棕色或浅紫色,部分呈浅绿或墨绿色,光滑或略有纵皱纹。②切面多呈浅黄色或浅棕褐色,角质半透明。③气微,味淡,带黏性。

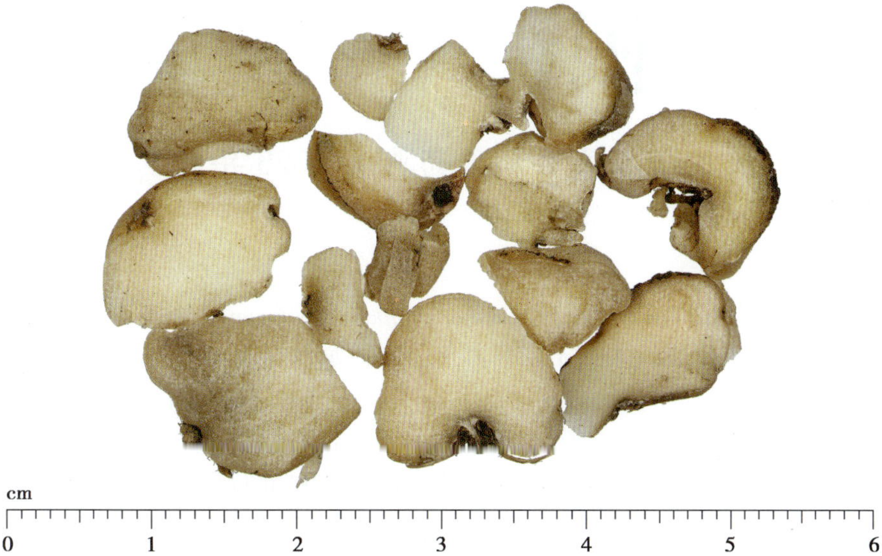

山慈菇饮片(毛慈菇)

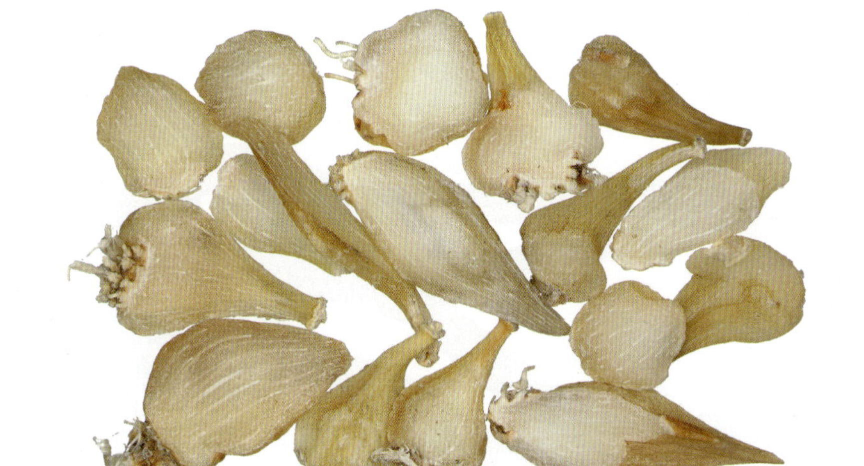

山慈菇饮片(冰球子)

【**饮片验收说明**】①山慈菇最宽处直径少于 1cm 则不符合药典要求,应拒收;②毛慈菇最明显的是中部多见 2 条微突起的环节,两环节中间常往内凹陷(俗称玉带缠腰),而同属植物山兰有 1~2 条微凹下的环节(中部多为一条,另一条多在下部),应注意辨别;③冰球子的特点是顶端较长似尾巴,折断则断口处呈盘状;④易混淆品光慈菇(百合科植物老鸦瓣)表面光滑无环节,较易区分。

82. 山豆根

摘录自《中华人民共和国药典》(2025 年版)

【来源】本品为豆科植物越南槐 *Sophora tonkinensis* Gagnep. 的干燥根和根茎。秋季采挖,除去杂质,洗净,干燥。主产于广西百色、大新、龙州等地。

【说明】有一种与山豆根名称类似的药材,为防己科植物蝙蝠葛的根茎,在我国北方地区习用,《中华人民共和国药典》(1977 年版)起称此为“北豆根”,用以区别本品种,山豆根也称为广豆根。

【药材验收】性状:本品根茎呈不规则的结节状,顶端常残存茎基,其下着生根数条。根呈长圆柱形,常有分枝,长短不等,直径 0.7~1.5cm。①表面棕色至棕褐色,有不规则的纵皱纹及横长皮孔样突起;②质坚硬,难折断,断面皮部浅棕色,木部淡黄色;③有豆腥气,味极苦。

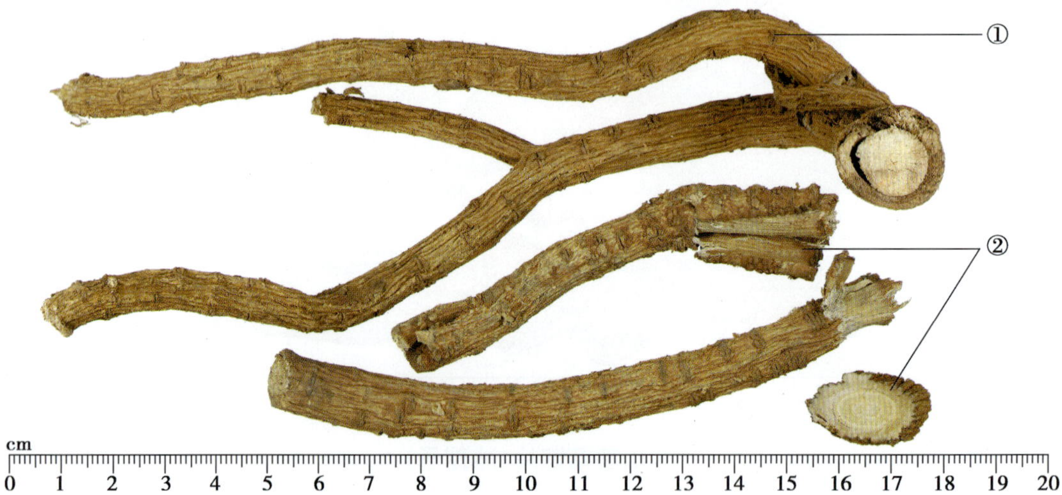

山豆根原药材

【药材验收说明】(1) 山豆根常见混淆品有毛茛科植物铁破锣 *Beesia calthifolia* (Maxim.) Ulbr. 的干燥根和根茎,习称滇豆根。两者鉴别点为:①山豆根质坚硬,难折断,滇豆根质实而脆,易折断;②山豆根有豆腥气,滇豆根气微弱。

（2）山豆根以质硬难折，断面略平坦、浅棕色，并可见环状形成层，中心无髓，气微弱，味极苦，粗长条匀，粉多者为佳。

（3）山豆根易受潮发霉，且药用部位为根及根茎，日常来货时应注意发霉和非药用部位。

【饮片生产】炮制： 除去残茎及杂质，浸泡，洗净，润透，切厚片，干燥。

【生产注意事项】 ①药材软化前需大小分档，常将直径≥1.5cm 定为大档，直径<1.5cm 定为小档，通常大档润 12~15 小时至透，小档润 10~12 小时至透，方可切制；②需切成 2~4mm 的厚片，切制后应及时干燥，避免霉变；③若用自然干燥，注意晾晒厚度不得超过 5cm，定时翻动，晾晒至合格干度；④精选需筛去碎屑，并将异形片、色差片及杂质等挑选出来。

【饮片验收】性状： 本品呈不规则的类圆形厚片。①外表皮棕色至棕褐色；②切面皮部浅棕色，木部淡黄色；③有豆腥气，味极苦。

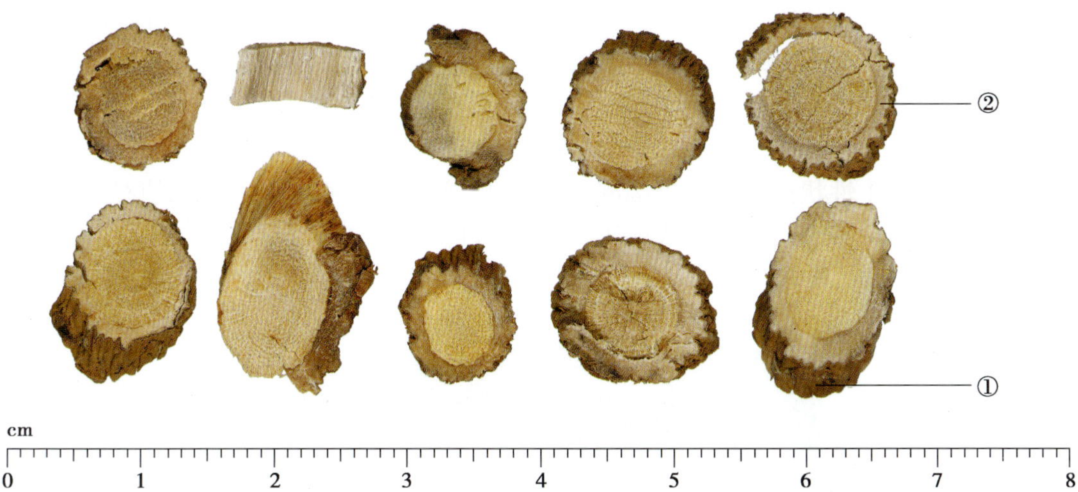

山豆根饮片

【饮片验收说明】 ①山豆根的特点有“月饼边”的说法，“月饼边”是山豆根外皮有距离高度相近的纵棱造成的，在实际来货饮片中，确实有“月饼边”的山豆根饮片，但是占比不多；②北豆根很好辨认，断面不整齐，呈纤维性，维管束呈放射状排列，木部淡黄色，中心有类白色髓。

83. 山药（附山药片、麸炒山药）

摘录自《中华人民共和国药典》(2025 年版)

【来源】本品为薯蓣科植物薯蓣 *Dioscorea opposita* Thunb. 的干燥根茎。冬季茎叶枯萎后采挖，切去根头，洗净，除去外皮和须根，干燥，习称“毛山药”；或除去外皮，趁鲜切厚片，干燥，称为“山药片”；也有选择肥大顺直的干燥山药，置清水中，浸至无干心，闷透，切齐两端，用木板搓成圆柱状，晒干，打光，习称“光山药”。主产于河南、山西、河北、陕西等地。

【说明】①山药以河南温县、孟州、武陟、博爱、沁阳（旧怀庆府所在地，现属焦作地区）等地产量最大，以温县质量最佳，过去商品多集中在河南沁阳（旧称怀庆府），故有“怀山药”之称，为著名的“四大怀药”之一，为“道地药材”。目前，河南武陟、温县等县已建立了山药的规范化种植基地。②山药现几乎都为栽培品，雌雄异株，结山药蛋（珠芽）的为公山药，结三棱状果实的为母山药，花序都为穗状花序。山药的根茎、珠芽（山药蛋）、种子都能进行繁殖。

【药材验收】性状：毛山药 本品略呈圆柱形，弯曲而稍扁，长 15~30cm，直径 1.5~6cm。①表面黄白色或淡黄色，有纵沟、纵皱纹及须根痕，偶有浅棕色外皮残留；②体重，质坚实，不易折断，断面白色，粉性；③气微，味淡、微酸，嚼之发黏。

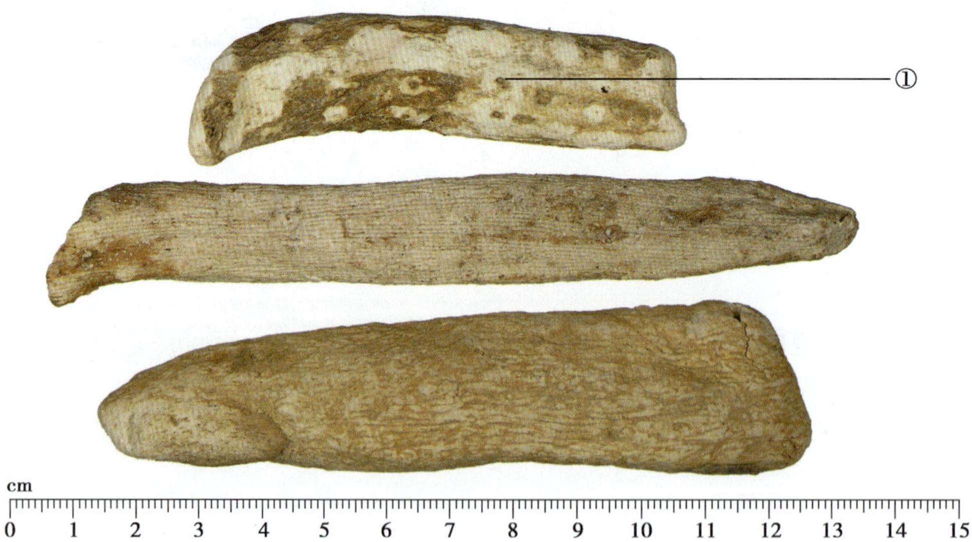

山药原药材（毛山药）

山药片 为不规则的厚片。①皱缩不平，切面白色或黄白色，质坚脆，粉性；②气微，味淡、微酸。

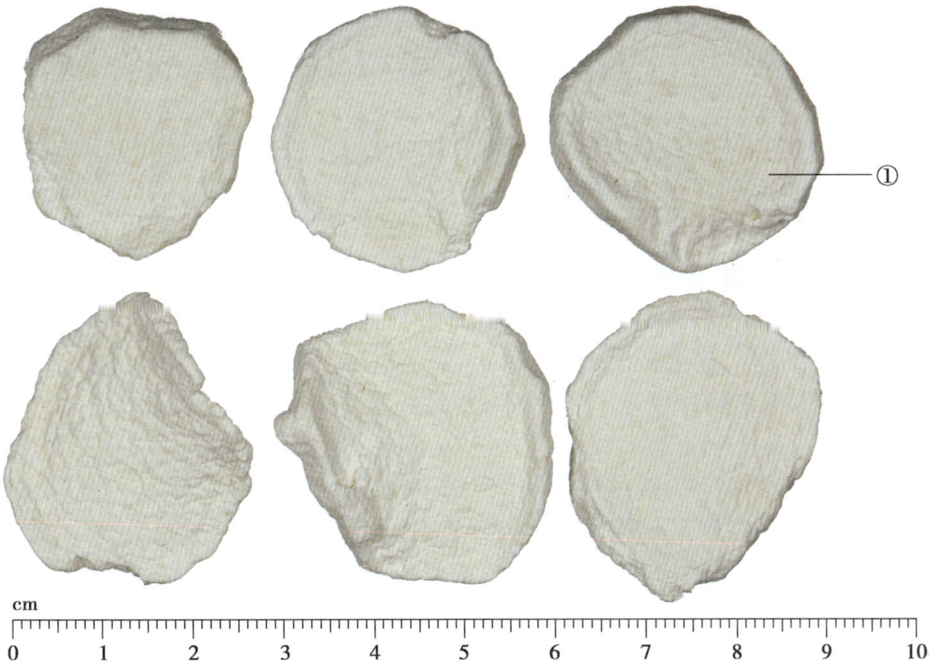

山药原药材（山药片）

光山药 呈圆柱形，两端平齐，长 9~18cm，直径 1.5~3cm。①表面光滑，白色或黄白色。

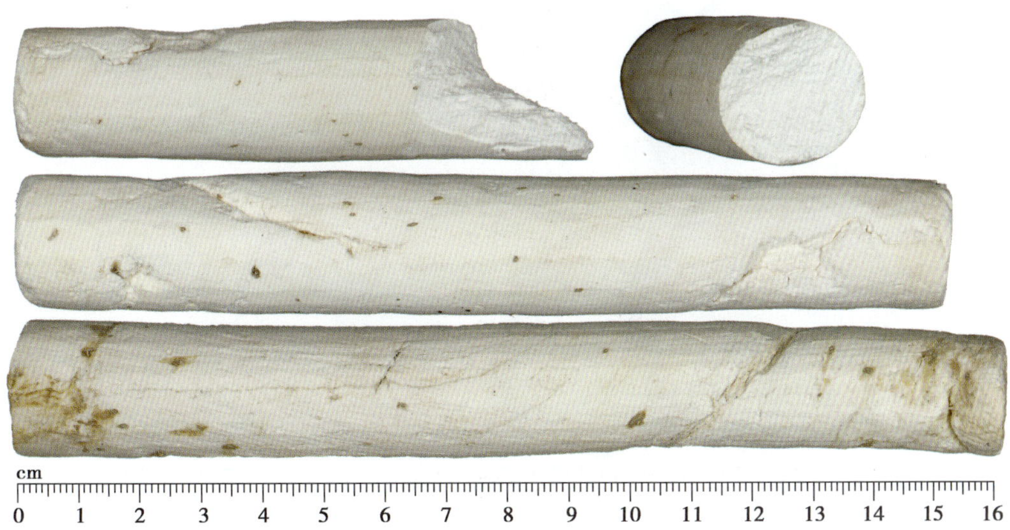

山药原药材（光山药）

【药材验收说明】(1) 山药常见混淆品有大戟科植物木薯 *Manihot esculenta* Crantz 的块根。两者鉴别点为:①木薯靠外侧有一圈明显的黄白色或淡黄棕色形成层环纹,山药则无该特征;②木薯嚼之粉性,而山药嚼之发黏。另外,广山药为同属植物植物山薯 *Dioscorea fordii* Prain et Burkill 或褐苞薯蓣 *Dioscorea persimilis* Prain et Burkill 的根茎,棕色外皮下还有一层淡黄色的皮,而山药刮去棕色外皮即露出白色。

(2) 山药以粉性足、色白者为佳。

(3) 山药验收时以下情况应拒收:①熏硫,鼻闻或口尝时酸味明显较重;②大小、直径不符合标准;③断面发红;④虫蛀;⑤发霉。

【饮片生产】炮制:山药 取毛山药或光山药除去杂质,分开大小个,泡润至透,切厚片,干燥。

山药片 取山药片,除去杂质。

麸炒山药 取毛山药片或光山药片,照麸炒法(通则 0213)炒至黄色。

【生产注意事项】①山药洗润之前需大小分档,直径≥2cm 为大档,直径<2cm 为小档;②大档需浸润 14~18 小时至透,小档浸润 12~16 小时至透,方可切制;③需切成 2~4mm 的厚片,切制后应及时干燥,避免产生异味或霉变;④若用自然阴干,需将物料均匀平摊于晾晒场上,厚度不得超过 5cm,定时翻动,晾晒至合格干度;⑤精选过程需筛去碎屑,并将异形片、色差片及杂质等挑选出来。

【饮片验收】性状:山药 本品为类圆形、椭圆形或不规则的厚片。①表面类白色或淡黄白色;②质脆,易折断,切面类白色,富粉性;③气微,味淡、微酸,嚼之发黏。

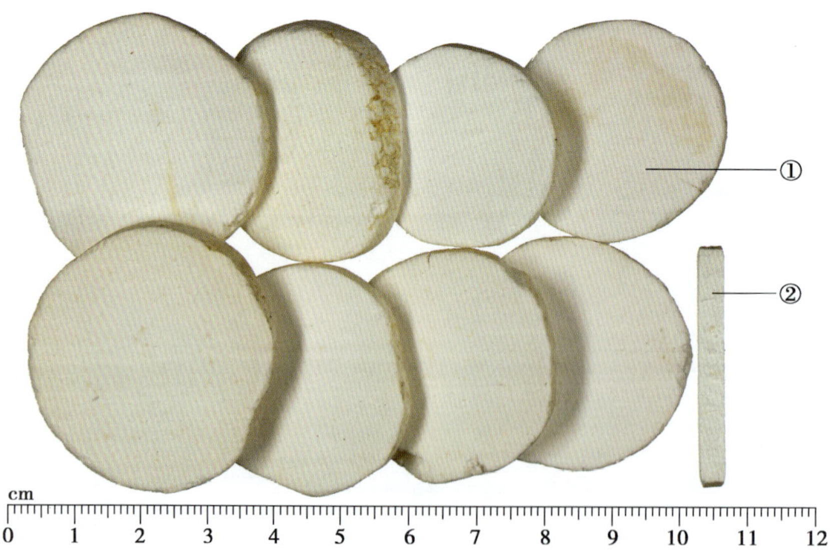

山药饮片(山药)

山药片 ①本品为不规则的厚片，皱缩不平；②切面白色或黄白色，质坚脆，粉性；③气微，味淡、微酸。

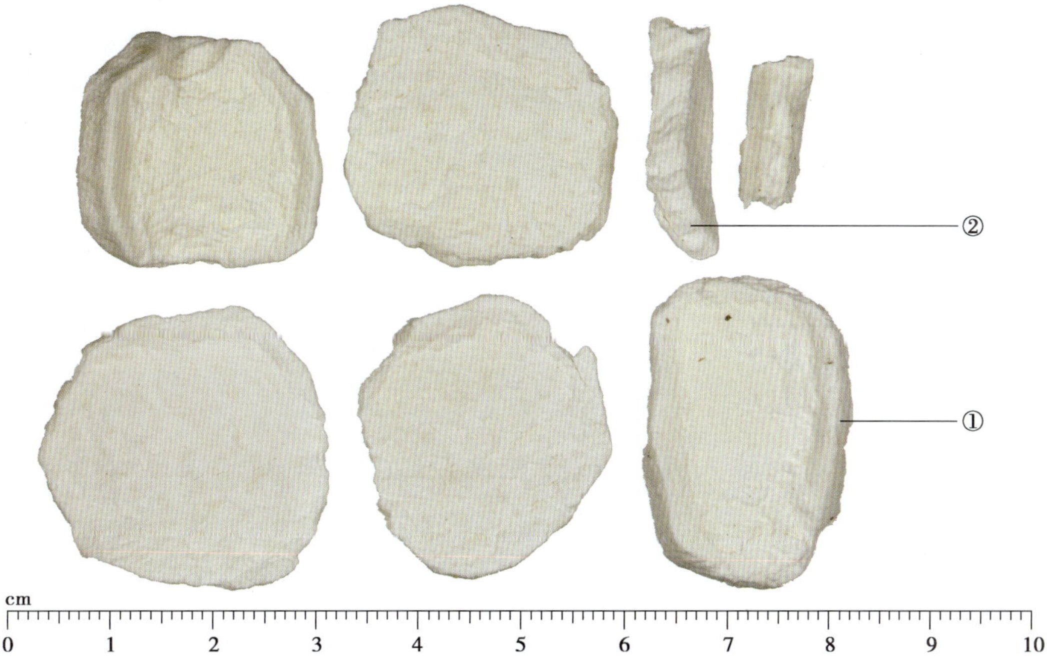

山药饮片（山药片）

麸炒山药 本品形如毛山药片或光山药片。①切面黄白色或微黄色，偶见焦斑；②略有焦香气。

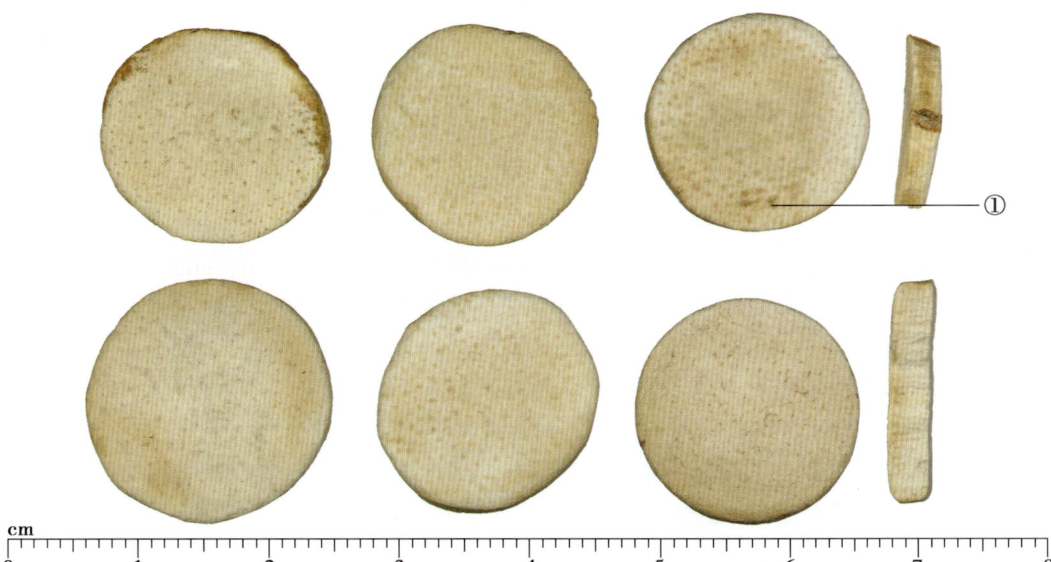

山药饮片（麸炒山药）

【饮片验收说明】①饮片直径一般要求1.5~3cm，切面类白色，色泽均匀；②断面颗粒状，粉性，散有浅棕黄色点状物（筋脉点），手摸无白粉；③刮去外皮即露出白色的是山药，若外皮下还有一层淡黄色的皮，刮去黄色的皮才露出白色的是广山药；④山药显微不得检出石细胞（常见于广山药和木薯中）、簇晶（常含于木薯和番薯中）、方晶（常见于广山药的石细胞中）；⑤山药味淡，嚼烂后微甜，若味微酸则是熏硫了。

84. 射干

摘录自《中华人民共和国药典》（2025年版）

【来源】本品为鸢尾科植物射干 *Belamcanda chinensis*（L.）DC. 的干燥根茎。春初刚发芽或秋末茎叶枯萎时采挖，除去须根和泥沙，干燥。主产于河南、湖北、江苏等地。

【说明】①本品原为野生，现多有栽培。以河南产量大，湖北产量优，故有"汉射干"之称；②《中华人民共和国药典》（2025年版）收载的川射干为鸢尾科植物鸢尾 *Iris tectorum* Maxim. 的干燥根茎，主要在四川、贵州等地使用，功效与射干基本相同，商品价格相对于射干便宜不少，应注意区分。

【药材验收】**性状：**本品呈不规则结节状，长3~10cm，直径1~2cm。①表面黄褐色、棕褐色或黑褐色，皱缩，有较密的环纹。上面有数个圆盘状凹陷的茎痕，偶有茎基残存；下面有残留细根及根痕。②质硬。③断面黄色，颗粒性。④气微，味苦、微辛。

【药材验收说明】（1）射干常见的混淆品有蝴蝶花 *Iris japonica* Thunb. 的干燥根茎。两者的主要鉴别点为：①射干质硬，断面颗粒性，而蝴蝶花质松脆，断面角质样；②射干味苦、微辛，而蝴蝶花味甘、略苦。

（2）与川射干的鉴别要点为：①射干环纹较川射干密集；②射干切面黄色，川射干切面黄白色或黄棕色；③两者均有苦味，射干兼有微辛味，川射干则有甜味。

（3）射干以身干质坚体重、条肥壮、肉色黄、无须根者为佳。各地产品中以湖北所产"汉射干"为佳，其他产地所产较差。野生和栽培品中，仍以野生佳品为上。

（4）射干验收时以下情况应拒收：①发霉；②表面带有泥沙；③带有须根；④断面为黄白色。

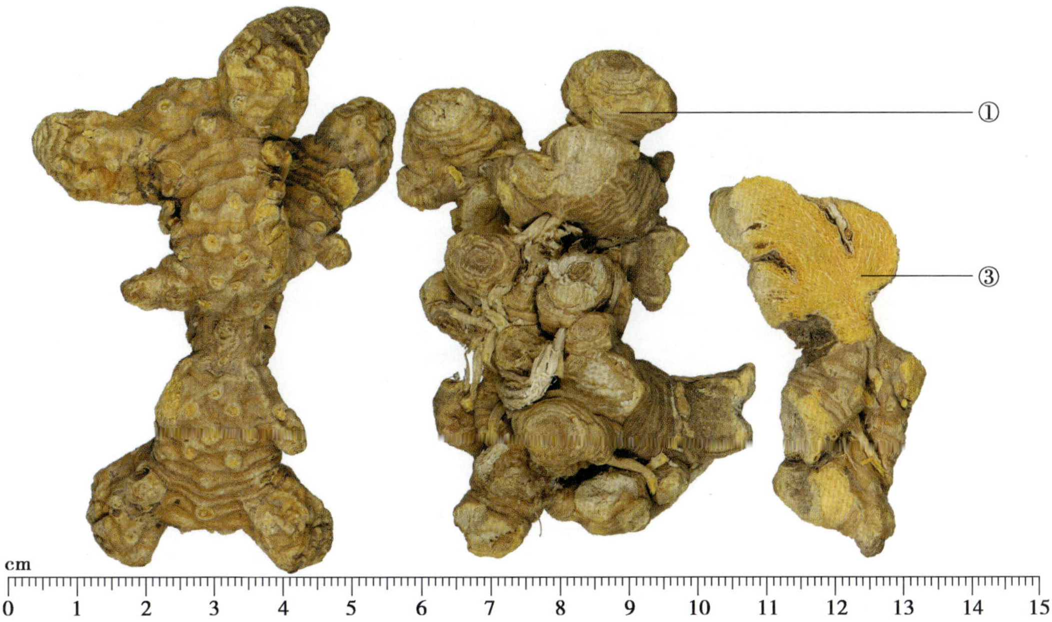

射干原药材

【饮片生产】炮制:除去杂质,洗净,润透,切薄片,干燥。

【生产注意事项】①射干润药时,需用 50~60℃蒸汽闷润 15~30 分钟至透,方可切制;②需切成 1~2mm 的薄片;③若用自然晾晒,可将物料均匀平摊于晾晒场上,注意厚度不得超过 5cm,定时翻动,晾晒至合格干度;④精选过程需挑出异形片、色差片及杂质等。

【饮片验收】性状:本品呈不规则形或长条形的薄片。①外表皮黄褐色、棕褐色或黑褐色,皱缩,可见残留的须根和须根痕,有的可见环纹;②切面淡黄色或鲜黄色,具散在的筋脉小点或筋脉纹,有的可见环纹;③气微,味苦、微辛。

【饮片验收说明】传统经验认为,射干以粗壮、质硬、断面色黄者为佳。故射干饮片验收要求切面鲜黄色,色泽均匀,直径 1.2~2cm,表面环纹,细根痕明显,味苦。

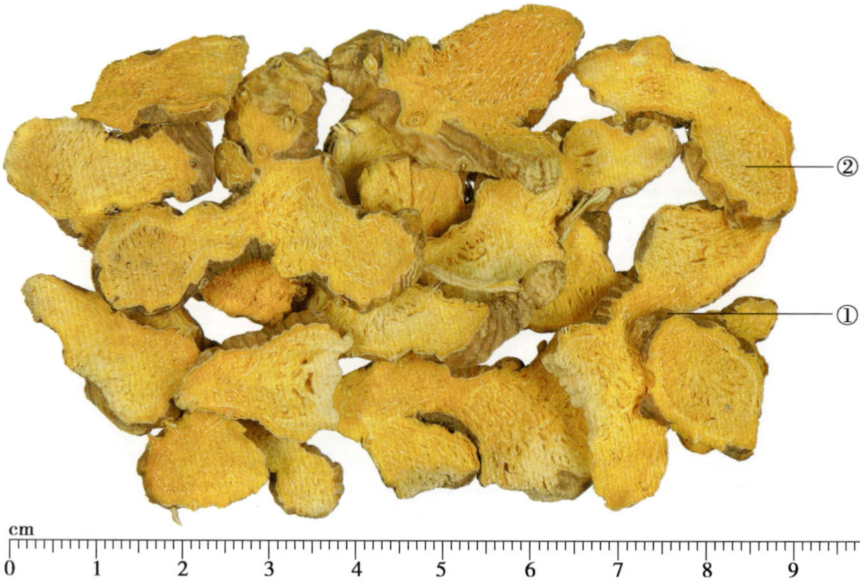

射干饮片

85. 升麻

摘录自《中华人民共和国药典》(2025 年版)与《广东省中药材标准:第三册》

【来源】本品为毛茛科植物大三叶升麻 *Cimicifuga heracleifolia* Kom.、兴安升麻 *Cimicifuga dahurica*(Turcz.)Maxim. 或升麻 *Cimicifuga foetida* L. 的干燥根茎。秋季采挖,除去泥沙,晒至须根干时,燎去或除去须根,晒干。升麻主产于河南、山西、陕西、甘肃、青海等地,兴安升麻主产于黑龙江、吉林、辽宁、内蒙古等地,大三叶升麻主产于黑龙江、吉林、辽宁等地。

【说明】①我国升麻属植物有多种,药典收载了三种,饮片性状较难区分。②大三叶升麻主产于东北三省,习称"关升麻";兴安升麻主产于河北承德、张家口,山西,内蒙古等地,习称"北升麻",以河北、山西产量大,北京地区多用;升麻主产于四川(南坪、松潘、都江堰)、青海、陕西、甘肃等地,以四川产量大,习称"川升麻"。③在某些地区,不同品种的升麻也作地方习用药,如四川、安徽、辽宁、黑龙江部分地区用同属植物单穗升麻的根茎作升麻药用;广东、广西、福建等地用菊科植物华麻花头的块根作升麻使用,习称"广升麻";甘肃、陕西、云南、贵州部分地区用虎耳草科植物落新妇的根茎作升麻使用,由于其断面呈红棕色,故称"红升麻"。应注意区分。

【药材验收】性状：本品为不规则的长形块状，多分枝，呈结节状，长 10~20cm，直径 2~4cm。①表面黑褐色或棕褐色，粗糙不平，有坚硬的细须根残留，上面有数个圆形空洞的茎基痕，洞内壁显网状沟纹；下面凹凸不平，具须根痕。②体轻，质坚硬，不易折断。③断面不平坦，有裂隙，纤维性，黄绿色或淡黄白色。④气微，味微苦而涩。

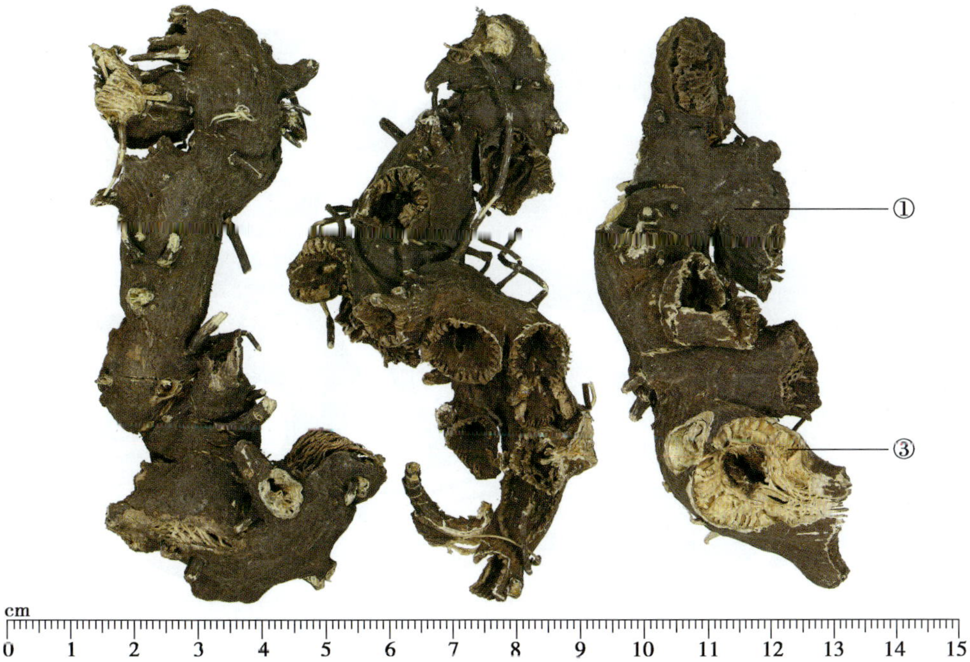

升麻原药材

【药材验收说明】(1) 升麻常见的混淆品是落新妇，其来源为虎耳草科植物落新妇 *Astilbe chinensis* (Maxim.) Fr. et Sav. 的根茎。这两者的主要鉴别点为：①升麻有数个圆形空洞的茎基痕，而落新妇无圆形空洞状茎基。②升麻断面黄绿色或淡黄白色，而落新妇断面棕红色。

(2) 传统认为，升麻以个头大、外皮色绿黑色、须根去净、断面黄绿者为佳。

(3) 升麻验收时发现以下情况应拒收：①发霉；②表面带有泥土；③未除去须根。

【饮片生产】炮制：除去杂质，略泡，洗净，润透，切厚片，干燥。

【生产注意事项】①升麻洗净后需润 8~14 小时至透，方可切制；②需切成 2~4mm 的厚片；③切制后的升麻应及时干燥，自然晾晒时可将物料均匀平摊于晾晒场上，注意铺药厚度不得超过 5cm，定时翻动，晾晒至物料干度合格；④精选过程中需挑出异形片、色差片及杂质等。

【饮片验收】性状：本品为不规则的厚片，厚 2~4mm。①外表面黑褐色或棕褐色，粗糙不平，有的可见须根痕或坚硬的细须根残留；②切面黄绿色或淡黄白色；③具有网状或放射状纹理；④体轻，质硬，纤维性；⑤气微，味微苦而涩。

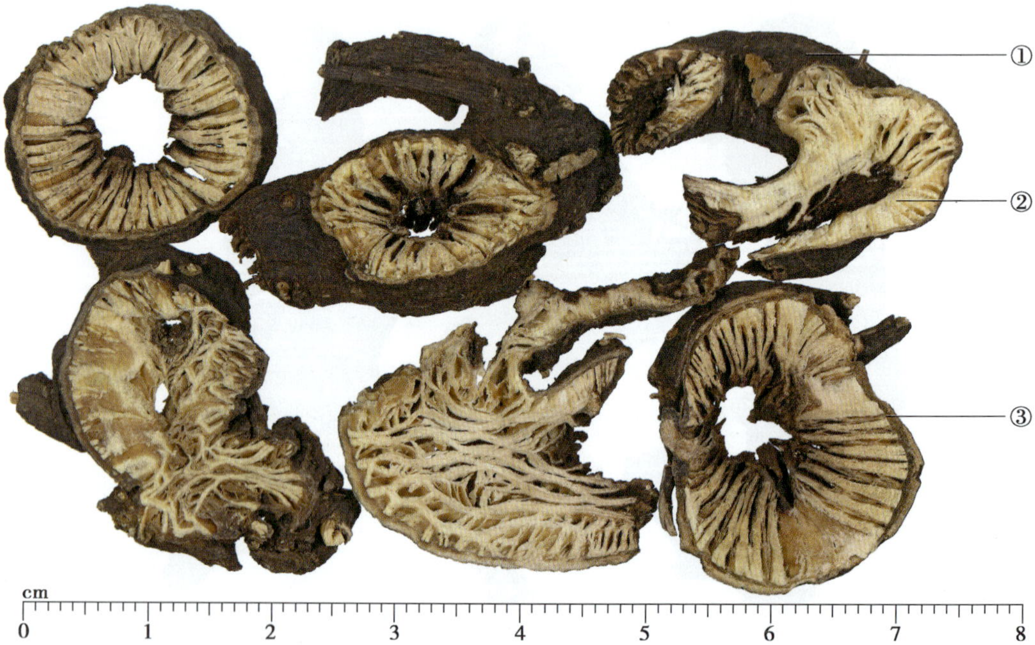

升麻饮片

【饮片验收说明】(1) 由于升麻体轻，纤维性强，切片过薄容易导致饮片片型小且碎屑多，验收时注意饮片大小的均匀性，直径最好保持在 2~4cm，碎屑不宜超过 3%。

(2) 升麻饮片常见空心，空心周围是细密的裂隙，纵切片上是菱形网状的纹理。这是升麻的显著特征。

(3) 升麻饮片验收时要注意切面颜色，若来货切面变绿严重，建议拒收。升麻变绿可能是因为：①温湿度过高或存放不当；②长时间暴露在阳光或灯光下；③升麻采收后未及时干燥；④碱性条件也可导致升麻变绿。

(4) 据报道，升麻在空气中变绿可能是升麻所含升麻苷和升麻皂苷被氧化所致，生成的化合物为金属离子螯合剂，在特定的吸收光谱中呈现绿色。虽然升麻饮片变绿不会对安全造成威胁，但会影响饮片的质量，故建议在干燥、避光、密封的环境贮存。

85-1. 广升麻

摘录自《广东省中药材标准:第三册》

【来源】本品为菊科植物华麻花头 *Serratula chinensis* S. Moore 的干燥块根。夏、秋季采挖,去净芦头及须根,焙干或晒干。主产于广东、广西、福建、湖南、江西等地。

【药材验收】性状:本品呈长纺锤形,稍扭曲,两端略细、中部较粗,长 10~30cm,直径 0.3~1.5cm。①表面灰黄色、灰褐色或绿褐色,有粗纵皱纹和少数残留的须根;②质坚硬而脆,易折断;③断面略呈角质状,黄白至灰褐色(或蓝绿色),有的可见放射状纹理和裂隙;④气香特异,味淡,微涩。

【说明】①广升麻又称广东升麻、蓝肉升麻,在广东、广西和福建有很长的使用历史。除自产外,并有湖南、江西等省提供商品,而且在广东历年有出口外销。②菊科麻花头属植物全世界约有 70 种,其中中国有 17 种左右。在《卫生部颁药品标准(中药材第一册)》及《广东省中药材标准:第二册》中收载的广升麻原植物中文学名为麻花头,而《广东省中药材标准:第三册》中收载的广升麻原植物中文学名改为华麻花头。

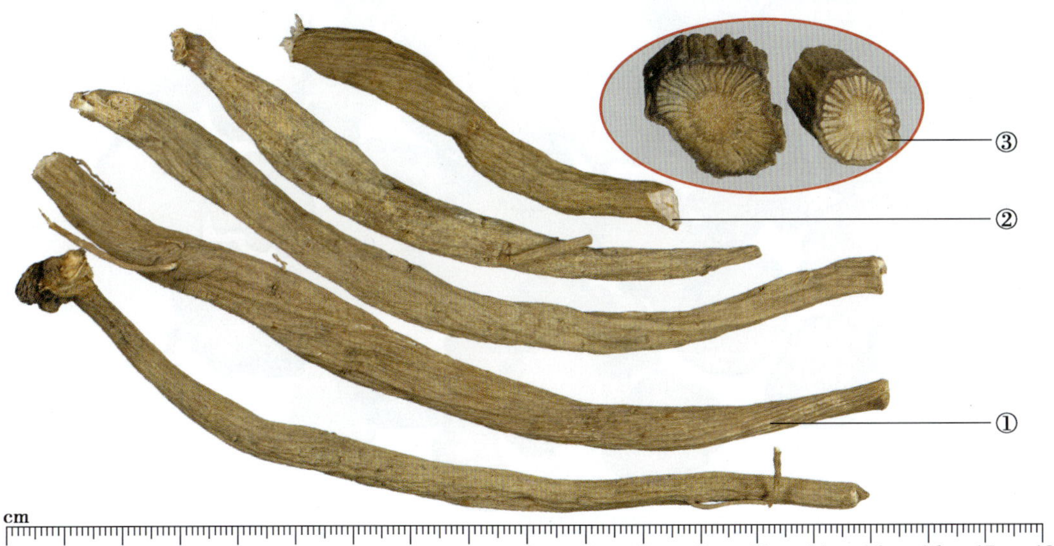

广升麻原药材

【药材验收说明】(1) 广升麻以灰黄色、灰褐色或绿褐色，断面黄白至灰褐色(或蓝绿色)者为佳。

(2) 广升麻的混淆品少见。验收时发现以下情况应拒收：①表面泥沙多；②未除去芦头。

【饮片生产】**炮制**：除去杂质及芦头，洗净，用水浸润，闷软，切厚片，干燥。

【生产注意事项】①广升麻洗净后需润 10~16 小时至透，方可切制；②需切成 2~4mm 的厚片；③切制后的药材应及时干燥，若采用自然晾晒法干燥，可将物料均匀平摊于晾晒场上，注意铺药厚度不得超过 5cm，定时翻动，晾晒至物料干度合格；④精选过程中需挑出异形片、色差片和杂质等。

【饮片验收】**性状**：本品为横切或斜切片，呈类圆形或不规则形。①外表皮灰黄色、灰褐色或绿褐色，有纵皱纹或纵沟；②切面略呈角质状，黄白色至灰褐色，偶见蓝绿色；③木部宽广，皮部与木部分界明显，有的可见放射状纹理和裂隙；④气香特异，味淡，微涩。

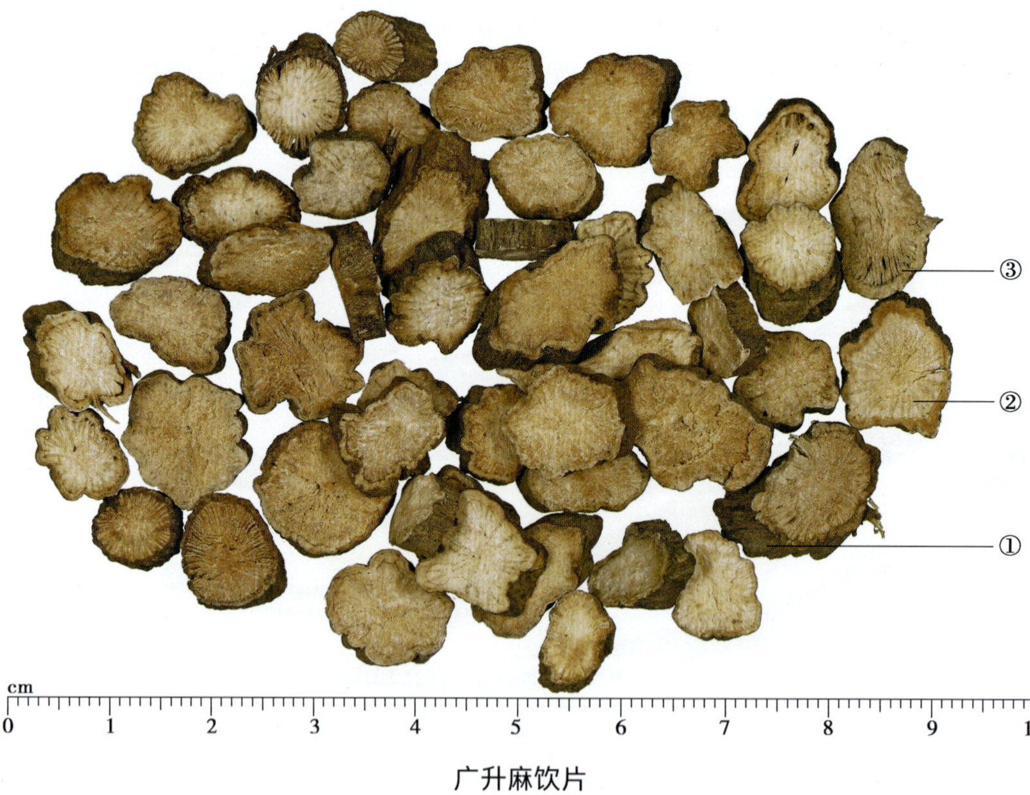

广升麻饮片

【饮片验收说明】①广升麻药用部位为块根，加工时要求去净芦头及须根，因此饮片验收时要注意是否掺有根茎部分，可看其断面是否有髓，非药用部位等杂质不应超过 2%；②广升麻饮片直径不应小于 0.3cm，验收时应注意饮片大小的均匀性，一般直径在 0.5~1.5cm 为佳。

86. 石菖蒲

摘录自《中华人民共和国药典》(2025 年版)与《广东省中药炮制规范》(1984 年版)

【来源】本品为天南星科植物石菖蒲 *Acorus tatarinowii* Schott 的干燥根茎。秋、冬二季采挖，除去须根和泥沙，晒干。主产于浙江、江苏、安徽以及四川、湖南、湖北等地。

【说明】①以浙江产量大，质量佳；②名称相似的九节菖蒲，来源于毛茛科植物阿尔泰银莲花 *Anemone altaica* Fisch. ex C. A. Mey. 的干燥根茎，其与石菖蒲的性状差别还是很大的，应注意区分。

【药材验收】性状：本品呈扁圆柱形，多弯曲，常有分枝，长 3~20cm，直径 0.3~1cm。①表面棕褐色或灰棕色，粗糙，有疏密不匀的环节，节间长 0.2~0.8cm，具细纵纹，一面残留须根或圆点状根痕；叶痕呈三角形，左右交互排列，有的其上有毛鳞状的叶基残余。②质硬。③断面纤维性，类白色或微红色，内皮层环明显，可见多数维管束小点及棕色油细胞。④气芳香，味苦、微辛。

【药材验收说明】(1) 石菖蒲常见的混淆品为水菖蒲，其来源是天南星科植物菖蒲 *Acorus calamus* L. 的干燥根茎。两者鉴别要点为：①石菖蒲断面纤维性，而水菖蒲断面海绵样；②石菖蒲可见棕色油细胞，而水菖蒲无此特征。

(2) 石菖蒲以条粗大、节密、质坚实、断面色类白、香气浓者为佳。

(3) 石菖蒲验收时发现以下情况应拒收：①发霉，表面有霉斑；②表面泥土多；③残留较长的叶基。

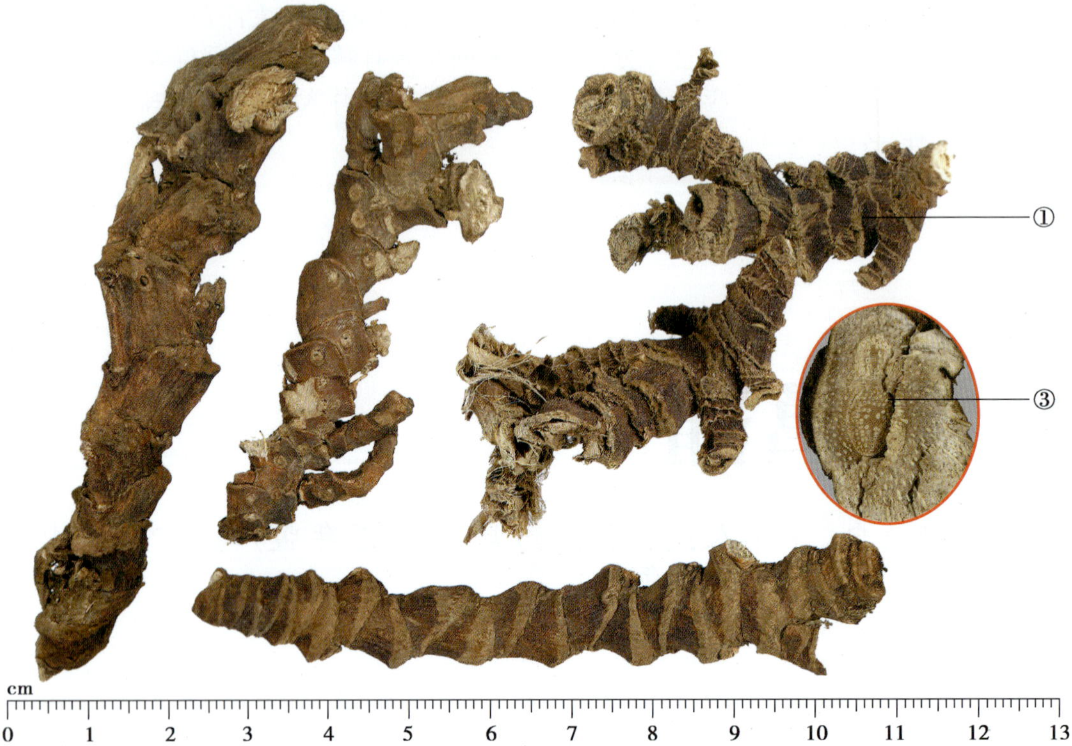

石菖蒲原药材

【饮片生产】炮制：除去杂质，洗净，润透，切厚片，干燥。

【生产注意事项】①石菖蒲洗净后需润10~16小时至透，方可切制；②需切成2~4mm的厚片；③切制后的石菖蒲应及时干燥，自然晾晒时需将物料均匀平摊于晾晒场上，注意铺药厚度不得超过5cm，定时翻动，晾晒至合格干度；④精选过程中需挑出异形片、色差片及杂质等。

【饮片验收】性状：本品呈扁圆形或长条形的厚片。①外表皮棕褐色或灰棕色，有的可见环节及根痕；②切面纤维性，类白色或微红色，有明显环纹及油点；③气芳香，味苦、微辛。

【饮片验收说明】①石菖蒲饮片一般直径为0.5~1cm，若直径过大，且口尝不苦的多为水菖蒲；②石菖蒲气味清香，香气浓且味辛、苦者质量好。

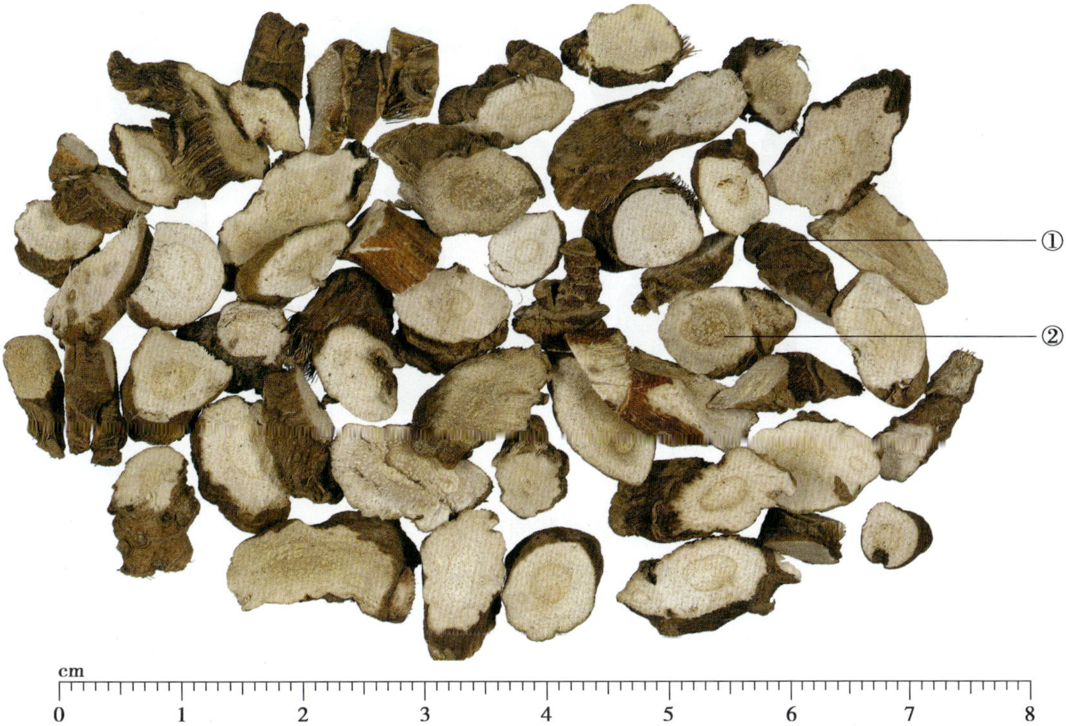

石菖蒲饮片

86-1. 九节菖蒲

摘录自《广东省中药炮制规范》(1984年版)

【来源】本品为毛茛科植物阿尔泰银莲花 *Anemone altaica* Fisch. ex C. A. Mey. 的干燥根茎。夏季采挖,除去泥沙,干燥,再除去须根及杂质。

【药材验收】性状:本品略呈纺锤形,稍弯曲。①表面棕黄色,具多数半环状突起的节,斜向交叉排列,节上有1~3个突起的根痕;②断面平坦,白色,有粉性,可见淡黄色小点6~9个,排列成环;③气微,味微酸。

【药材验收说明】(1)九节菖蒲以表面色棕黄、断面色白者为佳。

(2)九节菖蒲的混淆品少见。验收时发现以下情况应拒收:①表面泥沙多;②未除去须根。

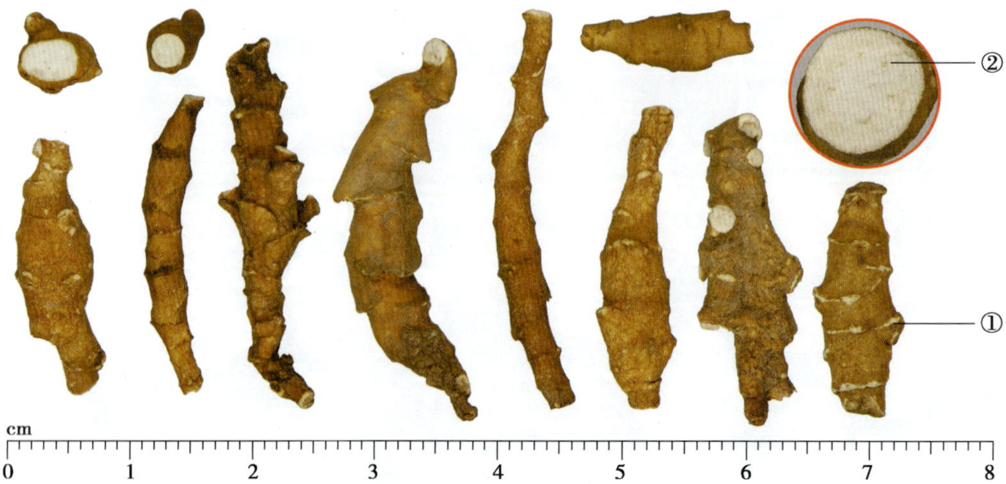

九节菖蒲原药材

【饮片生产】炮制:除去杂质,用时捣碎。

【生产注意事项】精选过程中需筛去粉末,并挑出色差片及杂质等。

【饮片验收】性状:同药材。

【饮片验收说明】同药材。

87. 苏铁蕨贯众

摘录自《广东省中药材标准:第一册》

【来源】本品为乌毛蕨科植物苏铁蕨 *Brainea insignis* (Hook.) J. Sm. 的干燥根茎。全年可收,削去叶柄及叶柄残基,须根,除去泥沙,洗净,切片,晒干。分布于广东、广西等地。

【药材验收】性状:本品圆柱形,稍弯曲,直径 3~5cm,多切成块片。①叶柄残基多已全部被除去,偶残留;未除尽叶柄基的表面密被极短的须根及少量呈棕黄色毛茸状的鳞片;除尽叶柄残基的外皮黑褐色。②质坚硬不易折断。③横切面灰红色、红棕色,密布黑色小点，皮层可见环列的 10 余个黄色分体中柱，多呈“U”字形、“V”字形或短线形。④气微，味涩。

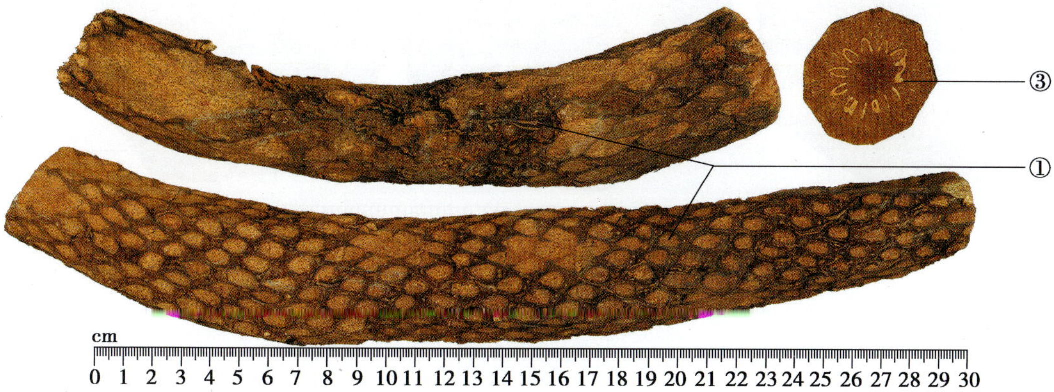

苏铁蕨贯众原药材

【药材验收说明】①《广东省中药材标准》允许苏铁蕨贯众产地鲜切，市场上苏铁蕨贯众多为鲜切片。②苏铁蕨贯众横切面皮层可见环列的 10 余个黄色分体中柱，多呈“U”字形、“V”字形或短线形，可作为鉴别要点。③苏铁蕨贯众以质坚实者为佳。叶柄残基多者，质次。④苏铁蕨贯众的混淆品极少，验收时以大小、色泽均匀为宜，表面易发霉，有霉斑者拒收。

【饮片生产】炮制：除去杂质，洗净，生切 0.3~0.5cm 厚片，干燥。

【生产注意事项】①苏铁蕨贯众需切成 0.3~0.5cm 的厚片；②切制后应及时干燥，自然晾晒时铺药厚度不宜超过 5cm，定时翻动，晾晒至合格干度，便于药物贮存；③精选需筛去碎末，拣去异形片及杂质。

【饮片验收】性状：本品为厚片，直径 3~5cm。①外皮黑褐色；②质坚硬不易折断；③切面灰红色、红棕色，密布黑色小点，皮层可见环列的 10 余个黄色分体中柱，多呈“U”字形、“V”字形或短线形；④气微，味涩。

【饮片验收说明】切面色泽均匀，“U”字形或“V”字形黄色分体中柱明显，叶柄残基和鳞片残留少。

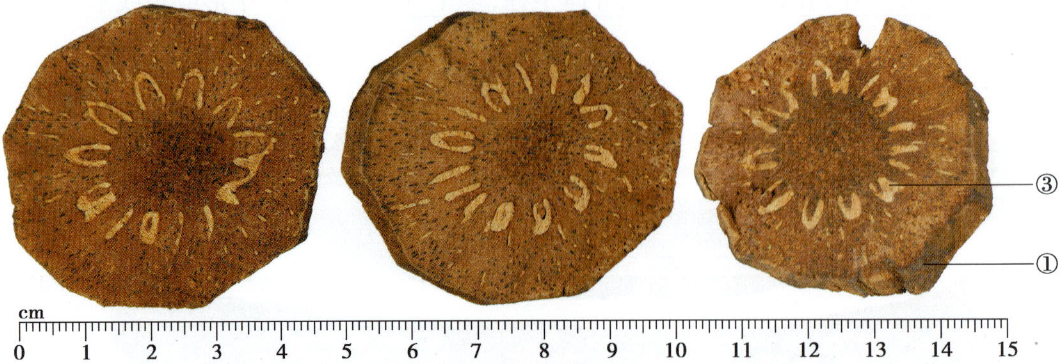

苏铁蕨贯众饮片

88. 锁阳

摘录自《中华人民共和国药典》(2025 年版)

【来源】本品为锁阳科植物锁阳 *Cynomorium songaricum* Rupr. 的干燥肉质茎。春季采挖,除去花序,切段,晒干。主产于甘肃、新疆、青海、内蒙古等地。

【说明】①历代记载锁阳的产地较为集中,因受植物生境条件限制,主要分布在荒漠及半荒漠地区,如中国西北部的内蒙古、甘肃、新疆、宁夏、青海等地,且以内蒙古和甘肃分布最盛;②春、冬两季采收,以冬季采者质量佳,特别是在冬季三九天采挖的为最好,称"三九三锁阳",为锁阳中的上品。锁阳春季采挖一般在 3~5 月间,避免采挖伤茎或切断茎。

【药材验收】**性状:**本品呈扁圆柱形,微弯曲,长 5~15cm,直径 1.5~5cm。①表面棕色或棕褐色,粗糙,具明显纵沟和不规则凹陷,有的残存三角形的黑棕色鳞片;②体重,质硬,难折断;③断面浅棕色或棕褐色,有黄色三角状维管束;④气微,味甘而涩。

【药材验收说明】①锁阳以体肥条长、体重个大、质坚、色紫红或粉红、断面肉质粉性、不显筋脉者为佳。②锁阳的混淆品少见。锁阳产地加工时应除去花序,验收时带花序及体轻者应拒收。

【饮片生产】**炮制:**洗净,润透,切薄片,干燥。

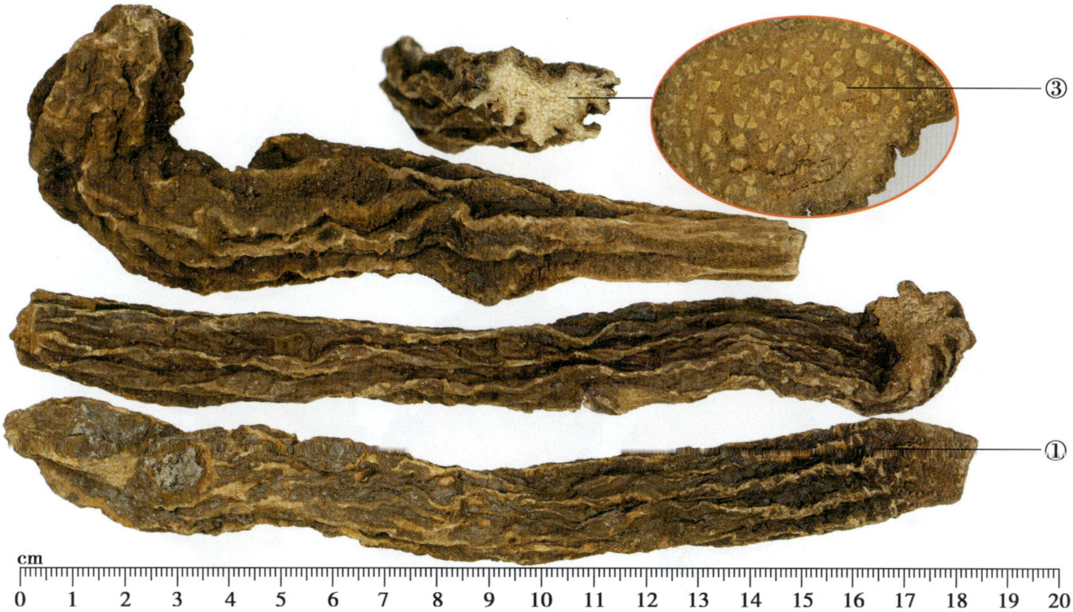

锁阳原药材

【生产注意事项】①锁阳切制前需大小分档，一般直径<3cm 为小档，直径≥3cm 为大档；②锁阳质硬，难折断，常泡润结合，小档先泡 8~10 小时，大档泡 10~12 小时，然后润 10~16 小时至透，方可切制；③需切成 1~2mm 的薄片；④切制后应及时干燥，自然晾晒时铺药厚度不宜超过 5cm，定时翻动，晾晒至合格干度，便于药物贮存；⑤精选需筛去碎末，拣去异形片及杂质。

【饮片验收】性状：本品为不规则形或类圆形的片。①外表皮棕色或棕褐色，粗糙，具明显纵沟及不规则凹陷。②切面浅棕色或棕褐色。散在黄色三角状维管束。③气微，味甘而涩。

【饮片验收说明】①鉴别时注意锁阳的主要特征为：体重，质硬，难折断，断面浅棕色或棕褐色，有黄色三角状维管束；气微，味甘而涩。②锁阳外观易与肉苁蓉混淆，肉苁蓉为列当科植物肉苁蓉 *Cistanche deserticola* Y. C. Ma 或管花肉苁蓉 *Cistanche tubulosa* (Schenk) Wight 的干燥带鳞叶的肉质茎。两者鉴别要点为：肉苁蓉饮片微有柔性，不易折断，断面颗粒状，灰棕色或棕褐色，有淡棕色点状维管束，排列呈波状环纹。

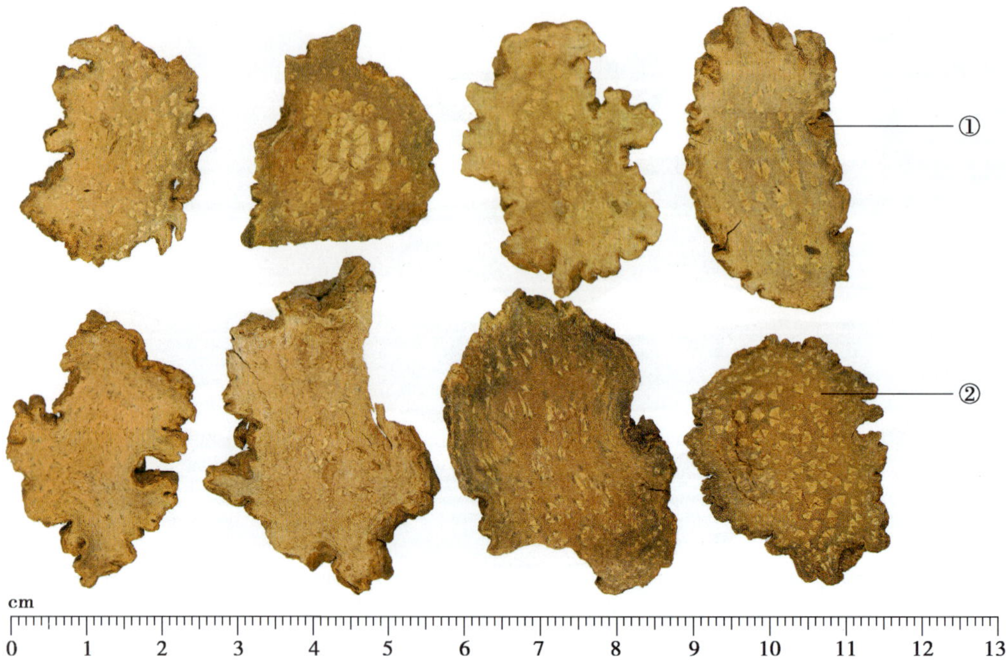

锁阳饮片

89. 太子参

摘录自《中华人民共和国药典》(2025 年版)

【来源】本品为石竹科植物孩儿参 *Pseudostellaria heterophylla* (Miq.) Pax ex Pax et Hoffm. 的干燥块根。夏季茎叶大部分枯萎时采挖,洗净,除去须根,置沸水中略烫后晒干或直接晒干。主产于贵州、福建、安徽、江苏、浙江等地。

【说明】①野生太子参全国分布地区很广。现以栽培品为主,贵州、福建、安徽已成为太子参三大产区。②夏至到小暑时,当太子参地上茎叶枯黄时,参根已长成,即应采收,过早或过晚采收都会影响药材质量。

【药材验收】**性状:**本品呈细长纺锤形或细长条形,稍弯曲,长 3~10cm,直径 0.2~0.6cm。①表面灰黄色至黄棕色,较光滑,微有纵皱纹,凹陷处有须根痕;②顶端有茎痕;③质硬而脆,断面较平坦,周边淡黄棕色,中心淡黄白色,角质样;④气微,味微甘。

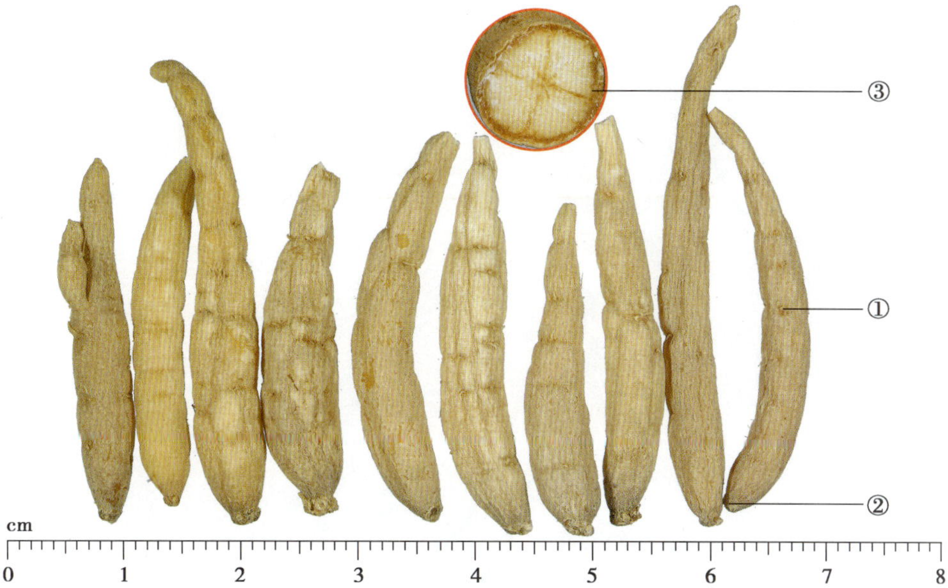

太子参原药材

【药材验收说明】(1) 太子参常见混淆品有同科的石生蝇子草 *Silene tatarinowii* Regel 的块根。两者鉴别点为:①太子参表面较光滑,且顶端有茎痕,而石生蝇子草块根表面粗糙,且顶端具多数疣状突起的芽痕;②太子参断面较平坦,而石生蝇子草块根断面具大的裂隙;③太子参味微甘,而石生蝇子草味微苦。

(2) 太子参以身干、条长粗肥、质实无须根、黄白色、无杂质者为佳。另外,传统认为,生晒品光泽较烫参差,质稍硬,性味较烫参浓厚,但也较烫参易被虫蛀。

(3) 太子参易受潮发霉,验收时注意外观性状及干度;且其肉质也易发黑,验收时应注意折断看色泽,色深呈黑褐者应拒收。

【饮片生产】炮制:除去杂质,筛去灰屑。

【生产注意事项】①太子参易发霉,应控制水分,便于贮存,自然晾晒时铺药厚度不宜超过 5cm,晾晒至干;②精选需筛去碎末,拣去色差片、杂质等。

【饮片验收】性状:同药材。

【饮片验收说明】①太子参嗅之有种特殊气味,这种特殊气味可作为太子参鉴别要点;②多数太子参因采收后置沸水中略烫,故断面角质样,大多数都有"十字纹",再加上特殊气味,基本可与假劣药区分;③查资料,太子参伪品有数种,如百合科的少花万寿竹的根,石竹科的石生蝇子草、千针万线草的根,以及淡竹叶的块根,现在都非常少见。

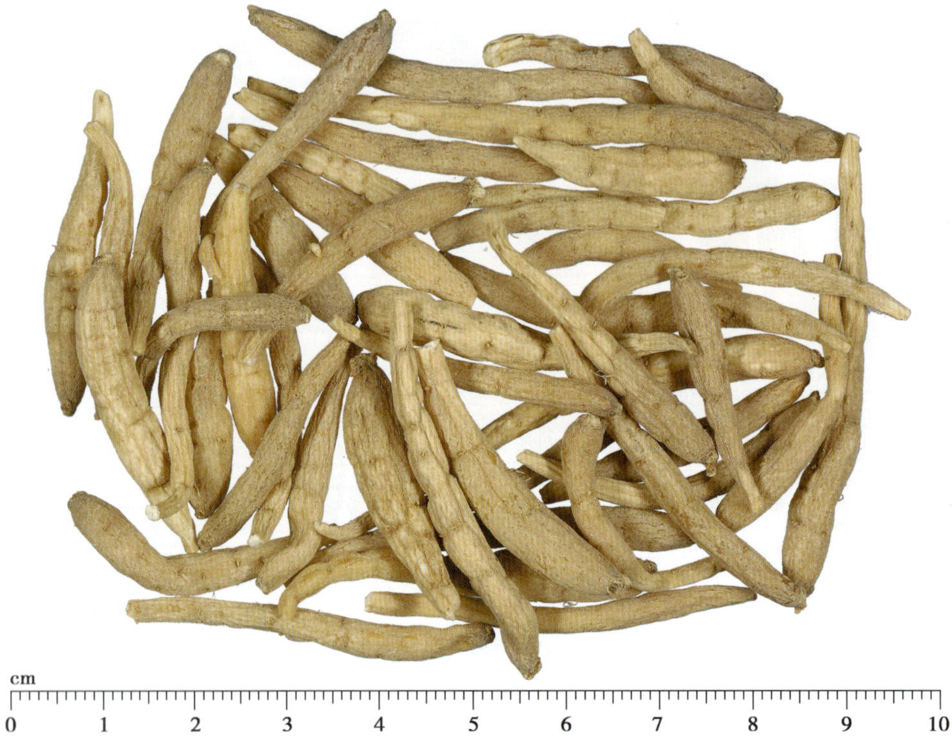

太子参饮片

90. 天冬

摘录自《中华人民共和国药典》(2025 年版)

【来源】本品为百合科植物天冬 *Asparagus cochinchinensis* (Lour.) Merr. 的干燥块根。秋、冬二季采挖,洗净,除去茎基和须根,置沸水中煮或蒸至透心,趁热除去外皮,洗净,干燥。主产于贵州、四川、广西、云南等地。

【说明】①天冬喜温暖潮湿环境,不耐严寒,生于山野,亦有栽培。主要分布于我国中部、西北、长江流域及南方各地,以贵州产量最大,品质佳。②《四川省中药饮片炮制规范》(2015 年版)、《重庆市中药材质量标准》(2022 年版)收载了小天冬,来源于百合科植物密齿天门冬 *Asparagus meioclados* Lévl. 的干燥块根,云南常将羊齿天门冬的干燥块根作小百部用,其味苦微麻舌,应注意区分。

【药材验收】**性状**:本品呈长纺锤形,略弯曲,长 5~18cm,直径 0.5~2cm。①表面黄白色至淡黄棕色,半透明,光滑或具深浅不等的纵皱纹,偶有残存的灰棕色外皮;②质硬或柔润,有黏性;③断面角质样,中柱黄白色;④气微,味甜、微苦。

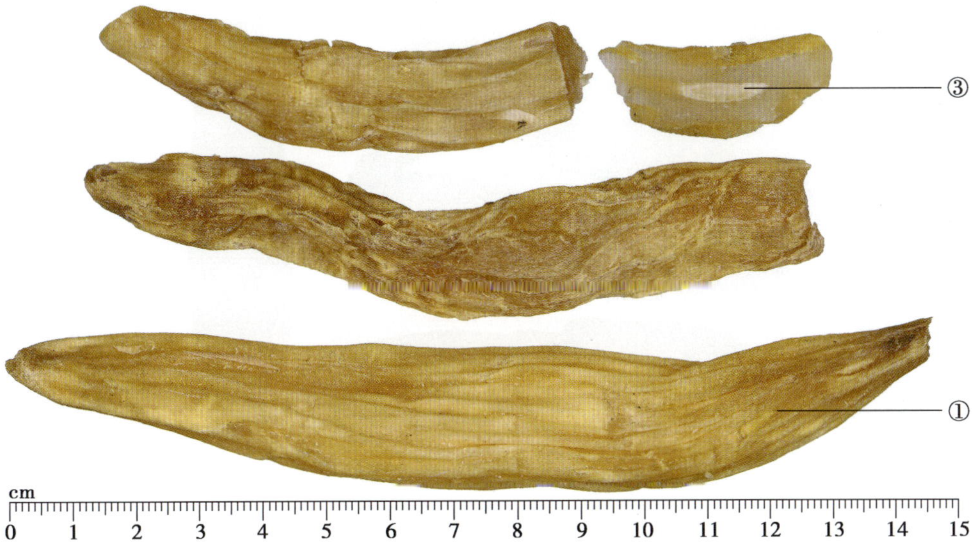

天冬原药材

【药材验收说明】(1) 天冬的混淆品有同科植物羊齿天门冬 *Asparagus filicinus* Ham. ex D. Don 的块根。两者鉴别点为:①天冬表面黄白色至淡黄棕色,而羊齿天门冬块根表面黄棕色或褐色;②天冬质硬或柔润,味甜、微苦,而羊齿天门冬块根质坚脆,易折断,味苦,微麻舌。

(2) 天冬以肥满、条大、致密、色黄白有光泽、半透明者为佳,条瘦长、色黄褐、不明亮者质次。

(3) 验收时应注意外观色泽,走油变色应拒收,含硫超标,整体颜色偏白也应拒收。

【饮片生产】**炮制**:除去杂质,迅速洗净,切薄片,干燥。

【生产注意事项】①需切成 1~2mm 的薄片。因本品质柔润,有黏性,切制时刀应锋利,以免未切断而粘一起。②切制后应及时干燥,如自然干燥,铺药厚度不宜超过 5cm,且天冬具黏性,干燥时应常翻动,减少结团成块。③精选时需筛去碎末,拣去异形片、走油变色片等。

【饮片验收】**性状**:本品呈类圆形或不规则形的片。①外表面黄白色至淡黄棕色,半透明,光滑或具深浅不等的纵皱纹,偶有残存的灰棕色外皮;②质硬或柔润,有黏性;③切面角质样,中柱黄白色;④气微,味甜、微苦。

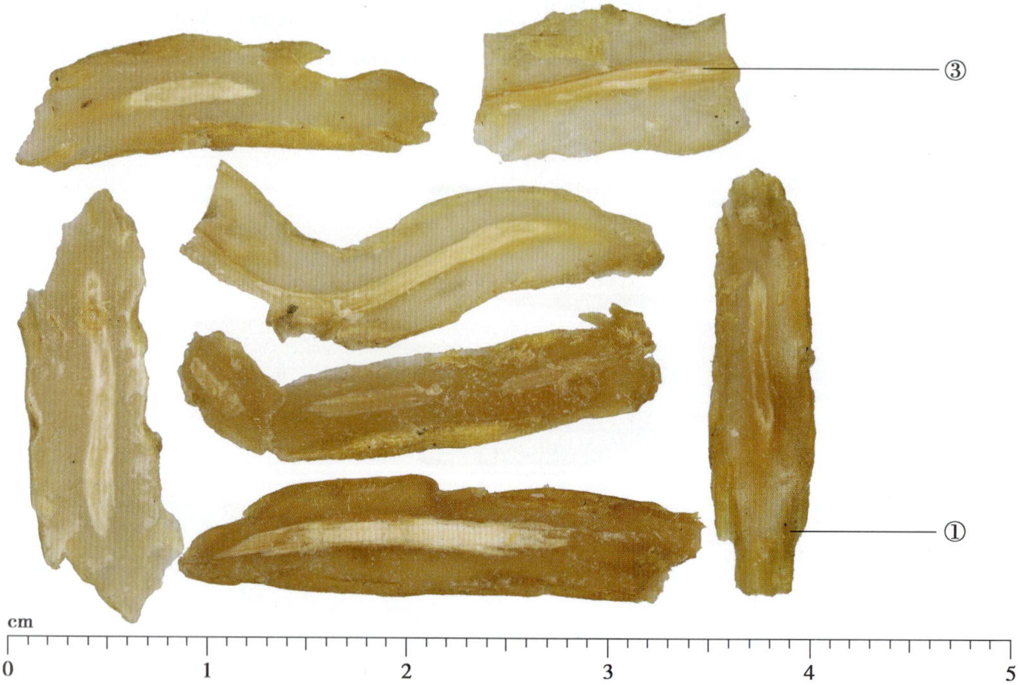

天冬饮片

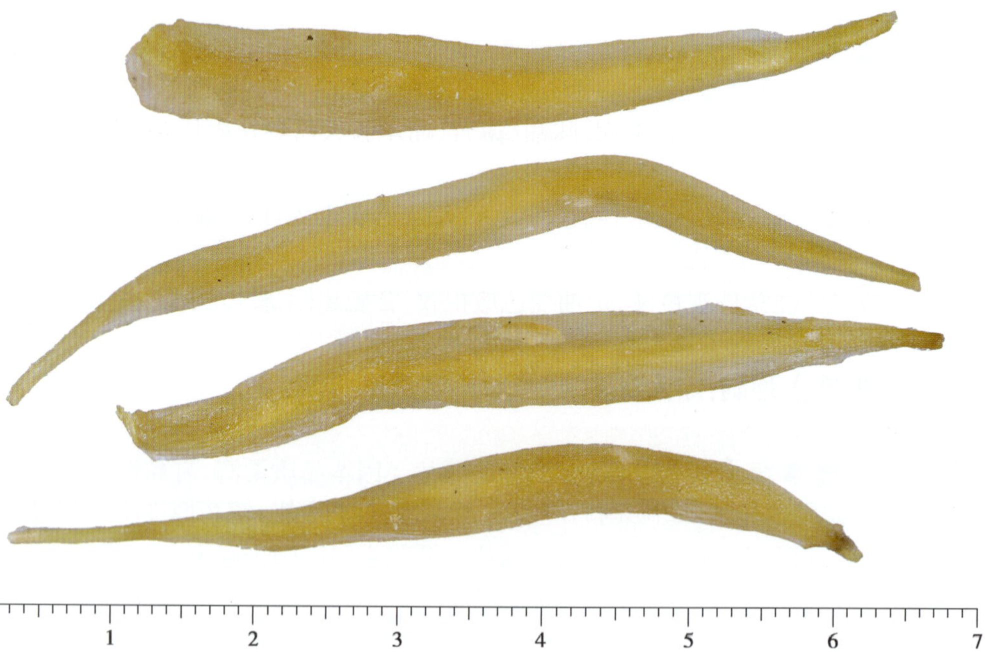

天冬饮片劣品(广西栽培品:小天冬)

【饮片验收说明】①验收时注意饮片大小、颜色均匀性，注意看表面是否附着泥沙，是否发霉，是否走油发黑，有无熏硫至酸味等。②目前市面天冬商品规格分两种：大天冬、小天冬，两者均为药典收载品种天冬 *Asparagus cochinchinensis*（Lour.）Merr.。大天冬多生于云南、贵州、重庆一带，为野生品种，药材一般长达 5~18cm 左右，基本符合药典规定；小天冬主要为广西玉林栽培品种，产量大，多为一年生栽培品种，生长年限不够，长度普遍 3~6cm 左右，多未切片出售，硫熏品多，色浅偏白，含水量高，质软，黏性大，显微和性状多不符合药典规定。③天冬常见伪品为密齿天门冬与羊齿天门冬。可用显微鉴别来区分真假天冬，密齿天门冬皮层外侧有 2~3 层石细胞连续排列成环，而天冬没有此特征。

91. 天花粉

摘录自《中华人民共和国药典》（2025 年版）

【来源】本品为葫芦科植物栝楼 *Trichosanthes kirilowii* Maxim. 或双边栝楼 *Trichosanthes rosthornii* Harms 的干燥根。秋、冬二季采挖，洗净，除去外皮，切段或纵剖成瓣，干燥。栝楼主要分布于辽宁、河北、河南、山东、安徽等地；双边栝楼主要分布于江西、湖北、湖南、广东、广西等地。

【说明】①河南安阳、商丘、洛阳，广西蒙山，山东长清、安丘、莱州、肥城、兰陵，福建闽侯，安徽亳州，湖南浏阳等地适宜栝楼生长，尤以河南安阳最为适宜。故通常认为“安阳花粉”为天花粉中之上品。②四川德阳、简阳、绵阳、乐山、雅安，贵州毕节，云南昭通等地适宜双边栝楼生长。广东习惯认为思旺花粉（双边栝楼）优于安阳花粉（栝楼）。

【药材验收】性状：本品呈不规则圆柱形、纺锤形或瓣块状，长 8~16cm，直径 1.5~5.5cm。①表面黄白色或淡棕黄色，有纵皱纹、细根痕及略凹陷的横长皮孔，有的有黄棕色外皮残留；②质坚实；③断面白色或淡黄色，富粉性；④横切面可见黄色木质部，略呈放射状排列；⑤纵切面可见黄色条纹状木质部；⑥气微，味微苦。

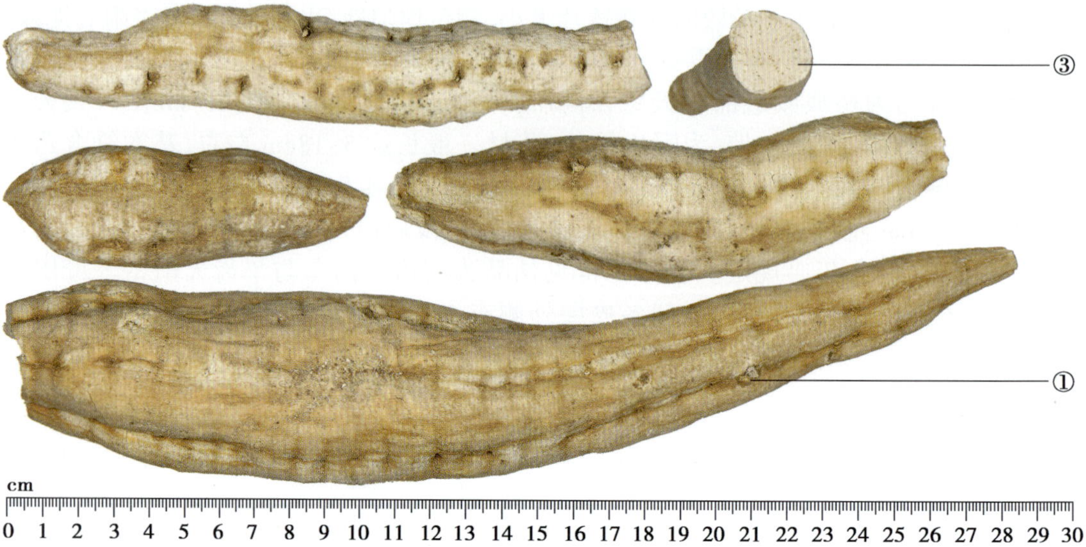

天花粉原药材

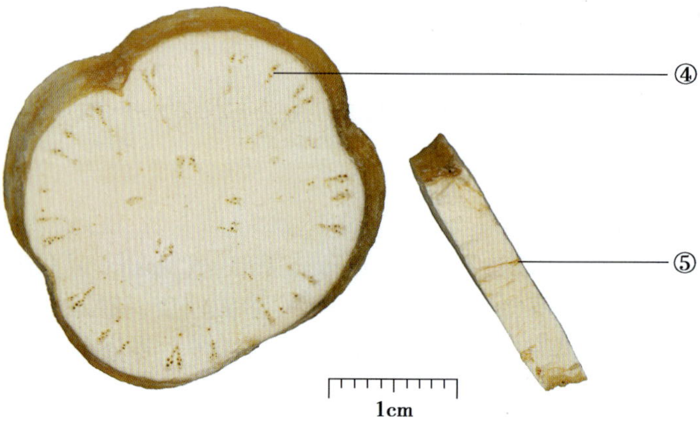

天花粉原药材(切面)

【药材验收说明】(1) 天花粉常见混淆品有同科植物长萼栝楼 *Trichosanthes laceribractea* Hayata 的干燥根。两者主要鉴别点为:①天花粉表面黄白色或淡棕黄色,而长萼栝楼带皮者表面浅棕色,去皮者表面灰黄色;②天花粉断面白色或淡黄色,富粉性,而长萼栝楼断面色稍浅,粉性差,纤维较多;③天花粉横切面可见黄色木质部,略呈放射状排列,而长萼栝楼横切面可见棕黄色导管小孔,呈放射状排列,似菊花纹;④天花粉味微苦,而长萼栝楼味极苦。

(2) 天花粉以条均匀、肥壮、色粉白、粉性足、味微苦者为佳。质老、筋多、粉性少、味苦大者为质次。

(3) 天花粉易发霉,验收时需重点检查。

【饮片生产】炮制：略泡，润透，切厚片，干燥。

【生产注意事项】①天花粉质坚实，润制前需大小分档，常采用加热闷润法，加热温度在 40~60℃，闷润 8~12 小时，至无干心即可切制，但润制时间不宜过长，以免药效流失或引起霉变；②精选过程需筛去碎末，拣去异形片、变色走油角质样片及杂质等。

【饮片验收】性状：本品呈类圆形、半圆形或不规则形的厚片。①外表皮黄白色或淡棕黄色；②切面可见黄色木质部小孔，略呈放射状排列；③气微，味微苦。

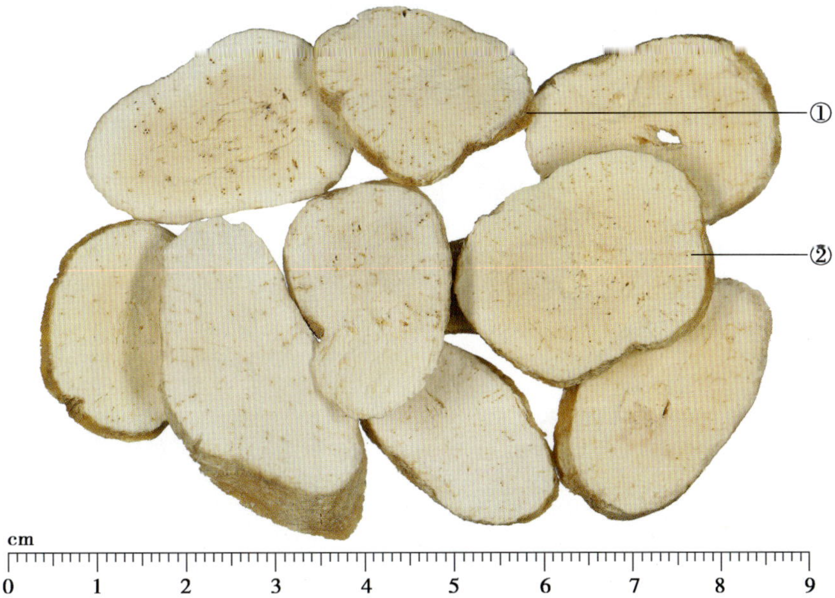

天花粉饮片

92. 天麻

摘录自《中华人民共和国药典》(2025 年版)

【来源】本品为兰科植物天麻 *Gastrodia elata* Bl. 的干燥块茎。立冬后至次年清明前采挖，立即洗净，蒸透，敞开低温干燥。主产于陕西、四川、贵州、云南、湖北等地，东北及华北各地亦产。

【说明】①天麻原名赤箭，因其茎色赤直立似箭干得名，是指地上部分。②天麻根据采收季节不同，分为春麻和冬麻。冬麻未长出地上部分，顶端有芽或芽痕，无茎，体饱满结实，质量优；春麻已长出地上部分，顶端有残茎，体瘪瘦，常不去皮，质差。③野生天麻产量较少，市场主要流通为栽培天麻，以四川、贵州、云南产者为道地药材。④早前天麻伪品众多，如马铃薯块茎、蕉芋（芭蕉芋）根茎、大丽花（大丽菊）块根、紫茉莉根等，如今少见。⑤天麻可根据花、花茎的颜色等不同，分为红天麻、乌天麻、绿天麻、黄天麻。

【药材验收】性状：本品呈椭圆形或长条形，略扁，皱缩而稍弯曲，长 3~15cm，宽 1.5~6cm，厚 0.5~2cm。①表面黄白色至黄棕色，有纵皱纹及由潜伏芽排列而成的横环纹多轮，有时可见棕褐色菌索；②顶端有红棕色至深棕色鹦嘴状的芽（习称“鹦哥嘴”）或残留茎基（习称“红小辫”）；③另端有圆脐形疤痕（习称“肚脐眼”）；④质坚硬，不易折断，断面较平坦，黄白色至淡棕色，角质样；⑤气微，味甘。

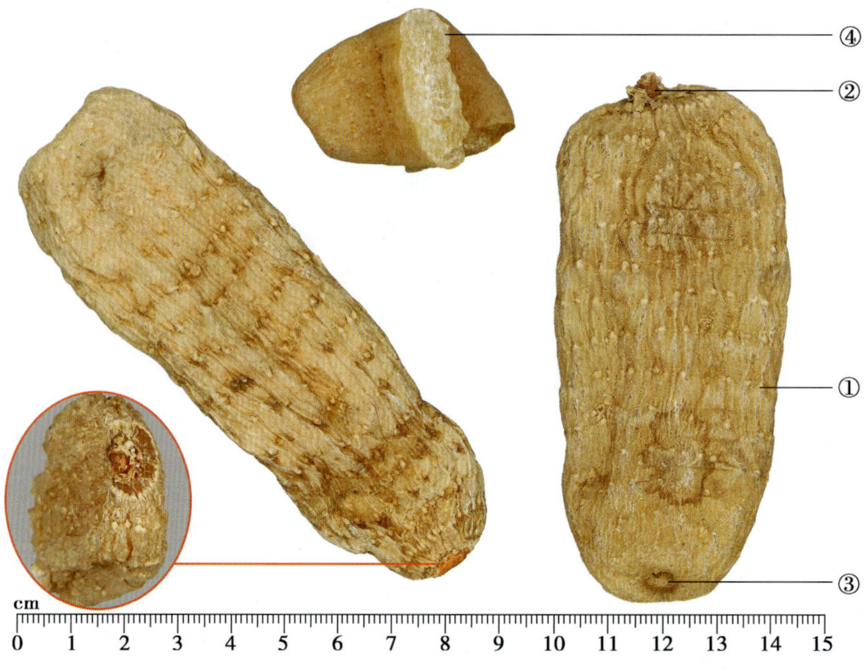

天麻原药材

【药材验收说明】①天麻常见的混淆品为美人蕉科植物蕉芋（芭蕉芋）*Canna indica* ‘*Edulis*’ 的干燥根茎。主要区别点为：芭蕉芋根茎表面有较疏的横环纹状节痕，质略软，断面灰白色，微呈粉性。而天麻表面横环纹多轮，质坚硬，断面黄白色至淡棕色，角质样。②天麻以个大、质重、坚实、色黄白、无空心、断面角质明亮者（俗称“明天麻”）为佳。③天麻验收时如外观白净透亮，可能是用明矾或硫黄熏蒸的，应拒收。另外，有开裂、空心、变色等情况也应拒收。

【饮片生产】**炮制**：洗净，润透或蒸软，切薄片，干燥。

【生产注意事项】①天麻切制前软化，可采用浸润法或蒸法。若采用浸润法软化，应注意先大小分档，常将宽 1.5~3cm 归为小档，3~6cm 归为大档。小档需浸泡 12~18 小时，大档需浸泡 14~20 小时，便于切制。若采用蒸法进行软化，应注意蒸制时间，蒸 20~40 分钟后，趁热切片。②需切成 1~2mm 的薄片。③切制后的天麻应及时干燥，避免出现发霉、粘连或变色等质变现象。④精选需将异形片或色差片挑选出来。

【饮片验收】**性状**：本品呈不规则的薄片。①外表皮淡黄色至黄棕色，有时可见点状排成的横环纹（习称“老姜皮”）；②切面黄白色至淡棕色，饮片偶见淡红棕色或深棕色的干枯芽孢（习称“鹦哥嘴”），角质样，半透明，③气微，味甘。

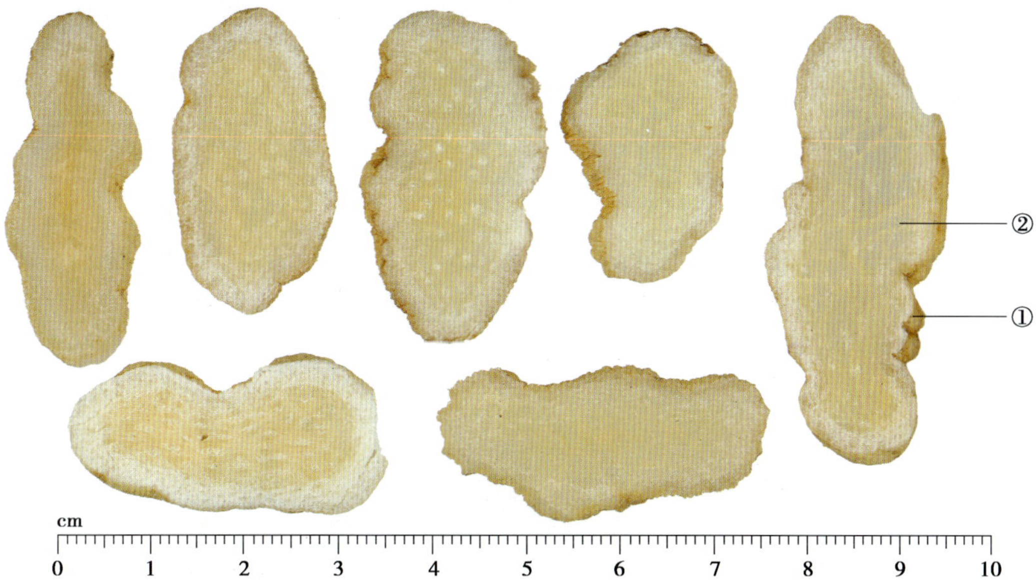

天麻饮片

【饮片验收说明】①验收时注意片形大小，色泽要均匀，天麻饮片大多为纵切和斜切片，收货时宽要大于 1.5cm，一般认为饮片宽为 3~6cm 为质佳；②药典要求天麻饮片二氧化硫残留量不能大于 400mg/kg，如果能闻到有明显酸味或口尝酸味较重，说明熏硫过度，应拒收；③验收时有淡红棕色或深棕色的干枯芽孢是衡量质量好坏的标准之一；④验收时应留意贮存不当的走油片及春麻抽芯造成的空心片，应拒收。

93. 天南星（附制天南星、胆南星）

摘录自《中华人民共和国药典》(2025 年版)

【来源】本品为天南星科植物天南星 *Arisaema erubescens*（Wall.）Schott、异叶天南星 *Arisaema heterophyllum* Bl. 或东北天南星 *Arisaema amurense* Maxim. 的干燥块茎。秋、冬二季茎叶枯萎时采挖，除去须根及外皮，干燥。主产于河南、河北、山东、安徽、江苏等地。

【说明】(1) 根据古代本草记载，天南星原名为虎掌，作为天南星使用。虎掌南星与天南星、异叶天南星和东北天南星为同科不同属的植物，从《中华人民共和国药典》(2005 年版)起，天南星的来源未再收录虎掌南星。

(2) 在《广东省中药炮制规范》(1984 年版)中，制天南星的炮制方法与《中华人民共和国药典》略有不同，其炮制工艺为：浸泡时只用清水不加白矾，再用姜汁拌匀，蒸制 4 小时，然后用砂炒法炮制。制天南星姜汁蒸制后呈金黄色。

【药材验收】性状：本品①呈扁球形，高 1~2cm，直径 1.5~6.5cm。表面类白色或淡棕色，较光滑。②顶端有凹陷的茎痕，周围有麻点状根痕，有的块茎周边有小扁球状侧芽。③质坚硬，不易破碎，断面不平坦，白色，粉性。④气微辛，味麻辣。

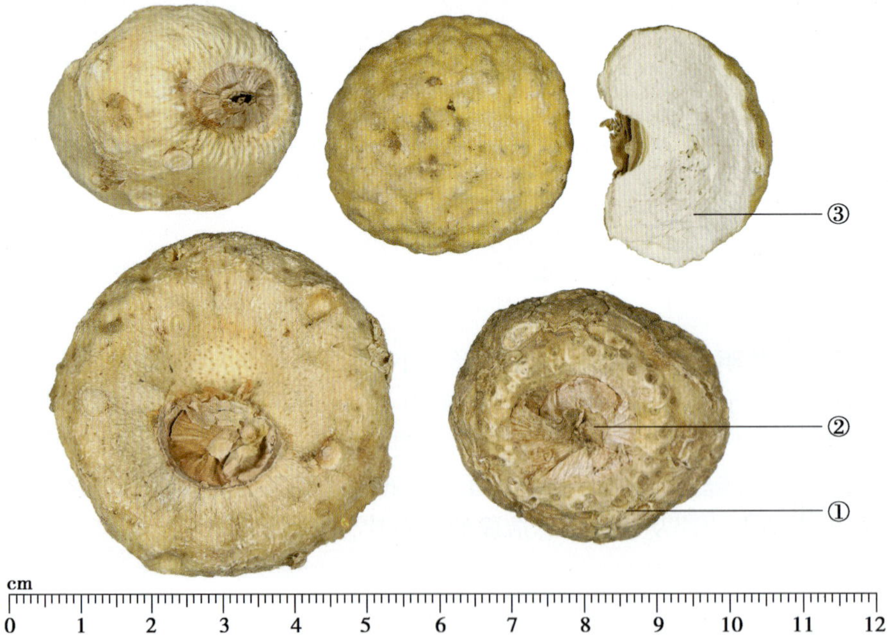

天南星原药材

【药材验收说明】①天南星常见的混淆品有同科植物掌叶半夏 *Pinellia pedatisecta* Schott 和花南星 *Arisaema lobatum* Engl. 的干燥块茎，前者称为虎掌南星，后者称为浅裂天南星。三者鉴别要点为：虎掌南星呈扇球形，周边常连有数个大小不等的小块茎，形如虎掌，尝之有麻舌感，而天南星呈扁球形，有的块茎周边有小扁球状侧芽，味麻辣；浅裂天南星除去外皮呈淡绿色，有紫色斑块，形如花蛇，而天南星呈白色。②天南星以个大均匀、体坚实、色白、粉性足者为佳。③天南星验收时应注意以大小均匀、质地坚硬、断面色白、粉性足为宜。

【饮片生产】炮制：生天南星　除去杂质，洗净，干燥。

制天南星　取净天南星，按大小分别用水浸泡，每日换水 2~3 次，如起白沫时，换水后加白矾(每 100kg 天南星，加白矾 2kg)，泡[illegible]日后，再进行换水，至切开口尝微有麻舌感时取出。将生姜片、白矾置锅内加适量水煮沸后，倒入天南星共煮至无干心时取出，除去姜片，晾至四至六成干，切薄片，干燥。

胆南星　本品为制天南星的细粉与牛、羊或猪胆汁经加工而成，或为生天南星细粉与牛、羊或猪胆汁经发酵加工而成。

【生产注意事项】天南星：①若用自然干燥，需注意铺药厚度不宜超过 10cm，晾晒至干；②精选过程中需筛去粉末，挑出杂质。

制天南星：①原料需在浸泡前大小分档，通常直径≥4cm 为大档，直径<4cm 为小档，大档浸泡 8~10 天，小档浸泡 7~9 天，每日需换水 2~3 次；②加白矾泡 1 天后换水，泡至切开口尝微有麻舌感时取出；③将生姜片、白矾置锅内加适量水煮沸后，倒入天南星共煮 7~9 小时，需煮至无干心；④制天南星需切成 1~2mm 的薄片；⑤若自然晾晒，需注意铺药厚度不宜超过 5cm，晾晒至干；⑥精选过程中需筛去粉末，挑出杂质。

【饮片验收】性状：生天南星　同药材。

制天南星　本品呈类圆形或不规则形的薄片。①黄色或淡棕色；②质脆易碎，断面角质状；③气微，味涩，微麻。

胆南星　本品呈方块状或圆柱状。①棕黄色、灰棕色或棕黑色，质硬；②气微腥，味苦。

【饮片验收说明】(1) 小个天南星与半夏相似。区别在于：①天南星呈扁球形，半夏呈圆球形；②天南星的凹陷痕大(约占块茎直径 1/2 或更多)，半夏的凹陷痕小(约占块茎直径的 1/3)。

(2) 制天南星：饮片断面颜色应一致，中间不应有白心，若炮制不透则有白心，应拒收。片形的长径不能超过 7cm。口尝无味或稍麻舌，此点为制南星与制白附子的主要区别。

(3) 胆南星：由于各厂家在炮制胆南星时，所用方法和辅料不同，因此其颜色会有所差别，但源于同一厂家的应当一致。闻之应稍有腥味，口尝味苦。

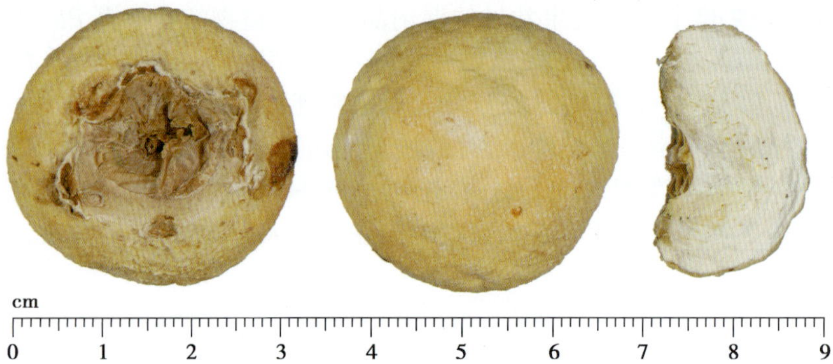

天南星饮片（生天南星）

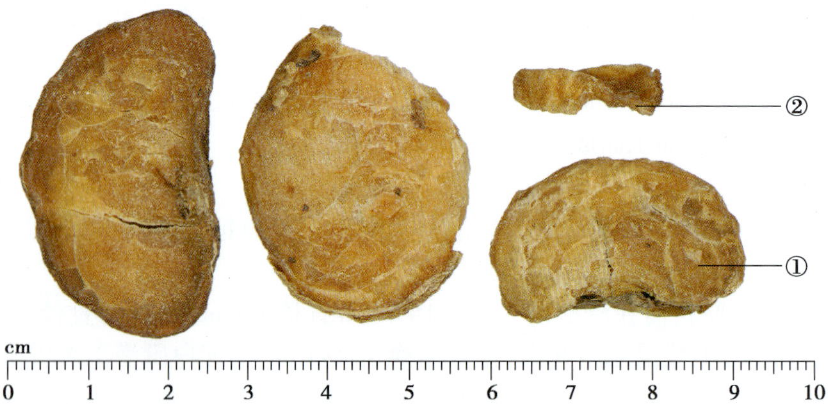

天南星饮片（制天南星）

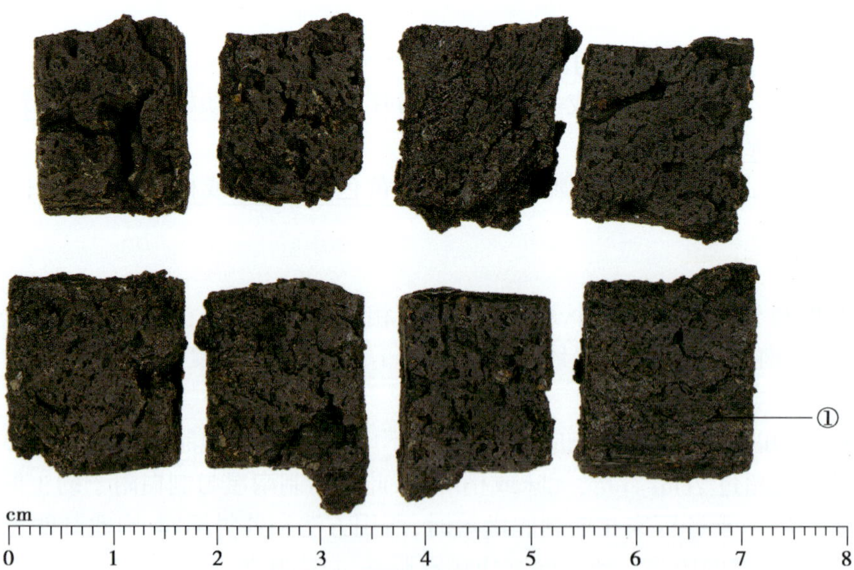

天南星饮片（胆南星）

94. 铁包金

摘录自《广东省中药材标准：第一册》

【来源】本品为鼠李科植物老鼠耳 *Berchemia lineata*（L.）DC. 的干燥茎和根。全年均可采收，除去叶及嫩枝、须根，洗净，干燥，或趁鲜切片或段，干燥。主产于福建、广东、广西等地。

【说明】①云南、贵州、广西、四川等地以植物勾儿茶的茎或根作为铁包金习用品；②铁包金的药材来源主要是野生品，生于山坡、沟边灌丛或林缘等地。

【药材验收】性状：本品根呈不规则纺锤形或圆柱形，弯曲分枝，多切成小段或厚片，长 20~75mm，直径 5~35mm。①表面暗黄棕色、黑褐色至深褐色，栓皮结实，有网状裂隙、纵皱纹及支根痕；②质坚硬，断面木部纹理细密，暗黄棕色至橙黄色；③气微，味淡微涩。

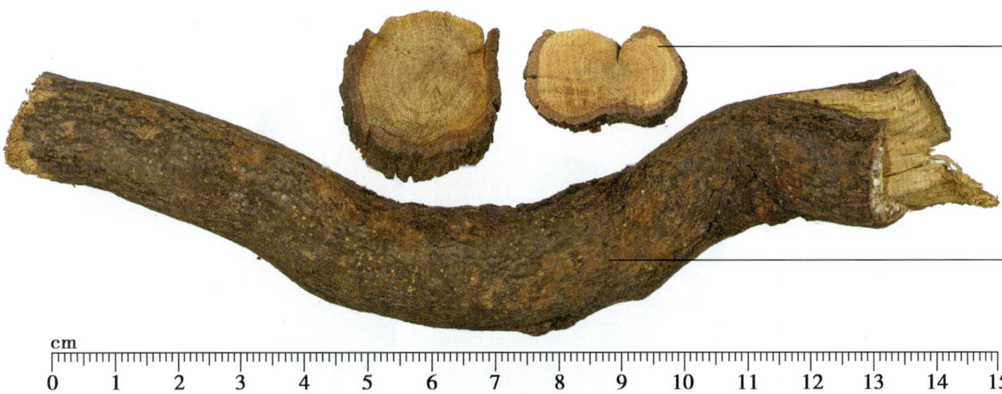

铁包金原药材（根）

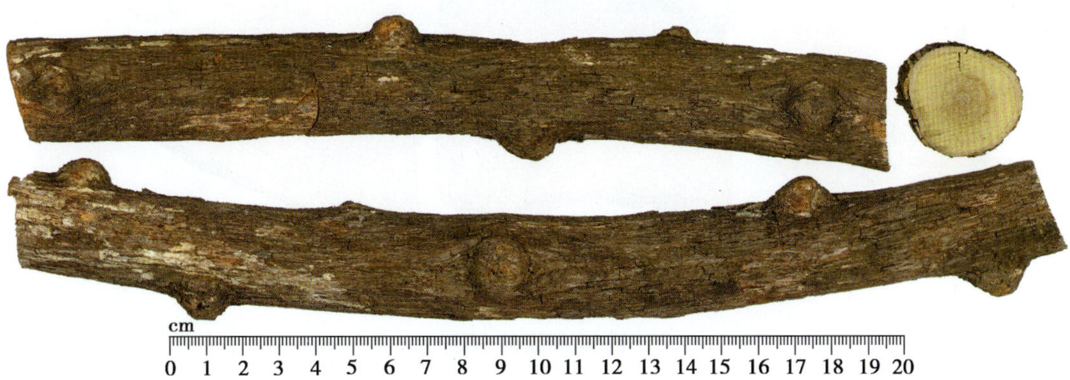

铁包金原药材（茎）

【药材验收说明】①铁包金常见的混淆品为大叶铁包金，其来源为同科属植物多花勾儿茶（牛鼻拳、熊柳藤、黄鳝藤）*Berchemia floribunda*（Wall.）Brongn. 的根。两者区别点为：铁包金断面木部纹理细密，而大叶铁包金断面导管明显，呈放射状。②铁包金以粗壮、皮厚、色深褐、质坚硬、断面纹理致密者为佳。③验收时，应以药材长度、直径大小、色泽均匀为宜。

【饮片生产】**炮制：**拣去杂质，整理洁净，片块过大者，稍浸闷润，切片，晒干。

【生产注意事项】①较大者，常浸泡 0.5~2 小时后润 10~14 小时，再切片，个小者可适当缩短时间；②需切成 2~4mm 的厚片；③切制后应及时干燥，如自然晾干，铺药厚度不宜超过 5cm，晾晒至合格干度，便于药物贮存；④精选需将异形片、色差片和杂质等挑选出来。

【饮片验收】**性状：**本品根呈不规则纺锤形或圆柱形，弯曲分枝，多切成小段或厚片，长 20~75mm，直径 5~35mm。①表面暗黄棕色、黑褐色至深褐色，栓皮结实，有网状裂隙、纵皱纹及支根痕；②质坚硬，断面木部纹理细密，暗黄棕色至橙黄色；③气微，味淡微涩。

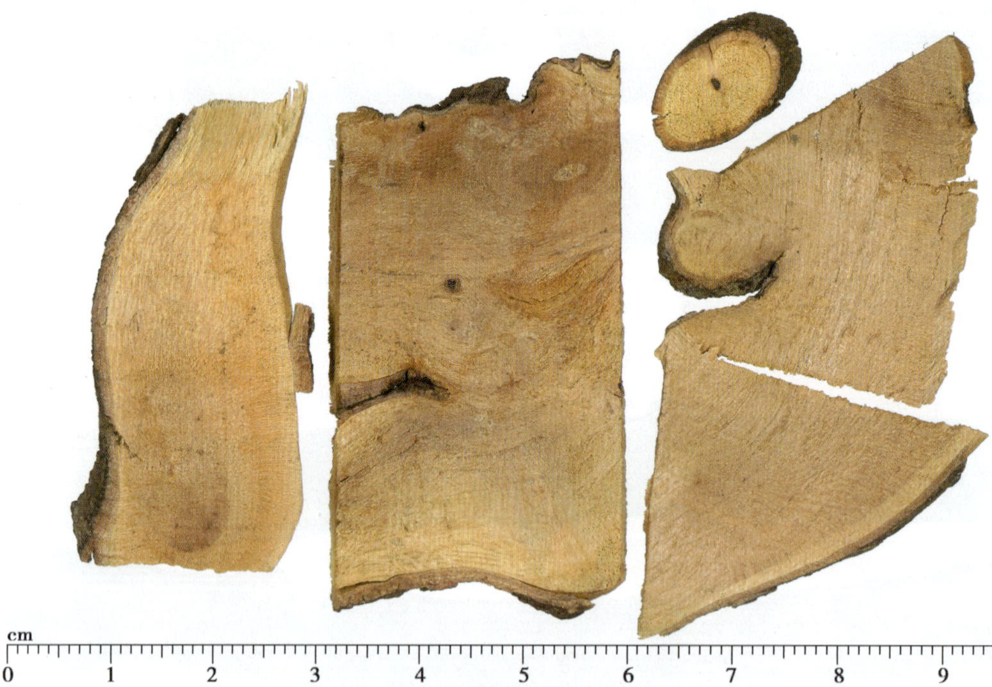

铁包金饮片（根）

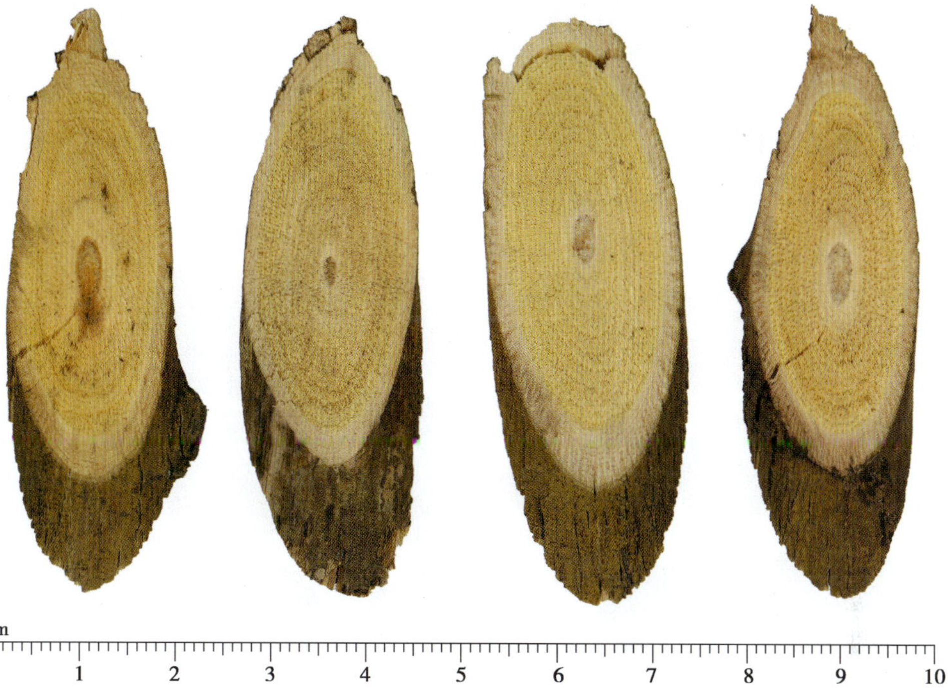

铁包金饮片（茎）

【饮片验收说明】①验收时注意饮片大小、断面木部纹理是否细密、颜色是否均匀，直径在 1~3cm 为佳，碎屑不宜超过 3%；②验收时要求饮片栓皮表面颜色黑褐色至深褐色，断面暗黄棕色至橙黄色。

95. 土贝母

摘录自《中华人民共和国药典》(2025 年版)

【来源】本品为葫芦科植物土贝母 *Bolbostemma paniculatum* (Maxim.) Franquet 的干燥块茎。秋季采挖，洗净，掰开，煮至无白心，取出，晒干。主产于河南、陕西、山西、河北等地。

【说明】生土贝母肉质为白色,扁球形或不规则球形,直径在3cm内。在秋季采收时需煮至内无白心,颜色由白色变成淡红棕色或暗红棕色。

【药材验收】**性状:**本品为不规则的块,大小不等。①表面淡红棕色或暗棕色,凹凸不平;②质坚硬,不易折断,断面角质样;③气微,味微苦。

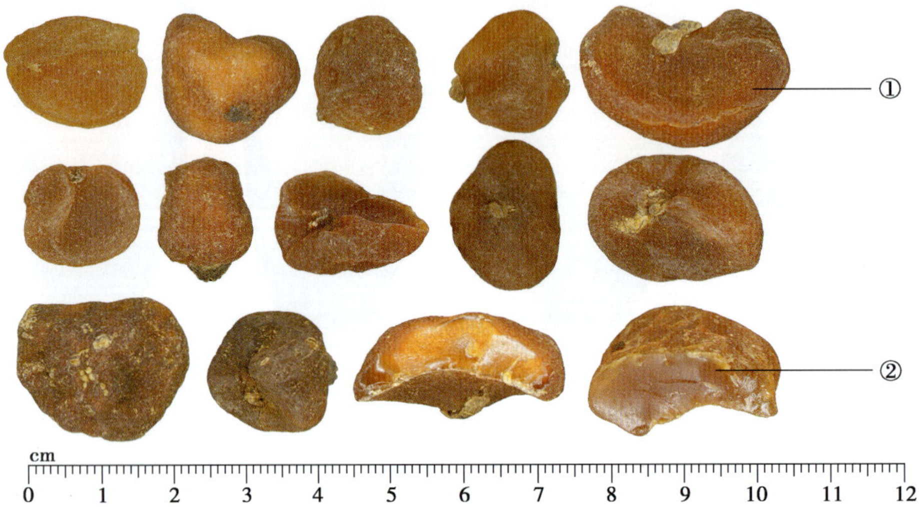

土贝母原药材

【药材验收说明】①丽江山慈菇,俗称"土贝母",与药典品土贝母不能混用。丽江山慈菇为百合科植物丽江山慈菇 *Iphigenia indica* Kunth et Benth. 的干燥鳞茎。两者区别点为:丽江山慈菇呈不规则圆锥形或卵圆形,表面淡黄色或黄棕色,而土贝母为不规则的块,表面淡红棕色或暗棕色。②土贝母以个大、色红棕、质坚实、有亮光、半透明、断面角质样者为佳。③土贝母产地加工需煮至无白心,验收时注意切开看断面是否有白心;另外应注意表面色泽,若整体表面黑褐色应拒收。

【饮片生产】**炮制:**除去杂质,筛去灰屑。

【生产注意事项】精选需将色差片和其他杂质挑出。

【饮片验收】**性状:**同药材。

【饮片验收说明】①在验收时应注意饮片大小,直径0.8~1.5cm者质佳;②饮片应色泽均匀,颜色淡红棕色或暗棕色;③在验收时要注意饮片是否煮透心,切开应内无白心,否则拒收;④土贝母质坚硬,验收时如发现整体偏软,应拒收。

96. 土茯苓

摘录自《中华人民共和国药典》(2025 年版)

【来源】本品为百合科植物光叶菝葜 *Smilax glabra* Roxb. 的干燥根茎。夏、秋二季采挖，除去须根，洗净，干燥；或趁鲜切成薄片，干燥。主产于广东、湖南、河北、浙江、四川。

【说明】①土茯苓主流品种为菝葜属植物光叶菝葜的干燥根茎，商品为红土茯苓。四川、湖北、山东、宁夏等和长江以南地区习用白土茯苓，其原植物为肖菝葜属肖菝葜 *Smilax japonica* Kunth.、短柱肖菝葜 *Smilax septemnervia* Gagnep. 和华肖菝葜 *Smilax chinensis* Wang. 等植物的干燥根茎。②百合科植物菝葜 *Smilax china* L. 的根茎在贵州亦作"红土茯苓"入药。请注意区别。

【药材验收】性状：本品略呈圆柱形，稍扁或呈不规则条块，有结节状隆起，具短分枝，长 5~22cm，直径 2~5cm。①表面黄棕色或灰褐色，凹凸不平，有坚硬的须根残基。②分枝顶端有圆形芽痕，有的外皮现不规则裂纹，并有残留的鳞叶。质坚硬。切片呈长圆形或不规则，厚 1~5mm，边缘不整齐；③切面类白色至淡红棕色，粉性，可见点状维管束及多数小亮点。④质略韧，折断时有粉尘飞扬，以水湿润后有黏滑感。⑤气微，味微甘、涩。

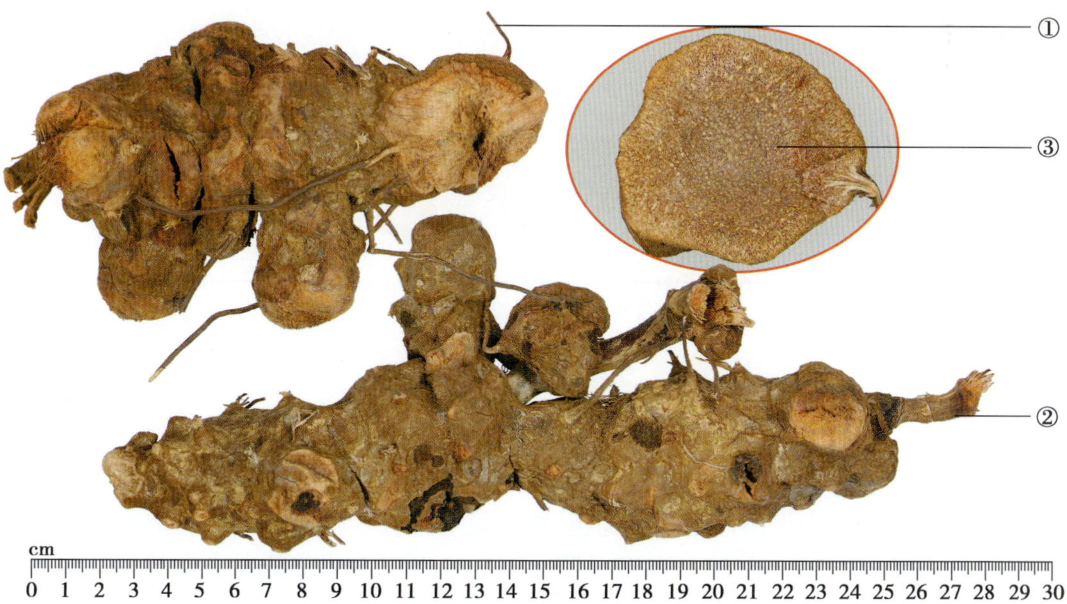

土茯苓原药材

【药材验收说明】①同属植物菝葜的根茎作“红土茯苓”入药，与土茯苓的区别主要在于菝葜切面呈棕黄色或红棕色，纤维性，而土茯苓切面类白色至淡红棕色，粉性。另外，同科植物肖菝葜、华肖菝葜、短柱肖菝葜的干燥根茎在四川和长江以南地区作“白土茯苓”入药，与土茯苓的区别点为：这三者切面白色、淡棕色或淡黄色，质地致密，略显粉性，而土茯苓切面类白色至淡红棕色，粉性较足。②土茯苓个以外表红褐色、内色微红、质坚实、断面筋少粉性足者为佳。③验收土茯苓个时，以个头完整、表面没有明显的划痕或破损为宜。

【饮片生产】**炮制：**未切片者，浸泡，洗净，润透，切薄片，干燥。

【生产注意事项】①土茯苓切制前软化处理，宜采用泡法；②用水浸泡 2~4 天，夏、秋季每日换水 1 次，防止发臭，再捞出，润 1~2 天至透；③需切成 1~2mm 的薄片；④切制后应及时干燥，如自然晾干，铺药厚度不宜超过 5cm，晾晒至合格干度，便于药物贮存；⑤精选需将异形片、杂质等挑选出来。

【饮片验收】**性状：**本品呈长圆形或不规则的薄片，边缘不整齐。①切面类白色至淡红棕色，粉性，可见点状维管束及多数小亮点；②以水湿润后有黏滑感；③气微，味微甘、涩。

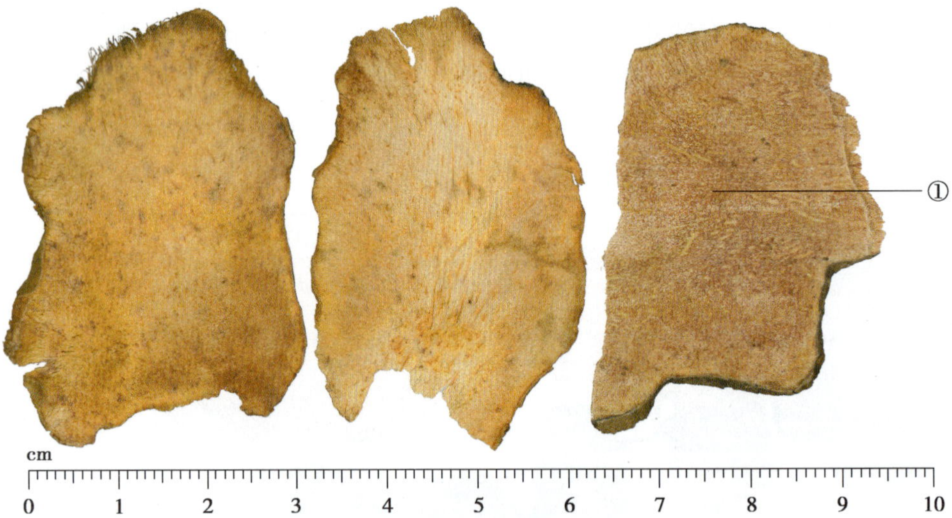

土茯苓饮片(赤)

【饮片验收说明】①土茯苓验收时应注意饮片厚度，通常为 1~2mm 的薄片，片形大的直径 3~5cm。颜色为类白色至淡红棕色，粉性足者为佳。②土茯苓原料个大、水分足，难于干燥，容易发生霉变，验收时应注意是否有霉点。③土茯苓断面的点状维管束多在中间，边缘部分很少，阳光下可见小亮点(黏液质)。④黏滑性检查：将土茯苓片浸于热水中，5 秒后拿起，用手轻摸，黏滑感强者为好，无黏滑感应拒收。

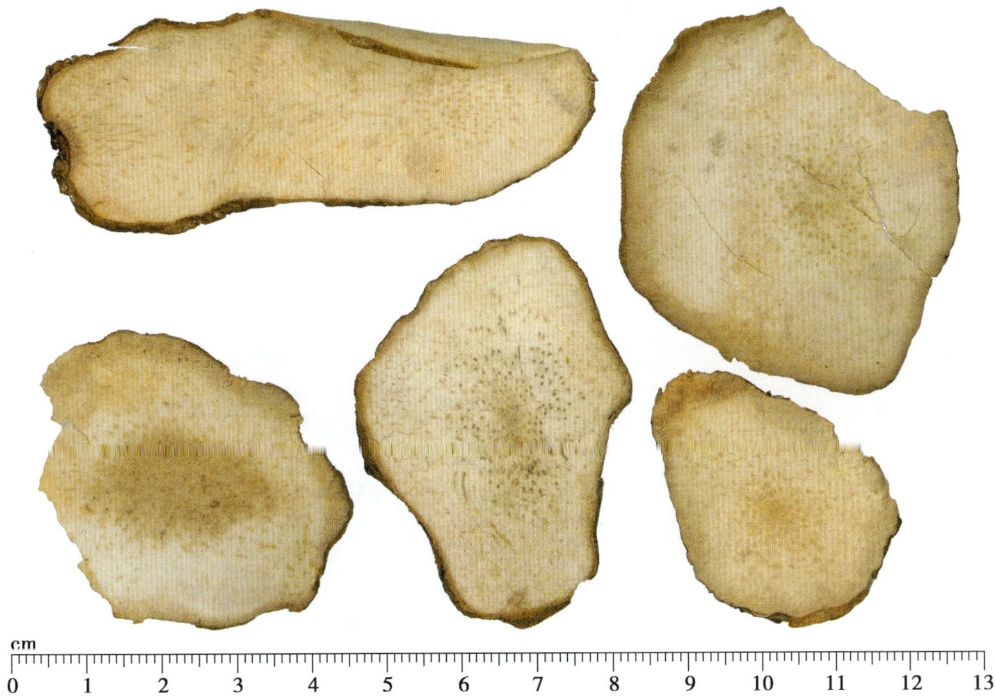

土茯苓饮片（白）

97. 威灵仙

摘录自《中华人民共和国药典》(2025 年版)

【来源】 本品为毛茛科植物威灵仙 *Clematis chinensis* Osbeck、棉团铁线莲 *Clematis hexapetala* Pall. 或东北铁线莲 *Clematis manshurica* Rupr. 的干燥根和根茎。秋季采挖，除去泥沙，晒干。威灵仙主产于山东、安徽、江苏、浙江、江西等地；东北铁线莲和棉团铁线莲主产于东北地区。

【说明】 ①一般生长 3 年后采收入药。②在华北、东北地区将百合科短梗菝葜（黑刺菝葜）*Smilax scobinicaulis* C. H. Wright 或鞘柄菝葜 *Smilax stans* Maxim. 的根及根茎当威灵仙使用，称“铁丝威灵仙”；它在北京有 300 多年的药用历史，并于 1998 年收载于《北京市中药材标准》。

【药材验收】性状:威灵仙 ①根茎呈柱状，长 1.5~10cm，直径 0.3~1.5cm；表面淡棕黄色；顶端残留茎基；质较坚韧，断面纤维性；下侧着生多数细根。根呈细长圆柱形，稍弯曲，长7~15cm，直径0.1~0.3cm。②表面黑褐色，有细纵纹，有的皮部脱落，露出黄白色木部。③质硬脆，易折断，断面皮部较广，木部淡黄色，略呈方形，皮部与木部间常有裂隙。④气微，味淡。

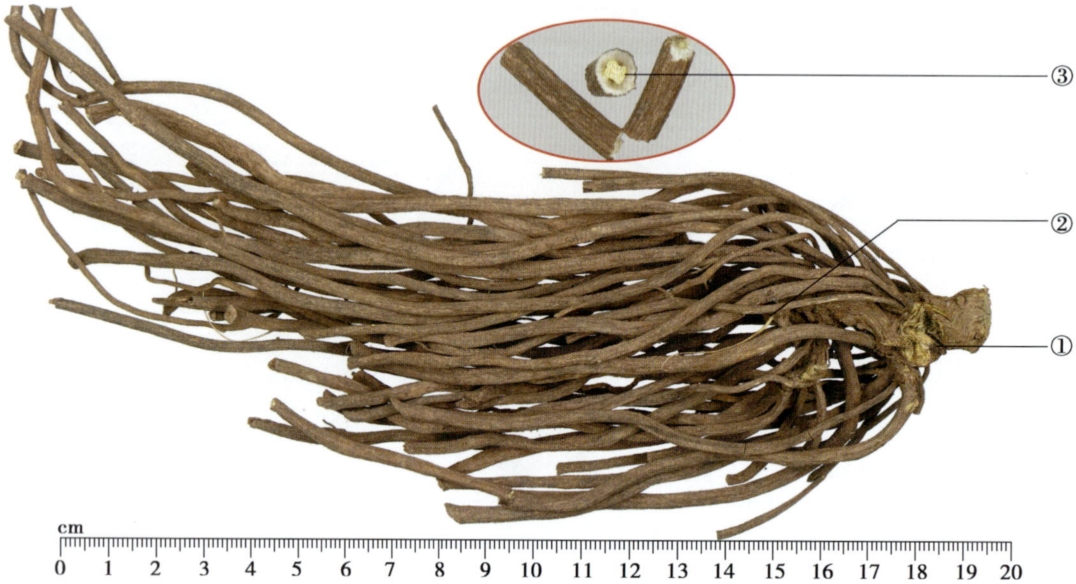

威灵仙原药材（威灵仙）

棉团铁线莲 ①根茎呈短柱状，长1~4cm，直径0.5~1cm。根长4~20cm，直径0.1~0.2cm。②表面棕褐色至棕黑色；断面木部圆形。③味咸。

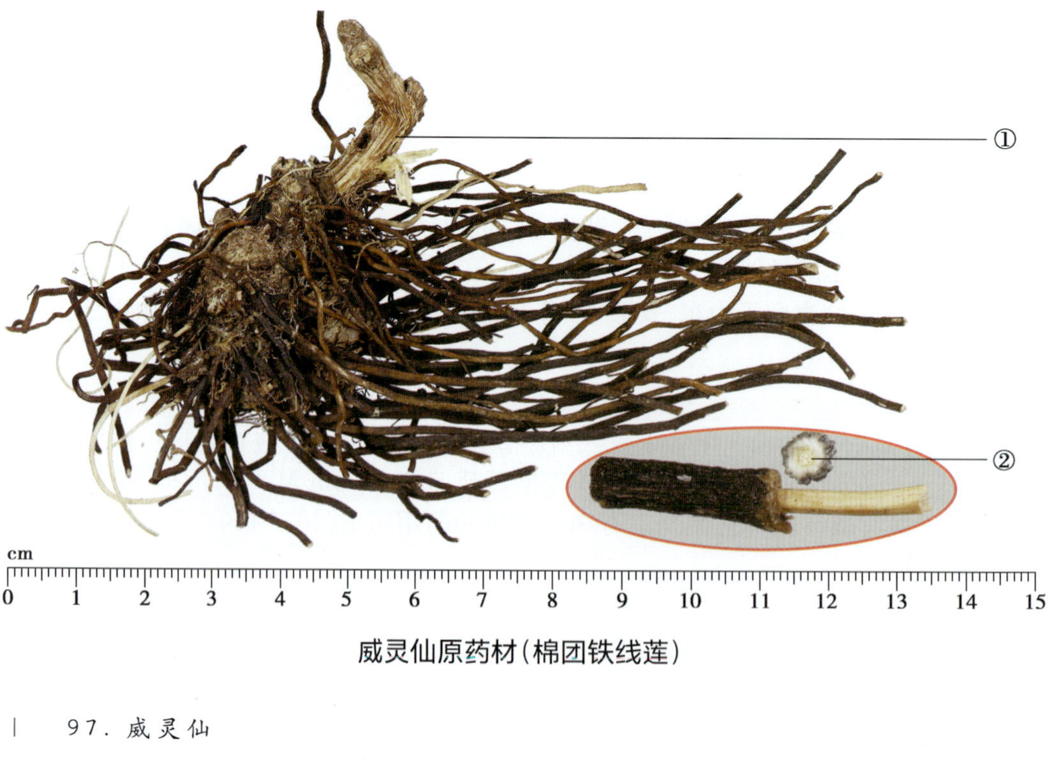

威灵仙原药材（棉团铁线莲）

东北铁线莲 ①根茎呈柱状，长 1~11cm，直径 0.5~2.5cm。②根较密集，长 5~23cm，直径 0.1~0.4cm。③表面棕黑色；断面木部近圆形。④味辛辣。

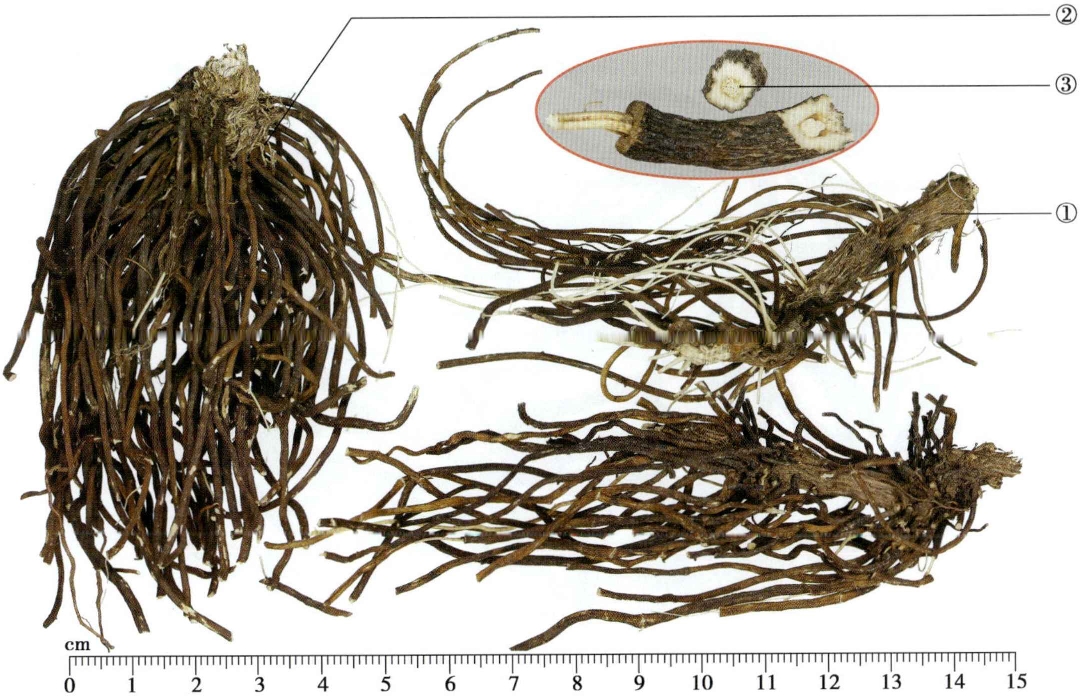

威灵仙原药材（东北铁线莲）

【**药材验收说明**】(1) 威灵仙常见的混淆品有同科植物短梗菝葜（黑刺菝葜）*Smilax scobinicaulis* C. H. Wright 或华东菝葜（粘鱼须）*Smilax sieboldii* Miq. 等的根和根茎，称为铁丝威灵仙，多在北方各省（区、市）使用。两者主要鉴别点为：短梗菝葜根茎呈不规则块状，有针状小刺，根表面灰褐色或灰棕色，具细小钩状刺；华东菝葜根表面黑褐色，刺较少；而威灵仙根茎呈柱状，无有针状小刺，根表面黑褐色，无刺。

(2) 威灵仙以根条粗壮且长、皮黑、断面色白有粉性、质坚实、无地上茎者为佳。

(3) 验收时有以下情况应拒收：①石头、表面泥沙多；②色差，根呈淡棕色；③有霉斑；④生虫。

【**饮片生产**】**炮制**：除去杂质，洗净，润透，切段，干燥。

【**生产注意事项**】①威灵仙洗净后，需润 1~2 小时至透，方可切制；②需切成 10~15mm 的长段；③若用自然晾晒，铺药厚度不宜超过 5cm，晾晒至干度合格；④精选过程中需挑出异形片及其他杂质。

【**饮片验收**】**性状**：本品呈不规则的段。①表面黑褐色、棕褐色或棕黑色，有细纵纹,有的皮部脱落,露出黄白色木部;②切面皮部较广,木部淡黄色,略呈方形或近圆形,皮部与木部间常有裂隙。

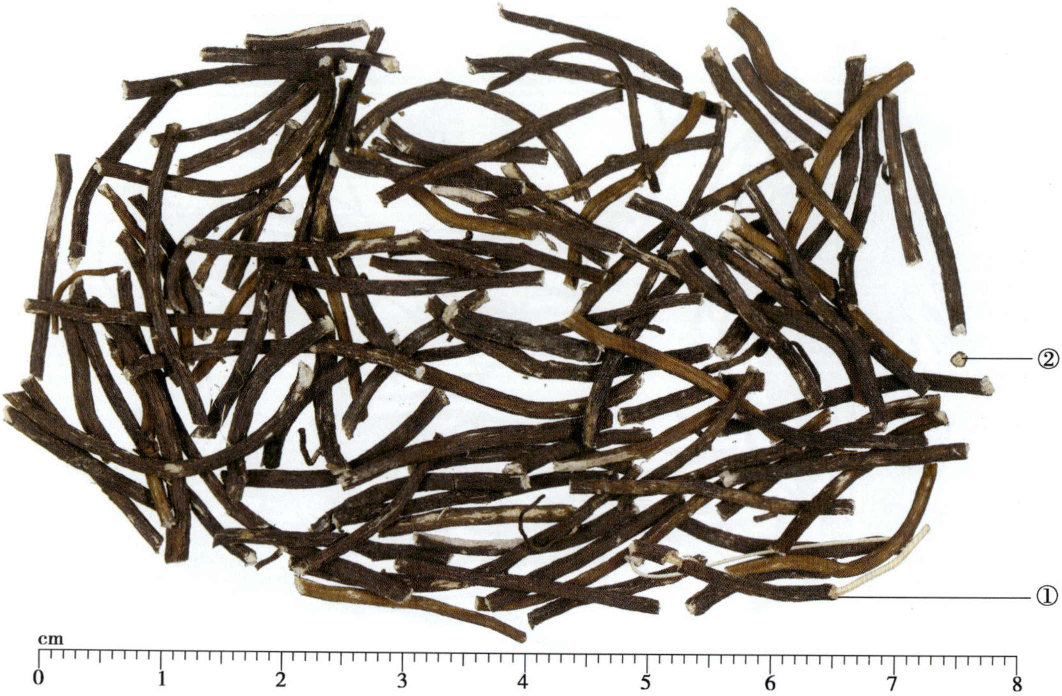

威灵仙饮片

【饮片验收说明】①威灵仙的细纵皱纹明显,浅密分布均匀,可作为鉴别要点;②威灵仙的须根容易掉落,因此其根无明显须根痕;③轻敲击威灵仙根部,其皮部和木部易分离;④威灵仙用药部位为根及根茎,验收时应注意根和根茎的比例,通常为 3 : 1。

98. 苇根

摘录自《广东省中药饮片炮制规范:第一册》

【来源】本品为禾本科植物茭笋 *Zizania caduciflora* (Turcz. ex Trin) Hand.-Mazz. 的干

燥根状茎的加工品。主产于我国广东、广西、湖南、湖北、云南、浙江、江苏等地。

【说明】①最早记载菰(茭笋)的药学专著是《本草经集注》,《本草纲目》也有关于菰的记载。李时珍将苇根和芦根同归于《本草纲目》草部之“芦”项下,可以推断,在此之前,苇根与芦根被当成是同物。②在《中药大辞典》中未见苇根的单独收录,而是作为文献名载于芦根的篇目之中,提及在《温病条辨》中,苇根为芦根之异名。《中药商品知识》和《广东中药志》以苇根之名单独收录该药。③从来源上看,目前《广东省中药饮片炮制规范》中,广东地区的苇根是菰(茭笋)的根状茎。野生于河涌、沼泽或栽培于池塘、水田中。④除广东外,其余地区“苇根”多是作为“芦根”的异名同物出现。

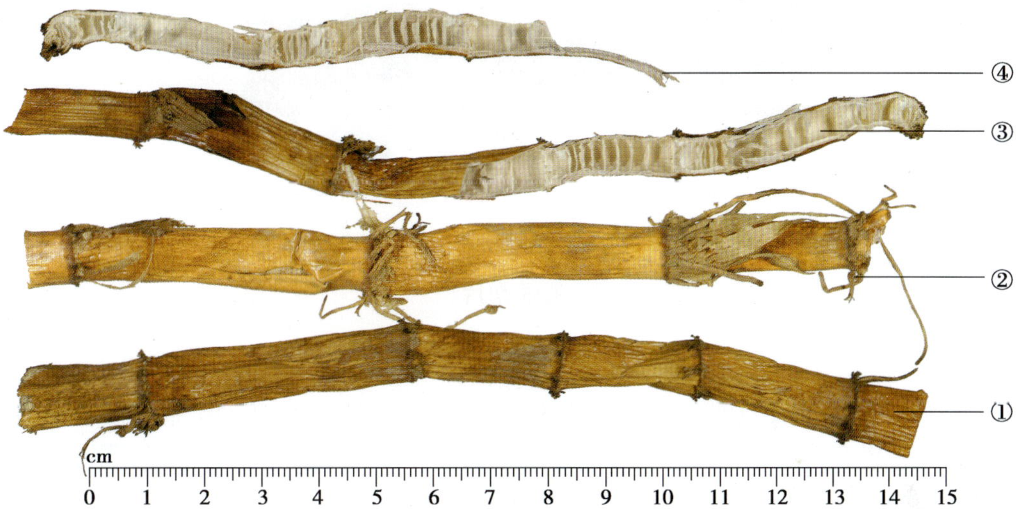

苇根原药材

【药材验收】性状:本品呈扁带状,直径0.8~1.5cm。①表面金黄色或有棕色斑,有纵皱;②具明显的环状节,节上常见残留须根痕;③体轻,质柔软而韧,切断面中空;④内表面白色、光滑,纵向撕裂纤维质,极柔韧;⑤气无,味微甜。

【药材验收说明】(1)苇根市场上混淆品少见,其表面金黄色,具明显的环状节,体轻,质柔软而韧,切断面中空,内表面光滑,纵向撕裂纤维质,极柔韧,这些可作其鉴别要点。

(2)以条粗、质柔韧、金黄色、无须根者为佳。

(3)有以下情况应拒收:①色差;②发霉,内表面有霉斑;③生虫。

【饮片生产】炮制:除去杂质,洗净,切短段,晒干。

【生产注意事项】①苇根洗净后,需切成5~10mm的短段;②若用自然晾晒,铺药厚度不宜超过5cm,晾晒至合格干度;③精选过程中需将断面色差片及其他杂质等挑出。

【饮片验收】性状：同药材，切成5~10mm的短段。

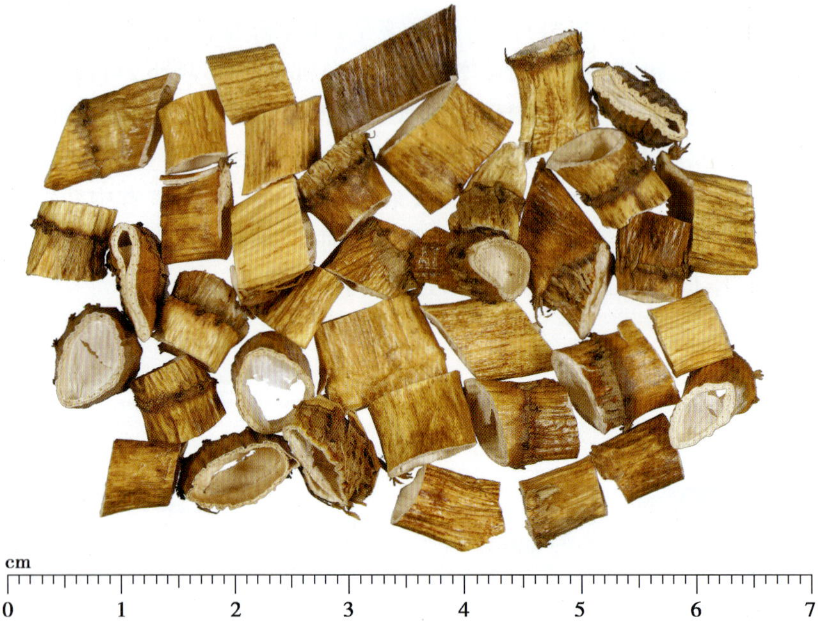

苇根饮片

【饮片验收说明】①验收时要用手把饮片掰一掰、揉一揉，质地柔韧者质佳；②验收时要注意是否掺有泥沙，不符合要求的应拒收；③由于苇根的茎中空，容易隐藏发霉，因此验收时要先闻一闻是否有霉味，然后再掰开内心观察是否有霉点。

99. 乌药

摘录自《中华人民共和国药典》(2025年版)

【来源】本品为樟科植物乌药 *Lindera aggregata* (Sims) Kosterm. 的干燥块根。全年均可采挖，除去细根，洗净，趁鲜切片，晒干，或直接晒干。主产于浙江、江西、福建、安徽、湖南等地。

【说明】①乌药干燥后质地坚硬，难以润透切片，现多采收时趁鲜切片。②习惯认为浙江天台产的乌药品质最好，以块根呈纺锤形、肥壮质嫩者为佳，质老、不呈纺锤状的直根不可供药用。

【药材验收】性状：①本品多呈纺锤状，略弯曲，有的中部收缩成连珠状，长 6~15cm，直径 1~3cm。表面黄棕色或黄褐色，有纵皱纹及稀疏的细根痕。②质坚硬。切片厚 0.2~2mm。③切面黄白色或淡黄棕色，射线放射状，可见年轮环纹，中心颜色较深。④气香，味微苦、辛，有清凉感。

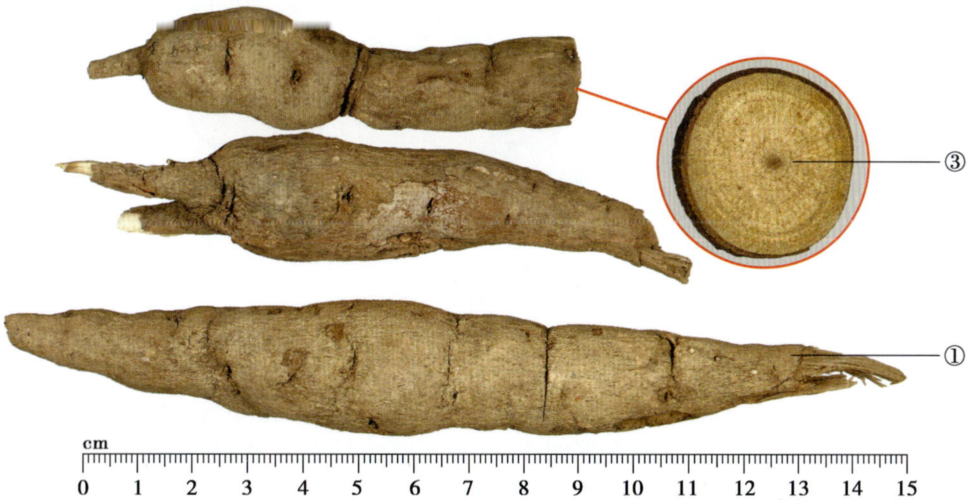

乌药原药材

【药材验收说明】(1) 乌药的混淆品有防己科植物樟叶木防己 *Cocculus laurifolius* DC. 的根，又称“衡州乌药”。两者鉴别要点为：樟叶木防己的根表面颜色较黑，香气淡，味苦；而乌药表面黄棕色或黄褐色，气香，味微苦、辛，有清凉感。

(2) 乌药个以个大、质嫩、折断后香气浓郁者为佳。

(3) 以下情况应拒收：①色差；②未除去直根；③熏硫。

【饮片生产】炮制：未切片者，除去细根，大小分开，浸透，切薄片，干燥。

【生产注意事项】①乌药切制前，需大小分档，通常将直径<2cm 的定为小档，直径≥2cm 的定为大档，小档浸泡 3~7 小时，大档浸泡 5~9 小时后润 12~24 小时至透，方可切制；②需切成 1~2mm 的薄片；③自然晾晒时可将物料均匀平摊于晾晒场上，注意厚度不得超过 5cm，定时翻动，晾晒至合格干度，便于贮存管理；④精选过程需要筛去碎屑，将色差片及异形片挑选出来。

【饮片验收】性状:①本品呈类圆形的薄片。外表皮黄棕色或黄褐色。②切面黄白色或淡黄棕色,射线放射状,可见年轮环纹。③质脆。④气香,味微苦、辛,有清凉感。

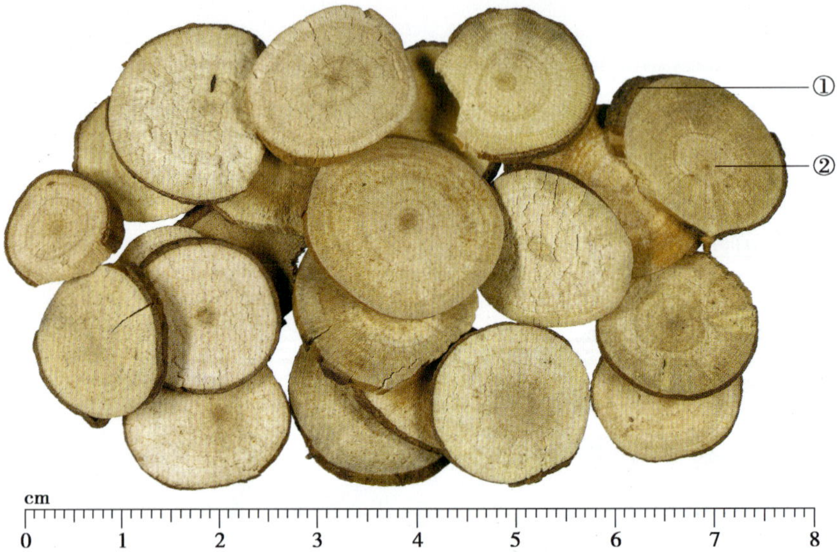

乌药饮片

【饮片验收说明】①断面淡黄棕色,有放射状的射线,年轮环纹,口尝味辛有清凉感可作为鉴别要点;②验收时取几片掰碎闻一闻,香气越浓代表质量越好,无香气者应拒收;③药典中说明“质老、不呈纺锤状的直根,不可供药用”及加工时要求“除去细根”,验收时要注意饮片的质地和直径大小,特别难掰断的和直径小于 1cm 的细根均应拒收;④验收时要注意饮片厚度,要求 1~2mm,色泽均匀;⑤断面质地致密,不应有肉眼可见的空隙和小孔,注意观察,谨防掺杂。

100. 五指毛桃

摘录自《广东省中药材标准:第一册》

【来源】本品为桑科植物粗叶榕 *Ficus hirta* Vahl 的干燥根。全年均可采挖,除去泥沙,洗净，再除去细根，趁鲜时切成短段或块片，晒干。主产于广东、广西、福建、海南、贵州等地。

【说明】①五指毛桃的别名有很多，在两广地区又常被称为南芪、五爪龙、五指牛奶、土黄芪、土五加皮、母猪奶等，名曰“五指”，实际上原植物粗叶榕的叶片并非绝对呈五指状，也有的从一指至九指不等；②本品以广东河源所产者最出名。

【药材验收】性状：本品略呈圆柱形，有分枝。常切成短段或块片，段长 2~4cm，直径 1~4cm，片厚 0.5~1cm。①表面灰黄色或黄棕色，有红棕色斑纹及细密纵皱纹，可见横向皮孔。②质坚硬，不易折断。③断面皮部薄而韧，易剥离，富纤维性；木部宽广，淡黄白色，有较密的同心性环纹。④气微香特异，味微甘。

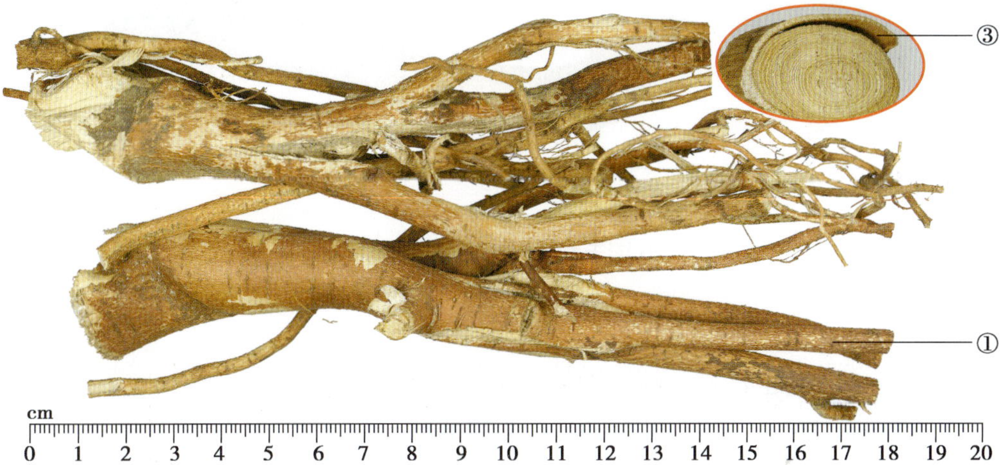

五指毛桃原药材

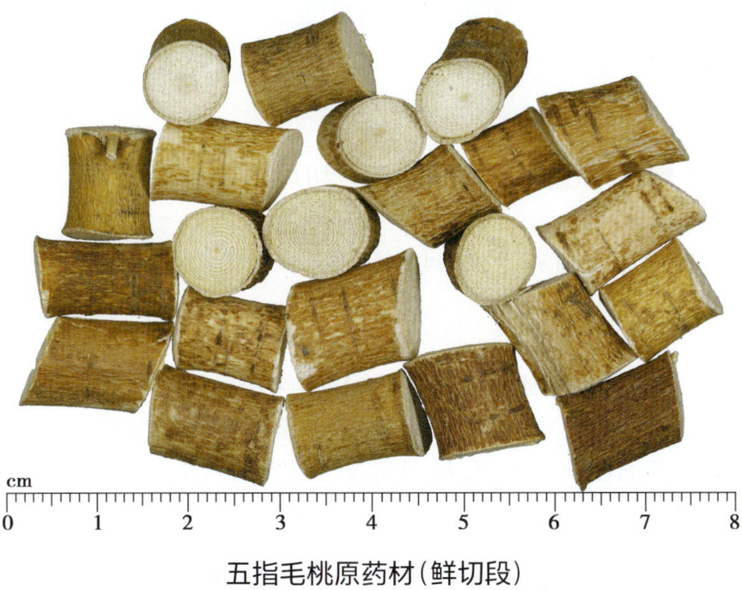

五指毛桃原药材（鲜切段）

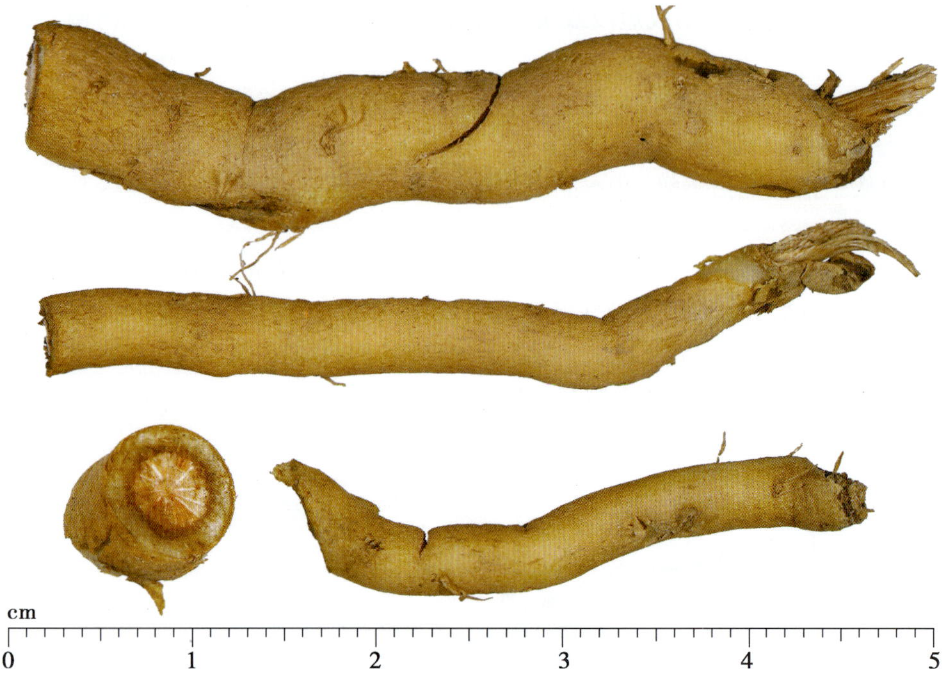

五指毛桃混淆品（鲜钩吻根）

【药材验收说明】(1) 五指毛桃的混淆品为马钱科植物钩吻 *Gelsemium elegans* (Gardn. et Champ.) Benth. 的根，常有误食中毒的报道。两者的主要区别为：钩吻根呈圆柱形，常弯曲扭转状，木部表面具明显的纵纹，可见放射状纹理及众多的细孔；而五指毛桃呈圆柱形，有分枝，表面有红棕色斑纹及细密纵皱纹，木部有较密的同心性环纹。

(2) 五指毛桃以表面黄棕色、断面黄白色、香气足者为佳。

(3) 以下情况应拒收：①色差；②发霉，表面有霉斑；③生虫；④熏硫，鼻闻或口尝有酸味。

【饮片生产】炮制：除去杂质，块大者再行切片。

【生产注意事项】①五指毛桃需切成 2~4mm 的厚片；②精选过程中需将断面色差片及其他杂质挑出。

【饮片验收】性状：本品略呈圆柱形，常切成短段或块片，段长 2~4cm，直径 1~4cm，片厚 0.5~1cm。①表面灰黄色或黄棕色，有红棕色斑纹及细密纵皱纹，可见横向皮孔。②质坚硬，不易折断。③断面皮部薄而韧，易剥离，富纤维性；木部宽广，淡黄白色，有较密的同心性环纹。④气微香特异，味微甘。

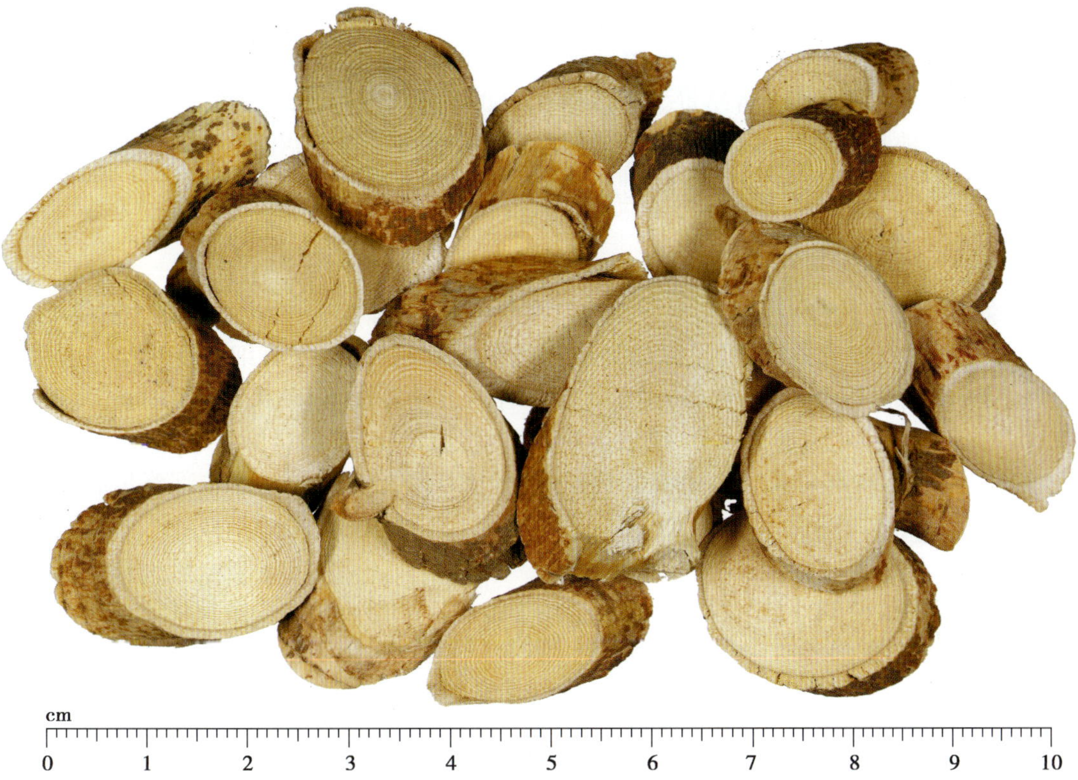

五指毛桃饮片

【饮片验收说明】①根表面红棕色、断面的同心性环纹和特殊的“椰香味”可作为五指毛桃鉴别要点；②贮存不当容易出现败油味，所以在验收时要闻其味，有败油味者应拒收。

101. 西洋参

摘录自《中华人民共和国药典》(2025 年版)

【来源】本品为五加科植物西洋参 *Panax quinquefolium* L. 的干燥根。均系栽培品，秋季采挖，洗净，晒干或低温干燥。主产于美国、加拿大和我国北京、吉林、辽宁、山东等地。

【说明】①西洋参原野生于北美洲加拿大南部和美国北部原始森林中，由于大量采挖，野生品日渐稀少，且价格昂贵。所以早在100年前就逐渐栽培种植。我国已在20世纪80年代引种栽培成功，目前我国进口的西洋参也基本都是栽培品。②将美国、加拿大种植品称为“进口西洋参”，以美国威斯康星州所产者最负盛名；将国内种植品称为“国产西洋参”。

【药材验收】性状：本品呈纺锤形、圆柱形或圆锥形，长3~12cm，直径0.8~2cm。①表面浅黄褐色或黄白色，可见横向环纹和线形皮孔状突起，并有细密浅纵皱纹和须根痕。主根中下部有一至数条侧根，多已折断。有的上端有根茎（芦头），环节明显，茎痕（芦碗）圆形或半圆形，具不定根（艼）或已折断。体重，质坚实，不易折断。②断面平坦，浅黄白色，略显粉性，皮部可见黄棕色点状树脂道，形成层环纹棕黄色。③木部略呈放射状纹理。④气微而特异，味微苦、甘。

【药材验收说明】（1）西洋参以野生品为最优。进口西洋参中短枝优于长枝。国产西洋参不及进口西洋参。西洋参商品亦以质结实、体重、气味浓厚、嚼之留口者为佳。

（2）验收时以下情况应拒收：①走油变质；②坚而不实或破肚开裂多者。

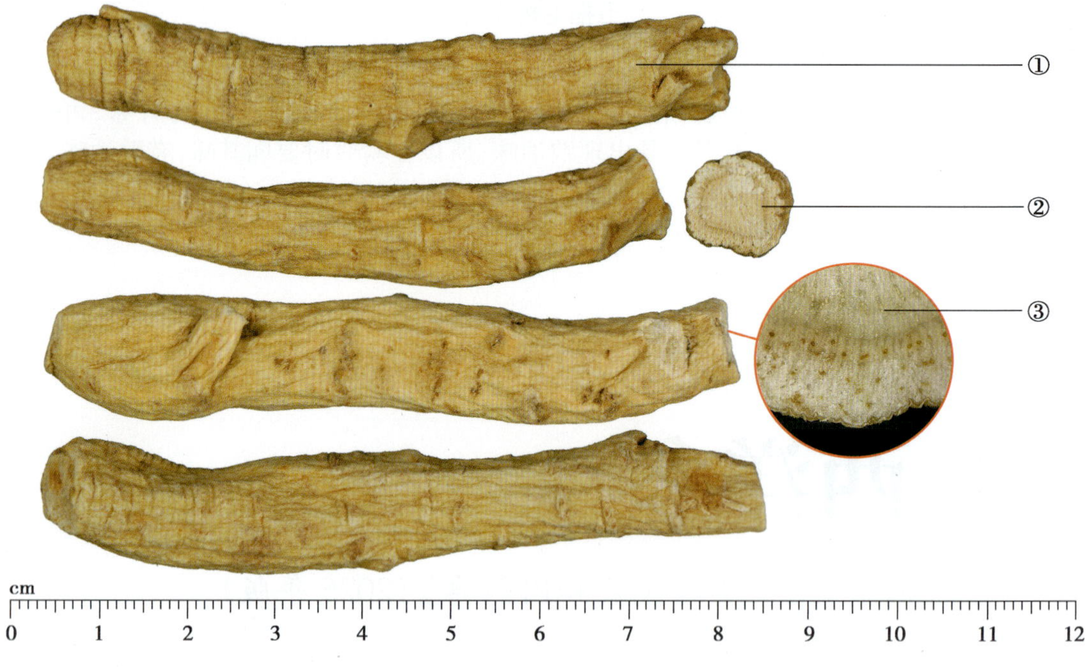

西洋参原药材

【饮片生产】**炮制:**用时捣碎;或去芦,润透,切薄片,干燥。

【生产注意事项】①西洋参软化前,应注意大小分档;②质地坚实,切制前宜采用泡法或喷水后设备闷润的方法进行软化,润至透心,方可切制;③需切成 1~2mm 的薄片;④切制后应及时干燥,避免发霉、走油变质;⑤净选过程需将异形片或走油片挑选出来。

【饮片验收】**性状:**本品呈长圆形或类圆形薄片。外表皮浅黄褐色。①切面淡黄白色至黄白色;②形成层环棕黄色;③皮部有黄棕色点状树脂道,近形成层环处较多而明显;④木部略呈放射状纹理;⑤气微而特异,味微苦、甘。

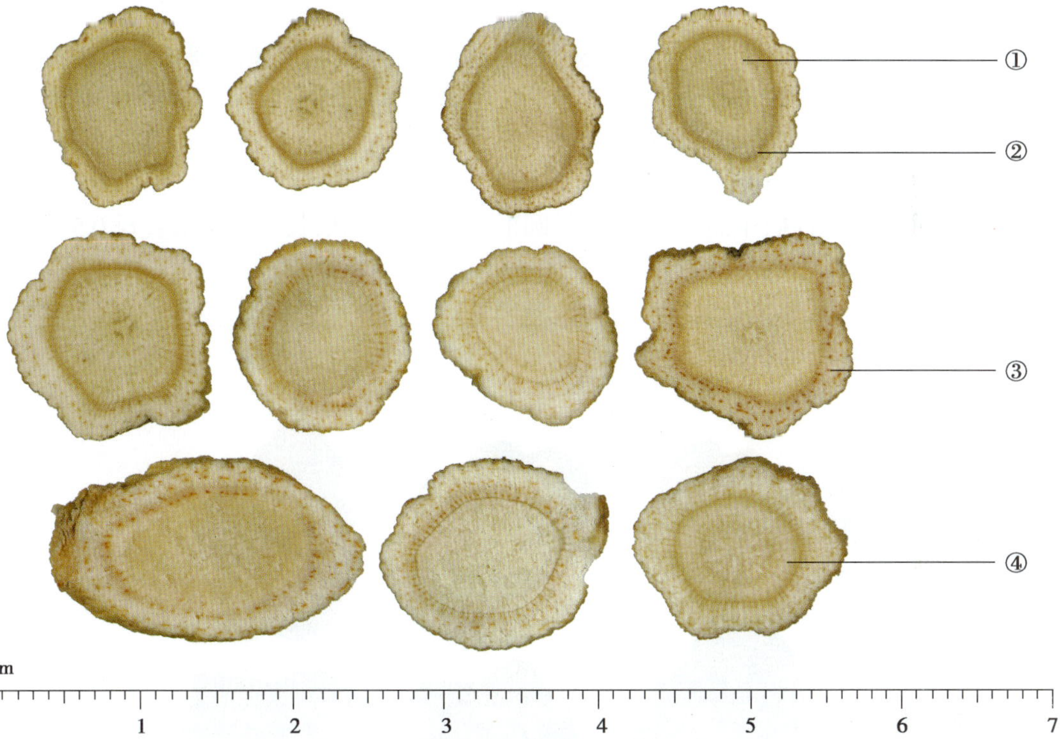

西洋参饮片

【饮片验收说明】(1) 西洋参饮片以切面黄白色、片形均匀、气味浓者为佳。

(2) 栽培西洋参和栽培生晒人参均属五加科人参属植物,两者外形相似,但药效和价格差异较大,药材市场以生晒人参冒充西洋参的情况时有发生。两者主要鉴别要点为:①人参质地较硬,粉性强,而西洋参质坚实,略显粉性;②人参断面皮部外侧裂隙较多,木部中心有明显或隐约的菊花心样裂隙,而西洋参断面无明显的裂隙;③人参味淡,后稍苦,有一股土腥味;而西洋参气香味浓、微苦。

102. 夏天无

摘录自《中华人民共和国药典》(2025 年版)

【来源】本品为罂粟科植物伏生紫堇 *Corydalis decumbens* (Thunb.) Pers. 的干燥块茎。春季或初夏出苗后采挖,除去茎、叶及须根,洗净,干燥。主要分布于江西、江苏、浙江、安徽、福建等地。

【说明】①夏天无在《本草纲目拾遗》中也称一粒金丹、洞里神仙、野延胡、飞来牡丹,在江西《草药手册》中称伏地延胡索;②本品生于海拔 80~300m 丘陵、低坡阴湿的林下沟边及旷野田边,以江西所产最为出名。

【药材验收】性状:本品呈类球形、长圆形或不规则块状,长 0.5~3cm,直径 0.5~2.5cm。①表面灰黄色、暗绿色或黑褐色,有瘤状突起和不明显的细皱纹;②顶端钝圆,可见茎痕,四周有淡黄色点状叶痕及须根痕;③质硬,断面黄白色或黄色,颗粒状或角质样,有的略带粉性;④气微,味苦。

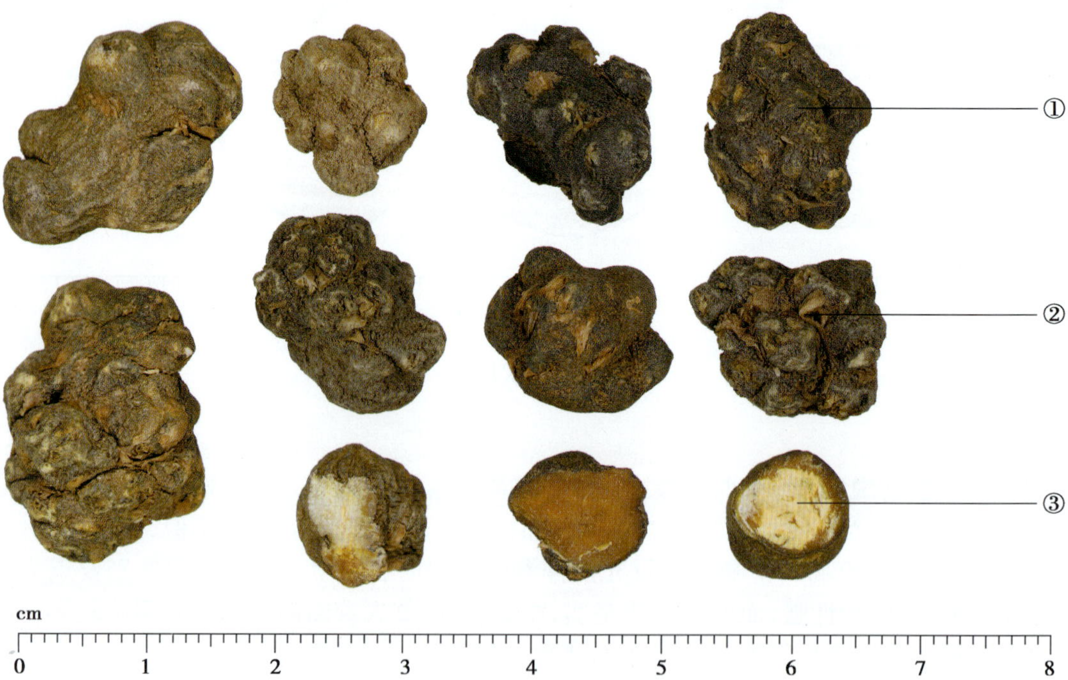

夏天无原药材

【药材验收说明】(1) 夏天无的混淆品有同属植物珠芽紫堇 *Corydalis balsamiflora* Prain J. 的根茎。两者鉴别要点为:珠芽紫堇根茎质软,有鳞叶,而夏天无质硬,顶端有淡黄色点状叶痕及须根痕。

(2) 夏天无以个大、质硬、断面黄白色、味苦者为佳。

(3) 验收时有以下情况应拒收:①石头、表面泥沙多;②有色差,断面棕褐色;③有霉斑;④生虫。

【饮片生产】**炮制:**除去杂质。

【生产注意事项】夏天无不需要切制,精选过程中将杂质挑出即可。

【饮片验收】**性状:**同药材。

【饮片验收说明】①夏天无的形状以类球形和不规则块状居多,表面有瘤状突起、茎痕四周有淡黄色点状叶痕及须根痕可作为鉴别要点。②在验收时通常要求直径≥1cm,长度≥1cm。③本品质硬,整个入药难以煎透,应提醒患者煎煮前打碎入药。建议标准收录时考虑饮片切成厚片。

103. 仙茅(附制仙茅)

摘录自《中华人民共和国药典》(2025 年版)与《广东省中药炮制规范》(1984 年版)

【来源】本品为石蒜科植物仙茅 *Curculigo orchioides* Gaertn. 的干燥根茎。秋、冬二季采挖,除去根头和须根,洗净,干燥。主产于浙江、江西、福建、广东、广西、湖南、四川、云南、贵州等地。

【说明】①仙茅产地加工多为晒至八成干后,用火烘干,部分地方加工采用蒸熟后晒干,以减少虫蛀发生。② 1984 年版《广东省中药炮制规范》收载“制仙茅”,为米泔水浸后,水漂洗,再酒蒸。未炮制过的仙茅有小毒,而米泔水洗可降低其毒性,酒蒸后能增强其补肾阳与壮筋骨的作用。

【药材验收】性状：本品呈圆柱形，略弯曲，长 3~10cm，直径 0.4~1.2cm。①表面棕色至褐色，粗糙，有细孔状的须根痕和横皱纹；②质硬而脆，易折断，断面不平坦，灰白色至棕褐色，近中心处色较深；③气微香，味微苦、辛。

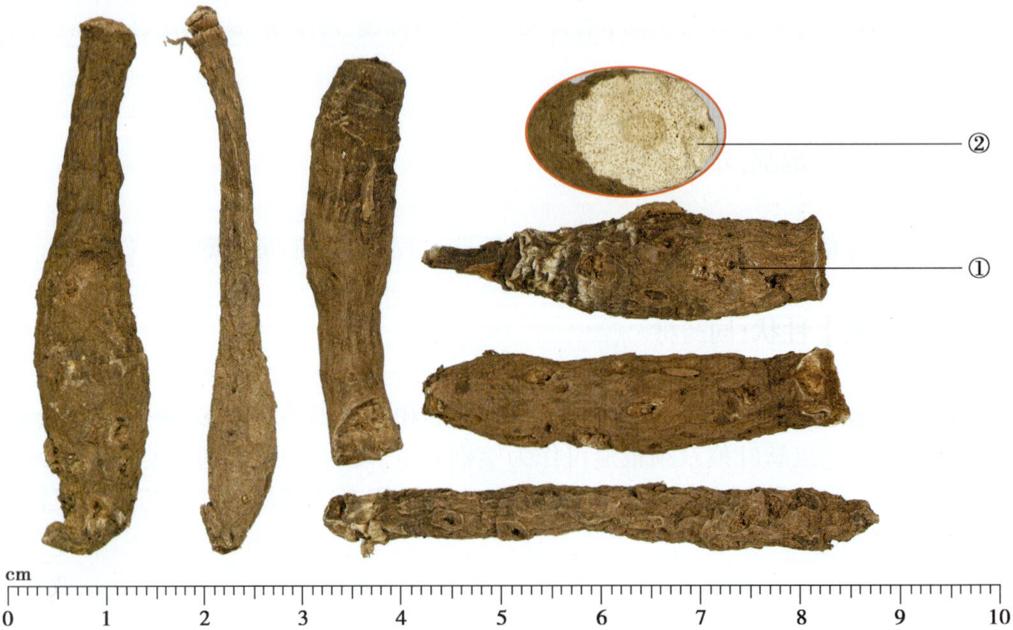

仙茅原药材（产地四川）

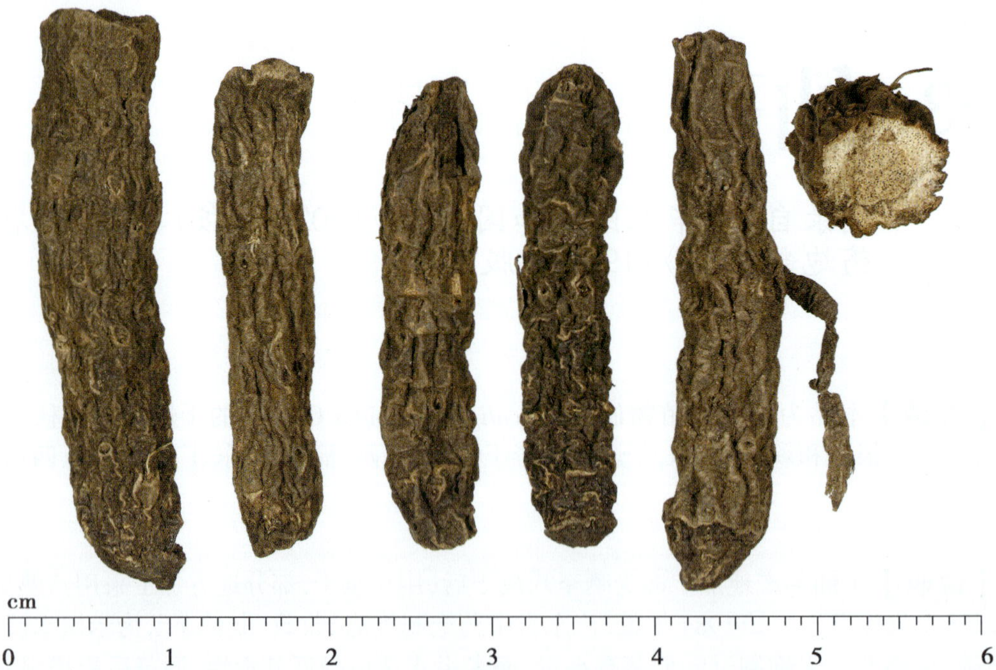

仙茅原药材（产地云南）

【药材验收说明】(1) 仙茅混淆品有铁棒锤(亦称雪上一枝蒿),来源为毛茛科植物铁棒锤 *Aconitum pendulum* Busch 的干燥根。两者鉴别要点为:铁棒锤质地坚硬,不易折断,口尝味涩略苦,且有持久的麻舌感,而仙茅质硬而脆,易折断,味微苦、辛。

(2) 仙茅以身干、条粗匀、质坚、表面色黑者为佳。

(3) 以下情况应拒收:①大小直径不符;②未除去根头和须根;③生虫,或表面有蛀孔。

【饮片生产】**炮制:仙茅** 除去杂质,洗净,切段,干燥。

制仙茅 取净仙茅,用米泔水浸过药面,每天更换米泔水 2 次,更换时用清水漂洗 1 次,至赤色去尽,取出,晾干,用酒拌匀,蒸 2~3 小时,取出,晒干。每仙茅 100kg,用酒 25kg。[摘录自《广东省中药炮制规范》(1984 年版)]

【生产注意事项】(1) 仙茅需切成 10~15mm 的段。

(2) 制仙茅:①通常需要用米泔水浸泡 2~3 天,每天更换米泔水 2 次,至赤色去尽;②自然晾晒时需注意铺药厚度不宜超过 5cm,晾晒至合格干度,便于药物贮存。

(3) 仙茅和制仙茅精选过程中需将色差片、异形片及杂质挑出。

【饮片验收】**性状:仙茅** 本品呈类圆形或不规则形的厚片或段。①外表皮棕色至褐色,粗糙,有的可见纵横皱纹和细孔状的须根痕;②切面灰白色至棕褐色,有多数棕色小点,中间有深色环纹;③气微香,味微苦、辛。

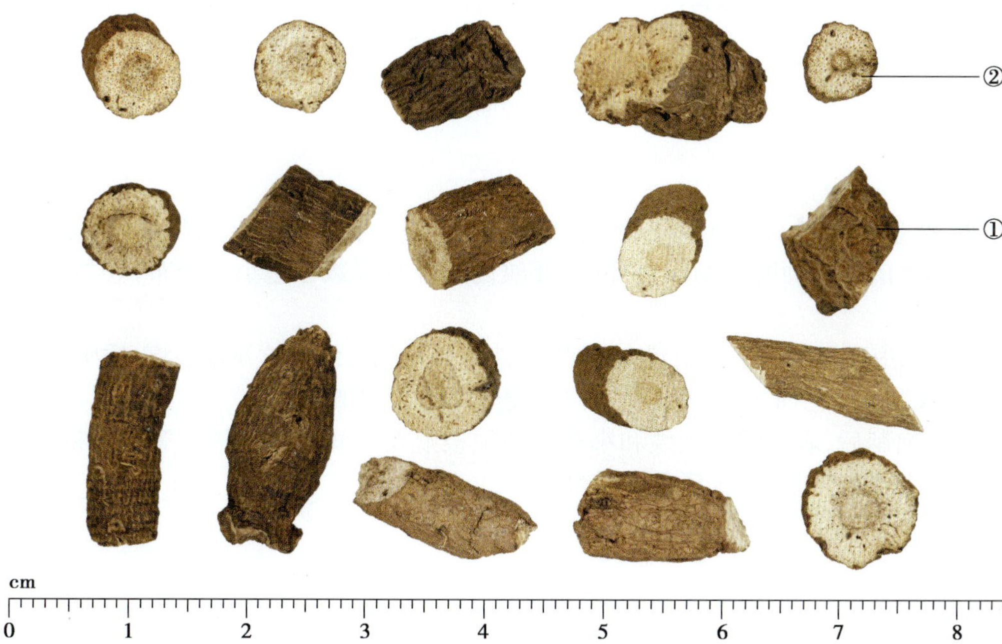

仙茅饮片

制仙茅 本品呈类圆形或不规则形的厚片或段。①酒蒸后外表皮呈黑棕色；②切面棕褐色；③气辛香，味微苦。

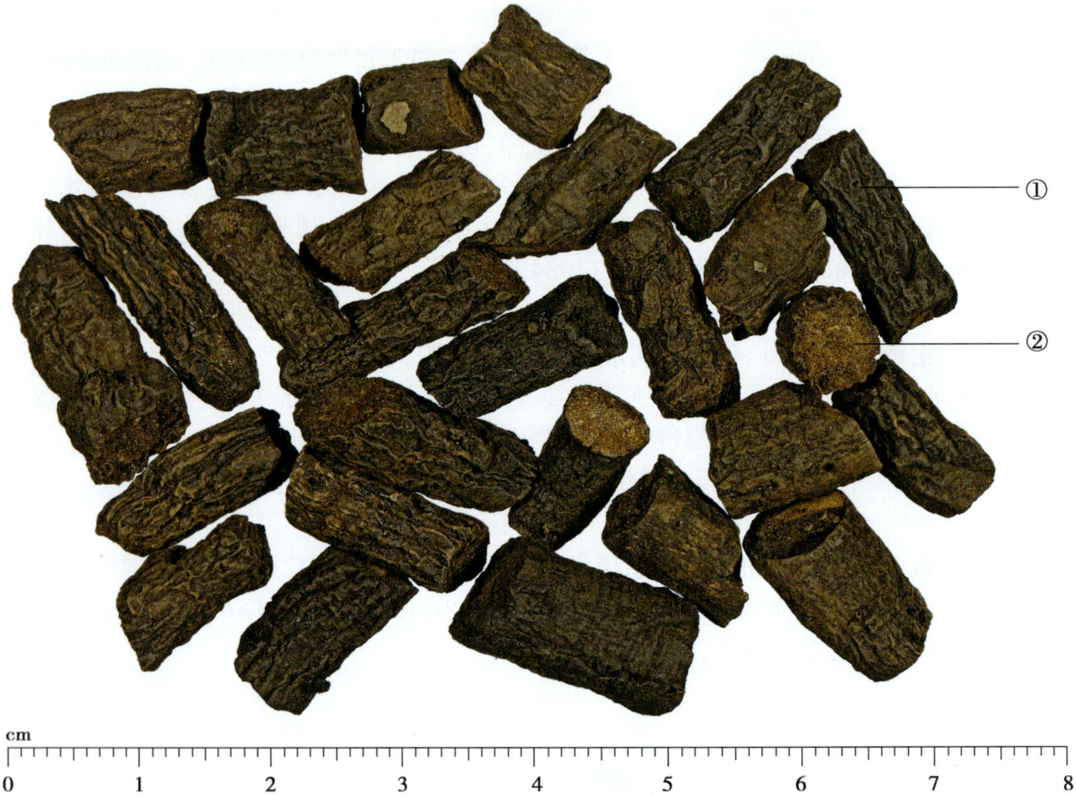

仙茅饮片（制仙茅）

【饮片验收说明】（1）仙茅有3个鉴别要点：①表面有许多小孔状须根痕；②看切面的圈点，仙茅的横切面有一圈深色环纹，环纹内外皆有多数棕色小点分布；③尝味，仙茅味微苦、辛。

（2）曾有供应商以芍药的细根冒充仙茅，应注意该伪品有纵皱纹及细根痕，质坚实，断面类白色或微带棕红色，形成层环明显，射线放射状，气微，味微苦、酸。

（3）仙茅炮制后，表面的横皱纹和小孔状的须根痕及中间有深色环纹等鉴别特征模糊，但仔细看，横皱纹、环纹特征还是能看得到的。

104. 香附（附醋香附）

摘录自《中华人民共和国药典》（2025年版）

【来源】本品为莎草科植物莎草 *Cyperus rotundus* L. 的干燥根茎。秋季采挖，燎去毛须，置沸水中略煮或蒸透后晒干，或燎后直接晒干。主产于山东、浙江、安徽、河南、福建、广东等地。

【说明】①香附主要来源于野生资源，以山东泰安、日照、临沂、菏泽等地所产的品质为优，有"东香附"之称，而浙江金华所产因其个大质结、色红润而被称为"金香附"；②加工后仍保留毛须者称"毛香附"，去毛须者称"光香附"，一般认为光香附优于毛香附，现今商品也多为光香附；③曾在广东沿海地区有一种名为"大香附"的药物代替香附使用，其为粗根茎莎草的根茎；④药典收载醋制法，《广东省中药炮制规范》（1984年版）收载四制法，应注意区分。

【药材验收】**性状：**本品多呈纺锤形，有的略弯曲，长2~3.5cm，直径0.5~1cm。①表面棕褐色或黑褐色，有纵皱纹，并有6~10个略隆起的环节，节上有未除净的棕色毛须和须根断痕；去净毛须者较光滑，环节不明显。②质硬，经蒸煮者断面黄棕色或红棕色，角质样。③生晒者断面色白而显粉性，内皮层环纹明显，中柱色较深，点状维管束散在。④气香，味微苦。

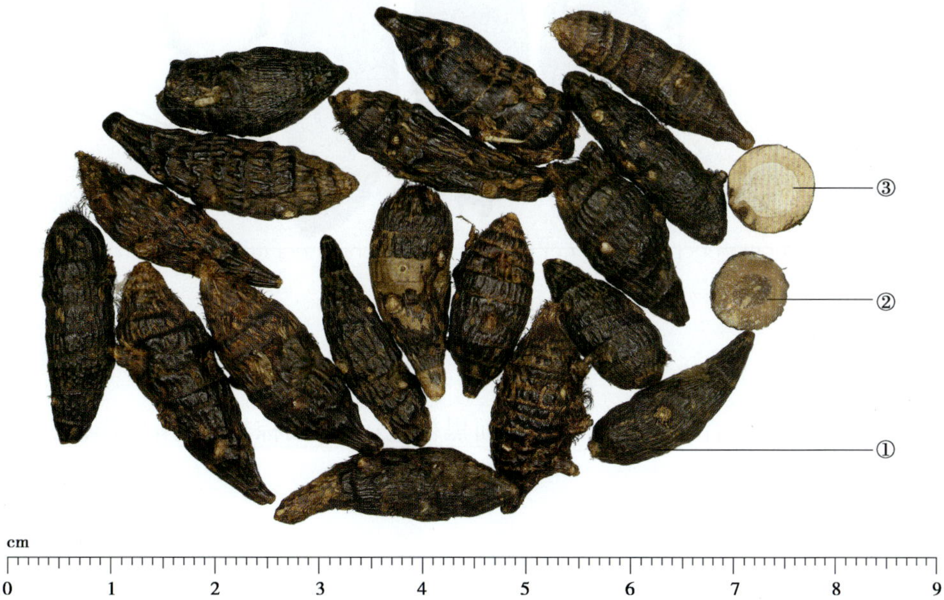

香附原药材

【药材验收说明】(1) 香附常见混淆品有同科植物粗根茎莎草 *Cyperus stoloniferus* Retz. 的根茎，称为大香附。两者鉴别要点为：粗根茎莎草根茎较香附大，长 2~5cm，表面有 10 个以上隆起的环节，而香附表面有 6~10 个略隆起的环节。

(2) 香附以粒大、饱满、质坚实、香气浓者为佳。

(3) 验收时出现以下情况应拒收：①大小直径不符；②未燎去毛须；③生虫，或表面有蛀孔。

【饮片生产】**炮制：香附** 除去毛须及杂质，切厚片或碾碎。

醋香附 取香附片(粒)，照醋炙法(通则 0213)炒干。

【生产注意事项】①香附需切成 2~4mm 的厚片或破碎成碎块；②醋香附炒制前，先加醋搅拌均匀，闷润 2~4 小时至醋被吸尽；③炒制温度宜控制在 300~340℃，炒 14~18 分钟至表面黑褐色，微有醋香气，取出；④香附和醋香附精选过程中需将色差片、异形片及杂质等挑出。

【饮片验收】**性状：香附** 本品为不规则厚片或颗粒状。①外表皮棕褐色或黑褐色，有时可见环节；②切面色白或黄棕色，质硬，内皮层环纹明显；③气香，味微苦。

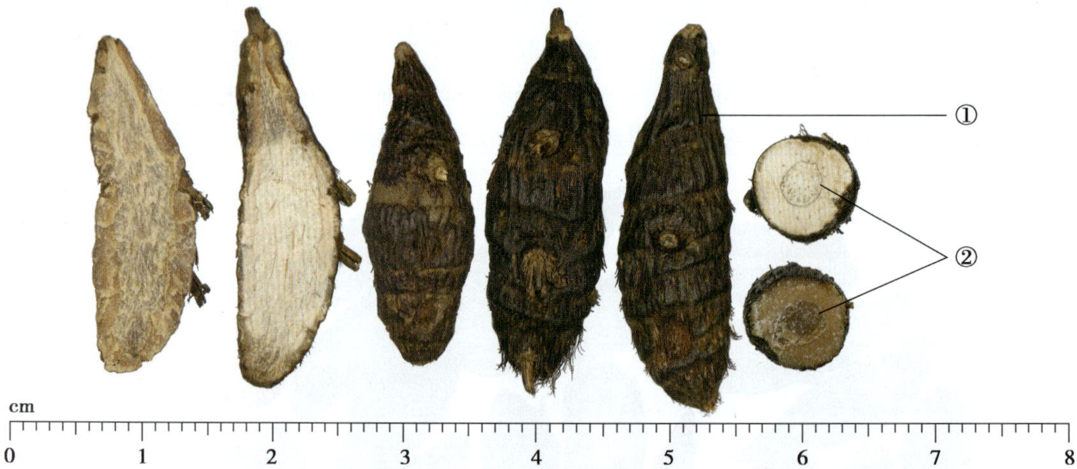

香附饮片

醋香附 本品形如香附片(粒)。①表面黑褐色；②断面棕褐色，角质样；③微有醋香气，味微苦。

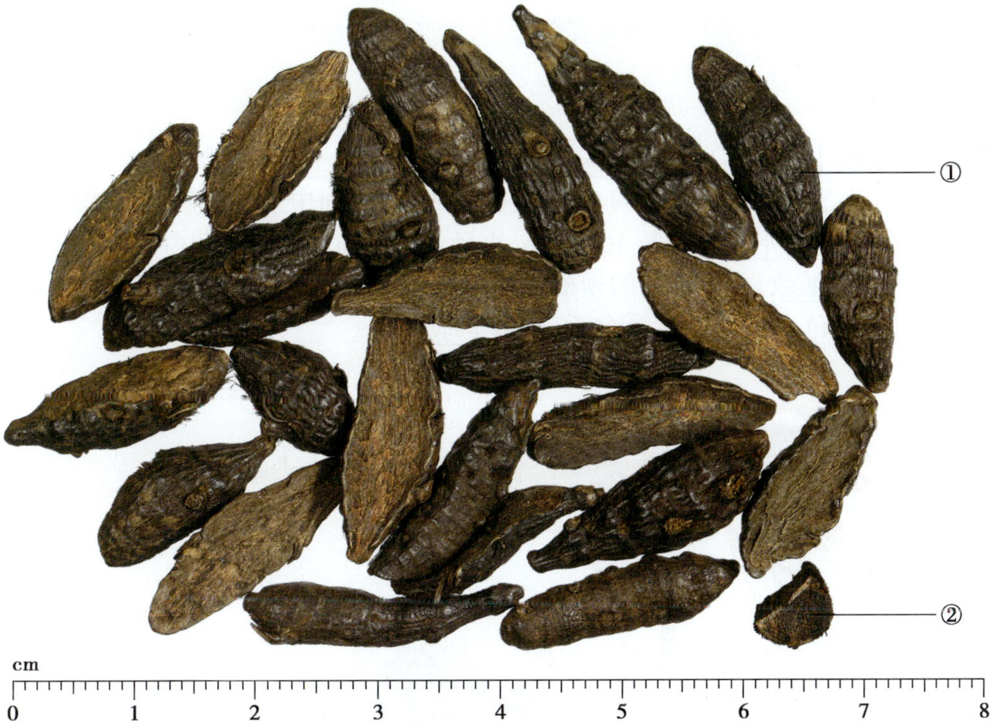

香附饮片（醋香附）

【饮片验收说明】①香附以片大、质坚实、红棕色、香气浓者为佳；②香附横切面中间有一圈白色环（内皮层），环中散在大量小点（维管束），此为单子叶植物根茎的共同特点，表面有6~10个略隆起的环节，可作为其鉴别要点；③在验收醋香附时通常要求饮片直径在0.7~1cm，并微有醋香气、味微苦。

105. 徐长卿

摘录自《中华人民共和国药典》（2025年版）

【来源】本品为萝藦科植物徐长卿 *Cynanchum paniculatum*（Bge.）Kitag. 的干燥根和根茎。秋季采挖，除去杂质，阴干。主产于江苏、浙江、安徽、山东、湖北等地。

【说明】 徐长卿异名较多，如鬼督邮（《神农本草经》）、别仙踪（《本草图经》）、料刁竹（《生草药性备要》）、土细辛（《植物名实图考》）、铃柴胡（《植物学大辞典》）、蛇草（《福建民间草药》）等。

【药材验收】性状：①本品根茎呈不规则柱状，有盘节，长 0.5~3.5cm，直径 2~4mm。有的顶端带有残茎，细圆柱形，长约 2cm，直径 1~2mm，断面中空；根茎节处周围着生多数根。②根呈细长圆柱形，弯曲，长 10~16cm，直径 1~1.5mm。表面淡黄白色至淡棕黄色或棕色，具微细的纵皱纹，并有纤细的须根。③质脆，易折断，断面粉性，皮部类白色或黄白色，形成层环淡棕色，木部细小。④气香，味微辛凉。

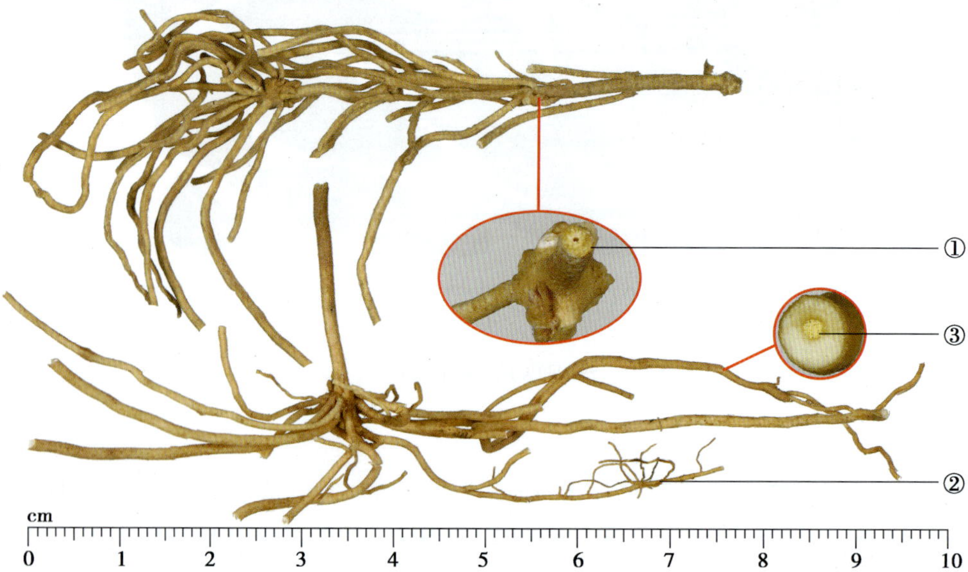

徐长卿原药材（根和根茎）

【药材验收说明】（1）本品以香气浓者为佳。
（2）出现以下情况应拒收：①非药用部位多，掺有地上茎；②表面泥沙多。

【饮片生产】炮制：除去杂质，迅速洗净，切段，阴干。

【生产注意事项】①需切成段；②徐长卿不宜高温干燥，应阴干或低温干燥，干燥温度不宜超过 60℃；③精选过程中需筛去碎屑，并将异形片及杂质等挑出。

【饮片验收】性状：本品呈不规则的段。①根茎有节，四周着生多数根；②根圆柱形，表面淡黄白色至淡棕黄色或棕色，有细纵皱纹；③切面粉性，皮部类白色或黄白色，形成层环淡棕色，木部细小；④气香，味微辛凉。

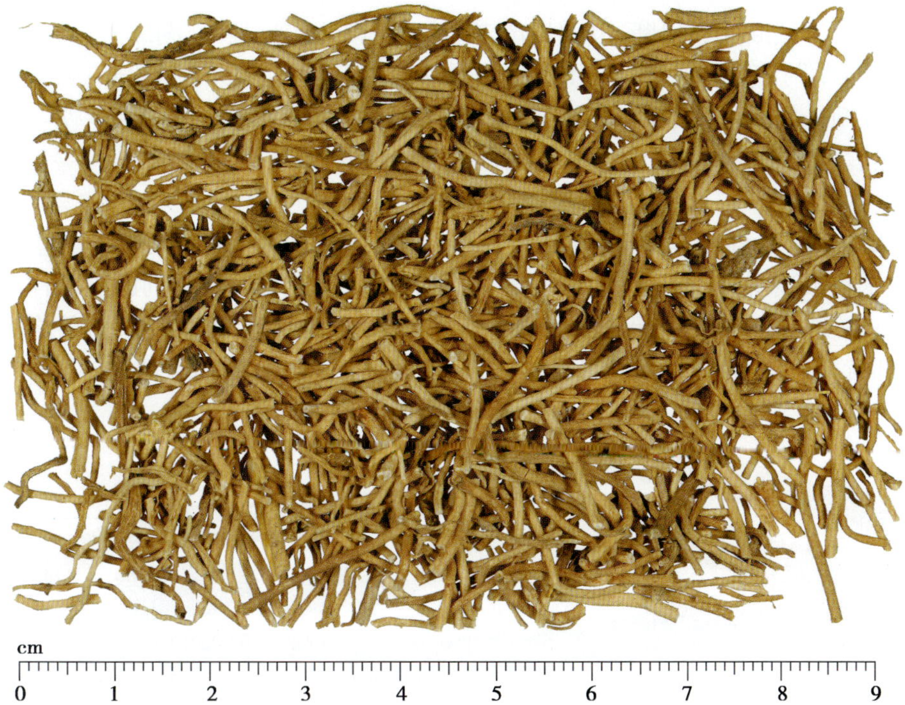

徐长卿饮片

【饮片验收说明】①徐长卿根木部细小，用放大镜观察，其“菊花心”明显，木心约占直径 1/4；②药典规定其含丹皮酚（$C_9H_{10}O_3$）不得少于 1.3%，因此闻之有牡丹皮样气味，口尝略有辛凉感；③细辛的根及根茎形状大小与其较相似，但细辛气辛香，味辛辣、麻舌，二者气味较易区别。

106. 续断

摘录自《中华人民共和国药典》（2025 年版）

【来源】本品为川续断科植物川续断 *Dipsacus asper* Wall. ex Henry 的干燥根。秋季采挖，除去根头和须根，用微火烘至半干，堆置“发汗”至内部变绿色时，再烘干。主产于四川、湖北、重庆、湖南、贵州等地。

【说明】①续断又称川断，以四川产者质量好，湖北产量最大，湖北五峰、鹤峰所产者俗称“五鹤续断”。②历版《中华人民共和国药典》均有收载，且来源只有川续断科川续断一种。③续断采挖后需“发汗”处理，先用火烘烤或阴干至半干，再集中堆放使之发汗至内部变绿，然后再烘干。④加工时不宜日晒，否则会变硬、色白，质量变次。

【药材验收】性状：本品呈圆柱形，略扁，有的微弯曲，长5~15cm，直径0.5~2cm。①表面灰褐色或黄褐色，有稍扭曲或明显扭曲的纵皱及沟纹，可见横列的皮孔样斑痕和少数须根痕；②质软，久置后变硬；③易折断，断面不平坦，皮部墨绿色或棕色，外缘褐色或淡褐色，木部黄褐色；④导管束呈放射状排列；⑤气微香，味苦、微甜而后涩。

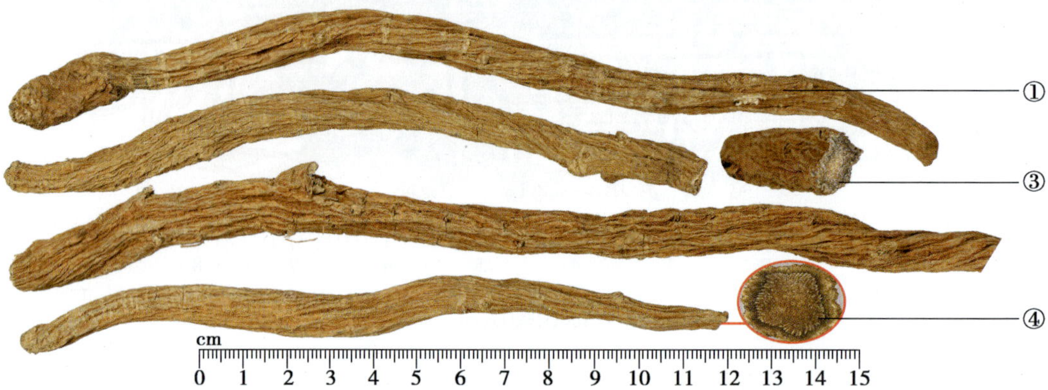

续断原药材

【药材验收说明】①续断（来源川续断）的混淆品有唇形科植物糙苏的根。两者的鉴别要点为：川续断质软，久置后变硬，易折断，而糙苏根单条，质地较坚硬。②续断以条粗长、去净头尾、表面色灰褐、断面绿褐、质柔糯者为佳。③验收时注意发汗程度，易折断为宜，皮部墨绿色或棕色，外缘褐色或淡褐色，木部黄褐色。

【饮片生产】炮制：洗净，润透，切厚片，干燥。

【生产注意事项】①药典对续断直径要求为0.5~2cm，润药前需大小分档，常将直径0.5~1.5cm定为小档，≥1.5为定大档；②药材表面沟纹明显，易藏有泥土等杂质，通常会过机清洗后装筐喷水润，约润12~14小时至透心方可切制；③需切成2~4mm的厚片；④切制后应及时干燥，自然晾晒时铺药厚度不宜超过5cm，晾晒至合格干度，便于药物贮存；⑤净选过程需将异形片、杂质挑选出来。

【饮片验收】性状：本品呈类圆形或椭圆形的厚片。①外表皮灰褐色至黄褐色，有纵皱。②切面皮部墨绿色或棕褐色。③木部灰黄色或黄褐色，可见放射状排列的导管束纹。④形成层部位多有深色环。气微。⑤味苦、微甜而涩。

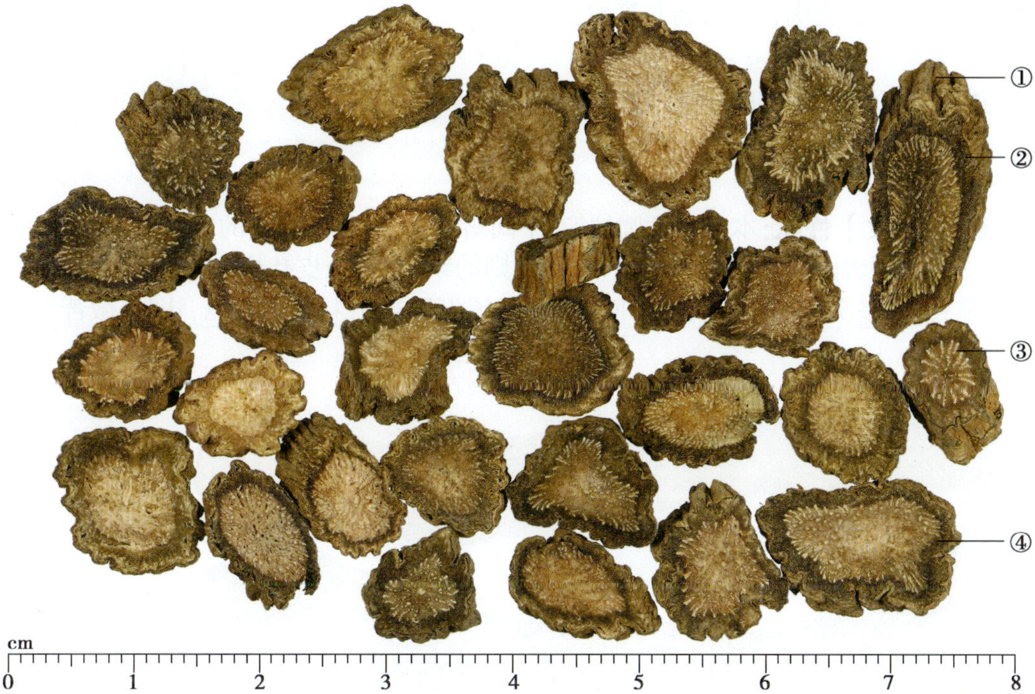

续断饮片

【饮片验收说明】①续断以条粗、断面墨绿色者为佳。主要鉴别特征为:断面皮部墨绿色或棕褐色;木部靠近形成层处有一圈白色放射状纹理,向里渐稀疏;形成层部位有深色环;味先苦,后苦中带微甜和涩味。②中心木质化的,裂隙多的,或中间空心的,杂质多的,均应拒收。

107. 玄参

摘录自《中华人民共和国药典》(2025 年版)

【来源】本品为玄参科植物玄参 *Scrophularia ningpoensis* Hemsl. 的干燥根。冬季茎叶枯萎时采挖，除去根茎、幼芽、须根及泥沙，晒或烘至半干，堆放3~6天，反复数次至干燥。主产于浙江、四川、重庆、湖南、湖北等地。

【说明】以浙江和四川产量最大，习惯认为浙江所产质量最优，是著名的道地药材“浙八味”之一。

【药材验收】**性状：**本品呈类圆柱形，中间略粗或上粗下细，有的微弯曲，长6~20cm，直径1~3cm。①表面灰黄色或灰褐色，有不规则的纵沟、横长皮孔样突起和稀疏的横裂纹和须根痕；②质坚实，不易折断；③断面黑色，微有光泽；④气特异似焦糖，味甘、微苦。

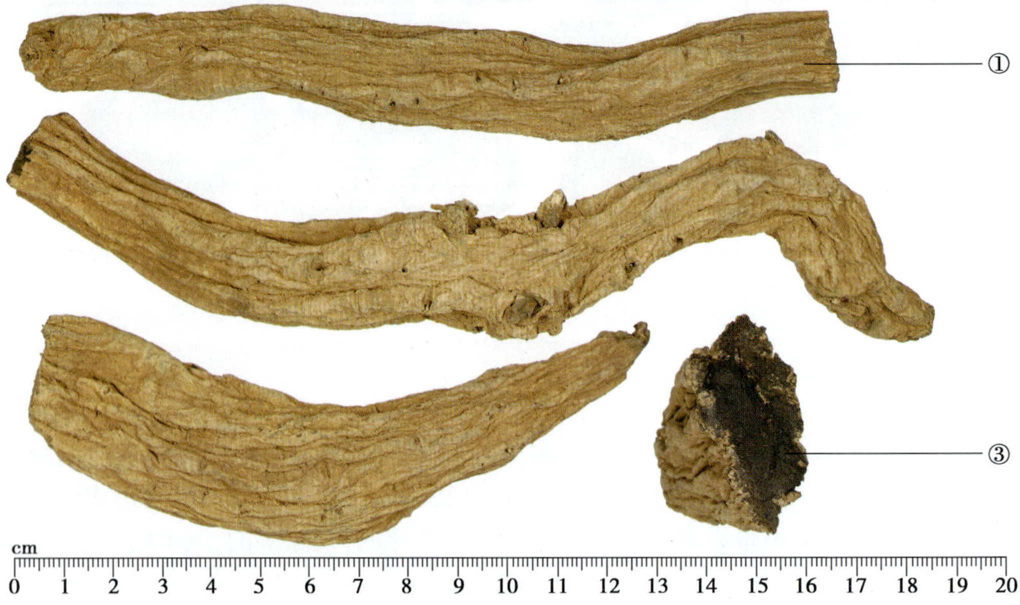

玄参原药材

【药材验收说明】(1) 同属植物北玄参 *Scrophularia buergeriana* Miq. 的根在华北及东北地区作玄参用。两者鉴别点为：①玄参中间略粗或上粗下细，而北玄参较细。②玄参表面灰黄色或灰褐色，北玄参表面灰黑色。

(2) 玄参以根条粗壮、皮细薄、肉肥厚、体重不空泡、质坚性糯、断面碴口乌黑油润者为佳。

(3) 验收时注意多余的根茎、幼芽、须根要去除干净，以质地坚实、不易折断为宜，断口黑色，微有光泽，有似焦糖气味。

【饮片生产】**炮制：**除去残留根茎和杂质，洗净，润透，切薄片，干燥；或微泡，蒸透，稍晾，切薄片，干燥。

【生产注意事项】①玄参的药用部位是根，在切制前要除去残留的根茎、须根以及泥沙等杂质，清洁药材；②用蒸汽闷润 10~20 分钟至药物润透，软化易切片；③需切成 1~2mm 的薄片；④切制后药物要及时干燥，自然晾干时铺药厚度不宜超过 5cm，晾晒至合格干度，便于药物贮存；⑤精选需筛去药末，挑出异形片、杂质等。

【饮片验收】性状：本品呈类圆形或椭圆形的薄片。①外表皮灰黄色或灰褐色；②切面黑色，微有光泽，有的具裂隙；③气特异似焦糖，味甘、微苦。

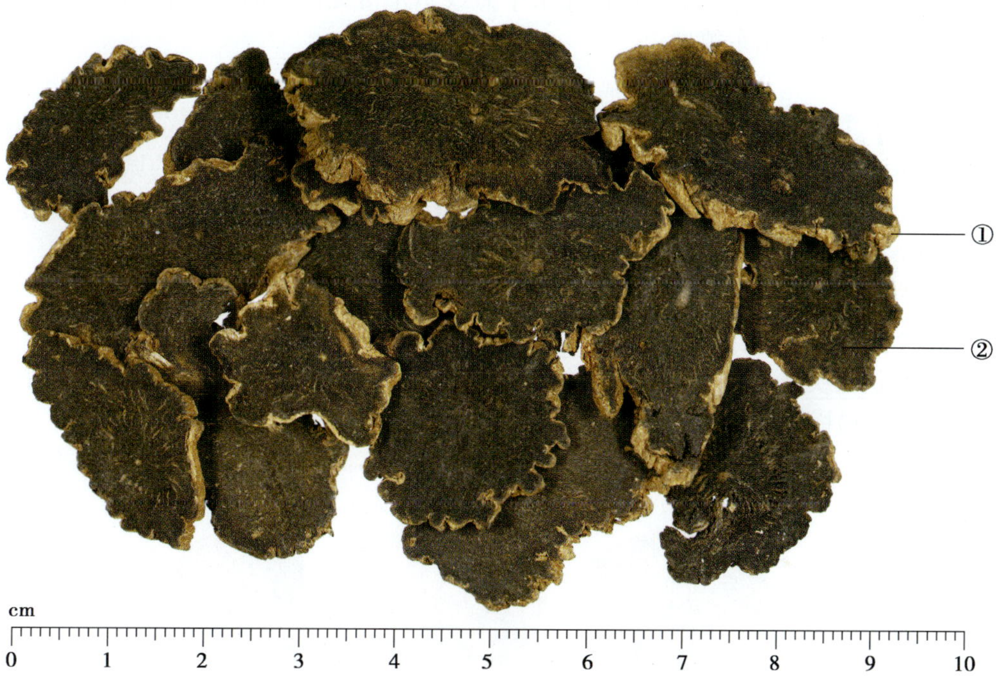

玄参饮片

【饮片验收说明】①玄参刚出土时断面为白色，经过反复“发汗”变黑色。不同批次的玄参黑色深浅会有差异，传统认为黑色深者质量较好。②玄参饮片与生地黄饮片常有人分不清，可从外皮区分，玄参外皮发黄，生地黄则没有发黄的外皮。

108. 延胡索（附醋延胡索）

摘录自《中华人民共和国药典》(2025 年版)

【来源】 本品为罂粟科植物延胡索 *Corydalis yanhusuo* W. T. Wang 的干燥块茎。夏初茎叶枯萎时采挖，除去须根，洗净，置沸水中煮或蒸至恰无白心时，取出，晒干。主产于浙江、江苏、河北、陕西、山东等地。

【说明】 ①本品为浙江所产道地药材之一，主要分布于金华市的东阳市、磐安县，丽水市，缙云县等地，以东阳、磐安两地产量最大。近年来，陕西汉中地区的城固、南郑、洋县产量也很大。②煮时不可过生或过熟，过生内部有粉质，表面无皱纹，易生虫或破裂；过熟则显松泡。

【药材验收】 **性状：**①本品呈不规则的扁球形，直径 0.5~1.5cm。表面黄色或黄褐色，有不规则网状皱纹。②顶端有略凹陷的茎痕，底部常有疙瘩状突起。③质硬而脆，断面黄色，角质样，有蜡样光泽。④气微，味苦。

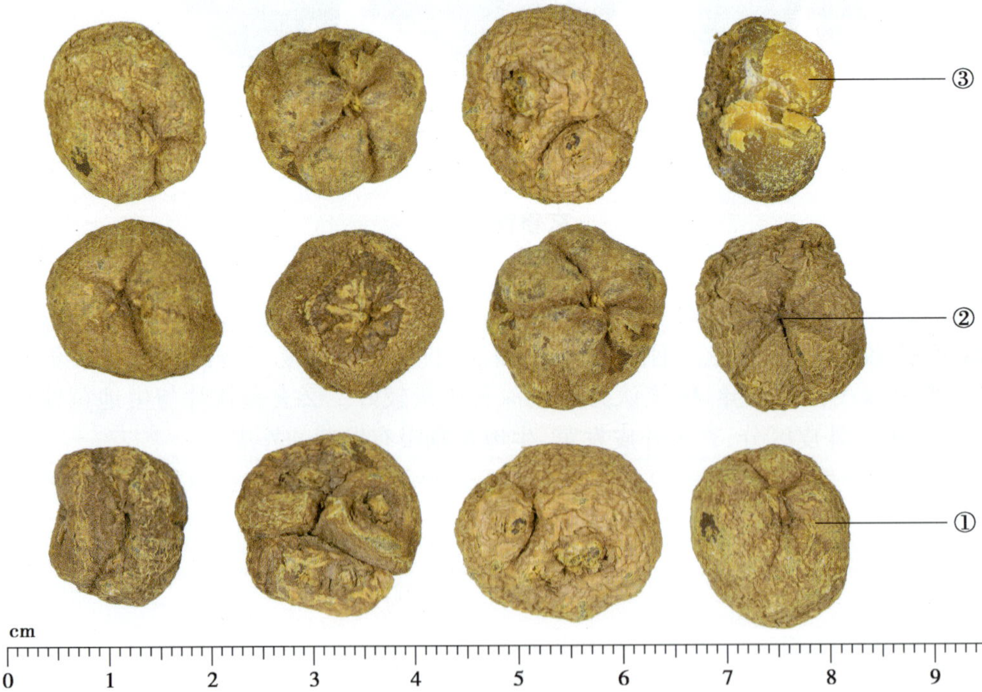

延胡索原药材

【药材验收说明】①东北延胡索 *Corydalis fumariifolia* Maxim. 的块茎在部分地区也作延胡索药用。两者鉴别点为：东北延胡索块茎呈球形，断面白色，而延胡索块茎呈不规则的扁球形，断面黄色。②本品与夏天无较相似，后者为罂粟科植物伏生紫堇 *Corydalis decumbens* (Thunb.) Pers. 的干燥块茎，其鉴别要点为：质硬，断面黄白色或黄色，颗粒状或角质样，有的略带粉性。气微，味苦。③延胡索以个大饱满，质坚硬而脆，断面黄色发亮、角质，有蜡样光泽者为佳。④验收时注意断面的色泽及质地，断面要有黄色蜡样光泽，以直径、色泽均匀为宜。

【饮片生产】**炮制：延胡索**　除去杂质，洗净，润透，切厚片，干燥；或用时捣碎。

醋延胡索　取净延胡索，照醋炙法（通则 0213）炒干，或照醋煮法（通则 0213）煮至醋吸尽，切厚片或用时捣碎。

【生产注意事项】①延胡索切制前，需先洗净，用水浸泡 10~12 小时，可用蒸汽闷润 1~2 小时至药物润透，软化易切制；②用醋煮法炮制醋延胡索时，需煮至醋吸尽、内无生心、略具醋香气时取出；③需切成 2~4mm 的厚片；④切制后应及时干燥，避免饮片发霉。

【饮片验收】**性状：延胡索**　本品呈不规则的圆形厚片或扁球形。①外表皮黄色或黄褐色，有不规则细皱纹。②切面或断面黄色。角质样，具蜡样光泽。③气微，味苦。

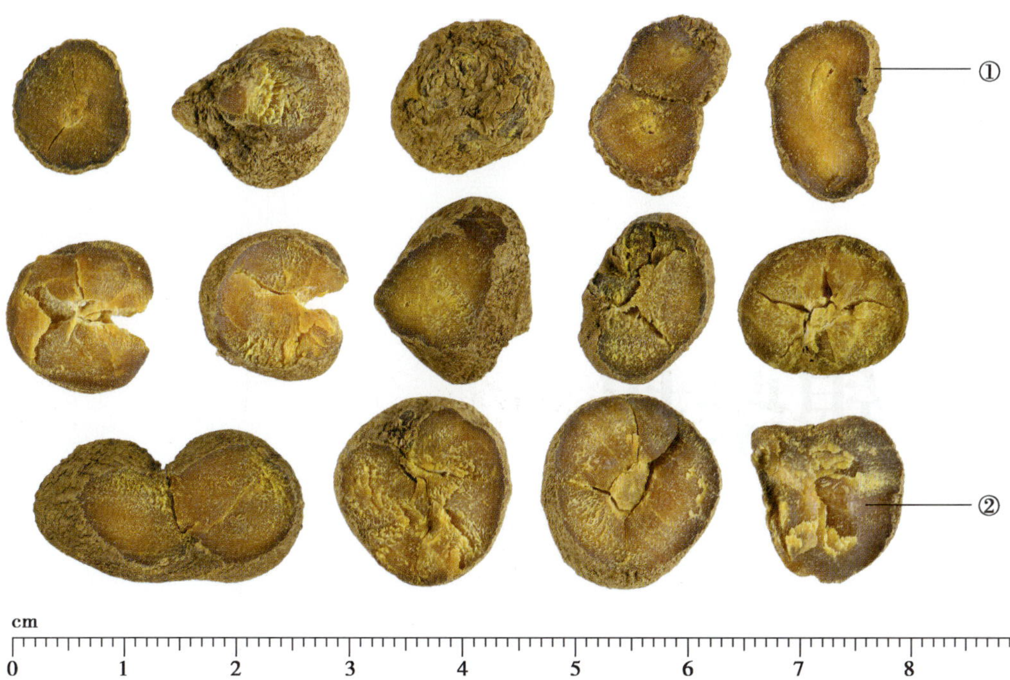

延胡索饮片

醋延胡索 本品形如延胡索或呈片状，①表面和切面黄褐色；②质较硬；③微具醋香气。

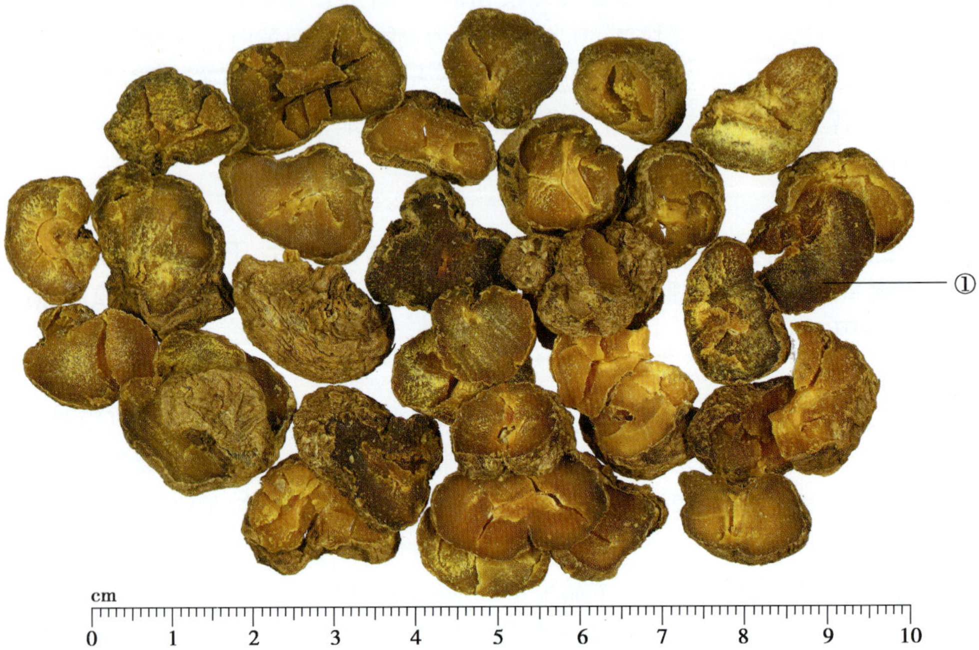

延胡索饮片（醋延胡索）

【饮片验收说明】 验收时曾发现醋延胡索未制透，其断面中心色较浅，气味不纯，不是淡淡的醋味，饮片碎屑过多。有以上情况应拒收。

109. 银柴胡

摘录自《中华人民共和国药典》（2025年版）

【来源】 本品为石竹科植物银柴胡 *Stellaria dichotoma* L. var. *lanceolata* Bge. 的干燥根。春、夏间植株萌发或秋后茎叶枯萎时采挖；栽培品于种植后第三年9月中旬或第四年4月中旬采挖，除去残茎、须根及泥沙，晒干。主产于宁夏、内蒙古、甘肃、陕西等地。

【说明】①银柴胡为多年生草本植物，野生或栽培，现以栽培为主；②以宁夏产量最大，质量也优，为驰名的道地药材。

【药材验收】性状：本品呈类圆柱形，偶有分枝，长 15~40cm，直径 0.5~2.5cm。①表面浅棕黄色至浅棕色，有扭曲的纵皱纹和支根痕；②多具孔穴状或盘状凹陷，习称"砂眼"，从砂眼处折断可见棕色裂隙中有细砂散出；③根头部略膨大，有密集的呈疣状突起的芽苞、茎或根茎的残基，习称"珍珠盘"；④质硬而脆，易折断，断面不平坦，较疏松，有裂隙，皮部甚薄，木部有黄、白色相间的放射状纹理；⑤气微，味甘。

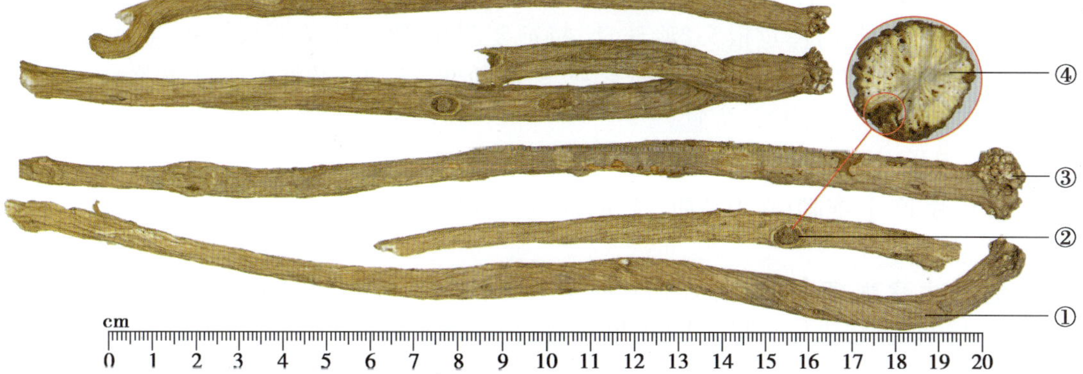

银柴胡原药材（野生品）

栽培品有分枝，下部多扭曲，直径 0.6~1.2cm。①表面浅棕黄色或浅黄棕色，纵皱纹细腻明显，细支根痕多呈点状凹陷。几无砂眼。②根头部有多数疣状突起。③折断面质地较紧密，几无裂隙，略显粉性，木部放射状纹理不甚明显。④味微甜。

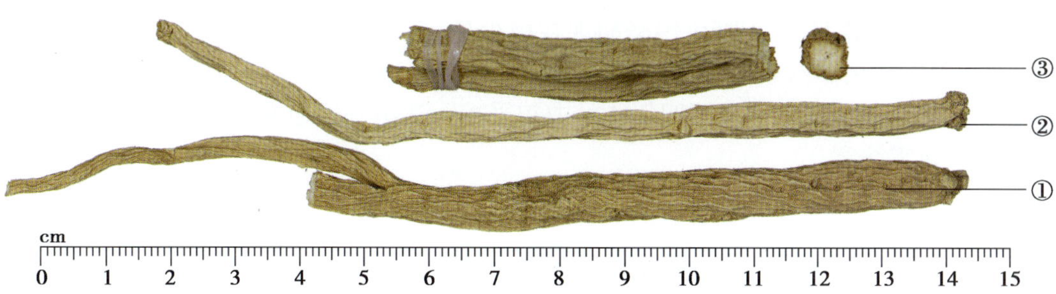

银柴胡原药材（栽培品）

【药材验收说明】(1) 同科植物充银柴胡入药的主要有下列两种：①老牛筋 *Eremogone juncea* (M. Bieb.) Fenzl 的根，别名"山银柴胡"。两者鉴别点为山银柴胡根呈圆锥形，表面灰褐色，而银柴胡呈类圆柱形，表面浅棕黄色至浅棕色。②山蚂蚱草 *Silene jeniseensis* Willd. 的根。两者鉴别点为山蚂蚱草根表面深黄色或黄棕色，质坚实，而银柴胡表面浅棕黄色至浅棕色，质硬而脆。

(2) 相似的栽培党参(白条党)与栽培银柴胡的鉴别要点为：①栽培党参根头下都有明显横环纹，枝根断落处常有黑色胶状物，断面有裂隙或有明显放射状纹理，木部淡黄色，有香气，味较甜；②栽培银柴胡根头下部无横环纹，断面质地较密，几无裂隙，略显粉性，木部放射纹理不甚明显，气微、味微甜。

(3) 银柴胡以根条粗长均匀、表面淡黄棕色、皮紧纹细、断面色粉白质柔、根顶珍珠盘明显者为佳。以野生品为优，野生品中又以生长于沙质土者为佳。

(4) 验收银柴胡时注意根头"珍珠盘"特征要明显，野生银柴胡易折断，断面较疏松，有"砂眼"特征。银柴胡栽培品断面较紧密，略有粉性，"砂眼"特征不明显或者无。另外，要以药材长度、直径大小均匀为宜。

【饮片生产】**炮制：**除去杂质，洗净，润透，切厚片，干燥。

【生产注意事项】①银柴胡切制前需用清水均匀喷淋或自上而下浇淋药物，润 3~4 小时至药物润透，软化易切制，润药时间不宜过长，洒水量也不宜过多，药物润透即可，以免药效流失或引起霉变；②需切成 2~4mm 的厚片；③切制后的饮片应及时干燥，若自然晾晒，铺药厚度不宜超过 5cm，晾晒至合格干度；④精选需将异形片、残茎、须根及泥沙等杂质挑选出来。

【饮片验收】**性状：**为类圆形的厚片，直径 0.5~2.5cm。①表面淡黄色至淡棕色，有纵皱纹；②有的可见多数疣状突起的茎痕(珍珠盘)；③切面皮部薄，木部具黄、白相间的放射状纹理；④有裂隙，导管孔明显；⑤质硬而脆，较疏松；⑥气微，味微甜。

【饮片验收说明】①野生银柴胡现在极少见，来货都是栽培品，无珍珠盘、砂眼，断面黄白相间的放射状纹理较稀疏，味微甘；②银柴胡栽培品的采收药典有生长年限要求，"于种植后第三年 9 月中旬或第四年 4 月中旬采挖"，达不到者通常直径偏小，不符合药典描述，验收时需注意。

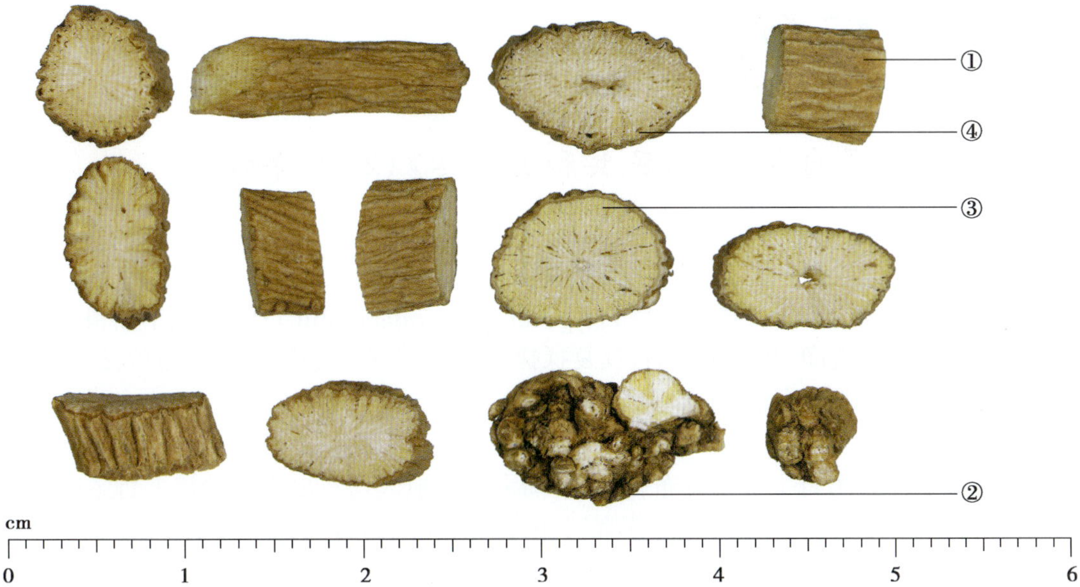

银柴胡饮片（野生品）

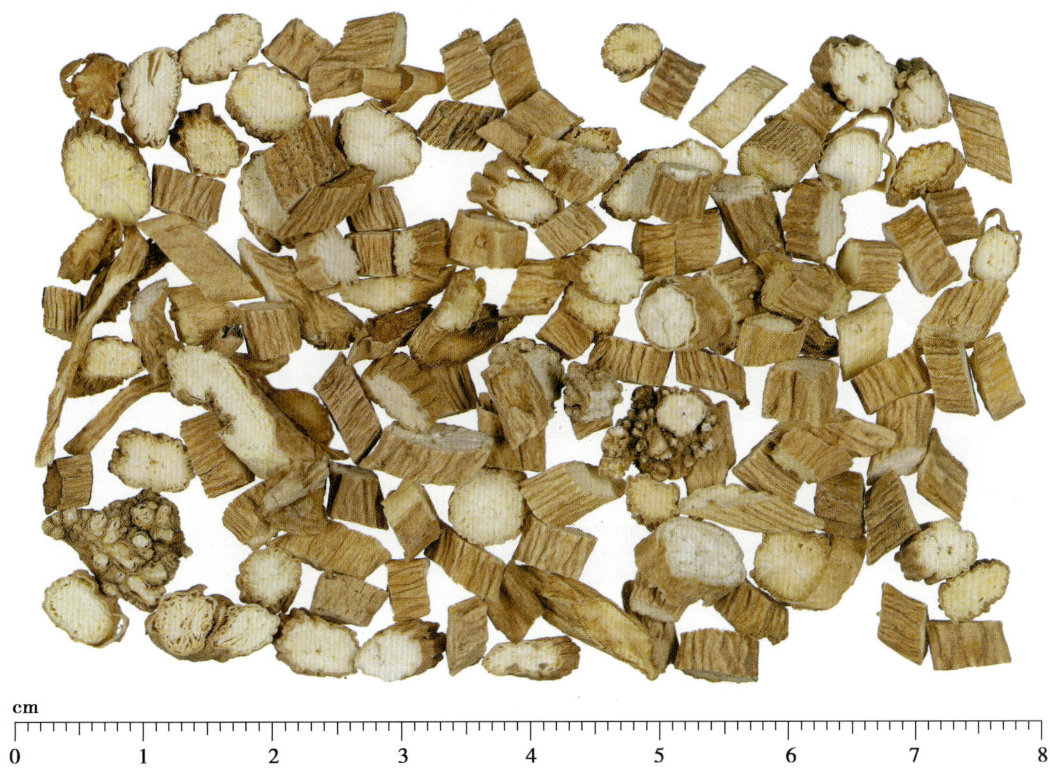

银柴胡饮片（栽培品）

110. 玉竹

摘录自《中华人民共和国药典》(2025 年版)

【来源】本品为百合科植物玉竹 *Polygonatum odoratum* (Mill.) Druce 的干燥根茎。秋季采挖,除去须根,洗净,晒至柔软后,反复揉搓、晾晒至无硬心,晒干;或蒸透后,揉至半透明,晒干。主产于湖南、广东、江苏、浙江等地。

【说明】①我国野生玉竹分布较广,全国大部分地区均有出产。栽培玉竹主产于湖南耒阳、隆回、新宁等,广东连州,江苏宜兴、南通,浙江东阳、磐安等地,以湖南产量大,质优;②同属植物如小玉竹在北京、河北等地也有分布,常作为玉竹使用,请注意区分。

【药材验收】性状:本品呈长圆柱形,略扁,少有分枝,长 4~18cm,直径 0.3~1.6cm。①表面黄白色或淡黄棕色,有的半透明,具纵皱纹和微隆起的环节;②有白色圆点状的须根痕和圆盘状茎痕;③质硬而脆或稍软,易折断,断面角质样或显颗粒性;④气微,味甘,嚼之发黏。

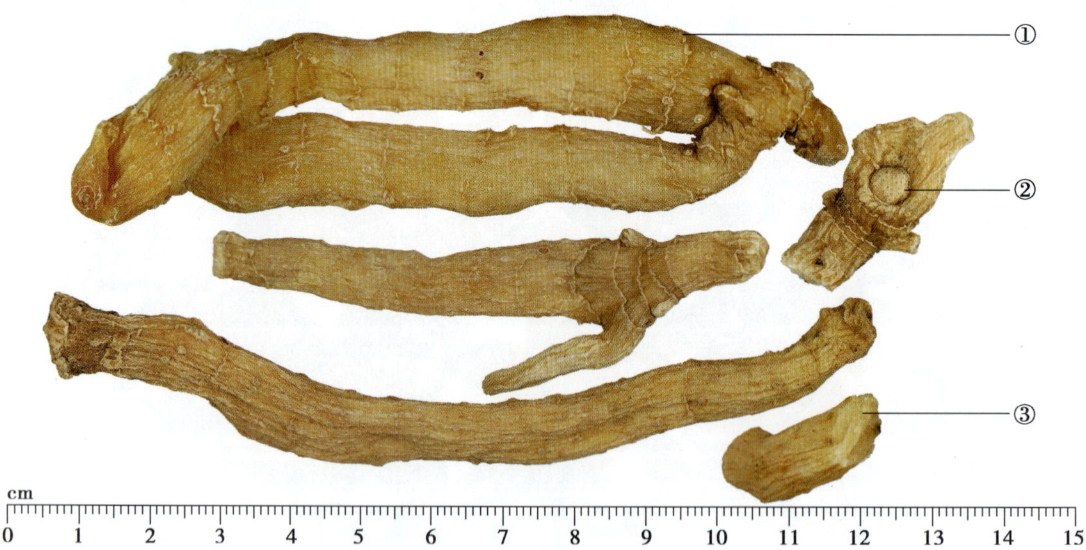

玉竹原药材

【药材验收说明】(1) 大玉竹的来源为百合科植物竹根假万寿竹(深裂竹根七) *Disporopsis Pernyi* (Hua) Diels 的干燥根茎,两者鉴别点为:大玉竹表面棕黄色至棕褐色,味稍苦,而玉竹表面黄白色或淡黄棕色,味甘。还有另一种混淆品叫小玉竹,它是天门冬科植物康定玉竹 *Polygonatum Prattii* Baker 的干燥根茎,两者鉴别点为:小玉竹直径 0.2~0.5cm,而玉竹直径 0.3~1.6cm。

(2) 玉竹以条粗长、淡黄色饱满质结,半透明状,体重,糖分足者为佳。

(3) 以下情况应拒收:①熏硫,表面颜色偏白,口尝或鼻闻有酸味;②变色,断面棕色至褐色。

【饮片生产】**炮制:**除去杂质,洗净,润透,切厚片或段,干燥。

【生产注意事项】①玉竹富含糖分,洗净后,可用蒸汽闷润 20~30 分钟至药材软化,便于切制;②需切成 2~4mm 的厚片,因玉竹带有黏性,要注意切制时是否黏刀,避免异形片产生;③切制后应及时干燥,自然晾晒时铺药厚度不宜超过 5cm,定时翻动,晾晒至合格干度,便于药物贮存;④精选需将异形片、色差片挑选出来。

【饮片验收】**性状:**本品呈不规则厚片或段。①外表皮黄白色至淡黄棕色,有的半透明,有时可见环节;②切面角质样或显颗粒性;③气微,味甘,嚼之发黏。

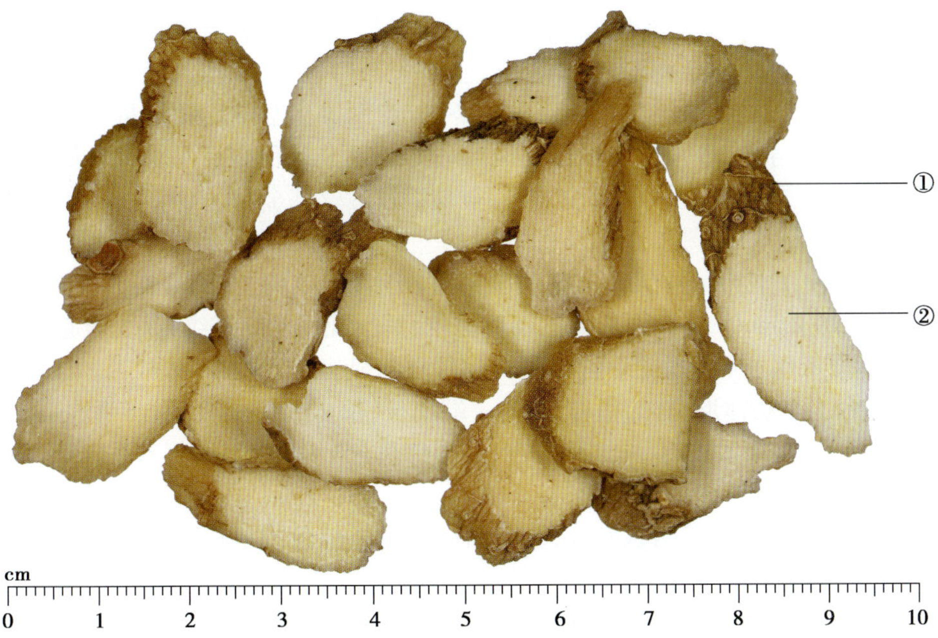

玉竹饮片

【饮片验收说明】①玉竹横切面可见多数散在白点,白点为维管束,市面上有纵切片,维管束不明显。②验收时直径要求不小于 0.3cm;颜色需纯净,不得有发暗、发黑(陈货、走油),口尝有甜味和有粘牙感,以上不符合者应拒收。

111. 郁金

摘录自《中华人民共和国药典》(2025 年版)

【来源】本品为姜科植物温郁金 *Curcuma wenyujin* Y. H. Chen et C. Ling、姜黄 *Curcuma longa* L.、广西莪术 *Curcuma kwangsiensis* S. G. Lee et C. F. Liang 或蓬莪术 *Curcuma phaeocaulis* Val. 的干燥块根。前两者分别习称"温郁金"和"黄丝郁金",其余按性状不同习称"桂郁金"或"绿丝郁金"。冬季茎叶枯萎后采挖,除去泥沙和细根,蒸或煮至透心,干燥。主产于浙江、四川、广西等地。

【说明】①郁金以栽培为主,温郁金又称黑郁金,主产于浙江温州地区瑞安的陶山、马屿;黄丝郁金又称黄郁金,亦有称川郁金,主产于四川崇庆、双流、新津、温江,以崇庆金马河沿岸一带所产品质最优;桂郁金又称莪苓,以广西灵山县陆屋镇产量大;绿丝郁金主产四川温江、乐山等地,多销往我国西南地区。②在郁金各种商品中以黄丝郁金为最佳,其气香味浓,其他如绿丝郁金、温郁金、桂郁金均不及黄丝郁金。

【药材验收】性状:温郁金 呈长圆形或卵圆形,稍扁,有的微弯曲,两端渐尖,长 2.5~8cm,直径 1~2.5cm。①表面灰褐色或灰棕色,具不规则的纵皱纹,纵纹隆起处色较浅。②质坚实,断面灰褐色至灰棕色,角质样;内皮层环明显。③气微香,味微苦。

黄丝郁金 呈纺锤形,有的稍扁,有的一端细长,长 2~5.5cm,直径 0.5~1.5cm。①表面棕灰色或灰黄色,具细皱纹;②断面橙黄色,外周棕黄色至棕红色;③气芳香,味辛辣。

桂郁金 呈长圆锥形或长圆形,长 2~6.5cm,直径 1~2cm。①表面淡棕色至棕色或红棕色,具疏浅纵纹或较粗糙网状皱纹;②断面淡棕色至棕色或呈棕褐色,角质样或半角质样。③气微,味微辛、苦。

绿丝郁金 呈长椭圆形,有的稍扁,较粗壮,长 1.5~4cm,直径 1~1.5cm。①表面灰色或灰黑色,具皱纹。②断面棕色至棕褐色或显灰黑色,角质样或半角质样。③气微,味淡。

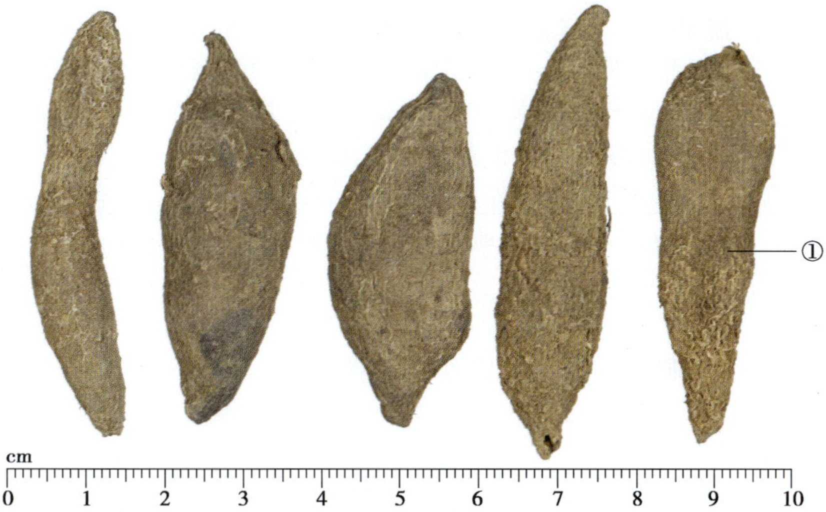

郁金原药材（温郁金）

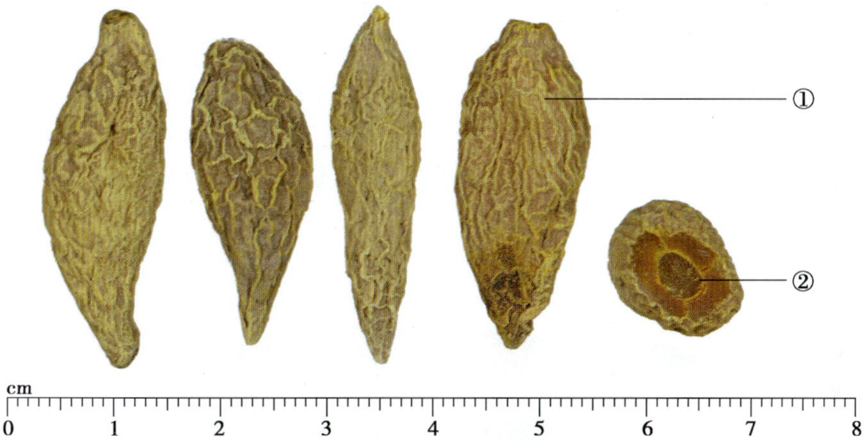

郁金原药材（黄丝郁金）

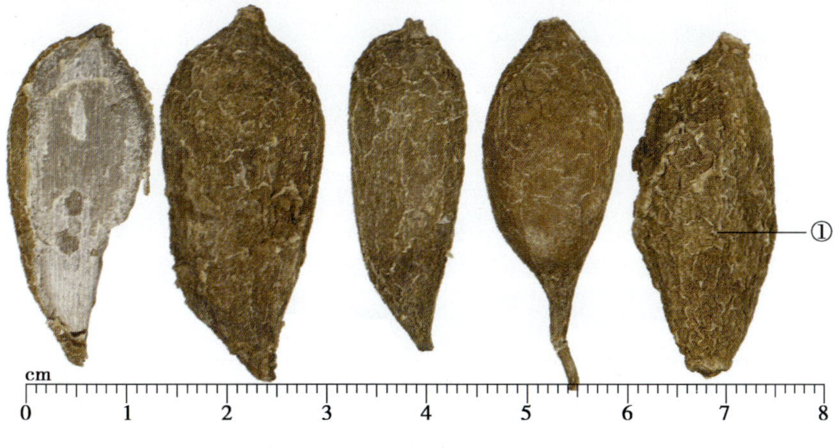

郁金原药材（桂郁金）

【药材验收说明】(1) 郁金混淆品有同科植物川郁金 *Curcuma sichuanensis* X. X. Chen 的干燥块根。两者鉴别点为:①川郁金块根表面土黄色至土棕色,而郁金表面灰褐色或灰棕色或表面棕灰色或灰黄色(黄丝郁金);②川郁金块根断面近白色,外皮与内心间有黄白色环状纹,而郁金断面灰棕色或橙黄色(黄丝郁金)。

(2) 郁金以个大(同品种)、质坚、外皮皱纹细密、断面色黄有光泽、有香气者为佳。

(3) 验收时要注意断面颜色及质地,断面色白,粉性应拒收;郁金易发霉,验收时要注意是否有霉变或带有霉斑。

【饮片生产】**炮制:**洗净,润透,切薄片,干燥。

【生产注意事项】①郁金软化前,需先挑出杂质;②可用蒸汽闷润 3~6 小时至药材软化,方可切制;③需切成 1~2mm 的薄片;④切制后及时干燥,若用自然干燥,需将物料均匀平摊晾晒,厚度不得超过 5cm,定时翻动,晾晒至合格干度;⑤精选过程中需挑出色白、呈粉性及异形的片等。

【饮片验收】**性状:温郁金、桂郁金、绿丝郁金**　本品呈椭圆形或长条形薄片。①表皮棕色至棕褐色或灰褐色至灰棕色,具皱纹。②切面棕黄色至棕褐色或灰褐色至灰棕色,或呈灰黑色;角质样或半角质样。

黄丝郁金　本品呈类圆形或长条形薄片。①表皮灰黄色,具细皱纹。②切面橙黄色或黄褐色,角质样。

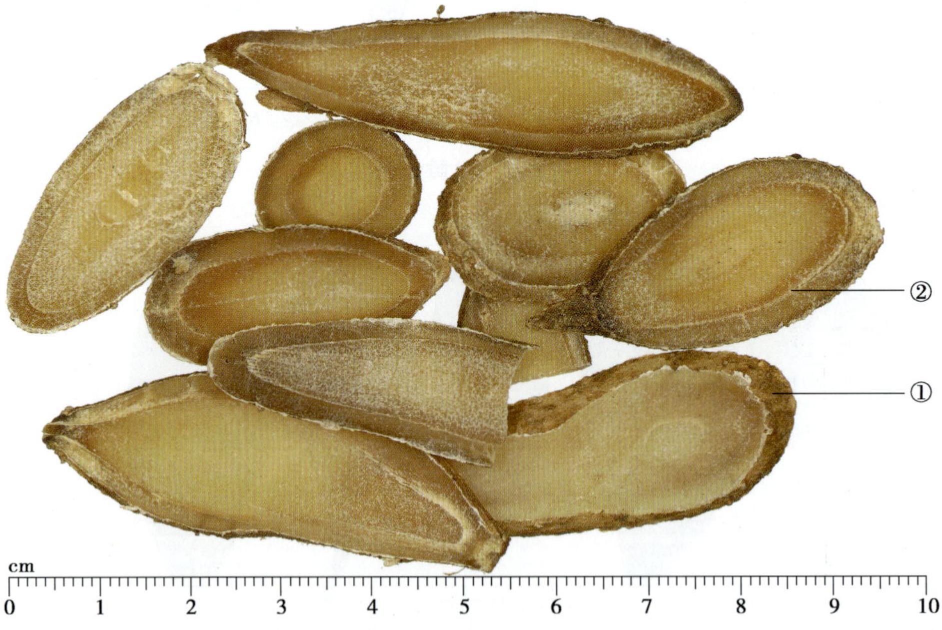

郁金饮片(桂郁金)

【饮片验收说明】①黄丝郁金大多出口，国内市场较少见。温郁金外皮细皱紧贴，断面深棕色至黑色，价格高。市场上大多为桂郁金，表面和断面都是浅棕色。②郁金验收时有见过部分空心或中间凹陷者，厂家解释为产地趁鲜切片烘干所致，不符合药典“质坚实”的要求。③郁金饮片呈椭圆形或长条形薄片，切面角质样，内皮层环明显。干燥度不够易霉变，验收应注意。

112. 远志（附蜜远志、制远志）

摘录自《中华人民共和国药典》(2025年版)与《广东省中药饮片炮制规范：第一册》

【来源】本品为远志科植物远志 *Polygala tenuifolia* Willd. 或卵叶远志 *Polygala sibirica* L. 的干燥根。春、秋二季采挖，除去须根和泥沙，晒干或抽去木心晒干。主产于河北、山西、内蒙古、辽宁等地。

【说明】①远志主要分布于华北、东北及西北广大地区。以山西五台、石楼所产为道地产品。②多以初春或秋末所采为佳，采挖后去掉泥土及杂质：趁水分未干时，用木棒敲打使其松软，抽去木心晒干即可。抽去木心者为“远志筒”；采后直接晒干者为“远志棍”；剥皮后去掉木心者为“远志肉”。市场上多为家种的远志筒，远志肉和远志棍已很少见。

【药材验收】性状：本品呈圆柱形，略弯曲，长2~30cm，直径0.2~1cm。①表面灰黄色至灰棕色，有较密并深陷的横皱纹、纵皱纹及裂纹，老根的横皱纹较密更深陷，略呈结节状；②质硬而脆，易折断，断面皮部棕黄色，木部黄白色，皮部易与木部剥离，抽去木心者中空；③气微，味苦、微辛，嚼之有刺喉感。

【药材验收说明】(1) 远志皮部、木部容易剥离分开，抽离出来的木部为黄白色，去木心者则中空，口尝有刺喉感，可作为远志的鉴别要点。

(2) 卵叶远志与远志主要区别是：卵叶远志根皮浅棕色，皮部疏松，木部类圆形有“V”字形缺刻。

(3) 远志以肉厚粗壮、皮细色嫩、质软糯、无木心者为佳。

(4) 以下情况应拒收：①肉薄且整体细短；②表面色黑；③残留较多须根。

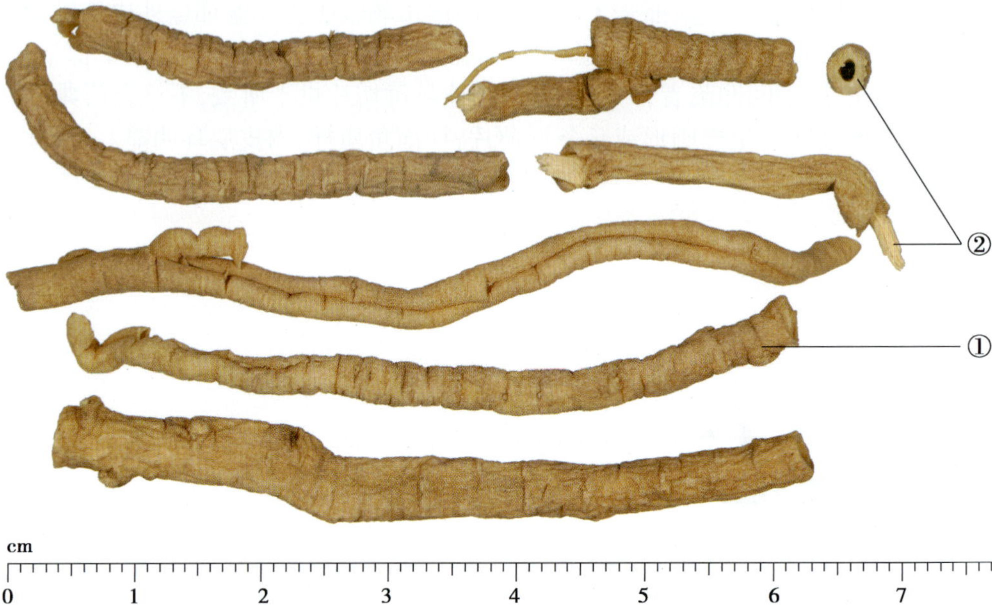

远志原药材

【饮片生产】炮制:远志　取抽去木心者,除去杂质,略洗,润透,切段,干燥。

蜜远志　取炼蜜,加适量冷开水稀释后,加入净远志中拌匀,闷至蜜被吸尽,置锅内,用文火炒至深棕黄色、不粘手时,取出,放凉。每100kg远志,用炼蜜25kg。(摘录自《广东省中药饮片炮制规范:第一册》)

制远志　取甘草,加适量水煎汤,去渣,加入净远志,用文火煮至汤吸尽,取出,干燥。每100kg远志,用甘草6kg。

【生产注意事项】(1)远志:①用清水洗净,润2~4小时至透,方可切制;②需切成10~15mm的长段;③切制后应及时干燥,避免药物发霉,若用自然晾晒法,铺药厚度不宜超过5cm,并定时翻晒,晾晒至合格干度;④精选过程需挑出表面色差片、异形片等。

(2)蜜远志:需用炼蜜将远志拌匀,闷润12~24小时,使蜜逐步渗入药物内部,炒药机炒药温度控制在120~160℃,炒10~15分钟至深棕黄色、不粘手时取出,放凉。

(3)制远志:需将远志投入甘草水中煮90~120分钟至无白心、无刺喉感;炮制后的制远志需及时干燥。

蜜远志、制远志精选过程中需将色差片、异形片等挑出。

【饮片验收】性状:远志　本品呈圆筒形的段。①外表皮灰黄色至灰棕色,有横皱纹;②切面棕黄色;③气微,味苦、微辛,嚼之有刺喉感。

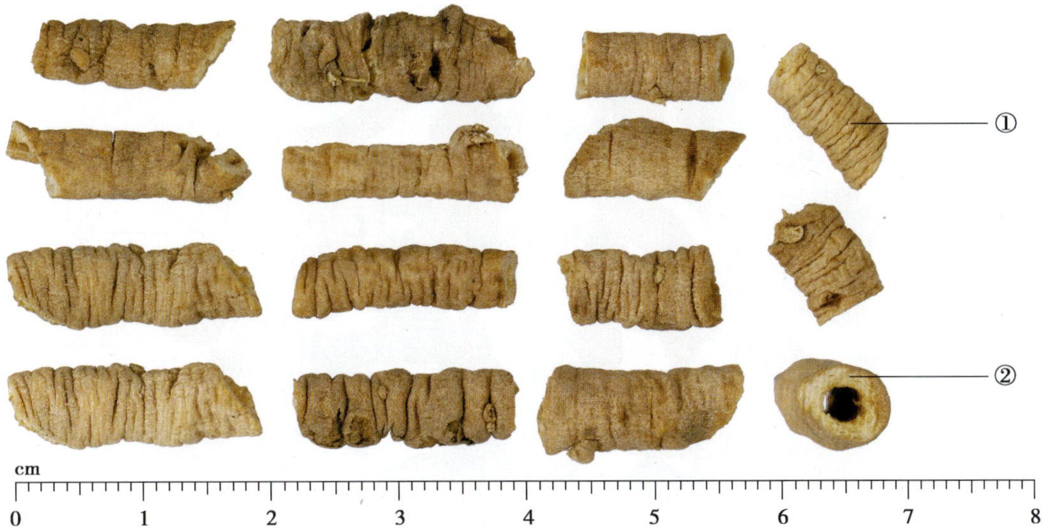

远志饮片

蜜远志 本品呈圆柱形，略弯曲，多已抽去木心，直径 0.2~0.8cm。①表面棕黄色至深棕色，有较密并深陷的横皱纹、纵皱纹及裂纹，稍有光泽，微有黏性；老根的横皱纹较密更深陷，略呈结节状。②质硬而脆，易折断，断面皮部棕黄色，木部黄白色，皮部易与木部剥离。③气香，嚼之味甜、略有刺喉感。

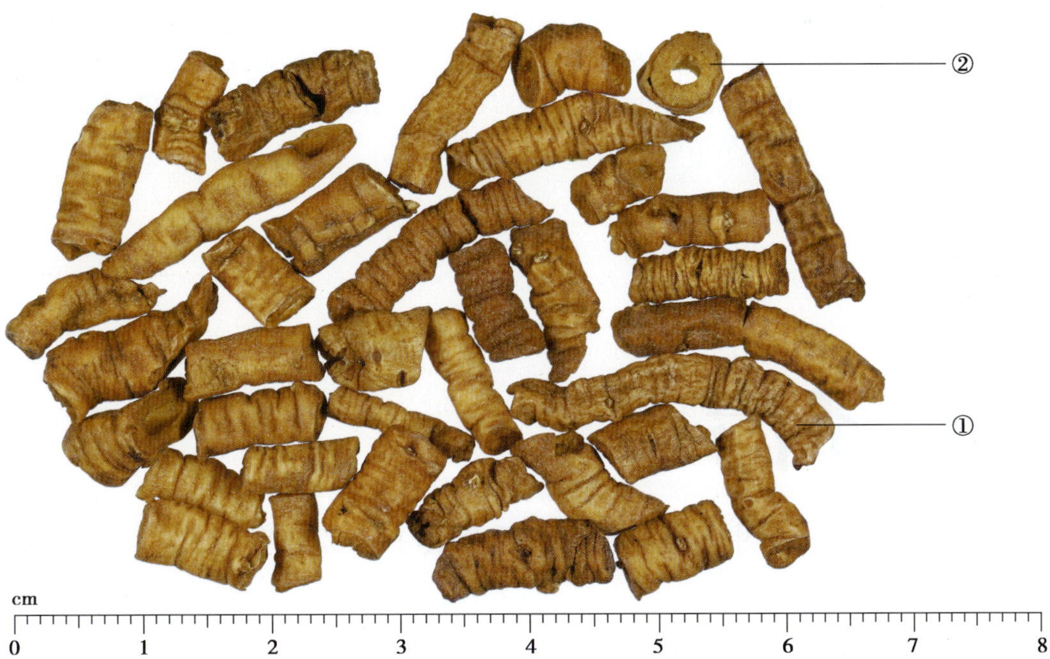

远志饮片（蜜远志）

制远志　本品呈圆筒形的段。①表面黄棕色，有横皱纹；②切面棕黄色；③味微甜。

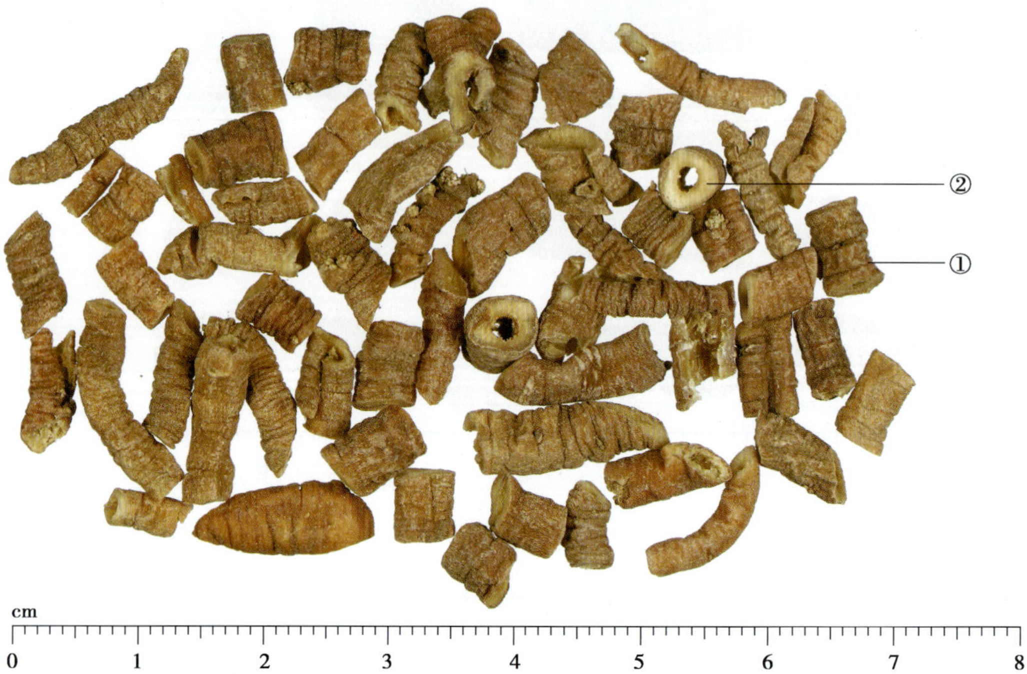

远志饮片(制远志)

【饮片验收说明】①验收远志一定要口尝，味苦、微辛，有刺激感的才能收。远志的"刺喉感"不是疼，而是一种不舒适的轻度刺激感。②药典规定远志饮片需去除木心，未去心的比例高应拒收。③制远志颜色一般较远志深，口尝有微甜的感觉。④蜜远志验收应符合药典蜜炙的要求，不能粘结成团。

113. 泽泻

摘录自《中华人民共和国药典》(2025 年版)

【来源】本品为泽泻科植物东方泽泻 *Alisma orientale* (Sam.) Juzep. 或泽泻 *Alisma* *plantago-aquatica* Linn. 的干燥块茎。冬季茎叶开始枯萎时采挖，洗净，干燥，除去须根和粗皮。主产于江西、福建、四川等地。

【说明】①泽泻常分为建泽泻(福建和江西两地)与川泽泻两大类。品质以建泽泻较优，为道地药材；产量以川泽泻较大。②建泽泻主产于福建浦城、建阳、建瓯、顺昌等地。产于江西广昌、南城、于都、宁都等地的，又称江西泽泻。建泽泻以建瓯之吉阳品质最好，江西产品质较次。川泽泻产于四川都江堰、新都、蒲江、彭州等地，以都江堰的中兴镇、石羊镇所产者质量为优。

【药材验收】性状：本品呈类球形、椭圆形或卵圆形，长 2~7cm，直径 2~6cm。①表面淡黄色至淡黄棕色，有不规则的横向环状浅沟纹和多数细小突起的须根痕，底部有的有瘤状芽痕；②质坚实；③断面黄白色，粉性，有多数细孔；④气微，味微苦。

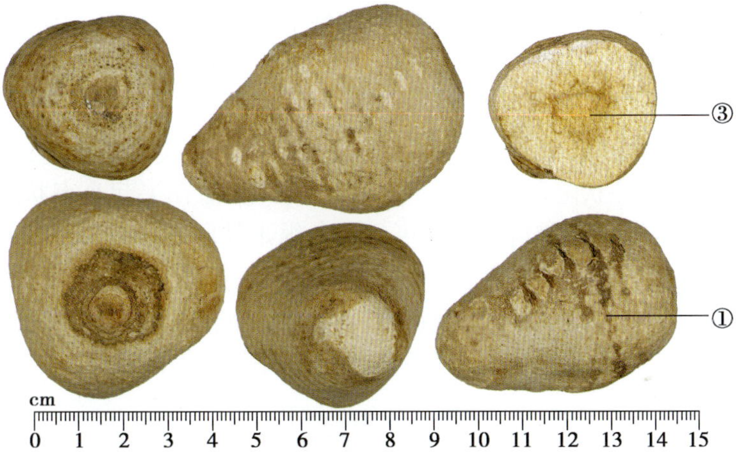

泽泻原药材(川泽泻)

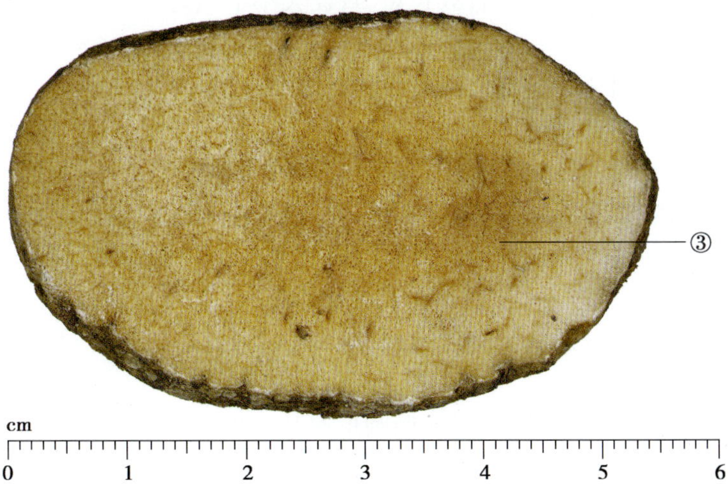

泽泻原药材(切面放大图)

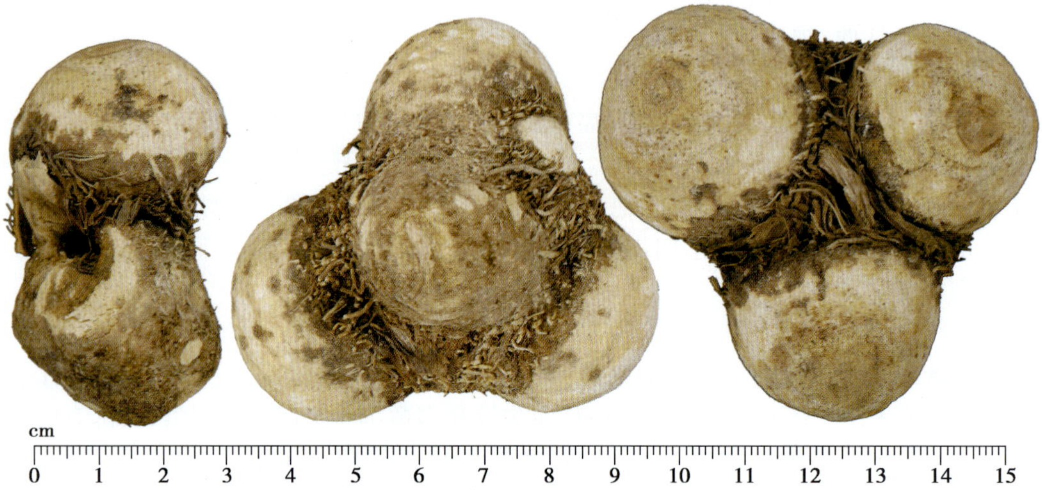

泽泻原药材(异型个子药)

【药材验收说明】(1) 建泽泻呈卵圆形或椭圆形。外表皮黄白色或淡棕色,顶端有茎痕,全身有不规则内环状隆起冈(俗称"冈纹")及许多散在突起小点状的须根痕。质坚实,断面淡黄白色,显粉性,颗粒状(饮片可见黄色纵走筋脉花纹)。味甘,微苦。通常独茎者,称"一枝花",两个茎者,称"马鞍桥"或"双花泻"。

(2) 川泽泻形状与建泽泻相似,但较建泽泻个小,外表淡黄色,皮略粗,环状隆起冈纹不明显,下端略尖,带有突起的疙瘩,疙瘩周围有未去净的须根残留,质亦坚实,断面深乳黄色,但略松泡。

(3) 泽泻以个大而圆,体质坚实,粉性足,"冈纹"明显,色白,无须根、粗皮者为佳。

(4) 泽泻伪品很少。验收时以下情况应拒收:①断面呈棕色,无粉性或断面中心有溏心现象;②含硫超标,整体颜色偏白;③长短、直径大小不均匀;④虫蛀。

【饮片生产】炮制:除去杂质,稍浸,润透,切厚片,干燥。

【生产注意事项】①为保证泽泻润药均匀,需大小分档,一般直径<4cm 的为小档,直径≥4cm 的为大档;②用 40~45℃的水浸泡 3~5 小时(一般小档浸泡 3~4 小时,大档浸泡 4~5 小时),放水后洒水润 6~8 小时,再用蒸汽闷润 2~4 小时至药物润透无硬心,软化至易切片;③需切成 2~4mm 的厚片;④切制后及时干燥,避免发霉,若用自然晾晒法晾晒,铺药厚度不宜超过 3cm,晾晒至物料干度合格;⑤精选过程需挑出色差片、异形片等。

【饮片验收】性状:本品呈圆形或椭圆形厚片。外表皮淡黄色至淡黄棕色。①可见细小突起的须根痕。切面黄白色至淡黄色。②粉性,有多数细孔。③气微,味微苦。

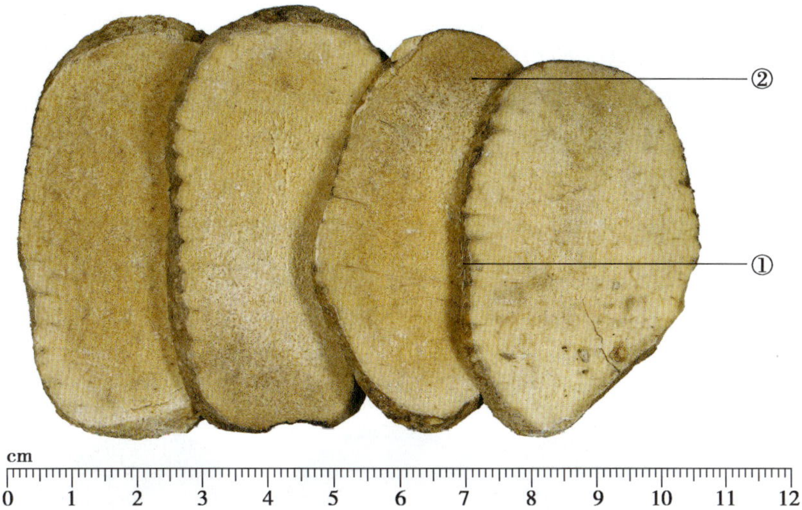

泽泻饮片

【饮片验收说明】①泽泻断面黄白色，粉性，用指甲轻划切面，容易留下划痕，有多数细孔，味微苦，可作为鉴别要点。切面常有长短不等或弯曲或笔直的条纹，水润湿后更明显，此为泽泻的叶迹维管束。②泽泻为常用的中成药原料，应防止提取后以残渣入药。

114. 浙贝母

摘录自《中华人民共和国药典》(2025 年版)

【来源】本品为百合科植物浙贝母 *Fritillaria thunbergii* Miq. 的干燥鳞茎。初夏植株枯萎时采挖，洗净。大小分开，大者除去芯芽，习称"大贝"；小者不去芯芽，习称"珠贝"。分别撞擦，除去外皮，拌以煅过的贝壳粉，吸去擦出的浆汁，干燥；或取鳞茎，大小分开，洗净，除去芯芽，趁鲜切成厚片，洗净，干燥，习称"浙贝片"。主产于浙江，江苏、安徽、湖南等地亦有产出。

【说明】本品多系栽培。原以浙江宁波鄞州区的樟村、蜜岩两处产量大，现已发展到磐安县安文街道、新宅村，其产量与鄞州区相仿；其他如浙江东阳、永康、余姚地区，江苏盐城的大丰、南通的海门、如东等地亦有产出。以浙江鄞州区所产质量最优。

【药材验收】性状：大贝 为鳞茎外层的单瓣鳞叶，略呈新月形，高 1~2cm，直径 2~3.5cm。①外表面类白色至淡黄色，内表面白色或淡棕色，被有白色粉末；②质硬而脆，易折断，断面白色至黄白色，富粉性；③气微，味微苦。

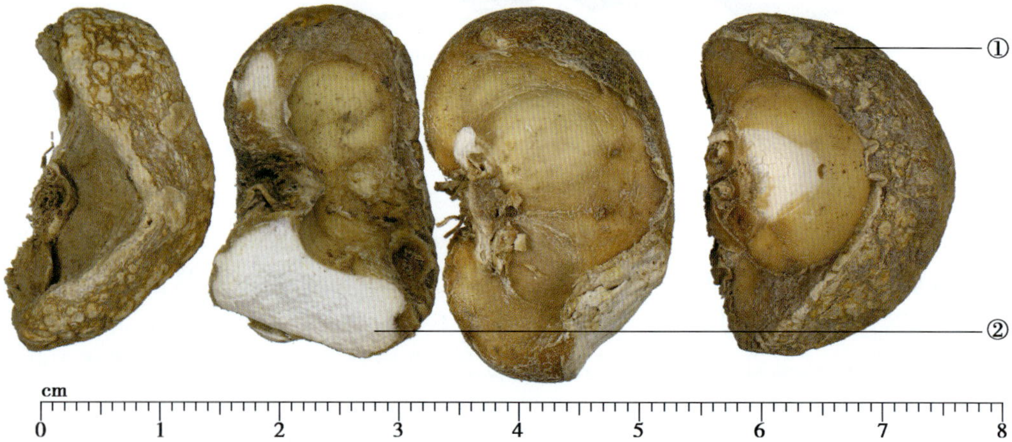

浙贝母原药材（大贝）

珠贝 为完整的鳞茎，呈扁圆形，高 1~1.5cm，直径 1~2.5cm。①表面黄棕色至黄褐色，有不规则的皱纹；或表面类白色至淡黄色，较光滑或被有白色粉末。②质硬，不易折断，断面淡黄色或类白色，略带角质状或粉性。③外层鳞叶 2 瓣，肥厚，略似肾形，互相抱合，内有小鳞叶 2~3 枚和干缩的残茎。

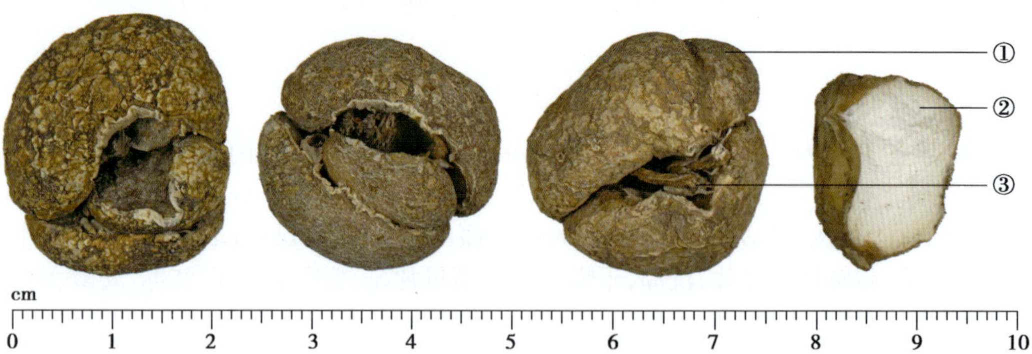

浙贝母原药材（珠贝）

浙贝片 为椭圆形或类圆形片，大小不一，长 1.5~3.5cm，宽 1~2cm，厚 0.2~0.4cm。①外皮黄褐色或灰褐色，略皱缩；或淡黄色，较光滑。②切面微鼓起，灰白色；或平坦，粉白色。③质脆，易折断，断面粉白色，富粉性。

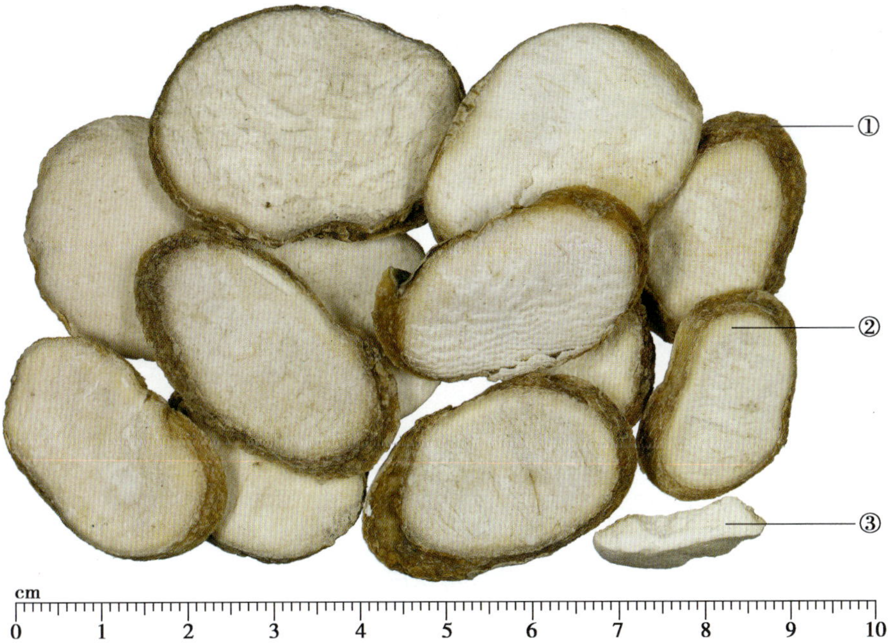

浙贝母原药材（浙贝片）

【药材验收说明】(1) 浙贝母的混淆品有东贝母 *Fritillaria thunbergii* var. *chekiangensis* Hsiao et K. C. Hsia，其鳞茎在浙江亦作浙贝母用。两者鉴别点为：①东贝母鳞茎较小，直径约 1cm，而浙贝母直径相对比较大，均大于 1cm。②东贝母略呈"梯形"或"倒卵圆形"，而浙贝母略呈新月形、扁圆形或为椭圆形或类圆形片。

(2) 浙贝母以身干、色白、粉性足、质坚、不松泡、无僵个者为佳。

(3) 药典允许浙贝母产地鲜切，市场上多为浙贝片。

(4) 验收浙贝母时要注意断面，颜色多为白色，富粉性。若验收时发现色差片或者边角片多，应拒收。

【饮片生产】炮制：除去杂质。未切片者，洗净，润透，切厚片，干燥；或打成碎块。

【生产注意事项】①原料若是浙贝片，需挑出色差片、杂质等；②浙贝母原药材切制前，需先洗净泥土，除掉芯芽，再润 10~14 小时至透，方可切制；③切成 2~4mm 的厚片；④切制的饮片应及时干燥，若用自然晾晒，铺药厚度不得超过 3cm，并注意定时翻晒。

【饮片验收】**性状**：为类圆形的厚片或碎块，有的具心芽。①外皮黄褐色或灰褐色，略皱缩；或淡黄白色，较光滑或被有白色粉末。②切面微鼓起或平坦，灰白色或粉白色，略角质状或富粉性。③多质坚硬，易折断；或质硬，断面灰白色或白色，有的浅黄棕色。④气微，味苦。

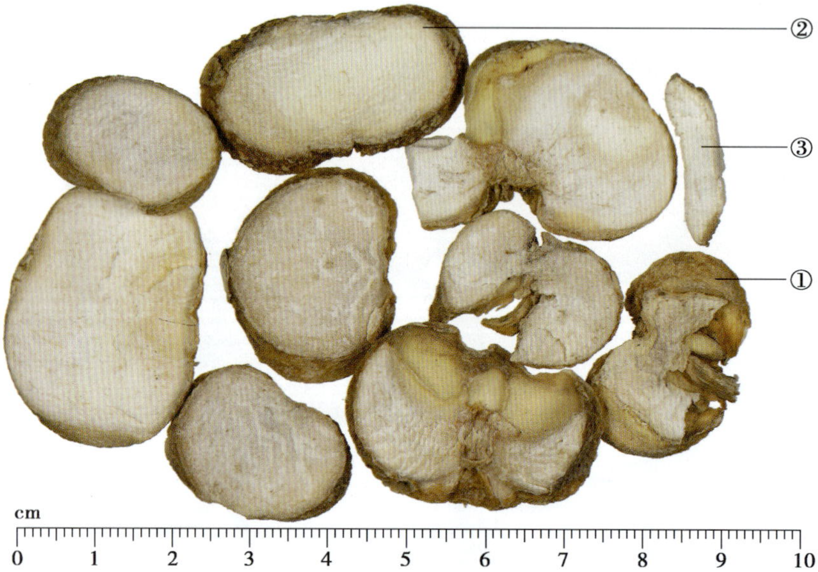

浙贝母饮片

【饮片验收说明】①现市面上多是以浙贝片直接出售，以片大肥厚、质坚实、粉性足、断面色白者为佳。②浙贝片验收时需掰断，观察断面新旧，如断面不是白色而发灰黄，考虑陈旧货；如有口尝发酸的，需检查二氧化硫是否超标。③药典对浙贝片的质地描述为"质脆，易折断"，而在炮制饮片项下浙贝母质地描述为"质坚硬，易折断"或"质硬"，突出了质硬这个特征，注意两者的区别，原因可能是后者在炮制过程中温度升高导致淀粉糊化。

115. 知母

摘录自《中华人民共和国药典》(2025 年版)

【来源】本品为百合科植物知母 *Anemarrhena asphodeloides* Bge. 的干燥根茎。春、秋二季采挖，除去须根和泥沙，晒干，习称“毛知母”；或除去外皮，晒干，习称“知母肉”。主产于河北、山西、内蒙古、陕西、宁夏等地。

【说明】①以河北、山西产量大，又以河北易县产品质量为优，习称“西陵知母”，为传统道地药材；②过去均是加工毛知母，近代知母在采收加工时剥去外皮，称为知母肉，商品经营规格中分为毛知母和知母肉两类。

【药材验收】性状：毛知母 本品呈长条状，微弯曲，略扁，偶有分枝，长3~15cm，直径0.8~1.5cm，一端有浅黄色的茎叶残痕。①表面黄棕色至棕色，上面有一凹沟，具紧密排列的环状节，节上密生黄棕色的残存叶基，由两侧向根茎上方生长；下面隆起而略皱缩，并有凹陷或突起的点状根痕。②质硬，易折断，断面黄白色。③气微，味微甜、略苦，嚼之带黏性。

知母肉 ①本品表面黄白色至黄棕色，有扭曲的沟纹，②断面黄白色至黄色。

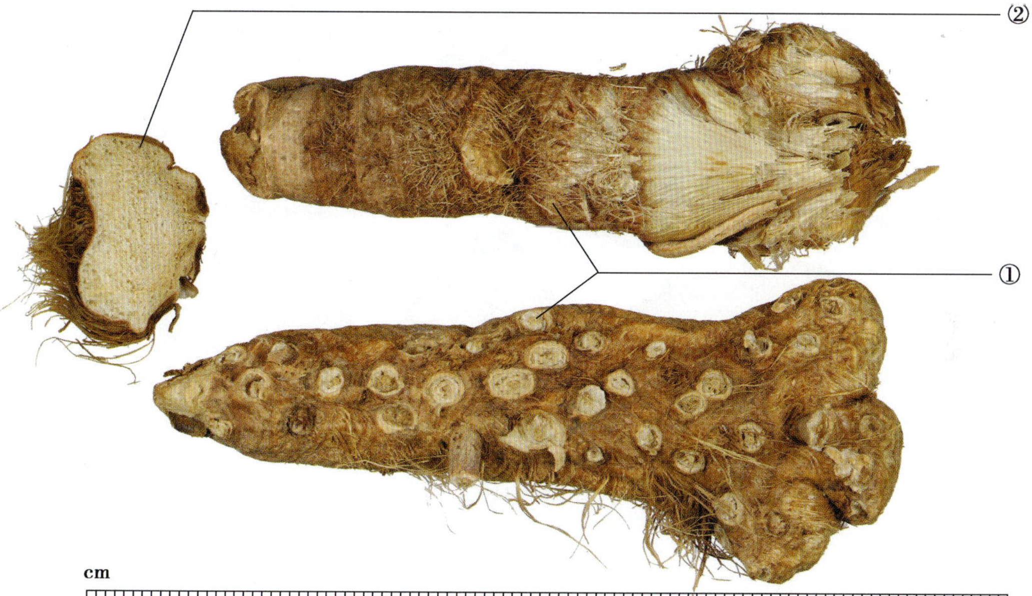

知母原药材

【药材验收说明】①知母主要分为毛知母和知母肉，两者外观性状区别明显，毛知母未去除外皮，知母肉去皮；②知母以条扁圆、粗长肥大、质坚柔润、断面色黄白者为佳；③若须根未除去或有大量须根残留应拒收，知母肉外皮未去除或大量残留也应拒收；④验收时以药材长度、直径大小均匀为宜。

【饮片生产】**炮制**:除去杂质,洗净,润透,切厚片,干燥,去毛屑。

【生产注意事项】①润药前要先将须根、泥土、杂质等处理干净;②知母洗净后润12~14小时至药物润透,软化后方可切制;③需切成2~4mm的厚片;④切制后及时干燥,自然晾晒时应注意铺药厚度不宜超过5cm,晾晒至物料合格干度;⑤精选过程中挑出异形片、色差片等。

【饮片验收】**性状:毛知母** 本品呈不规则类圆形、长条形或类方形的厚片。①外表皮黄棕色或棕色,可见少量残存的黄棕色叶基纤维和凹陷或突起的点状根痕;②切面黄白色至黄色;③气微,味微甜、略苦,嚼之带黏性。

知母肉 表面黄白色至黄棕色。

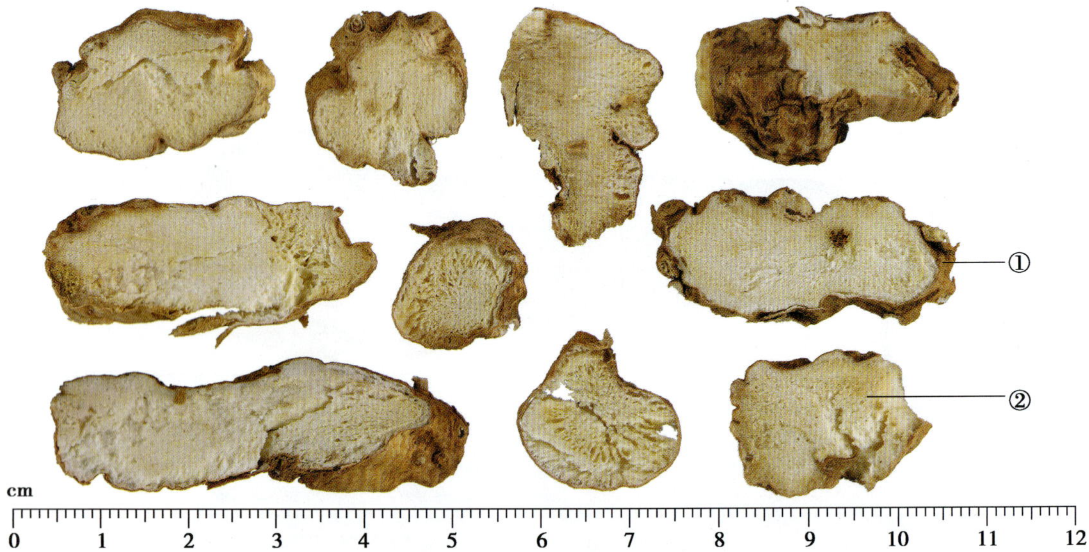

知母饮片

【饮片验收说明】①毛知母呈扁圆形,略弯曲,偶有分枝,体表上面有一条凹沟,具环状节。节上密生黄棕色或棕色毛;下面有须根痕;一端有浅黄色叶痕(俗称"金包头")。以质坚实而柔润、断面白色、嚼之味苦发黏者为佳。②知母验收时注意表面多带有纤维,横切面有点状维管束散在,味微甜、略苦,嚼之带黏性,是知母较突出的特征。③混淆品土知母为鸢尾科鸢尾属植物鸢尾 *Iris tectorum* Maxim. 的干燥根茎。鉴别特征:呈不规则条状或圆锥形,略扁,一端膨大,另一端渐细,有分支;表面灰黄褐色或棕色,有环纹和纵沟;近根头部上侧有横向环纹,常有残存的须根、凹陷或圆点状突起的须根痕;质松脆,易折断,断面黄白色或黄棕色;气微,味甘、苦。

116. 竹节参

摘录自《中华人民共和国药典》(2025 年版)

【来源】本品为五加科植物竹节参 *Panax japonicus* C. A. Mey. 的干燥根茎。秋季采挖，除去主根和外皮，干燥。主产于云南、四川、贵州、湖北等地。

【说明】①竹节参生于高山灌丛阴湿地或岩石沟涧旁。其根状茎称"竹节参"，块根称"明七"或"白三七"，叶称"七叶子"；②《本草纲目拾遗》形容竹节参味甘如人参，亦名人参三七，又名竹节三七。

【药材验收】性状：本品略呈圆柱形，稍弯曲，有的具肉质侧根。长 5~22cm，直径 0.8~2.5cm。①表面黄色或黄褐色，粗糙，有致密的纵皱纹及根痕；②节明显，节间长 0.8~2cm，每节有 1 凹陷的茎痕；③质硬，断面黄白色至淡黄棕色，黄色点状维管束排列成环；④气微，味苦、后微甜。

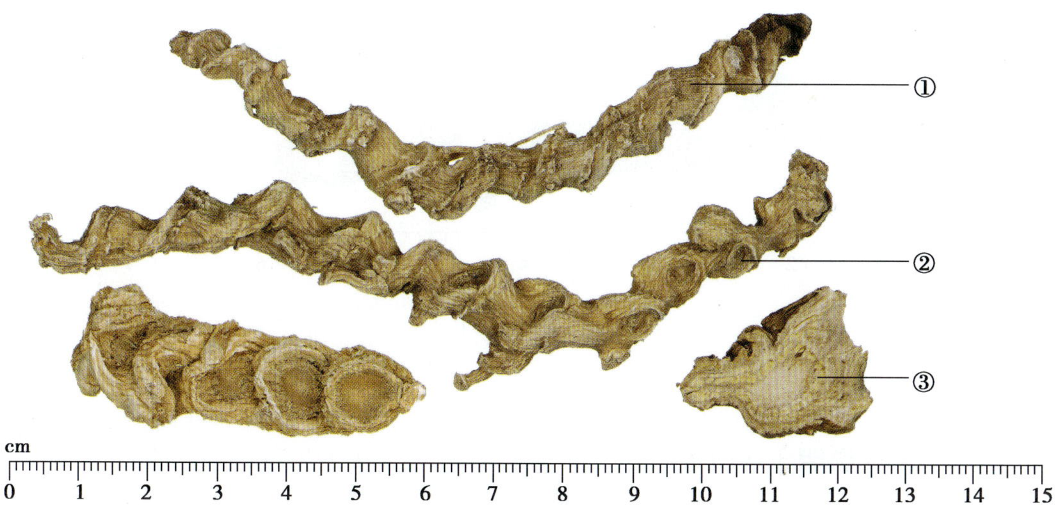

竹节参原药材

【药材验收说明】①竹节参每节有 1 个凹陷的茎痕，可作为鉴别要点；②以条粗、质硬、断面色黄白者为佳；③验收时要注意药材整体长度、直径大小、表面颜色均匀。

【饮片生产】**炮制:**用时捣碎。

【生产注意事项】精选过程筛去药屑,并除去残存的主根和外皮等杂质。实际生产过程中,考虑到该品种质硬,不易捣碎,为了保证煎煮时容易出味,本品多切成厚片。

【饮片验收】**性状:**多为扁圆形或不规则的厚片。①直径 0.8~2.5cm。表面黄色或黄褐色,粗糙,有致密的纵皱纹及根痕,有的可见环节或凹陷的茎基痕。②切面黄白色、淡黄棕色或黄绿色,维管束黄色,点状,排列成环。③质硬而脆。④气微,味苦、微甜。

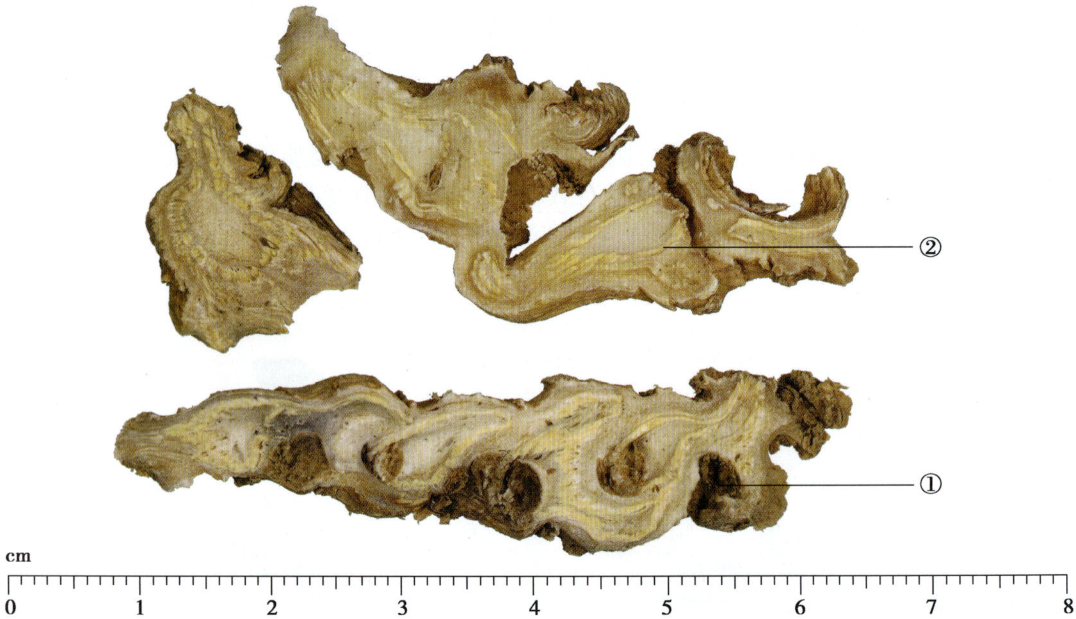

竹节参饮片

【饮片验收说明】①竹节参入药部位为根茎,其显著的特征是节上有凹陷茎痕,无此特征者为根,根的比例高者应拒收;②竹节参近年来价格上涨较快,野生品和栽培品个头差异较大,一般以 0.8~1.5cm 为佳,口尝味苦、微甜。

117. 紫草

摘录自《中华人民共和国药典》(2025 年版)

【来源】 本品为紫草科植物新疆紫草 *Arnebia euchroma*(Royle) Johnst. 或内蒙紫草 *Arnebia guttata* Bunge 的干燥根。春、秋二季采挖,除去泥沙,干燥。新疆紫草主产于新疆,内蒙紫草主产于内蒙古。

【说明】 ①《中华人民共和国药典》(1963 年版)一部收载新疆紫草 *Alacrotomia euchroma*(Royle) Pauls. 或紫草 *Lithospermum erythrorhizon* Sieb. et Zucc. 的根。多为野生,前者习称"软紫草",主产于新疆;后者习称"硬紫草";1977 年版删去"多为野生"一说;1990 年版又增内蒙紫草 *Arnebia guttata* Bunge;2005 年版将"硬紫草"删除。②新疆紫草主产于新疆昭苏、温泉、乌恰等地,内蒙古紫草主产于内蒙古阿拉善右旗、乌拉特后旗、额尔古纳等地。③个别地区将蔷薇科植物委陵菜 *Potentilla chinensis* Ser. 的干燥带根全草称为北紫草,应注意区分。

【药材验收】 **性状:新疆紫草(软紫草)** 呈不规则的长圆柱形,多扭曲,长 7~20cm,直径 1~2.5cm。①表面紫红色或紫褐色,皮部疏松,呈条形片状,常 10 余层重叠,易剥落。顶端有的可见分歧的茎残基。②体轻,质松软,易折断,断面不整齐,木部较小,黄白色或黄色。③气特异,味微苦、涩。

内蒙紫草 呈圆锥形或圆柱形,扭曲,长 6~20cm,直径 0.5~4cm。①根头部略粗大,顶端有残茎 1 个或多个,被短硬毛;②表面紫红色或暗紫色,皮部略薄,常数层相叠,易剥离;

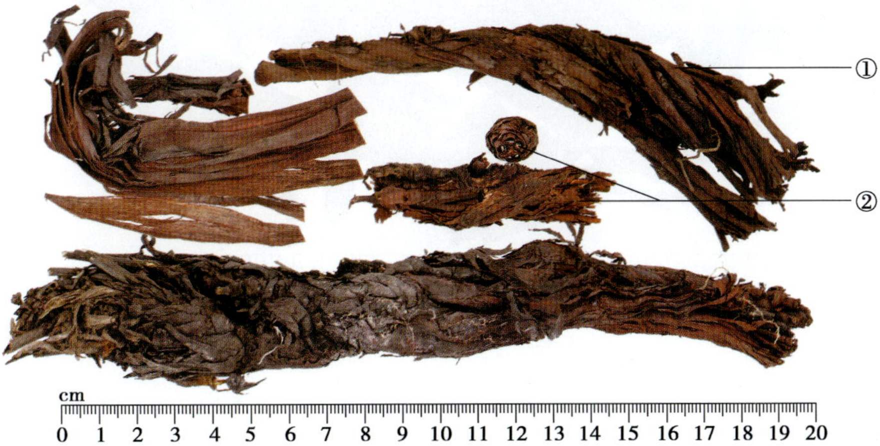

紫草原药材(新疆紫草)

③质硬而脆，易折断，断面较整齐，皮部紫红色，木部较小，黄白色；④气特异，味涩。

【药材验收说明】①西南地区有用滇紫草 *Onosma paniculatum* Bur. et Franch. 的根当紫草用。两者鉴别点为：滇紫草气微弱，味淡微酸，内蒙紫草气特异，味涩，新疆紫草味微苦、涩。②紫草以条粗大、色紫、皮厚者为佳。一般认为新疆紫草优于内蒙紫草。③验收时要注意是否带有较多的泥土或夹带其他草类的根、地上部分是否去除干净，有以上情况应拒收；另外药材长度、直径大小应均匀。

【饮片生产】炮制：除去杂质，新疆紫草切厚片或段；内蒙紫草洗净，润透，切薄片，干燥。

【生产注意事项】①新疆紫草可直接切成 2~4mm 的厚片或 10~15mm 的段，而内蒙紫草切制前需洗净，润 6~10 小时至透，方可切制；②内蒙紫草需切成 1~2mm 的薄片；③内蒙紫草自然晾晒时注意铺药厚度不超 5cm，晾晒至合格干度；④精选过程需挑出异形片和其他杂质。

【饮片验收】性状：新疆紫草切片 ①为不规则的圆柱形切片或条形片状。圆柱形切片直径 1~2.5cm。②表面紫红色或紫褐色。③皮部深紫色，疏松易剥落；木部较小，黄白色或黄色。④气特异，味微苦、涩。

内蒙紫草切片 直径 0.5~4cm，有的可见短硬毛。皮部略薄。质硬而脆。气特异，味涩。

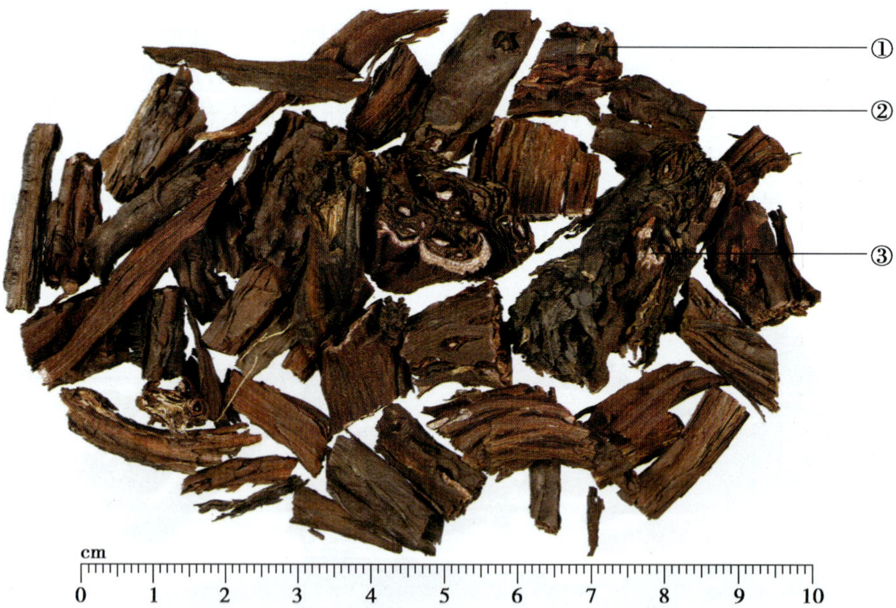

紫草饮片（新疆紫草）

【饮片验收说明】药典收载新疆紫草和内蒙紫草，黄白色木心较小，搓之将手染成红紫色。皮厚搓不碎的、皮少木心粗的、不染手的应考虑为混伪品。

118. 紫菀（附蜜紫菀）

摘录自《中华人民共和国药典》（2025 年版）

【来源】 本品为菊科植物紫菀 *Aster tataricus* L. f. 的干燥根和根茎。春、秋二季采挖，除去有节的根茎（习称“母根”）和泥沙，编成辫状晒干，或直接晒干。主产于河北、河南、安徽、山西、黑龙江等地。

【说明】 ①紫菀以栽培品质优，野生品一般不用，以河北安国、安徽亳州出产者质量最佳，习称“祁紫菀”“亳紫菀”。②“祁紫菀”与“亳紫菀”的主要区别是：前者簇生多数细根，并将其编成小辫状，后者多不编成辫状。

【药材验收】 **性状：**①本品根茎呈不规则块状，大小不一，顶端有茎、叶的残基；质稍硬。根茎簇生多数细根，长 3~15cm，直径 0.1~0.3cm，多编成辫状。②表面紫红色或灰红色，有纵皱纹。③质较柔韧。④气微香，味甜、微苦。

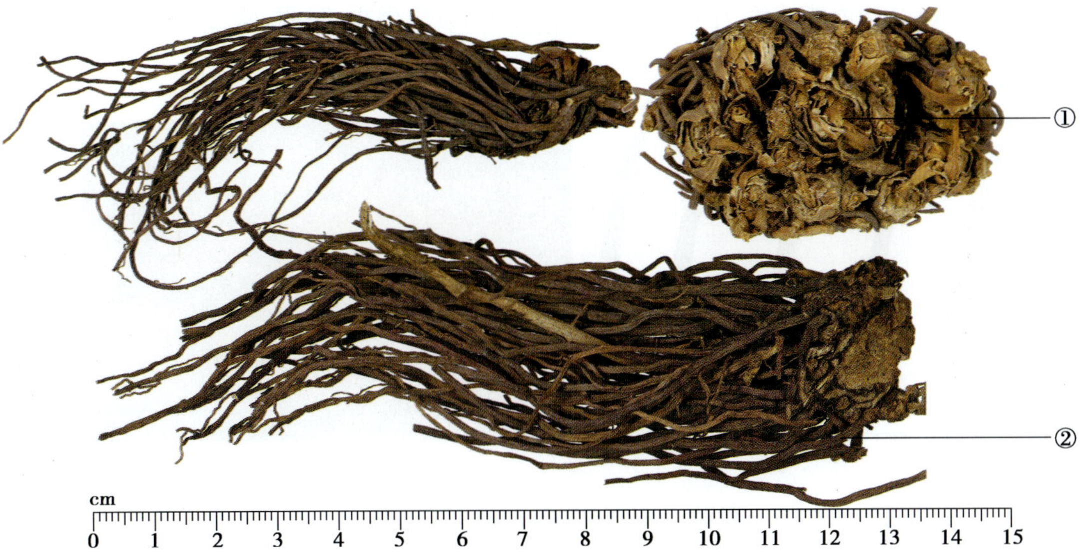

紫菀原药材

【药材验收说明】(1) 紫菀的混淆品为菊科植物蹄叶橐吾 *Ligularia fischeri* (Ledeb.) Turcz. 的干燥根茎和根，习称“山紫菀”，在黑龙江、吉林、内蒙古、山西、陕西、甘肃、四川等地也作紫菀用。两者鉴别要点为：①山紫菀表面黄棕色或棕褐色，而紫菀表面紫红色或灰红色；②山紫菀密生黄色或黄棕色短绒毛，而紫菀无绒毛；③山紫菀有特异香气，味辛辣，而紫菀微香，味甜、微苦。

(2) 紫菀以根头大、须根粗长、色紫红、无杂质者为佳。

(3) 来货呈辫状，验收时要注意洁净度，如见残留较多的泥沙，应拒收。

【饮片生产】炮制：**紫菀**　除去杂质，洗净，稍润，切厚片或段，干燥。

蜜紫菀　取紫菀片(段)，照蜜炙法(通则 0213)炒至不粘手。

【生产注意事项】①紫菀细根呈辫状，易夹泥沙，宜用洗药机洗去残留的泥沙，再将洗净后的物料放进塑料筐内沥尽水；②紫菀头需切成 2~4mm 的厚片，紫菀根需切成 5~15mm 的段；③切制后应及时干燥，自然晾晒时注意铺药厚度不宜超过 5cm，晾晒至合格干度，便于药物贮存；④精选需挑出异形片及其他杂质；⑤蜜紫菀炒制前，需将炼蜜与紫菀拌匀，闷润 12~24 小时使炼蜜逐步渗入药物内部，再用炒药机翻炒，炒制温度控制在 220~260℃，炒 17~22 分钟至不粘手、药物表面呈棕褐色或紫棕色时，取出，放凉；⑥蜜紫菀精选过程中需将生片、煳片和其他杂质挑选干净。

【饮片验收】性状：**紫菀**　本品呈不规则的厚片或段。①根外表皮紫红色或灰红色，有纵皱纹；②切面淡棕色，中心具棕黄色的木心；③气微香，味甜、微苦。

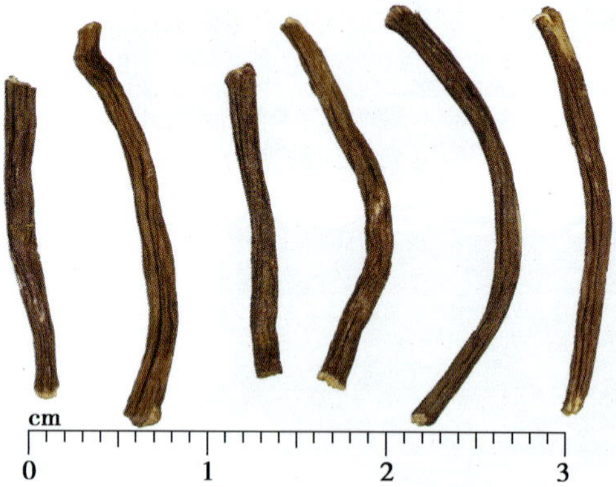

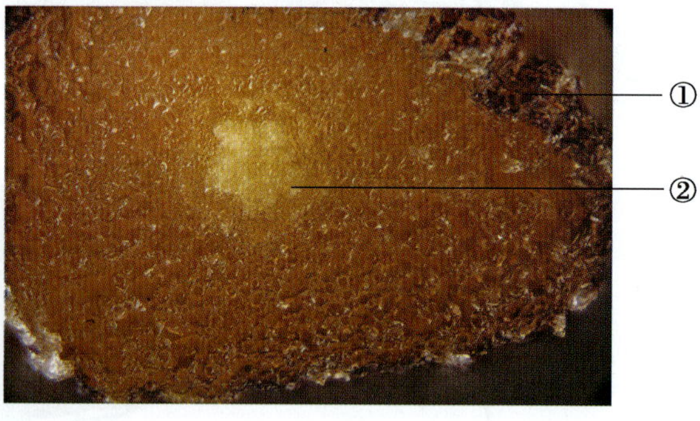

紫菀饮片(根的外观及切面放大图)

蜜紫菀　本品形如紫菀片(段)，①表面棕褐色或紫棕色。②有蜜香气，味甜。

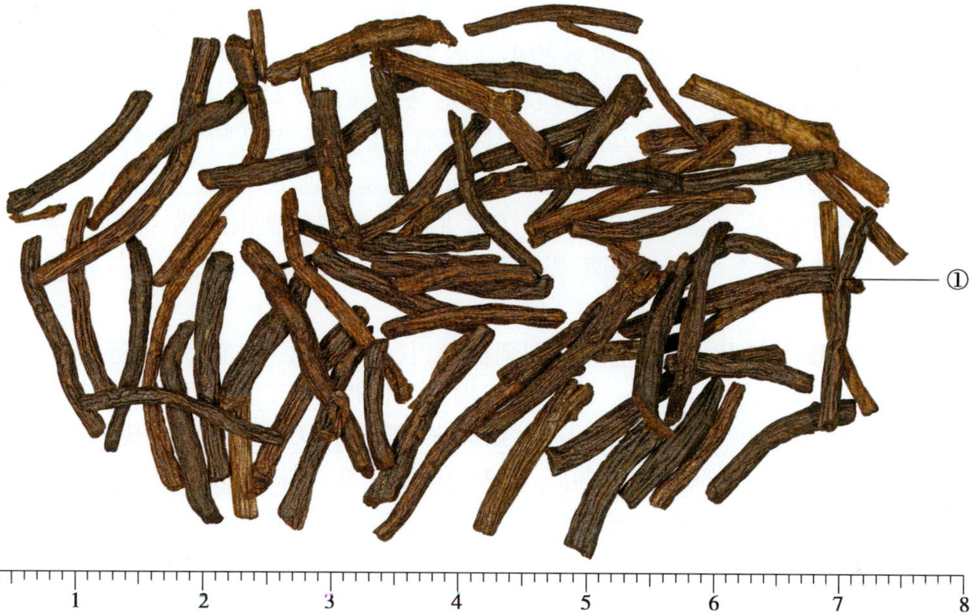

紫菀饮片（蜜紫菀）

【饮片验收说明】 ①可从色紫、柔软、味甜这3点进行鉴别。色紫：饮片外观紫红色或灰红色；柔软：触感柔软，不易折断；味甜：口尝味甜微苦。②常见有掺杂的现象，杂质多是其他植物的根，不紫、不软、不甜，还有附着泥块的，还有掺杂非药用部位地上茎的，应注意区分。③蜜紫菀验收时应注意其色泽和含水量，色浅则可能炮制程度不够，粘手则说明含水量过高，均应拒收。

119. 走马胎

摘录自《广东省中药材标准：第一册》

【来源】 本品为紫金牛科植物走马胎 *Ardisia gigantifolia* Stapf 的干燥根。全年可采收，挖取根部，除去泥土及须根，洗净，晒干。主产于广东、广西、海南、福建、江西等地。

【说明】①广东地区以紫金牛科植物走马胎的根入药，而广西、湖南地区则以该植物的根及根茎入药，另外广西地区收录的小马胎为紫金牛科植物灰色紫金牛的全草。走马风为走马胎的别名，但《广西中药志》收录的走马风为忍冬科的接骨木；贵州地区用樟科植物樟树根入药，名香樟根(走马胎)；四川标准收录的红毛走马胎为紫金牛科虎舌红的全株。②目前走马胎栽培品较少，野生资源分布范围越来越窄，广东主要集中在韶关地区，云南主要分布于景洪、勐海、河口等地，江西主要分布在九连山地区，福建主要分布在闽南、闽西地区，贵州主要分布在黔南、黔西南地区。

【药材验收】**性状：**本品呈不规则圆柱形，长短粗细不一，有分枝，弯曲不直，常膨大呈结节状或念珠状，直径1~5cm。①表面灰褐色或棕褐色，有细密而明显或粗大的纵向皱缩纹，有的有较规则的节状横断纹(习称"蛤蟆皮")。②用刀轻刮去外表皮可见红色小窝点(习称"血星点")。③皮部较厚，易剥离，内表面淡黄色或淡棕色，现棕紫色网状或条纹状花纹。④质坚硬，不易折断，断面皮部淡紫红色；木部宽广，带粉性，黄白色或白中带微红色，射线细密而清晰，有的中央可见细小淡红色的髓。⑤气微，味微苦。

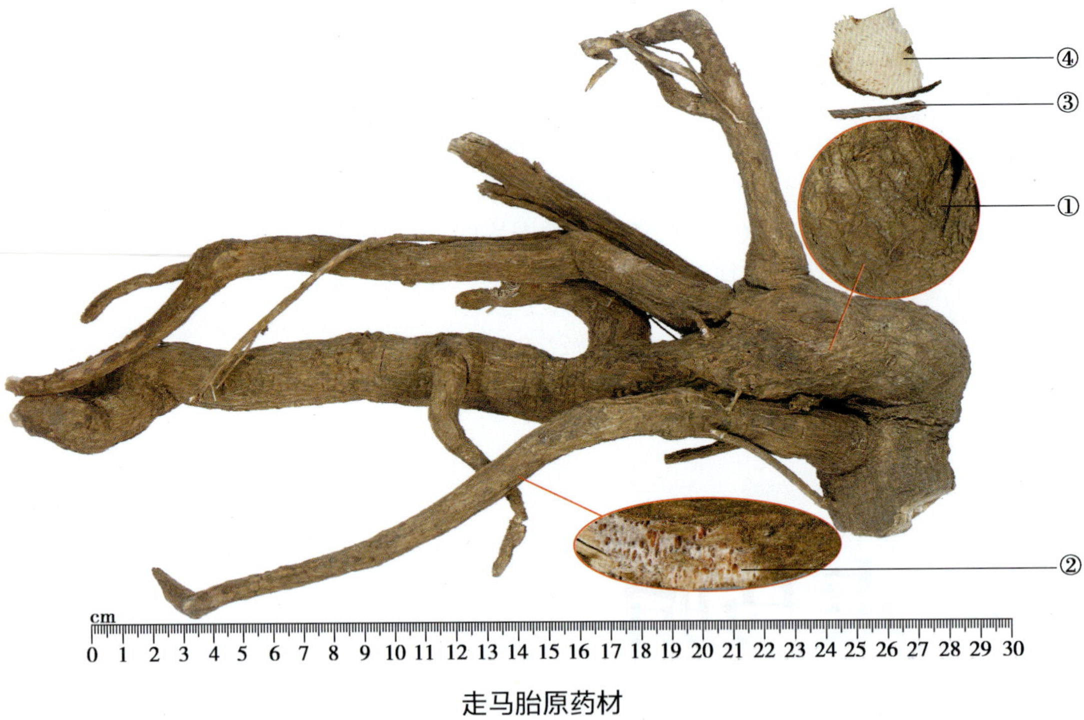

走马胎原药材

【药材验收说明】①走马胎常有不膨大的情况，所以膨大特征不能作为特异性的鉴别点，用小刀刮开表皮后血腥点非常密集，呈油脂状，可作为鉴别要点。②本品混伪品不多，商品又名白马胎，与广西收录的红马胎区别比较明显，红马胎表面为棕红色，切面棕黄色至棕褐色。另外，广东某些地区习惯分为白马胎和黄马胎，经学者考证黄马胎为茶茱萸科植物定心藤的根，为走马胎伪品；此外，羊踯躅的根常冒充走马胎，最大区别为皮部薄，无窝点（血腥点），木部不呈放射状。③走马胎以根条粗大、有较大的结节、无茎枝、表面"蛤蟆皮"明显、断面白色带粉性及纹理清晰者为佳。④本品以根入药，验收时若发现有茎掺入，需要留意。

【饮片生产】**炮制：**除去杂质，浸润透心，切成薄片，晒干。

【生产注意事项】①走马胎质地致密而坚硬，其直径要求 1~5cm，为了保证浸润均匀，生产过程常将小支根和主根分开浸润，一般浸润 1~2 天后，用指掐法检查透心情况；②《广东省中药材标准：第一册》要求切为薄片，生产过程碎屑较多，收率在 75%~85% 之间；③精选过程需要将部分茎、枯片或异形片挑选出来。

【饮片验收】**性状：**本品呈不规则圆柱形薄片。①表面灰褐色或棕褐色；②断面皮部淡紫红色，可见红色小窝点（习称"血星点"）；③木部宽广，带粉性，黄白色或白中带微红色，射线细密而清晰，有的中央可见细小淡红色的髓；④质坚硬，不易折断；⑤气微，味微苦。

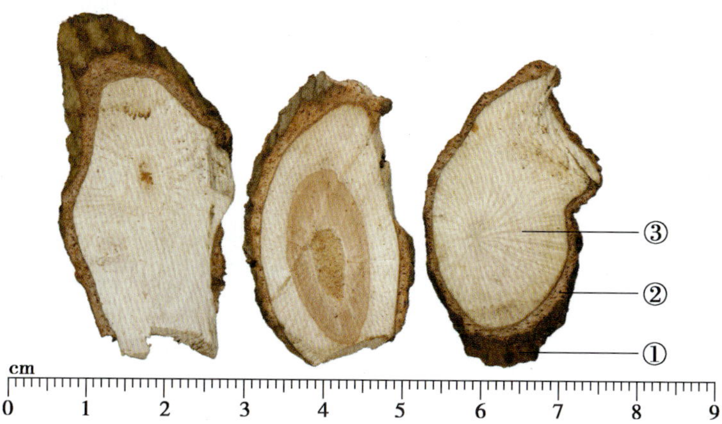

走马胎饮片

【饮片验收说明】①验收时需注意饮片大小、颜色均匀性，直径在 2~4cm 者为佳，碎屑不宜超过 3%，走马胎除了血腥点明显、断面纹理清晰外，粉末细滑度也是检验其优劣的鉴别依据，用手指捻擦刮下的细粉，应具滑腻感，没有滑腻感者为伪品或质次，应拒收；②此外，如验收时发现掺有根茎部分，其髓部较大且明显，需留意其执行标准（广西、湖南等地的标准包括根茎），不符合者应拒收。

参考文献

[1] 国家药典委员会. 中华人民共和国药典：一部[S]. 2025 年版. 北京：中国医药科技出版社，2025.

[2] 广东省食品药品监督管理局. 广东省中药材标准：第一册[S]. 广州：广东科技出版社，2004.

[3] 广东省食品药品监督管理局. 广东省中药材标准：第二册[S]. 广州：广东科技出版社，2011.

[4] 广东省食品药品监督管理局. 广东省中药材标准：第三册[S]. 广州：广东科技出版社，2018.

[5] 广东省卫生厅. 广东省中药饮片炮制规范[S]. 广州：广东科技出版社，1984.

[6] 广东省药品监督管理局. 广东省中药饮片炮制规范：第二册[S]. 广州：广东科技出版社，2023.

[7] 彭成. 中华道地药材[M]. 北京：中国中医药出版社，2011.

[8] 金世元. 中药材传统鉴别经验[M]. 北京：中国中医药出版社，2012.

[9] 张继，陆惠文. 中国中药材真伪鉴别图典[M]. 广州：广东科技出版社，2011.

[10] 冯耀南，刘明，刘俭，等. 中药材商品规格质量鉴别[M]. 广州：暨南大学出版社，1995.

[11] 王满恩，赵昌. 饮片验收经验[M]. 太原：山西科学技术出版社，2020.

[12] 孔增科. 易混淆中药品种辨析与临床应用[M]. 天津：天津科技翻译出版公司，2007.

[13] 谢宗万. 中药品种理论与应用[M]. 北京：人民卫生出版社，2008.

[14] 赵中振，陈虎彪. 中药材鉴定图典[M]. 福州：福建科学技术出版社，2018.

[15] 南京中医药大学. 中药大辞典[M]. 上海：上海科学技术出版社，2018.

[16] 纪俊元，张继，宋长义. 常用中药材真伪对照鉴别图谱[M]. 沈阳：辽宁科学技术出版社，2002.

[17] 卢赣鹏. 500 味常用中药材的经验鉴别[M]. 北京：中国中医药出版社，1999.